女人这样做 吃不胖 晒不黑 人不老

骆小丽 ◎ 编著

不反弹的瘦身秘籍　行之有效的美白妙法　科学实用的防衰之道

轻松变瘦、变美、变年轻！

中医古籍出版社

图书在版编目(CIP)数据

女人这样做吃不胖、晒不黑、人不老/骆小丽编著. -北京：中医古籍出版社,2016.7
ISBN 978-7-5152-0973-9

Ⅰ.①女… Ⅱ.①骆… Ⅲ.①女性-衰老-基本知识 ②女性-保健-基本知识 Ⅳ.①R339.33②R173

中国版本图书馆CIP数据核字(2015)第189015号

女人这样做吃不胖、晒不黑、人不老

编　　著	骆小丽
责任编辑	魏　民
出版发行	中医古籍出版社
社　　址	北京东直门内南小街16号(100700)
印　　刷	北京佳顺印务有限公司
开　　本	787mm×1125mm　1/16
印　　张	38
字　　数	408千字
版　　次	2016年7月第1版　2016年7月第1次印刷
印　　数	0001~5000册
书　　号	ISBN 978-7-5152-0973-9
定　　价	78.00元

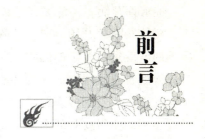

前言

不同的人有不同的审美标准，而每个女人又都有自己的独特魅力，但皮肤白皙、身材苗条、身体健康是每一位爱美女性共同追求的目标。

爱美是女人的天性。在这个以瘦为美的时代，杨贵妃式的丰腴美女已不再受欢迎，每个女人时时刻刻都在不停地与自己身上的脂肪做斗争，力图让身上的脂肪少一点，再少一点。为了消耗身上的脂肪，女人热衷于尝试种种瘦身方式：节食、素食、吃减肥药、抽脂……然而，这些方法虽然能帮助女人快速瘦身，却容易伤害身体，且在瘦身后容易反弹。这是为什么呢？根本原因在于女人没有找到导致自己肥胖的根源。其实，导致大多数女人发胖的根本原因还是日常饮食。女人的饮食方案不够合理、不够科学，就容易为自己的身体提供过多热量、过多脂肪，身体就会像个吹胀的气球一样迅速膨胀起来。

由此可见，女人要保持苗条身材，必须重视饮食，即保证饮食的均衡，全方位摄入各种营养，并懂得通过多饮水、多吃暖身食物、多吃排毒食物、多吃低热量食物等方式来打造一周七天的健康食谱。为了使身材更完美，女人还应针对脸部、腰腹部、腿部等不同部位的肥胖制订不同的饮食消脂方法。当然，要时刻保持苗条的身材，女人还必须掌握产后消脂及办公室久坐不胖的饮食秘诀。

从古至今，中国女性就争相以白为美。俗话中的"一白遮百丑"也从深层的文化角度，充分证明了中国女性对于洁白剔透肌肤的追求。有研究证实：男性潜意识里更青睐皮肤白皙的女性，因为这种肤色让人联想到天真、单纯、端庄、纯洁、柔弱和善良。为了让肌肤白皙靓丽，女人热衷于在自己的脸上涂抹各种化妆品，也乐于尝试打美白针、吹氧焕肤、果酸焕肤等医疗美容项目。但女人很容易发现：通过这些方法获得的美白效果总是难以持久，而且有时还会危害身体健康。

其实，大多数女人肌肤不够白皙的原因，不仅仅是因为她们本身肤色较黑，更多是因为她们使用护肤品的方法不当。因此，一个女人要想让肌肤获得真正的白皙，让肌肤重获婴儿般的白皙和光泽，就要做好肌肤基础护理、防晒、保湿、细化毛孔，并懂得针对自己的肤质来美白，注意多吃美白食物，定期使用美白面膜，来有效缓解肌肤内的黑色素沉着，不给色斑、痘痘滋生的机会。此外，还要善于使用中医美白食疗方，从根本上调养好身体的各器官，使女人肌肤由内而外散发出粉嫩白皙的健康肤色。

追求青春活力、延缓衰老是现代女性的必修课。女人一旦迈过25岁的年龄大门，身体器官就开始衰老，新陈代谢变缓，肌肤中就常常积累大量毒素，不仅会出现肌肤变黄、变黑的问题，肌肤还会失去弹性，变得松弛，开始出现皱纹，而且，伴随着肌肤松弛而来的还有肥胖。每个女人都不希望衰老，但从25岁开始，衰老就不知不觉地侵入肌肤和身体，甚至侵入女人的心理。尤其是当前环境污染日益严重，使得皮肤的损害也日益加重，女人衰老的脚步也在逐渐加快。尽管衰老是不可避免的，但可以让它的脚步放慢些。只有当女人懂得关爱五脏六腑、卵巢、子宫的健康，多吃滋阴、抗衰食物，注意舒筋活络、经穴按摩、运动、睡眠，并及时缓解不良情绪，就能成为青春不老的美人。

本书从"女人这样做吃不胖""女人这样做晒不黑"和"女人这样做人不老"三方面详细解读女人保持身材苗条、肌肤白皙、身体健康有活力的秘密。手把手地教你日常塑身、养颜、防衰的方方面面，全方面、多角度地阐述女人的美丽秘籍。愿本书成为女性获得苗条身材、白皙肌肤、持久青春的枕边书，帮你找到适合自己的塑身、美白、防衰老的驻颜方案，真正由内而外地绽放自己的美丽。

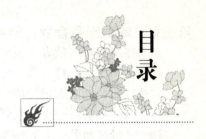

目录

上篇 女人这样做吃不胖

第一章 饮食，女人保持苗条身材的神奇力量 … 3
女性的身体与脂肪的关系 … 3
均衡的饮食，让女人轻松保持苗条身材 … 5
根据自身体质，吃出健康、苗条的身体 … 7
不想变胖，就要尽量减少饱和脂肪的摄入 … 10
注意补钙，促进体内脂肪分解 … 12
想不到，高蛋白饮食还能瘦身 … 15
吃不胖的关键：全面补充维生素和矿物质 … 17
适当补充碱性食物，酸碱平衡才不发胖 … 19
控制体重，不能忘了有机奶制品 … 21
拒绝罐头食品，就是拒绝肥胖 … 24
瘦身减肥，水果代餐降低免疫力 … 25
进餐顺序里发掘出瘦身秘诀 … 27
细嚼慢咽，更能保持苗条身材 … 29

第二章 不想变胖，水是最好的瘦身饮料 … 32
肥胖：无意识脱水带来的直接后果 … 32
白开水燃脂促排毒，减重好轻松 … 34
保持苗条，喝水的时间很重要 … 34
绿茶瘦身的五种高效饮法 … 35
乌龙茶，不可多得的降脂瘦身茶 … 37
女人虚胖，不妨喝点利水消肿的桑叶茶 … 38
夏天常喝荷叶茶，不节食也能轻松瘦 … 40
多饮普洱茶，轻松去脂助循环 … 42
一杯花草茶，美颜又瘦身 … 44
常喝豆浆，将去脂生活进行到底 … 46
食醋瘦身，健康"享瘦"不反弹 … 47
一周自制蔬果汁，喝掉多余脂肪 … 49

第三章　吃对暖身食物，轻松变身易瘦体质……51

女人体质偏寒，就容易发胖 ……51
认清食物的温、热、寒、凉四大属性 ……54
食补气血，气血充足是体温提高的关键 ……55
神奇的四物汤——女人变暖、易瘦的秘方 ……58
铁元素带来面色红润的暖美人 ……59
奶酪配红酒，让你成功变身暖美人 ……61
冬季多吃羊肉，冰美人化身暖美人 ……62
女人冬季要暖身，找洋葱就行 ……63
提高体温的最佳饮料——姜红茶 ……65
秋冬吃点糯米饭，活血暖身不易胖 ……66
萝卜——驱寒暖胃又瘦身的珍品 ……67
瘦身必知：女性经期的暖身食物 ……69

第四章　关注排毒美食，不给脂肪留机会……71

毒素长期在体内堆积就能造成肥胖 ……71
尽可能地减少食物中的毒素 ……73
管理好你的排毒系统，想不瘦都难 ……74
适时给身体断食，排出毒素好瘦身 ……76
女人排毒瘦身，先要消除便秘 ……78
用清淡食物给身体来个大扫除 ……79
吉莲博士为女人推荐"一日排毒法" ……81
富含膳食纤维的饮食，是排毒的首选 ……84
多吃"土人参"红薯，营养又排毒 ……85
黄瓜是当之无愧的体内"清道夫" ……87
早盐晚蜜，最适合女性的排毒瘦身法 ……89
排毒食物排行榜，女人瘦身必知 ……90
不可忽略的中草药排毒瘦身方 ……92

第五章　控制热量，不让体重上升……94

怕长胖，首先要控制食欲和热量 ……94
控制热量的8妙招，让体重不上升 ……96
多吃低热量的粗粮，轻松减少进食量 ……98
吃米饭要尽量粗、乱、色、淡 ……101
多吃低热、低脂的白肉，女人难再胖 ……103
常食豆类，保女人苗条又健康 ……109
低热量蔬菜吃得越多，就越容易瘦 ……111
选择低热量小吃，满足食欲不发胖 ……114

第六章　1周7天饮食瘦身计划 ……… 117
　　身材要苗条，从一日三餐的营养规划做起 ……… 117
　　春季一周营养食谱，天天变换天天瘦 ……… 120
　　夏季一周凉菜计划，清爽又瘦身 ……… 122
　　秋季一周晚餐蔬菜汤，吃得开心瘦得健康 ……… 125
　　7款冬季低脂汤，一周美味不重样 ……… 127
　　一周日式瘦身食谱，营养健康很享瘦 ……… 130
　　外食族一周瘦身食谱搭配法 ……… 134
　　一周刮油餐，迅速刮去春节油脂 ……… 135

第七章　吃掉面部浮肿，成就小脸美人 ……… 138
　　大脸变小脸，从饮食开始 ……… 138
　　多吃含高钾质的食物，轻松拥有小脸蛋 ……… 140
　　每天摄入的盐分越多，脸部浮肿的可能性越大 ……… 142
　　脸部浮肿，一杯香浓咖啡就可解决 ……… 144
　　常喝冬瓜汤，帮女人解决大脸问题 ……… 145
　　菠菜可是瘦脸食物中的"大明星" ……… 147
　　越吃越瘦的"瘦脸冠军"——西芹 ……… 149
　　多吃豆苗菜，让你甩掉大胖脸 ……… 152
　　女人保持瓜子脸的秘密武器——芒果 ……… 154
　　陈皮山楂饮，瘦脸不分四季 ……… 156

第八章　美食入口，快速燃烧腰腹脂肪 ……… 159
　　9大饮食法则，让你轻松减掉腰腹部赘肉 ……… 159
　　腹部肥胖症状不同，瘦腹饮食方也不同 ……… 162
　　早上两种"水"，轻松喝掉小肚子 ……… 164
　　吃对三餐，攻克你的"水桶腰" ……… 166
　　适当摄入亮氨酸，快速燃烧小腹脂肪 ……… 168
　　消脂减腹4道汤，美味又平腹 ……… 170
　　9款美味粥品，瘦出完美腰线 ……… 172
　　苹果牛奶瘦腹法，1周即可见效 ……… 175
　　9种瘦腰茶，让腹部脂肪全融化 ……… 176

第九章　饮食美腿方案，全面打造纤纤细腿 ……… 179
　　想要瘦腿，针对腿形而食最关键 ……… 179
　　修炼美腿必须坚持的5大饮食原则 ……… 181
　　便宜的白菜＋米醋，超级瘦腿 ……… 183
　　每天吃点芝麻，轻松告别大胖腿 ……… 185

瘦腿最有效的3款木瓜美味汤	188
绝对窈窕，饮食瘦腿看海苔	190
女人多吃魔芋，瘦腿效果很惊人	192
8款瘦腿家常菜，帮女人摆脱大象腿	194
四季瘦腿美食大不同，季季都有纤长美腿	198

第十章 产后瘦身菜单，营养补身又苗条 …… 201

孕期营养不过剩，就没有产后肥胖问题	201
产后瘦身，不可操之过急	203
产后瘦身，特别注意补充5大营养素	205
产后饮食4大原则：精、杂、稀、软	207
新妈妈消脂神速，全靠母乳喂养	209
祛除产后便秘，让腹部赘肉快速消失	210
口味清淡一些，就能瘦得更快些	212

第十一章 办公室女性久坐不胖的饮食秘诀 …… 215

办公室女性久坐不胖的饮食法则	215
早餐多吃玄米，轻轻松松做个窈窕丽人	217
3种粉状食物，快速给予办公室女性饱腹感	219
严把热量关，午餐瘦身有诀窍	221
办公室女性越吃越瘦的5种减肥午餐	224
办公室女性瘦身必知的10大商务套餐	227
有下午茶习惯，绝对瘦得快	230
细数那些百吃不腻的低脂、低热晚餐	232
办公室女性吃不胖的零食策略	235

中篇 女人这样做晒不黑

第一章 一白遮百丑，女人要美白 …… 241

东方人的美白情结	241
认识美白的天敌——黑色素	243
从体质着手，让美白更彻底	245
牢记24小时美白日程表，做白皙美人	247
夜间是女人最关键的美白时间	249
12种成分，迅速提亮女人肤色	251
美白产品不给力，背后有玄机	254
抗辐射，做好全天候的美白保养	256
28天生理周期保养法，肌肤焕然新生	258

第二章 不同肤质，有不同的美白大计 …………………………… 261
　　皮肤肤质不同，美白的方法也不同 ……………………………… 261
　　干性肌肤的美白关键：保湿补水不间断 ………………………… 264
　　油性肌肤的美白关键：深层清洁，清爽无油 …………………… 265
　　中性肌肤的美白关键：白天防晒，夜晚保湿 …………………… 267
　　混合性肌肤的美白关键：T字区控油，面颊区保湿 …………… 268
　　敏感性肌肤的美白关键：先补水保湿，再植物美白 …………… 270
　　熟龄肌肤的美白关键：抗氧化、保湿才是王道 ………………… 272
　　易黑肌肤的美白关键：防晒、美白双管齐下 …………………… 274

第三章 做好基础护理，美白肌肤自然来 ………………………… 276
　　为你的俏脸选一款最适宜的洗面奶 ……………………………… 276
　　科学洗脸的7大守则，白皙肌肤洗出来 ………………………… 278
　　给洗脸水加点料，雪白肌肤洗出来 ……………………………… 280
　　正确去角质，还你细腻白嫩的皮肤 ……………………………… 281
　　去角质的9个小方法，让你告别"厚脸皮" …………………… 282
　　搜集去黑头秘方，保证肌肤白皙无瑕疵 ………………………… 284
　　均匀涂抹化妆水，让肌肤白得更清透 …………………………… 286
　　女人要想皮肤好，乳液、面霜不可少 …………………………… 288

第四章 防晒功课做不好，难有白皙肌肤 ………………………… 290
　　紫外线——美白的第一天敌 ……………………………………… 290
　　美白防晒，先要解密两大防晒品 ………………………………… 291
　　美白的关键：看系数，选防晒品 ………………………………… 293
　　4种典型肤质如何挑选防晒品 …………………………………… 295
　　巧用隔离霜，打造肌肤的美白屏障 ……………………………… 296
　　全年防晒，牢记5条戒律 ………………………………………… 298
　　紧急救护晒伤肌肤 ………………………………………………… 299

第五章 不保湿，肌肤就不能真正美白 …………………………… 302
　　保湿对美白的意义非凡 …………………………………………… 302
　　全天24小时保湿攻略，美白从不间断 ………………………… 303
　　不同肤质，选择不同的保湿方法 ………………………………… 306
　　给肌肤解渴，化妆棉+化妆水简单搞定 ………………………… 307
　　自制保湿喷雾，让肌肤时刻水润亮白 …………………………… 309
　　控油+补水，才能做夏日平衡美人 ……………………………… 311
　　秋燥渐现，面面俱到为肌肤补水 ………………………………… 312
　　冬季保湿的6个关键环节 ………………………………………… 313

肌肤补水保湿的10大误区…………………………………… 315

第六章　细化毛孔，肌肤零毛孔白起来……………………… 318
　　灰姑娘变白雪公主，关键在细化毛孔 ……………………… 318
　　挖掘毛孔堵塞根源，4大对策各个击破 …………………… 320
　　1日3次缩孔术，使皮肤光滑如绸缎 ………………………… 323
　　入秋肌肤调理加减术，赶走粗毛孔黑皮肤 ………………… 325
　　西红柿是个宝，收缩毛孔效果好 …………………………… 327
　　收缩毛孔不可不知的9个关键 ……………………………… 329

第七章　食物美白偏方，想变黑都难………………………… 332
　　多吃美白食物，拯救暗沉肌肤 ……………………………… 332
　　肌肤"杀手"食材黑名单 …………………………………… 333
　　肌肤灰暗无光，不妨吃点紫色食物 ………………………… 335
　　简单实用的红糖美白法 ……………………………………… 337
　　薏苡仁的神奇美白功效 ……………………………………… 338
　　用鸡蛋孕育白嫩无瑕的肌肤 ………………………………… 340
　　拥有清亮肌肤，牛奶功效妙不可言 ………………………… 341
　　白领一族自制柠檬水，美白又防辐射 ……………………… 344

第八章　最亲肤最高效的面膜美白法………………………… 347
　　敷面膜，让你获得没有任何挑剔的美白 …………………… 347
　　面膜中的6大美白成分，用对才美白 ……………………… 349
　　美白肌肤必知的面膜使用流程 ……………………………… 351
　　蔬菜美白面膜，让黑色素完全无机可乘 …………………… 352
　　水果美白面膜，实现最让人心动的白皙 …………………… 354
　　花草美白面膜，让肌肤重现白嫩光彩 ……………………… 357
　　中药美白面膜，把"黑肉底"变成"透白肌" …………… 360
　　让女人悄悄变黑的敷面膜9大误区 ………………………… 363

第九章　抗斑不停步，美白长留存…………………………… 366
　　美白先祛斑，让肌肤色度连级跳 …………………………… 366
　　美白祛斑，要从饮食内养做起 ……………………………… 369
　　美白祛斑酒，内服外用双效美白 …………………………… 372
　　中药祛斑的小验方大集合 …………………………………… 374
　　自制美白祛斑面膜，亮白肌肤敷出来 ……………………… 377
　　新奇的真空吸管祛斑法 ……………………………………… 379
　　避开祛斑4大误区，让美白更长久 ………………………… 380

第十章　留住美白，就要战"痘"到底 382
　　肌肤要白皙无暇，必须拒绝痘痘 382
　　体内过热、过湿，就容易长痘痘 384
　　肠胃调理好，让痘痘一扫而光 386
　　最经典的中医药膳祛痘方 387
　　面膜DIY，全面扑杀痘痘 389
　　常做祛痘按摩，痘痘消失无影踪 391
　　身体不同部位痘痘的祛除方法 393
　　消除痘痘的"后遗症"——痘疤 395
　　祛除痘印的12个小偏方 397

第十一章　年龄段美白法，打造专属你的美白方案 399
　　20岁女人的美白重点：注重清洁，防晒为主 399
　　30岁女人的美白重点：美白同时，兼顾减压舒缓 400
　　40岁女人的美白重点：重锤打击黑斑，抗皱提亮肤色 402
　　在恼人的更年期，肌肤依旧亮白的秘诀 403
　　50岁女人的美白重点：紧致肌肤，集中护理 405
　　老年女性肌肤亮白的秘密：选对营养性护肤品 406

第十二章　形形色色的美白自然疗法 409
　　精油美白：肌肤白得更健康更持久 409
　　果酸美白：让陶瓷肌肤轻松显现 411
　　按摩美白：动动手指，肌肤就变白 414
　　足疗美白：每天足疗10分钟，祛斑美白焕容颜 416
　　吹氧焕肤美白：肌肤多"氧"多亮白 418

下篇　女人这样做人不老

第一章　了解衰老真相，掌握不老规律 423
　　测一测你的衰老速度 423
　　人体衰老的根源——自由基 426
　　令细胞重获新生的抗氧化剂 428
　　导致衰老的神秘物质——过氧脂质 431
　　女性衰老与激素分泌的关系 432
　　让女人永葆青春的5个好习惯 434
　　注意人体的10大黄金保健时间 436
　　女人养生抗衰，把握8个黄金阶段 437

第二章　五脏六腑关乎女人衰老大事 ………………………… 441
女人衰老的根源：脏腑功能在退化 …………………………… 441
女人身体器官衰老排行榜 ……………………………………… 443
女人以肝为天，养肝最当先 …………………………………… 445
把心养好，才能拥有形神兼备的美 …………………………… 448
女人美丽的根本，在于养肺润燥 ……………………………… 450
养好肾，就是对女人的青春负责 ……………………………… 451
花容月貌都来自胃的摄取 ……………………………………… 453
嘴唇干瘪+腹部肥胖，女人该养脾了 ………………………… 456
壮"胆"，启动健康美丽的"枢纽" …………………………… 458
年轻美丽要从"肠"计议 ……………………………………… 459
呵护膀胱，驱除损伤美丽的毒素 ……………………………… 462

第三章　卵巢、子宫保养好，就会变美变年轻 ……………… 464
卵巢保养好，青春永不老 ……………………………………… 464
养好子宫，留住如花容颜 ……………………………………… 467
女人白带过少，就要当心卵巢早衰 …………………………… 468
想年轻，一定要警惕卵巢囊肿 ………………………………… 470
多吃含钙的食物可降低卵巢癌的威胁 ………………………… 471
每天做3~4小时家务，养护卵巢防衰老 ……………………… 472

第四章　滋阴不停步，创造女人不老的神话 ………………… 474
保容颜、延寿命，滋阴是关键 ………………………………… 474
清淡饮食养阴，益寿延年 ……………………………………… 477
女人滋阴抗衰老，从吃早饭开始 ……………………………… 478
容颜要美，3种滋阴蛋类不可缺 ……………………………… 480
养生专家推荐的滋阴养颜粥 …………………………………… 482
阿胶里藏着一个容颜不衰的秘密 ……………………………… 484
善用龙眼这个滋阴养颜的法宝 ………………………………… 485
体验麦冬带来的滋阴抗衰效果 ………………………………… 487
百合是阴虚女人的福音 ………………………………………… 489
银耳，滋阴去火非他莫属 ……………………………………… 490

第五章　寻觅饮食中最天然的抗衰秘方 ……………………… 491
女人保住年轻的饮食秘密 ……………………………………… 491
多吃发酵食物，有效延缓衰老 ………………………………… 493
7个饮食诀窍，延缓女人衰老 ………………………………… 495
常吃4种黑色水果，抗衰有奇效 ……………………………… 496

9大最经典抗衰老中药 ································ 498
　　女人必备的4款经典抗衰养颜茶 ······················ 500
　　一日吃三枣，女人不显老 ··························· 501
　　一颗杏仁给女人的抗衰美肤方 ······················· 503
　　产后抗衰老，注意7大营养需求 ······················ 504

第六章　舒筋活络，气血畅通人不老 ···················· 507
　　气血畅通，女人不筋缩难衰老 ······················· 507
　　身体5大部位的拉筋法，女人抗衰不可不知 ············· 508
　　抗衰进行时：随时随地都不忘拉筋 ··················· 511
　　撞墙功，简单易学活血抗衰 ························· 512
　　妙用牛角松筋术，打造超时空容颜 ··················· 513
　　经络瑜伽，日益盛行的抗衰秘方 ····················· 517
　　善用胎息功，养足元气可延缓衰老 ··················· 520
　　静坐——最安全有效的通经络法 ····················· 522
　　在神医华佗的"五禽戏"中舒筋活络 ··················· 523
　　干浴法：活血通脉，抗衰美体 ······················· 525

第七章　经穴按摩，让肌肤进入倒流时光 ················ 528
　　让女人永远25岁的抗衰老妙方——按摩 ················ 528
　　每天按摩身体5大部位，强身健体抗衰老 ··············· 530
　　按揉身体的"抗老穴"，打破衰老魔咒 ················· 532
　　多做面部按摩，让青春留在脸上 ····················· 533
　　简单四步按摩头皮，缓解疲劳抗衰老 ················· 534
　　祛除鱼尾纹，从按摩瞳子髎开始 ····················· 535

第八章　运动是抗衰老的不二良方 ······················ 537
　　女人每周运动3小时，可有效延缓衰老 ················· 537
　　女人要根据自己的年龄来制定运动计划 ··············· 538
　　跑步是女人最好的抗衰老运动 ······················· 540
　　游泳，给女人紧致、流畅的线条 ····················· 541
　　女人活血抗衰老，多骑一骑自行车 ··················· 542
　　常跳健美操，让女人的美丽更持久 ··················· 543
　　跳舞抗衰：愉悦身心，促进全身代谢 ················· 545
　　让女人越动越青春的有氧拉丁 ······················· 546
　　早晚叩齿咽津，就能减少皱纹、红润皮肤 ············· 549
　　有意识地伸懒腰，促进血液回流抗衰老 ··············· 550
　　女人放下二郎腿，衰老的脚步就会减慢 ··············· 552
　　带给女人青春活力的办公室"小动作" ················· 553

卧室就是女人最好的健身房 …………………………………… 555

第九章　睡眠养气血，越睡越美丽 ………………………… 560
　　睡姿正确，才能睡出美丽来 …………………………………… 560
　　睡眠不足，加速女人的肌肤老化 ……………………………… 562
　　裸睡，让女人睡得更美更健康 ………………………………… 563
　　饭后午睡，养神蓄锐抗衰老 …………………………………… 564
　　睡懒觉，可能加速女人的衰老 ………………………………… 565
　　让睡眠更优质的几种食物 ……………………………………… 567

第十章　调节情绪，留住花容月貌不是梦 ………………… 570
　　乐观的女人能永葆青春活力 …………………………………… 570
　　女人不生气，面如桃花朵朵开 ………………………………… 572
　　不抱怨，让女人的美丽常开不败 ……………………………… 574
　　爱美的女人，远离自卑这个衰老催化剂 ……………………… 575
　　神奇的放松法，让女人的焦虑无影无踪 ……………………… 577

第十一章　从头到脚抗衰老，女人越紧致越美丽 ………… 579
　　抗衰老，从"歼灭"第一道干纹开始 ………………………… 579
　　告别眼袋，让你的眼睛"电力"十足 ………………………… 580
　　为嘴唇减"皱"，重现丰润红唇 ……………………………… 582
　　呵护美颈，让颈部肌肤弹起来 ………………………………… 584
　　护乳美乳，让女人"挺"起胸膛 ……………………………… 586
　　提臀健美操，与下垂的臀部说再见 …………………………… 589
　　应对"萝卜腿"，试试简易美腿法 …………………………… 593

上篇 女人这样做吃不胖

爱美是女人的天性。在如今这个以瘦为美的时代，每个女人都在使出浑身解数与身上的肥肉斤斤计较，只是大多数女人的饮食观念多不正确，各种丰盛与过度精致的美食，往往让女人不知不觉吃下了过多的热量，长久累积就导致了肥胖。如果女人能够及时修正自己的饮食方案，保证饮食的均衡，多喝水，多吃暖身食物，及时排毒，控制热量，就能在享受美味的同时保持窈窕的身材曲线。

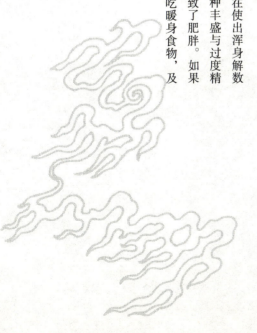

第一章

饮食，

女人保持苗条身材的神奇力量

女性的身体与脂肪的关系

"生命不息，减肥不止"是很多女性的生活理念。在推崇骨感美的今天，女人对脂肪可谓深恶痛绝。对于牛奶，一定要喝低脂甚至脱脂牛奶；对于肉，是恨多于爱，不敢多吃一点点；对于冰激凌之类的甜食，更是只敢看不敢吃。女人这样严苛对待自己的目的只有一个，那就是瘦一点，再瘦一点。可如果女人完全拒绝脂肪，不仅难以获得美丽，就连自身的健康也丢掉了。

由此可见，女人必须对脂肪有一个正确的认识，即女人一方面要了解脂肪的危害，另一方面也要了解脂肪能为女人的身体带来什么好处。从营养学的角度来说，脂肪能为女人的身体提供以下好处：

（1）结构功能：脂肪是人体必要的构成物质，包括每个细胞的膜，都基本上是由脂肪作为主要结构的。可以说，没有脂肪，便没有了人体。

（2）提供能量：人体每日需要的热量约有30%是由脂肪提供的，这些能量支撑着人体正常的生理活动。可以说，没有脂肪提供能量，任何人都难以维持生命的正常运转，更不要说跑跑跳跳做运动、生机

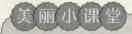

日摄入脂肪量推荐表

组别	年龄（岁）	脂肪（克／日）
婴幼儿	3岁以下	35～40
儿童	3～6	40～50
小学生	6～12	45～60
中学生	12～18	60～70
青壮年	18～45	70～55
中老年	45～60	60～50
老年	60以上	<50

勃勃做工作了。

（3）储存能量：脂肪细胞储蓄了大量的脂肪，当消耗的能量超过摄入的能量时，脂肪便把储存的能量释放出来供人体消耗。因此，脂肪储存较多的女人比较耐饿。

（4）供给必需脂肪酸：必需脂肪酸是细胞的重要构成物质，具有多种生理功能——促进发育、维持皮肤和毛细血管的健康，并参加胆固醇的代谢。可见，缺少了脂肪，女人可能身材矮小、皮肤粗糙。

（5）保护身体组织：脂肪是器官、关节和神经组织的隔离层，可避免各组织间的相互摩擦，对心、肺、胃等器官起保护和固定作用。当女人受到外力的冲击时，脂肪可以保护女人的器官避免破裂出血。

（6）维持体温：脂肪是热的不良导体，皮下脂肪可阻止身体表面散热，在寒冷的冬天可帮助女人保持正常的体温。

（7）促进脂溶性维生素的吸收：脂肪是脂溶性维生素A、维生素D、维生素E、维生素K的载体，如果摄入的食物中缺少脂肪，那么这些维生素将无法被人体吸收和利用，从而影响正常的新陈代谢，降低人体的免疫功能，各种疾病便会随之找上门来。

（8）美容作用：脂肪令皮肤紧绷有弹性，如果缺少脂肪，人体的毒素便不能有效地排除，皮肤粗糙灰暗。各种斑点、痘痘也容易出现在脸上。

尽管脂肪对女人的身体有种种好处，但如果摄入脂肪的方式不当，也会带来肥胖等健康问题。也就是说，在女人膳食总能量中，脂肪提供的能量最好在20%～30%之间。按照一般成年人每天需要摄入

7416～10712千焦能量以及30%的上限来计算，是60～85克脂肪。除了食用油这种含量99%都是脂肪的东西外，女人可能还吃下了很多"隐形脂肪"：100克蛋黄的脂肪含量为21.1克，100克瘦猪肉中脂肪含量为28克，而100克花生米中的脂肪含量更是高达44.4克，因此女人要尽量减少这些高脂肪食物的摄入。

此外，脂肪也有"好""坏"之分。食物中所含的脂肪可以分为两大类：一类对健康有益，比如多不饱和脂肪；另一类则是使人发胖的元凶——饱和脂肪和反式脂肪。营养学家认为，女人摄入的脂肪中饱和脂肪的数量应不小于脂肪总量的1/3，而多不饱和脂肪的总量则应不少于1/3。虽然身体可以把饱和脂肪当作能量，但实际上身体并不需要它们，相反多不饱和脂肪则是身体必不可少的。

然而，大多数女人都缺乏真正的好脂肪，也就是Ω-3和Ω-6两种脂肪（由多不饱和脂肪提供）。这些脂肪存在于鱼类（特别是深海鱼，如鲑鱼、金枪鱼、三文鱼等）和植物种子（如亚麻子、南瓜子、葵花子、芝麻、玉米、大豆等）中，但大多数女人都没办法通过食用鱼和种子获得足够的好脂肪，因此，种子油便是女人最方便的选择。橄榄油、葵花子油、玉米油、大豆油等食用油都是很好的"好"脂肪来源。

总之，只有在控制脂肪总摄入量的基础上，增加多不饱和脂肪的摄入比例，减少饱和脂肪的摄入比例，女人才能既保证身体所需的能量，又保持身体的苗条和健康。

均衡的饮食，让女人轻松保持苗条身材

在如今这个物质生活水平飞速上升的时代，女人变胖多与不良的饮食习惯有关，比如喜欢吃肥厚油腻食物，口味太重，偏好咸、甜食物等。正是这些不良的饮食习惯扰乱了女人的正常代谢。而代谢不正常，女人体内就容易积累大量脂肪、垃圾和毒素，就容易发胖。因此，女人要想保持苗条的身材，一定要维持体内代谢正常。而维持代谢正常最简单也最有效的方法，就是保证饮食的均衡。

具体来说，均衡的饮食要遵循全面、平衡、适当三个基本原则。

1. 饮食要全面

所谓"全面"，是指各种营养素摄入要全面，食不厌杂，这是构成平衡膳食的基础。人体所需的营养素有七大类，四十多个小类，单靠

一种或少数几种食物不能提供人体所需的全部营养素。但只要女人保证每日摄取肉类、鱼类、贝类、豆类、蛋类、乳制品、油脂类、海藻类、蔬果类九种食物，提供人体每天需要的七大养分——水分、糖类、蛋白质、脂肪酸（来自蔬果和豆类）、维生素、矿物质和纤维，身体得到了足够的营养，食欲就会自然地得到控制，也就不会一直想吃东西了，更不会因过量摄入食物而导致体内脂肪堆积了。

2. 饮食要平衡

所谓"平衡"，是指各种营养素摄入量与人体需要量之间相对平衡。对女人来说，营养摄入过少，不能满足需要，可能发生营养不良性疾病；摄入过多，既是浪费又使机体产生负担，产生营养过剩性疾病，比如肥胖。而且，根据女人不同身体状况、不同生活和工作环境，以及一年不同季节、一天不同时辰的适应需要，女人对饮食营养的需要也存有差异。比如，某些肌肉、骨骼强壮的女性需要大量的蛋白质、钙；经常做大量运动和体力劳动女性需要大量的高能量食物；而遭受疾病折磨、身体羸弱的女性则需要补入大量维生素C，这能帮助她们减轻病情，促进康复。

美丽小课堂

饮食的"三二三"原则

1. "三"：三种食物多多益善

多吃花椰菜、甘蓝等十字花科蔬菜，可以降低患直肠癌、肺癌和胃癌的危险。

多吃高纤维食物，能够促进肠道蠕动，还对女性乳房有益。

多吃富含维生素D和钙的食物，维生素D和钙的结合有保护乳房和结肠的作用。

2. "二"：两种食物要经常吃

经常吃西红柿，能预防细胞受损，降低罹患胃癌、卵巢癌和胰腺癌的危险。

经常吃浆果，有抗氧化、抗癌作用。

3. "三"：三种食物要少吃

少吃猪、牛、羊肉等红肉，否则容易患结肠癌。

不要过量饮酒，否则会损伤脏器，并增加患乳腺癌、结肠癌、食道癌、口腔癌和咽喉癌的危险。

少吃脂肪含量高的食品，否则容易患心脑血管疾病、癌症。

3. 饮食要适当

所谓"适当",是指摄入各种营养之间的配比要适当,在全面和平衡的基础上合理搭配膳食。

人体元素组成及人体不同状况下对各种营养素需要量是有一定配比的,只有符合人体需要的搭配才有利于人体更好地吸收和利用,过多或过少都会影响人体的健康。

比如,如果女人摄入的糖和脂肪不足,体内的热量供应不够,就会分解体内的蛋白质来释放热量,以补充糖和脂肪。但蛋白质是构成人体的"建筑材料",体内缺少了它,会严重影响健康。如果女人在摄入蛋白质的同时,又摄入足够的糖和脂肪,就可以减少蛋白质的分解,而充分利用它来修补和建造细胞和组织。各种营养素之间存在非常密切的关系,要想使各种营养素在人体内充分发挥作用,女人不但要注意为身体补充各种营养素,还必须注意这些营养素比例要适当。

根据自身体质,吃出健康、苗条的身体

肥胖不仅与摄入的食物营养有关,还与个人的体质密切相关。所谓体质,就是由先天遗传和后天获得所形成的、人类个体在形态结构和功能活动方面所固有的、相对稳定的特性。

在中医看来,任何食疗如果没有依照个人体质进行,就可能导致虚不受补,反而会"愈补愈糟糕",或是补过了头,造成营养过剩,引发肥胖。

不同的个体,其身体素质有很大的差别,大致上,人的体质可分为阴虚、阳虚、气血虚、痰湿、瘀血等九种类型。在摄入食物的时候,应当根据其不同体质的特殊需要,"辨体施食",选择与之相适的食物来补充其缺乏的营养,才能保证身体内的正常循环。这种建立在体质差异上的饮食养生,是传统饮食保健学的特点之一,对增进健康、提高疾病抵抗能力、保持身材苗条等方面都有着重大的意义。

中医认为九种体质中的四类体质最容易导致女人肥胖:

1. 脾虚痰浊型体质

症状:形体肥胖,且喜好甜食、精神疲倦、嗜睡、头脑昏沉、身体常觉得有千斤重、睡觉易打鼾、代谢能力不佳等。

肥胖原因:脾脏功能低下,导致营养不能按正常代谢过程分配到全身,从而造成脂肪堆积于身体的局部,特别是腹部、腰腿处,即中医

认为的脾失健运、痰湿内聚。

饮食方案：多吃蔬菜、水果。可多吃薏苡仁、茼蒿、洋葱、薤白、香菜、生姜等味淡或性温平的食物，不要吃豌豆、南瓜等食物，更要少食肥甘厚味，酒类也不宜多饮，且勿过饱。《本草纲目》曾记载了一些具有健脾利湿、化痰祛痰的食物，如荸荠、紫菜、海蜇、枇杷、白果、大枣、扁豆、红小豆、蚕豆等。

在此，我们为脾虚痰浊型体质的女人推荐一款简单易行的菊花薏苡仁粥：

材料：枇杷叶9克，菊花6克，薏苡仁30克，大米50克。

做法：将枇杷叶和菊花加水3碗煎至2碗，去渣取汁，加入薏苡仁、大米和适量水，煮粥服用。

功效：清热解毒、化痰止咳，排毒消肿。

2. 脾胃积热型体质

症状：形体壮实、面赤烦躁、声高气粗、喜凉怕热、口渴喜冷饮、小便短赤、大便熏臭，感染感冒等疾病时还容易出现高热、脉洪数有力等现象。

肥胖原因：邪肝火犯胃，使得肠胃功能亢进，消化吸收功能过于新陈代谢功能，从而造成营养过剩，形成脂肪堆积。

饮食方案：多吃滋阴降火、清淡的食物，忌辣椒、姜、葱等辛辣食物。适宜吃的蔬菜有芹菜、菠菜、油菜、黄花菜、生菜、丝瓜、黄瓜、芦笋、百合、荸荠、西红柿、苜蓿、葫芦、苦瓜、莲藕等；适宜吃的肉食有鸭肉、兔肉、牡蛎、蟹、蚌等；适宜吃的水果有梨、李子、枇杷、柿子、香蕉、西瓜、柚子、柑、橙子、甜瓜、罗汉果、杨桃、芒果、草莓等。由于酒性辛热上行，宜少饮酒或不饮酒。

在此，我们为脾胃积热型体质的女人推荐一款银叶红枣绿豆汤：

材料：干银杏叶15克，红枣10个，绿豆100克，白糖适量。

做法：将银杏叶洗净切碎，红枣用温水浸泡片刻洗净，绿豆除去杂质洗净滤干；将银杏叶倒入砂锅内，加水适量，用文火烧开，20分钟后将银杏叶捞出，留汤；将红枣、绿豆一起倒入砂锅内煮，如果水不够可中途加水；等红枣、绿豆煮熟后，加糖即可食用。

功效：养心气、补心血、通脉、降血压、降胆固醇、清热解毒等。

3. 肝气郁结型体质

症状：经常莫名其妙地叹气，较容易失眠、大便干燥。

美丽小课堂

血型中的瘦身饮食密码

美国彼特·J.达达莫博士在《根据不同血型的减肥术》一书中提出"减肥瘦身的秘诀在于血型"的观点,这一新的减肥学说在美国引起巨大反响,该书在世界50个国家累计销售达300万部之多。该书中提出,女人如果能根据自身的血型来选择适应的食物,也能起到一定的瘦身效果。

O型血的女人

多食:牛肉、羊肉和鹿肉,鳟鱼、鲑鱼、沙丁鱼、鲈鱼、鳕鱼、鸡蛋、牛奶和豆腐,新鲜奶酪,大蒜、萝卜、莴苣、洋葱、欧芹、甘薯和南瓜,橄榄油和亚麻子油,苹果、柚子、葡萄、梨子、西瓜和桃子。

少食:白面包、甜面包、面饼、饼干、馅饼、玉米、四季豆、小扁豆、洋白菜和花椰菜。

A型血的女人

多食:鳕鱼、鳟鱼、鲑鱼、沙丁鱼、鲈鱼、鲤鱼,鸡蛋(一周3个)、奶酪、豆奶、天然酸奶、奶油,葡萄子油和亚麻子油,洋蓟、萝卜、洋葱、南瓜、菠菜和大蒜,柠檬、菠萝、李子、苹果、桃、番石榴、葡萄干、樱桃、柚子汁和芹菜。

少食:肉类、乳制品、菜豆和小麦。

B型血的女人

多食:新鲜奶酪、奶油,橄榄油和鱼肝油,燕麦、大米、谷物,洋白菜、胡萝卜、欧芹、青椒、花椰菜,葡萄、香蕉、苹果、番石榴、葡萄汁、菠萝和木瓜汁。

少食:绿叶蔬菜、肉类、鸡蛋、奶酪、酸奶。

AB型血的女人

多食:小羊肉、兔肉、火鸡肉,小米、燕麦、米糠、大米,大豆、斑豆、红豆、大红豆、豆腐,葡萄、草莓、李子和浆果等碱性水果,杏子、无花果、菠萝。

少食:绿叶蔬菜、肉类、鸡蛋、奶酪、酸奶、菜豆和小麦。

肥胖病因:多因为生活、工作压力大或者生活没有规律,容易气郁、血液循环差、失眠多梦,且多喜欢暴饮暴食,易导致局部肥胖。

饮食方案:多吃一些行气的食物,如佛手、橙子、柑皮、香橼、荞麦、韭菜、大蒜、高粱、豌豆等,以及一些活气的食物,如桃仁、油菜、黑大豆等,醋、山楂粥、花生粥也可多吃一些。但要少食肥甘厚味的食物,忌食辛辣、咖啡、浓茶等刺激食物。

明代医学家李时珍为肝气郁结型体质的女人推荐了一道甘麦大枣粥:

材料：小麦 50 克，大枣 10 枚，甘草 15 克。

做法：先煎甘草，去渣，后入小麦及大枣，煮粥。空腹服用。

功效：益气宁心安神。

4. 脾肾阳虚型体质

症状：看起来白白胖胖，但脸色淡白无光，且口淡不渴、体寒喜暖、四肢欠温、不耐寒冷、精神不振、懒言、大便稀溏、小便清长或短少、舌淡胖嫩苔浅、脉象沉细无力。

肥胖病因：脾肾阳虚，肾气不足，气化失职，不能化气降浊排毒，导致肾气不足，形成虚胖。

饮食方案：多吃一些养阳的食物。《本草纲目》中说羊肉、狗肉、鹿肉等具有养阳之功效，可以在夏日三伏每伏食羊肉附子汤一次，配合天地阳旺之时，以壮人体之阳。宜食味辛或性温热平之食物，如薏苡仁、大蒜、葱、莲藕、甘薯、红豆、豌豆、黑豆、山药、南瓜、韭菜等；不要吃空心菜、山东大白菜、菠菜、茼蒿、茭白笋、白萝卜、百合、冬瓜、苦瓜、茄子、绿豆、绿豆芽等食物。

在此，我们为脾胃阳虚体质的女人推荐一款温阳祛湿消暑汤：

材料：白扁豆、莲子、生薏苡仁、菟丝子、巴戟天各 30～40 克。

做法：将菟丝子、巴戟天入净布包起，与白扁豆、莲子、生薏苡仁一起放入锅内，加开水 10 碗慢火煲约 2 小时，可加适量瘦肉煲，食时用盐调味。

功效：温阳、利湿。

如果每个女人都能辨别自身的体质，并判断自己是否属于以上四种易胖体质，再根据自身的体质来摄入相应的食物，就能让自身达到营养均衡的效果，有效维持体内的正常循环，保持身体的苗条与健康。

不想变胖，就要尽量减少饱和脂肪的摄入

饱和脂肪是女人保持苗条身材的一大阻碍，它主要来自肉类、蛋类和乳制品等食品。另外，棕榈油和椰油中也含有饱和脂肪。女人大量摄入饱和脂肪，往往会使自身的体重大幅度增加。因为脂肪越饱和，就越难以被人体消化和吸收。

体重超重往往会引发多种健康问题，对于女人来说，体重超重不仅

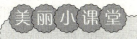

几种常用油脂的脂肪酸组成（%）

油脂	饱和脂肪酸	单不饱和脂肪	多不饱和脂肪酸
大豆油	14	25	61
花生油	14	50	36
玉米油	15	24	61
低芥酸菜籽油	6	62	32
葵花子油	12	19	69
棉籽油	28	18	54
芝麻油	15	41	44
棕榈油	51	39	10
猪脂	38	48	14
牛脂	51	42	7
羊脂	54	36	10
鸡脂	31	48	21
深海鱼油	28	23	49

容易导致三高问题，还常常会直接导致生育能力下降，体内雌激素分泌超量，罹患子宫肌瘤等疾病。

在含有饱和脂肪的食物中，牛肉、羊肉、猪肉等动物肉食中的饱和脂肪是最难消化的，因为它们在人体正常温度的环境中基本上处于固体状态。而且，肉和蛋类中的饱和脂肪还会产生一种叫作前列腺素的激素，它们不同于基本脂肪酸所产生的有益于人体健康的前列腺素，反而会极大地危害女人的健康，引起炎症、肿胀和疼痛等，并且会引发肌肉收缩，从而增加女人经期的疼痛以及与子宫内膜异位症有关的痛经，并加速异位内膜的扩散。

黄油、椰油和棕榈油等植物脂肪是最容易被人体消化吸收的饱和脂肪，它们对女人的体形威胁并不太大。所以，在不能完全避免摄入饱和脂肪的情况下，女人可尽量选择植物性饱和脂肪，或者适当服用嗜酸剂来帮助人体吸收那些过多的激素，以将饱和脂肪对女人健康和体形的影响降到最低。

此外，要减少饱和脂肪的摄入，女人还需要在日常饮食中注意以下几点：

（1）替换饮食中的肉类：白肉含有的饱和脂肪比红肉少，没皮的肌肉含有的饱和脂肪比有皮的少1/3以上。在饮食中只要稍做些替换，就可以少摄入许多饱和脂肪。

（2）选择低脂的乳制品：半脱脂、脱脂牛奶或低脂酸奶都是不错的选择。

（3）买食品时先检查食品的营养标签，搞清楚每一种食物到底含有多少饱和脂肪。

（4）改变烹调方式：研究发现，肥肉经过长时间的烹煮，饱和脂肪酸可以减少一半。因此，吃肥肉宜炖煮，不宜爆炒。

注意补钙，促进体内脂肪分解

钙质是参与脂肪分解的必要元素。足量的钙特别是离子钙，在肠道里能与脂肪酸、胆固醇结合，阻断肠道对脂肪的吸收，使脂肪随粪便排出。时下流行的牛奶、豆腐、苹果等减肥法，就是通过提高钙的摄取，进而降低脂肪的沉积，甚至是分解脂肪。由此可见，不想变胖，女人就要注意补钙，以促进体内脂肪分解，从而有效保持身体的健康和身材的苗条。

体内钙不足，会造成脂肪累积过多而形成肥胖，但补钙过多也可能造成肾结石等疾病，因此要掌握好补钙的量。一般来说，钙的需求量与年龄及人体代谢有关：45岁以下的女人每日钙需求量为1000毫克；45岁以上的女人每日钙需求量为1200毫克；人体可耐受的最高钙摄入量为2000毫克；产妇每天通过乳汁分泌而损失的钙约为300毫克，因

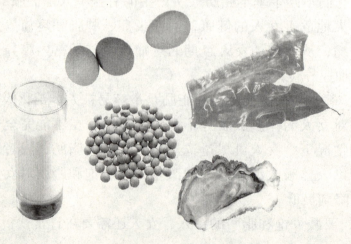

高钙食品

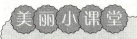

厨房烹饪中的保钙六法

不良烹饪习惯往往会影响女人身体对钙的吸收和利用。因此，在烹饪时，女人要注意尽量去除影响钙的吸收和利用的因素，以使体内保有足够的钙。

1. 烹调荤菜时常用醋

醋是酸味食品，不仅可以去除异味，还能使鱼骨、排骨中的钙溶出。因为在酸性环境中，钙与蛋白质最容易被吸收。此外，烹饪时，如用用小火长时间焖，可使鱼、排骨中钙的溶出较完全。

2. 豆腐和鱼一起炖

鱼肉中含有维生素D，豆腐中富含丰富的钙。单吃豆腐，其所含钙质不能被人体充分吸收，若将豆腐与鱼一起食用，借助鱼体内丰富的维生素D，可使人体对钙的吸收率提高20多倍。而且鱼肉热量不高，又含有丰富的矿物质和维生素B_2，是想美容又怕肥胖的女士的极佳选择。

3. 西红柿炒鸡蛋、雪里蕻炒黄豆等有"补钙"作用

西红柿富含维生素C，鸡蛋富含钙，二者同炒，西红柿中的维生素C可促进人体吸收鸡蛋中的钙。雪里蕻也富含维生素C，与含钙丰富的黄豆同食，同样可使钙的吸收、利用率大大提高。

4. 菠菜、苋菜等绿色蔬菜要先焯一下

在消化道中，草酸容易与钙结合成一种不溶性化合物——草酸钙，影响钙的吸收。草酸易溶于水，因此可在烹调前把菠菜、苋菜等在沸水中焯一下，除去草酸，再和豆腐等高钙食物一起炒，这样就不会形成草酸钙了。

5. 大米先在温水中浸泡一下或多做发酵的面食

大米和白面中含有很多植酸，可以与钙形成不溶性植酸钙，影响钙的吸收。因此，在做主食前最好将面粉发酵一下，或将大米先在温水中浸泡一下，这样可去除部分植酸，减少植酸钙的形成。

6. 黄豆发芽后食用

黄豆（大豆）中植酸含量很高，可采用发芽的方法来去除黄豆中的植酸，同时还能使黄豆中的还原性维生素C含量大大增加，它可促进钙的吸收和利用。

此产妇每日需要摄入1500毫克的钙，否则就会动用母体骨骼组织中的钙储备以维持乳汁中钙含量的稳定。

那么，女人要怎样补钙才科学、健康呢？首先，从饮食方面入手。

1. 高钙饮食

高钙饮食是预防缺钙的根本措施，是一种既经济又安全的补钙方法。通常食物中的钙吸收率只有30%。牛奶和豆制品是钙质的良好来源，含高钙的食物还有：虾米皮、海带、紫菜、酥鱼、牡蛎、海藻、芝麻酱等，

动物骨头汤含钙也很丰富，但需在烹调过程中加些醋，以促进钙的溶出。

此外，还要注意晚上补钙不能过晚、过多，补钙食物尽量选择易消化吸收的。睡前 1~2 小时喝一杯牛奶，就是非常不错的补钙选择。

2. 多食含维生素 C 的食物

女人应多吃富含维生素 C 的食物，它们能促进钙的吸收，对骨质基质形成有利。

3. 低磷饮食

在女人的食物中，钙磷比值为：钙 × 磷 =30。当血磷增高时，为了维持钙和磷离子乘积的恒定，血钙即减低，同时对钙的吸收也会变差。故而要少吃高磷食物，如汽水、可乐等。

4. 低盐饮食

盐的主要成分是钠，约占盐的 40%。身体缺钠会发生若干功能性问题，但含钠过高又会造成钙质流失。一般而言，人体的肾每天会将使用过的钠排出体外，但每排泄 1000 毫克钠，也会同时耗损 26 毫克钙，人体排出的钠越多，钙的消耗也越大。因此，女人在补钙的同时，还应限制盐的摄入量。根据世界卫生组织推荐的标准，每人每日吃盐量以 5 克为宜，不要超过 6 克。

5. 补充钙剂

如果膳食难以提供体内所需的钙，女人也可以选用钙剂来补钙。但是要求钙剂必须不含有害成分；补钙剂的颗粒能分散，与食物混合或饭后服用者吸收较好，分次比集中服用效果好。在有胃酸的条件下，碳酸钙也可以被吸收；胃酸缺乏者，有机酸钙如葡萄糖酸钙、枸橼酸钙等水溶性制剂比较容易吸收。补钙量以达到推荐的每日膳食供给量水平为好。

选择钙剂时不应只看广告，还应当多听医生的意见。现在市场上的补钙剂品种繁多，主要有碳酸钙、乳酸钙，葡萄糖酸钙等，其吸收率为 30%~38%。口服钙的吸收要比静脉注射效果好。碳酸钙的最佳服用时间是饭后半小时，分次服比一次服好。钙在酸性环境中容易被吸收，胃酸含量高者吸收较好，胃酸含量低者可口服有机钙，如柠檬酸钙等。补钙后不宜大量饮水，以免冲淡钙质。

需要注意的是，除非必要，尽量不要使用补钙剂，因为一旦补钙过量极容易引起肾结石、尿路结石等疾病。

在利用食物补钙的同时，应多接受阳光照射，这样可促进维生素D_3的合成，而维生素D_3可促进人体对钙的吸收。

想不到，高蛋白饮食还能瘦身

美国伊利诺伊大学营养学教授唐纳德·莱曼和他的研究小组针对饮食与女性肥胖的关系进行了长时间的研究：

他们挑选了48名年龄在40~56岁之间的女性，将她们分为高蛋白饮食小组、高蛋白饮食加运动小组、高碳水化合物饮食小组和高碳水化合物饮食加运动小组4组。每一个小组饮食的总热量都一样，而且都有营养保证，她们可以吃适量的水果、蔬菜和奶制品，但是研究人员会相应控制她们的蛋白质和碳水化合物摄入量。

在为期16周的研究结束之后，4组女性都明显地减掉了体重，但减重比例有所不同。研究结果显示：和低蛋白、高碳水化合物的饮食相比，女性如果遵循高蛋白、低碳水化合物的饮食习惯，可以减掉更多体重和身体脂肪，如果再加上定期锻炼，效果更好。正如该研究的负责人唐纳德·莱曼教授所说："高蛋白、低碳水化合物的饮食是一种很好的减肥法，绝对能使运动的效果更显著。"

高蛋白饮食之所以能够减肥，是因为高蛋白食物的新陈代谢优势：蛋白质利于人体内盐分、水分的排出，从而消除水肿；蛋白质的消化时间较长，给人持久的饱腹感，不容易感到饥饿；蛋白质可抑制促进脂肪形成的激素分泌，减少赘肉的产生；最重要的是，蛋白质不会变成无法消失的热能囤积在体内，并且其中的30%会因体温的上升消耗掉。

但高蛋白饮食瘦身法并不是要求女性只单方面摄入高蛋白食物，而是在摄入高蛋白食物的基础上配合摄入其他营养。毕竟人体的健康依赖于营养的全面均衡，而单纯的高蛋白饮食根本不能满足人体的多种营养需要，一旦基本的维生素、矿物质、纤维素等的摄入不能满足正常新陈代谢的需要，必然引起各种各样的疾病。

对于身体肥胖的女性来说，可一周持续实施高蛋白饮食5天，然后休息2天，一旦体重恢复到正常标准，就不宜再使用该方法减肥，以免危害健康。因为高蛋白饮食之所以可以令体重快速下降，主要是通过减少食物中的碳水化合物而奏效的，但随着碳水化合物的摄入减少，肌肉中的肝糖原也随之减少，就容易引起人体的疲劳和抵抗力的降低。

"高蛋白饮食瘦身法"简单易行,下面是该法的日饮食搭配:

(1)淀粉类:面包、米饭、面食,每天2~3份。1份约为:1片全麦吐司、28克谷类食品、1/2杯白煮面。

(2)牛奶、酸奶和奶酪:每天4~6份。1份约为:1杯低脂牛奶、1杯低脂酸奶和60克奶酪。

(3)水果:每天3~4份。1份约为:1个(颗)水果或1/2杯罐装水果和3/4杯果汁。

(4)蔬菜:不限种类,每天至少5份。

(5)肉、鱼、蛋和豆类:每天4~6份。1份约为:57~85克瘦肉、鱼或猪肉或一颗蛋、2汤匙花生酱。

在采用高蛋白饮食瘦身法时,需要注意以下几点:

1. 营养均衡

合理的高蛋白饮食瘦身法应保持30%蛋白质、30%脂肪和40%碳水化合物的营养比例,每天都要吃到4大类食物(油脂类、淀粉类、蔬菜类和奶、蛋、鱼、肉、豆类)中的各种养分,尤其是蔬菜和水果可以多吃,油脂类的东西要适量。

美丽小课堂

补充蛋白质的注意事项

(1)蛋白质不可与淀粉同吃。如许多女人都爱吃的土豆烧牛肉其实就是不合理的营养搭配,因为牛肉中的蛋白质与土豆中的淀粉两种养分的消化环境酸碱度不一样,前者需要酸性环境,后者则最宜在碱性环境中消化。而人的胃中盐酸浓度较高,利于蛋白质消化,却可能破坏唾液淀粉酶,不利于淀粉类食物的分解。这就容易导致消化不良、胀气等不适症状。

(2)蛋白质不可与水果同吃。因为水果中的果酸可抑制消化液分泌,破坏消化蛋白质所需的胃蛋白酶,进而引起人体对蛋白质消化不良的现象。

(3)蛋白质不可与糖同吃。因为糖类可抑制胃液分泌,并滞留于胃中发酵生气,妨碍蛋白质的消化与吸收。

(4)吃高蛋白食物后不要急于饮茶,应间隔2小时,否则茶叶中的鞣酸会与蛋白质结合而生成新物质鞣酸蛋白。鞣酸蛋白至少有两大弊端:一是难以溶解,使蛋白质无法被人体肠道黏膜所吸收,无疑削弱了高蛋白食物的营养价值,造成浪费;二是鞣酸蛋白是一种收敛剂,有抑制肠道蠕动的消极作用,容易诱发便秘。

2. 选择优质蛋白质

优质蛋白一般有两个特征：一是所含氨基酸品种齐全，特别是人体8种必需氨基酸一种也不能缺；二是所含氨基酸比例平衡，接近人体生理需要，人体的吸收与利用率高。比如，瘦肉、鱼、禽、蛋类等动物性食品属于优质蛋白，相反，植物性食物则或多或少地存在缺陷：豆类蛋白质缺少蛋氨酸，大米蛋白质缺少赖氨酸，花生蛋白质缺少异亮氨酸，都属于"不完全蛋白质"，其吸收与利用率均低于动物性食物。因此，动物类蛋白质食物最优，应列为首选。

3. 每餐只吃一种蛋白质食物

许多人认为同时吃几种蛋白质食物，可吸收多种氨基酸，从而起到互补作用，能提高营养及瘦身价值，其实这是不正确的。因为不同的蛋白质需要不同的时间和不同的消化液来消化，而身体很难同时有效地消化两种或两种以上的蛋白质。因此，每餐最好从优质蛋白食物中选择一种。

4. 三餐的蛋白质含量应相对稳定

为确保消化功能稳定而高效地吸收蛋白质，三餐食物质量要相对稳定，不可一餐多，一餐少。因为人体的消化功能很难适应食谱的急剧变化，当从一种食物转向另一种，特别是由含蛋白质较少而变成较多时，极易诱发消化功能紊乱。

在摄入高蛋白饮食的同时，女人还要注意给身体补充足够水分，每天至少要喝8～10杯水。水可以帮助燃烧体内脂肪,促进排出体内毒素，且不易造成肾脏代谢的负担，有效促进高蛋白饮食瘦身的效果。

吃不胖的关键：全面补充维生素和矿物质

维生素是人和动物为维持正常的生理功能而必须从食物中获得的一类微量有机物质，在人体生长、代谢、发育过程中发挥着重要的作用。如果长期缺乏某种维生素，就会引起生理机能障碍而发生某种疾病。维生素一般从食物中获得。

矿物质是人体内无机物的总称，它和维生素一样，是人体必需的元素。矿物质是人体无法自身产生、合成的，每天矿物质的摄取量也是基本确定的，但随年龄、性别、身体状况、环境、工作状况等因素有所不同。

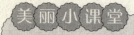

女性维生素和矿物质日摄入量推荐表

名称	推荐日摄入量	来源食物
维生素A	0.8毫克	80克鳗鱼、65克鸡肝、75克胡萝卜、125克皱叶甘蓝或200克金枪鱼（罐头）
维生素B_1	2毫克	米糠、蛋黄、牛奶、西红柿等
维生素B_2	2～4微克	谷物、蔬菜、牛乳和鱼等
维生素B_3	10毫克	70克花生、90克火鸡脯肉、90克鸡肝、100克鸡胸脯、150克猪里脊肉、220克牛里脊肉、2片全麦面包加100克腊肠、两个西红柿
维生素B_6	1.2毫克	2片全麦面包加100克熏火腿和1个辣椒、120克鲑鱼片、150克鸡肝、1个鳄梨、100克烤火腿
维生素C	100毫克	半个番石榴、75克辣椒、90克花茎甘蓝、2个猕猴桃、150克草莓、1个柚子、半个番木瓜、125克茴香、150克菜花、200毫升橙汁
维生素D	0.0005~0.01毫克	35克鲱鱼片、60克鲑鱼片、50克鳗鱼、2个鸡蛋加150克蘑菇
维生素E	12毫克	4匙葵花子油、100毫升橄榄油、100克花生、30克杏仁加70克核桃
钙	800~1000毫克	奶及奶制品、虾皮、海带、发菜、黄豆及制品等
磷	700毫克	瘦肉、蛋、奶、动物的肝、肾、海带、紫菜、芝麻酱、花生、干豆类、坚果、粗粮等
钠	2.2克	食盐、酱油、盐渍、腌制肉、烟熏食品、酱咸菜、咸味零食等
钾	2克	蔬菜、水果是最好的来源，每100克食物含钾量高于800毫克的有紫菜、黄豆、冬菇、赤豆等
镁	350毫克	绿叶蔬菜、各种植物的种子及粗制谷物
铁	20毫克	动物肝脏、动物全血、畜禽肉类、鱼肉。蔬菜含铁高但利用率不高，如油菜、韭菜、黑米等
碘	150微克	海带、紫菜、淡菜、海参以及海盐
锌	11.5毫克	贝壳类海产品、红色肉类、动物内脏及海产品含量高，干果类、谷类胚芽和麦麸也含锌，含锌量丰富的食物：牡蛎、干酪、虾、燕麦、玉米等
硒	50微克	含硒高的食物有龙虾、鱼及一些甲壳类水产品，其次是动物的心、肝、肾等脏器。蔬菜如荠菜、芦笋、豌豆、大白菜、南瓜、洋葱、西红柿等也含一定量的硒，谷物的糠皮中也含有少量硒
铜	2毫克	一般食物均含铜，含铜量丰富的食物有：牡蛎、肝、肾、鱼、坚果与干豆等，绿叶蔬菜、牛奶含铜较低
氟	1.5毫克	动物性食物高于植物性食物，海洋动物高于淡水及陆地食物，鱼和茶叶中氟含量较高
铬	50微克	主要来源于谷类、肉类及鱼贝类，加工精制后铬明显降低。啤酒酵母、畜肝铬含量高

女人要保证日常饮食的营养均衡，不仅要注意碳水化合物、蛋白质、脂肪的摄入量，也要全面补充矿物质和维生素。因为补充多种矿物质和维生素能有效降低体重和体脂含量，并改善能量代谢。

专家指出：全面补充矿物质和维生素是减肥的关键环节。这是因为大多数肥胖者都存在自身能量摄入过高的问题，而高能量摄入刺激机体代谢水平升高。为了保证机体在高水平代谢情况下的正常进行，需要更多的矿物质和维生素。如果矿物质和维生素不能满足机体高水平代谢的需求，则会引发代谢紊乱。对已发生的代谢紊乱，额外适量补充矿物质和维生素，有纠正代谢紊乱的作用。

实验证实：肥胖人群矿物质和维生素的摄入处于一种相对缺乏状态，通过补充多种矿物质与维生素则能明显降低体重、体脂含量、血压和炎症水平，改善脂代谢和提高机体的代谢水平。

但因为机体代谢涉及多步骤、多种代谢途径，并且相互交叉形成网络，同时存在着复杂的反馈调控机制，所以仅仅补充某种矿物质或维生素，不能纠正所有的代谢环节。只有全面补充维生素和矿物质，才能使肥胖者的物质代谢和能量代谢在一个较高水平维持平衡。

也就是说，减肥的关键环节在于补充对物质和能量代谢有重要调节作用的维生素和矿物质，而并非单纯地限制能量摄入或增加能量消耗，如果将维生素和矿物质的摄入结合起来，将收到较好的减肥效果。

需要注意的是，过多摄入维生素和矿物质，也会对身体造成伤害。因此，女人最好严格按营养专家推荐的摄入量摄入维生素和矿物质。

适当补充碱性食物，酸碱平衡才不发胖

人体自身有一个调节酸碱平衡的系统，可以保证人体在合理饮食条件下的酸碱平衡。但是如果女人长期饮食结构不合理，吃了太多的酸性食物，加上工作压力大，生活习惯不良，比如喜欢抽烟、喝酒、熬夜等，体质就容易变成酸性体质。

医学研究证明，当体质变为酸性，人体就容易出现口臭、爱吃甜食、口味偏重、手足发凉、易感冒、皮肤脆弱、伤口不易愈合、易引起关节肿痛、对疾病抵抗力降低等症状，甚至可直接影响到脑和神经功能。

对于爱美的女人来说，酸性体质还可能带来另一个灾难：肥胖。大部分易胖体质的女人，都呈现出酸性体质的特征，也就是说，她们身体的酸碱值略微偏酸。这是因为酸性体质的人，血液偏酸性的人新陈

代谢比较差，体内也比较容易堆积毒素，从而容易导致身体肥胖。

要想了解自己的体质是酸性还是碱性，可以尝试以下两种身体酸碱度的简易测试法：

1."憋气法"

有医学专家提供了一套"憋气法"，测试方法如下：

憋气时间正常，为40～65秒，代表体质健康。

如果憋气时间只能维持20～30秒，代表身体有酸中毒的可能性。对治方式是减少大鱼大肉，多吃碱性食物，如绿色蔬菜、柠檬汁等。

如果憋气时间长达65秒左右，但又不是运动员，代表有碱中毒现象。这类女人必须增加动物性蛋白质的摄取量。这是因为碱中毒的女人已经习惯低氧的环境，因此可以长时间憋气。

如果是女运动员，憋气时间长，能维持80～90秒，则代表体质健康。

2.pH试纸测试法

化学上有pH试纸测试酸碱度的方法，这里也可以拿过来一用，具体方法是：

早上起床后、进餐前，采集少量尿液滴在试纸上，迅速对比pH试纸所提供的色块，依照颜色深浅进行判断，得到自己尿液的pH值。连续观察一周就可判断自己身体的酸碱度。一周之内，尿液pH值多次在6.5之上，说明体质正常；pH值多次在6.5以下、6以上，可能属于酸性体质；pH值低于6，就属于比较确定的酸性体质了。

对于酸性体质的女人来说，如果想调节自身的酸碱度，除了多做运动、调节心理外，还要特别注意补充碱性食物，少吃酸性食物。一般说来，所有的垃圾食品、加工食品和酒都是酸性食物，而经过高温加热冒烟的油类，或经过氢化处理不易毁坏的油类也都是酸性食物，

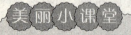

摄入酸碱食物的两大误区

1.以口味酸碱来区分酸碱食物

并非味觉上有酸味的食品就属于酸性食品，新鲜的成熟水果，即使其味道是酸的，也是碱性食物。

2.酸性食品是坏的，碱性食品是好的

将食物以酸碱分好坏是大错特错，饮食并非碱性越多越好，人体有良好的酸碱调节系统，酸碱平衡才是真健康。

最好不要吃。要多摄取天然蔬果和好油（冷压的亚麻仁油、橄榄油、苦茶油等）。

酸、碱食品简单分类：

酸性食品：牛奶以外的动物性食品。

碱性食品：除了五谷杂粮外的植物性食品。

中性食品：油、盐、咖啡、茶等。

常见食物的酸碱分类：

强酸性：蛋黄、乳酪、白糖做的西点和柿子、乌鱼子、柴鱼等。

中酸性：火腿、鸡肉、鲔鱼、猪肉、鳗鱼、牛肉、面包、小麦、奶油、马肉等。

弱酸性：红小豆、萝卜、苹果、甘蓝菜、洋葱、豆腐等。

中碱性：萝卜干、大豆、胡萝卜、西红柿、橘子、番木瓜、草莓、梅干、柠檬、菠菜等。

强碱性：葡萄、茶叶、葡萄酒、海带等。天然绿藻富含叶绿素，是非常不错的碱性健康食品。

营养专家建议女人每天摄入食物的酸碱比例应该为2∶8，这样才能有效维护健康的体内环境，不在体内堆积过多垃圾和毒素，也就能保持身材的苗条健康了。

控制体重，不能忘了有机奶制品

许多女人认为多吃奶制品会增加脂肪，使人发胖，因此常常减少奶制品在膳食中的比例。殊不知如果吃法得当，奶制品也能预防肥胖，帮助女人健康地控制体重。

越来越多的研究显示，奶制品（尤其是有机低脂原味酸奶）中的钙在体重控制的过程中发挥着关键作用。即使很微量的钙缺乏也会改变细胞的燃脂信号，并对新陈代谢起抑制作用。当女人体内钙含量低时，就会分泌一种名为"Calcitriol"（钙三醇）的激素，它能促进脂肪的生成和贮藏。如果女人食用富含钙质的奶制品，这种激素受到抑制，身体生成脂肪的量就会减少，燃烧脂肪的速度就会提高。钙还可以抑制一种与小腹脂肪堆积有关的激素生成。而且，钙不仅影响体重，《循环》杂志中一项涉及9000人的研究结果显示，它还能防止代谢综合征的发生。

美国田纳西大学营养学院主任、医学教授麦克泽梅尔博士的研究证实:奶制品中不仅是钙可帮助女性燃烧多余脂肪,其他成分如乳清蛋白也可帮助燃烧多余脂肪。乳清蛋白所包含的营养成分可刺激肌肉组织的构建,而这个过程也正是燃烧脂肪的过程。研究表明,如果想通过减少食物总热量的摄入实现减肥目的,将乳清蛋白纳入日常的饮食计划可起到事半功倍的效果。乳清蛋白渗透在很多食品中,它不仅是婴幼儿配方奶粉的主要原料之一,在越来越多的大众食品,比如酸奶、能量棒、饮料等食品中都可找到乳清蛋白的身影。

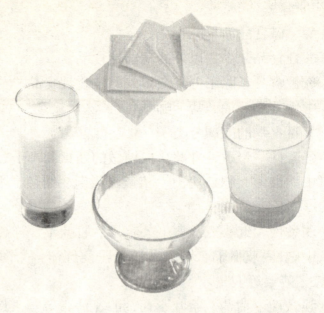

牛奶及奶制品

在所有奶制品中,草饲的动物奶制品,比如牛奶、羊奶等奶制品的瘦身效果更佳。因为这些草饲的动物奶制品中含有最好的脂肪类型——CLA(共轭亚油酸)。有证据显示,CLA可以改善人体成分,有助于将脂肪驱逐出脂肪组织,使之更易于燃烧。CLA与奶制品中的高蛋白相组合还能刺激食欲、抑制CCK(胆囊调节激素)的产生。而且,有机散养的动物生产的奶制品口味更佳,它不但不含抗生素和激素,还含有丰富的ω-3脂肪酸。此外,奶制品中的锌还有助于提高Leptin(LP,瘦素)水平,它是一种肽类激素,是一种由脂肪组织分泌的激素,医学家普遍认为它进入血液循环后会参与糖、脂肪及能量代谢的调节,促使机体减少摄食,增加能量释放,抑制脂肪细胞的合成,进而使体重减轻。

在草饲的动物奶制品中,又以含益生菌的酸奶为最佳瘦身奶制品。要知道,每个人的体内1/10是人类细胞,9/10是细菌。大多数好细菌都居住在肠道内——理论上有数以万亿计。原味有机酸奶中的益生菌和那些肠道中既存的"好"细菌能一起对抗感染、抑制酵母的过度生长。

其中，双歧杆菌还能消化食物，产生重要的维生素，包括那些能代谢胆固醇和胆汁酸的酶。如果没有了这些微生物，整个消化系统都会"罢工"，体内毒素就难以及时排除，容易引发肥胖等健康问题。

下面是有机奶制品摄入计划：

营养专家建议女性早餐吃高蛋白质食品和奶制品，比如煎鸡蛋配约40克干奶酪（含300毫克钙）或一杯全天然脱脂酸奶（含400~450毫克钙）；另一种选择是：一杯低脂肪、高纤维的麦片粥，加200克牛奶（含300毫克钙）。下午想吃零食的时候，可喝一杯酸奶或30~60克的奶酪（含225~450毫克钙）。晚上，可用一杯200克的低脂牛奶为全天的牛奶纤体计划画个完美的句号。

总之，在摄入总热量不变时，如果女人能在每天的膳食中增加奶制品的摄入量，会大大有助于减掉多余脂肪，帮助女人健康地控制体重。

美丽小课堂

不宜喝牛奶的人群

（1）缺铁性贫血患者：食物中的铁需在消化道中转化成亚铁才能被吸收利用。若喝牛奶，体内的亚铁就与牛奶的钙盐、磷盐结合成不溶性化合物，影响铁的吸收利用，不利于贫血患者恢复健康。

（2）反流性食道炎患者：反流性食道炎是由于下食道括约肌收缩力下降，胃及二十指肠液返流入食道所引起的。研究证实，含有脂肪的牛奶会影响下食道括约肌的收缩，从而增加胃液或肠液的反流，加重食道炎症状。

（3）腹部手术者：此类病人多有肠胀气症状，牛奶中含有较多脂肪和酪蛋白，在胃肠内不易消化，发酵后可产生气体，使肠胀气加重，不利于肠蠕动功能的恢复。

（4）消化道溃疡患者：牛奶虽可缓解胃酸对溃疡面的刺激，但因其能刺激胃肠黏膜分泌大量胃酸，会使病情加重。

（5）乳糖酸缺乏患者：牛奶中乳糖含量较高，但必须在消化道乳糖酸作用下分解为半乳糖和葡萄糖后才能被人体吸收。如果乳糖酸缺乏，食用牛奶后就会引起腹痛、腹泻。

（6）胆囊炎和胰腺炎患者：牛奶中脂肪的消化需要胆汁和胰脂酶的参与，饮用牛奶将加重胆囊和胰腺的负担，进而加重病情。

（7）平时有腹胀、多屁、腹痛和腹泻等症状者：这些症状虽不是牛奶引起，但饮用牛奶后会使这些症状加剧。

（8）牛奶过敏者：有人喝牛奶后会出现腹痛、腹泻等症状，个别严重过敏的人，甚至会出现鼻炎、哮喘或荨麻疹等。

拒绝罐头食品，就是拒绝肥胖

许多女人爱吃鱼、肉、蔬菜、水果罐头，认为这些罐头食品和新鲜的鱼、肉、蔬菜、水果有同样的功效，其实这是一个饮食误区。

要知道，女人从罐头食品中获得的营养及热量和从鱼、肉、蔬菜、水果中摄入的营养及热量并不相同。因为一些罐头生产厂家可能会选用一些劣质的鱼、肉、蔬菜、水果，它们的营养就会大打折扣。即便罐头生产厂家选用优质、新鲜的鱼、肉、蔬菜、水果，这些鱼、肉、蔬菜、水果中的维生素C、维生素B_1、维生素B_2、维生素PP、泛酸、维生素A等营养物质在罐装过程中也都会有不同程度的损失。据研究，罐头食品经过加热处理后，50%以上的维生素C会被破坏掉。

而且，为了掩盖罐头中那些劣质鱼、肉、蔬菜、水果的不良口味，或是为了增强罐头的口感和美感，厂家往往会在罐头中添加大量糖剂、盐分和色素，这往往会损害女人身体内部的正常循环。比如，很多水果类罐头都添加了大量的糖，这是为了增加口感。这些糖被摄入人体后，由于能量较高，容易导致人体摄入过多热量而导致肥胖。同时，糖分过多摄入还可在短时间内导致血糖大幅度升高，胰腺负荷加重，容易造成女人的肥胖。

在罐头中加入的盐分和色素容易抑制免疫系统正常工作，甚至还可能因某些化学物质的逐渐积累而引起慢性中毒。更重要的是，高盐食物也是引发女人肥胖的重要原因之一。因为身体中过多的盐会改变身体制造和代谢脂肪的"习惯"。研究表明，高盐的饮食能促进胰岛素

美丽小课堂

少吃罐头食品可预防糖尿病

营养专家认为，女人经常吃罐头，不仅会使身体变胖，还容易增加罹患糖尿病的风险。

美国哈佛大学的研究者们曾将75名参与者分成两组，在没改变日常饮食习惯下，一组连续5日饮罐头汤，另一组饮明火汤，休息2天，再交换饮用该两款汤。尿液分析师以这些人的每升尿液作计算单位，发现罐头汤组的尿液双酚A（BPA）含量，比明火汤组高10倍之多。最终，该研究得出结论：假如人们连续5日饮罐头食品，尿液中有毒化学物双酚A的含量，比吃普通食物的人高出12倍。双酚A是一种化学结构不同于天然雌激素的环境雌激素。中国也有医学研究证实，尿液中拥有较高水平的尿双酚A，即大于1.43ng/ml与Ⅱ型糖尿病患病风险增加显著相关。

分泌，而过量的胰岛素会让女人的身体认为目前的糖分储备不足，造成的结果就是，身体按照胰岛素的指示继续储备糖分，而这些多余的糖分则会被身体转化为脂肪收藏起来。简单来说，女人体内的胰岛素越高，脂肪就会被越多地储存在身体中，那么体重可想而知也会跟着增长。

此外，无论是鱼、肉类罐头，还是水果、蔬菜等素罐头，为延长保存期，罐头食品在制作过程中都会加入一定剂量的防腐剂（常用的如苯甲酸）。一般而言，罐头食品所加防腐剂经过检验对人体无毒害作用，少量短期食用是相对安全的，若经常食用则对肝、肾均有损害。

总之，除非必要，女人尽量少食用罐头食品，以免引发肥胖等健康问题。

瘦身减肥，水果代餐降低免疫力

在众多瘦身方法之中，最受女人推崇的莫过于"水果代餐"。这是因为大多数女人认为，水果含有非常丰富的营养成分，比如碳水化合物、维生素和矿物质，还有有益于人体健康的生物活性物质，如类胡萝卜素、生物类黄酮、花青素、前花青素和有机酸等，能为人体提供充足的营养。而且，许多水果中含有丰富的食物纤维，而纤维是不能为小肠所消化的碳水化合物，在结肠内，纤维可提供给肠腔营养物质，这有助于促进身体的新陈代谢以及帮助抑制食欲，在一定程度上能帮助女人控制体重。此外，许多水果还具有保湿、美白、抗衰等美容功效。

但医学专家并不赞同水果代餐这种瘦身方法，理由是：尽管水果具有丰富的营养，但水果的营养并不全面，水果中几乎不含脂肪，蛋白质含量也非常低。有研

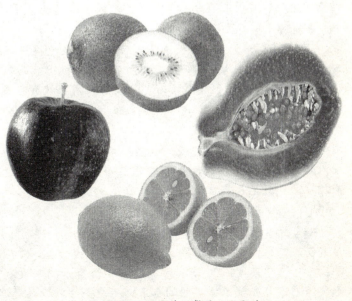

为了减肥用水果代替正餐是不可取的。

究证实，如果一个女人不吃肉和豆制品，想完全通过水果摄取每天所需要的蛋白质，那至少要吃9000克以上的水果，才能满足身体的营养需要。

水果中的维生素和矿物质含量并不太高，其中铁的含量比不上肉类和鱼类，钙含量远远低于牛奶和豆制品，维生素C和胡萝卜素含量不如青菜，可以说，水果中所含的营养物质远远不能满足人体的需要。

如果用水果作主食，人体得不到足够的蛋白质供应，缺乏必需脂肪酸，各种矿物质含量也严重不足，长此以往，人体的内脏和肌肉会发生萎缩，体能和抵抗力下降。缺乏蛋白质使人形容枯槁，缺乏必需脂肪酸使人皮肤和毛发质量下降，因贫血导致苍白憔悴，因缺钙导致骨密度降低。同时，水果中的非血红素铁难以被人体利用，长期用水果代替正餐，容易引起铁的摄入不足，从而引起贫血、免疫功能降低等

美丽小课堂

有4种水果千万不要贪吃

水果具有丰富的营养价值，对保持身体健康是有好处的，但是凡事都要有一个度，有4种水果女人千万不能贪吃，否则就会"过犹不及"。

1. 柑橘

柑橘如果吃得过多，就会使女人体内的胡萝卜素含量增多，从而引发胡萝卜素血症，出现食欲不振，烦躁不安，睡觉不踏实，还伴有夜惊、啼哭、说梦话等症状。因此，女人每天至多只能进食2～3个柑橘。

2. 柿子

柿子含有大量柿胶酚、单宁和胶质，如果吃得过多，在胃内遇酸后就会形成不能溶解的硬块，小的硬块可以随大便排出，而较大的硬块因为不能排出，就会滞留在胃内形成胃结石。如果女人本身就有胃炎、胃溃疡等胃部疾病，还有可能诱发胃穿孔、胃出血等并发症。因此，女人一次只可吃1～2个柿子。

3. 荔枝

荔枝食用过多可以使女人的身体发热，导致牙龈肿痛，所以阴虚火旺的女人应慎食。另外，荔枝还具有降血糖的作用，食用过多容易使女人出现低血糖症，也就是人们常说的"荔枝病"。

4. 甘蔗

女人过多地摄入糖分会使其血液中的pH值下降，形成酸性体质。酸性体质的女人身体免疫功能下降，容易患感冒。因此，女人不要一次吃太多的甘蔗。

另外，不同水果里含有的矿物质和维生素的种类和量都不一样，因此女人要随着季节变换选择不同的水果，不能一年四季总是只吃一两种水果。

现象。这样的状态，又怎么能健康呢？何况，用此种方法减肥，一旦停止，非常容易反弹，而且很可能比减肥前更胖。因为内脏和肌肉萎缩之后，人体的能量消耗就会减少，即使吃和以前一样多的东西也容易发胖。

因此，医学专家提醒，女性主食的摄入是必需的。蛋白质含量高的鱼、肉、鸡蛋也要适当补充，蔬菜的摄入量应该多于水果。这些食物相互搭配，才能带给女人充足、全面的营养，而只有营养均衡才能有效控制体重。

那么，吃水果对瘦身究竟有没有作用呢？应该说如果安排得当还是有帮助的。首先，可以用水果代替平时爱吃的各种高能量零食，如巧克力、花生、瓜子、糕点、薯片等；其次，在晚餐的时候，可以先吃一些水果，然后喝一些粥作为主食，适量地吃一些低脂肪的菜肴，如蔬菜、豆制品、鱼、瘦肉、鸡蛋等。这样就能有效地降低晚餐的能量摄入，减少体内脂肪的堆积。

进餐顺序里发掘出瘦身秘诀

女人每日的饮食离不开饭、菜、汤和水果，可这些食物应该按什么顺序吃才合理，许多女人并不清楚。当被问道："在进餐时，你摄取食物的顺序是什么？"大多数女人的回答都是："先吃饭菜饱腹，再喝汤润喉，然后吃些甜点和水果补充营养。"其实，这种惯常的进餐顺序不利于女人保持身材苗条和维护身体健康。

从健康的角度来说，正确的进食顺序应是：水果→汤→蔬菜→饭→鱼肉类。

各种水果的共同特点是富含多种营养物质，食用后对女人的身体健康大有益处。水果的主要成分是果糖，其无须通过胃来消化，而是直接进入小肠就被吸收。而米饭、面食、肉食等含淀粉及蛋白质成分的食物，则需要在胃里停留一段时间。如果进餐时先吃饭、菜，再吃水果，消化慢的淀粉、蛋白质会阻塞消化快的水果，所有的食物一起搅和在胃里，水果在体内 36~37 摄氏度的温度下，会产生发酵反应，甚至腐化，导致人体出现胀气、便秘等症状，给消化道带来不良影响。

需要注意的是，含鞣酸成分多的水果，如柿子、石榴、柠檬、葡萄、酸柚、杨梅等，不宜与鱿鱼、龙虾、藻类等富含蛋白质及矿物质的海味同吃，因为水果中的鞣酸不仅会降低海味蛋白质的营养价值，还容

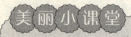

美丽小课堂

饮食偏好是身体发出的信号

五味入五脏，当身体哪个脏腑虚弱时，反映到身体上就是想吃某种食物。所以说，饮食偏好也是身体发出的信号：

1. 爱吃甜味

甜味与脾脏关系密切。爱吃甜食是脾脏的需要，突然爱上甜食，可能是脾脏机能退化的征兆。当你脾虚的情况改善了，你就不会那么爱吃甜食了。

2. 爱吃酸味

怀孕的女人爱吃酸味，这是由于体内激素变化而改变口味。胆道功能和肝功能不佳，也会偏爱酸味。

3. 爱吃苦味

苦味入心脏，当心脏机能衰退的时候，会突然变得"能吃苦"或"爱吃苦"。

4. 爱吃咸味

口味重，爱吃咸味的人，可能是体内缺碘。口味过咸会有损肾脏，造成高血压。

5. 爱吃辣味

"辣入肺"，如果想吃辣的食物，表示肺脏的气过虚。研究显示，口腔癌前病变的前兆——口腔白斑，正是人们喜吃烫、辣的食物所致。

易和海味中的钙、铁结合成一种不易消化的物质，这种物质能刺激胃肠，引起恶心、呕吐、腹痛等。所以营养专家建议，女人在食用了鱼虾等海味后，应间隔2～3小时再享用水果。

众所周知，"饭前喝汤，胜似药方"。吃饭前，先喝几口汤，等于给消化道加点"润滑剂"，使食物能顺利下咽，防止干硬食物刺激消化道黏膜，从而有益于胃肠对食物的消化和吸收，也阻止了体内过多脂肪的滋生和堆积。

若女人在饭前不喝汤，吃饭时也不进汤水，则饭后会因胃液的大量分泌使体液丧失过多而产生口渴，这时才喝水，反而会冲淡胃液，影响食物的吸收和消化。所以，有营养学家认为，养成饭前和吃饭时进点汤水的习惯，可以减少食道炎、胃炎等的发生。

有些女人喜欢在饭前喝点甜饮料，但这类饮料营养价值甚低，如果用来填充女人的胃袋，后面的食量就会显著减少，容易造成营养不良。

许多女人在餐馆吃饭时，喜欢饭后喝汤，因为吃了大量咸味菜肴之后，难免感觉干渴，此时喝上两三碗汤，会觉得比较舒服。可是，餐馆中的汤也一样含有较多的油、盐，有增加血压、血脂的风险。

许多女人喜欢在喝汤或饮料后，先摄入鱼肉类菜肴，这往往会把大量的脂肪和蛋白质纳入腹中，容易导致肥胖。因为鱼肉中的碳水化合物含量微乎其微，显然一部分蛋白质会作为能量被浪费。不过，浪费营养素还不是最要紧的问题，摄入过多的脂肪才是麻烦。在空腹时，女人的食欲旺盛，进食速度很快，根本无法控制脂肪和蛋白质的摄入量。这就是为什么那些常去饭馆吃饭的女人更容易发胖的原因之一。

而且，等到蔬菜等清淡菜肴端上桌来，女人的胃已经被大鱼大肉所填满，对蔬菜的兴趣就十分有限。待到主食上桌，大部分人已经酒足菜饱，对主食不屑一顾，或者草草吃上几口了事。如此，一餐当中的能量来源显然只能依赖脂肪和蛋白质，膳食纤维也严重不足。天长日久，体内脂肪就会堆积得越来越多，女人就会越来越胖，还会引发血脂升高等健康问题。

总之，女人要想保持苗条的身材，就需要掌握正确的进餐顺序，才能让胃肠道润滑通畅，食物能顺利游走，并轻松排出体内的垃圾和毒素，减少体内脂肪的滋生和堆积。保证女人身体内循环的正常运行，也就保住了女人的健康身体和苗条身材。

细嚼慢咽，更能保持苗条身材

"咀嚼力"是日本医学专家提出的概念，他们倡导"培养咀嚼力，用咀嚼创造健康"，并建议在咽下一口食物前再咀嚼 5 次。

咀嚼是维持女人身体健康的关键，也是帮助女人保持苗条身材的重要方法。这是因为口腔神经具有某种负反馈作用，当女人细嚼慢咽时，这一神经就有时间向大脑反馈吃饱了的信息，让女人停止进食。而吞咽食物太快，就没有充分刺激口腔的感觉神经，"饥饿"的中枢神经就得不到相应抑制，大脑就得不到吃饱了的信息，即使吃了很多还不感觉饱，不得不继续吃下去，久而久之，女人就会因为过量摄入食物而发胖。

还有研究认为，食物进入人体后，体内的血糖会逐渐升高，当血糖升高到一定水平时，大脑食欲中枢就会发出停止进食的信号。当减慢进食速度时，这一变化体现得较为明显；相反，如果进食过快，血糖还来不及升高，大脑还来不及做出相应的反应，进食过程就结束了。当最终血糖增高，大脑发出停止进食的信号时，人们往往早已摄入了过多的食物，并由此造成能量过剩，最终导致肥胖。而细嚼慢咽，可帮助身体更好地消化吸收,以至还没吃太多食物之时,血糖已经开始升高,刺激大脑并有效地降低食欲,避免进食过多,而达到减肥的目的。

此外,细细咀嚼能把食物磨得较碎,还能使食物与唾液充分结合,充分发挥唾液的促进食物消化的作用,从而减轻胃的工作压力。已经感到胃部不适的人更应该细嚼慢咽。所以咀嚼力也是肠道的助推力。少了这个助推力,肠道就很容易发生"拥堵"的情况。肠道一拥堵,女人体内的毒素就增多,就容易发胖。

研究发现,美国的肥胖者看着钟表吃饭,数咀嚼次数,他们要使每

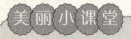

细嚼慢咽的健康功效

1. 增进视力

日本口腔学者研究发现,中小学生喜欢硬食者视力比较好,而视力差的人牙齿的咬合力量较正常人低。牙齿是口腔肌肉活动的感受器。当我们吃较硬的食物时,颌面部的肌肉收缩力加强,通过牙齿传入中枢的冲动信号随之增强,中枢神经系统对随意动作的调控能力也有所加强。所以,喜欢吃硬食物的人,视力、体质等状况都比较好。

2. 防龋齿

进食时口腔呈酸性,这种环境很适合龋齿菌滋生,牙齿表面的钙和磷也开始溶解。咀嚼后唾液大量分泌,中和了口腔里的酸,赶走了龋齿菌,钙和磷的溶解也被扼杀了,可有效养护牙齿健康。

3. 健脑

咀嚼能锻炼脸部肌肉,咀嚼肌边运动边给大脑发信息,于是大脑也被激活了。血液源源不断地输往脑部,脑细胞间信息往来频繁,由于刺激作用,脑的激素分泌增多,大脑的思维能力和工作效率显著提高。

4. 防糖尿病

细嚼促进了面部肌肉活动,局部区域液循环质量提高,肌肤代谢运动活跃,还能刺激腮腺,促进胰岛素的分泌,调节体内糖的代谢,降低血糖数值,预防并有助于糖尿病的治疗。

5. 防癌

唾液中含有多种酶、激素、维生素及蛋白质,尤其是唾液中含有的15种消化酶具有特殊作用,如唾液中的过氧化酶,可去除食物中某些致癌物的致癌毒性。实验发现,唾液腺的分泌物与食物中的黄曲霉毒素、亚硝胺、苯并芘等多种致癌物接触32秒钟以上就有分解其致癌毒性的作用。细嚼慢咽使口腔分泌更多的唾液,并与食物中的致癌物充分接触,可以减少致癌物对人体的危害。咀嚼的次数愈多,抗癌作用愈强。

顿饭的咀嚼次数都比未进行慢食减肥之前有明显增加，这就是利用细嚼慢咽来瘦身的原理。

那么，女人怎样细嚼慢咽才能保持苗条的身材呢？

（1）一口食物最好咀嚼40次。专家认为，一口食物在嘴里至少经20次咀嚼，才能得到唾液给我们带来的恩惠；40次会显著地降低进餐时摄入的热量，从而有助于减肥。

（2）适当延长用餐时间。如果你用5分钟吃早餐，那么把它延长到10分钟；如果你通常花10分钟进早餐，则可延长到15或20分钟。至少给自己半个小时吃午餐或正餐，并试着延长到1个小时。

（3）坐着吃饭，吃饭时不要接电话、看电视、玩电脑，更不要做任何与工作有关的事情。

（4）试用左手进餐，除可延长吃饭时间外，还可开发右脑（因左手由右脑支配）。

（5）多吃耐咀嚼的食品，如红薯条、鱼干、带骨鱼、带刺的鱼、鱼头、鸭头、鸡头、螃蟹、牛肉干、甘蔗、五香豆、玉米等。

（6）注意不要偏侧咀嚼，因为长期惯用一侧牙齿咀嚼，久而久之，此侧咬肌由于长期用力，肌肉比较发达、有力，而另一侧肌肉相对松弛、无力，由此出现面部两侧的不对称，医学上称为"因偏侧不良咀嚼习惯导致的相对性面部不对称畸形"。

因此，女人只有改变吃饭时狼吞虎咽的习惯，细嚼慢咽，才能达到控制体重的目的。

第二章

不想变胖，
水是最好的瘦身饮料

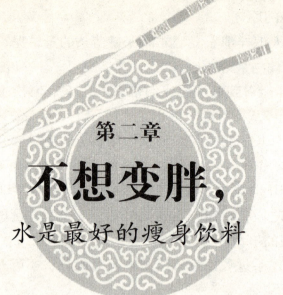

肥胖：无意识脱水带来的直接后果

美国 F.巴特曼博士在《水是最好的药Ⅲ》一书中写道："在我刚刚从事医疗研究时，如果有人告诉我，喝水不足会导致肥胖，我一定会说：'不可能！你疯了吗？'然而，我在长年的研究工作中发现，喝水不足或不规律的确能造成多余脂肪的堆积，直至形成肥胖症。"

F.巴特曼博士认为，人体脱水之所以会肥胖，是因为人体脱水会影响大脑正常工作，而大脑需要能量供应时，就会自动产生神经信号，这就是干渴和饥饿的感觉。许多女人经常会混淆这两种感觉，把干渴错当成饥饿，在身体需要补充水分时却去吃东西，这就容易造成体内营养过剩而导致肥胖。

从医学的角度来看，大脑的一部分能量供应来自葡萄糖，在缺乏水分、无法得到充足的水电势能供应时尤为如此。大脑需要不断从血糖中吸收糖分，才能随时保证 ATP（腺嘌呤核苷三磷酸）和 GTP（三磷酸鸟苷）的充足供应。

许多女人习惯通过直接摄入糖分来快速满足大脑的能量需求，而中医则主张女人应从食物中摄入糖分。当人体摄入的糖分超过新陈代谢的能量需要时，多余的糖分就会被肝脏保存起来，起初以糖原的形式，最终则会转化成脂肪。糖原是众多葡萄糖分子彼此连接形成的长链状结构，在肝脏和肌肉组织中储存。糖原可以较为快速地通过水解转化成葡萄糖，进而为细胞代谢提供必要的ATP。

此外，在人体中仅有20%的血液循环会经过大脑，因此，在人体的全部血液中，仅有这20%的血液所含的血糖会被完全消耗掉，剩余的血糖则会以脂肪形式储存在肝脏和脂肪细胞中。肝脏能够把多余的血糖转化成脂肪，并通过血液循环将脂肪输送到脂肪组织贮存；脂肪细胞也能够独立从血液中吸收糖分，并转化成脂肪。

而且，体内脂肪的消耗是极为漫长的过程，只有当人体在很长一段时间内无法摄入足够的糖分时，才会建立起大量分解脂肪的代谢机制。通常情况下，人们总是能从食物中摄入充足的淀粉和糖类，因此体内脂肪的分解机制总是受到抑制。

正因如此，F.巴特曼博士才把食物称为"肮脏"的能源，因为食物本来只应作为人体新陈代谢物质消耗的补充，不应成为大脑的主要能量来源。水电势能才是脑细胞最好的能量供应方式。

因此，女人要想阻止体内贮存过多的脂肪，就要多喝水，补充大脑所需的水电势能，尤其是在感到饥饿时，也应先喝水再进食，以免错将口渴的感觉当成饥饿。

为了维持身体的正常运转，女人每天应该至少喝六大杯水（这里所说的水并不包括饮料、咖啡等不太有益健康的饮品），并遵循以下饮水瘦身计划：

（1）早上起床后喝杯白开水或蜂蜜温水、温淡盐水，以补充睡眠期间蒸发的水分，唤醒身体机能，有效刺激肠胃蠕动，帮助肝脏和肾脏排毒。

（2）每餐餐前半小时尽量饮一杯清水，一来可以减轻饥饿感，减少食物的摄入量，二来补充身体所需的水分，加速新陈代谢。

（3）饭后两小时喝250~400毫升的水，这样能够促进饱足激素（一种名为PYY3-36的激素，告诉大脑身体何时饱足）的分泌，增强肠道消化机能，也能防止身体因为缺水而产生的虚假饥饿感。

（4）下午茶时段闻香水可抑制食欲。一个下午茶的热量高过一顿午餐，自制力不够的女人不妨在办公座位周围喷一点花香雾，许多花香味都有抑制食欲的作用。

喷雾做法：将10毫升无水酒精、1滴玫瑰花精油（或薰衣草精油）先后倒入喷雾瓶内，然后加入90毫升矿泉水摇匀。

（5）晚餐前适量喝水。

白开水燃脂促排毒，减重好轻松

在美国的F.巴特曼博士看来，水是一种"清洁"的能源，它不会在体内堆积，而是随着尿液排出体外，还能带走体内毒素。因此，饮水被女人视为保持身材苗条的重要方式，而白开水又被视作最佳的瘦身水。

（1）白开水比其他水分更容易被身体吸收，因此能帮助女人避免因饮水过量而使得体内多余水分积聚造成的水肿。

（2）喝了白开水之后，肠胃等内脏得以升温，加速血液循环。内脏温度每上升1摄氏度，体内的基础代谢率就会提高10%~12%，脂肪就燃烧得更快。

（3）能令内脏升温的白开水具有活化内脏机能的功效，对肠胃的消化机能的提升效果更加显著。

（4）通过喝白开水，血液与淋巴的流通也变得更顺畅，多余水分排出后，水肿也得以消除，改善便秘，臃肿体态也能从变得紧致一些。

因此，营养学家建议女性每天至少应喝8杯白开水，这样才有利女性保持身体健康和身材苗条。

保持苗条，喝水的时间很重要

中医学认为，人体所有经络运行和时序息息相关，只有在正确的时间喝水，才能使身体的代谢和排毒功效达到最大。一天中，早上7：00~9：00点是胃经活跃时间，是人体吸收营养的最佳时间，下午14：00~17：00点是膀胱经运行之时，是人体排毒的最佳时机。

因此，女人应准备两个250毫升的水杯，放在办公室和家里最显眼的地方，然后参考营养专家推荐的"喝水行程表"，即女人一天中至少要饮用8杯水，才能有助于身体及时排出毒素。

第一杯水：6：30。经过一整夜的睡眠，身体开始缺水，起床之后先喝250毫升水，可帮助肾脏和肝脏解毒。

第二杯水：8：30。清晨从起床到办公室的过程，时间总是特别紧凑，情绪也较紧张，身体无形中会出现脱水现象，所以到达办公室后，需要补充饮用一杯至少250毫升的水。

第三杯水：11：00。在空调房里工作一段时间后，一定得趁起身运动的时候，给自己倒上一天里的第三杯水，补充流失的水分。

第四杯水：12：50。用完午餐半小时后，喝一些水，可以加强身体的消化功能。

第五杯水：15：00。以一杯健康矿泉水代替咖啡。

第六杯水：17：30。下班离开办公室前，再喝一杯水，增加饱足感，待会儿吃晚餐时，自然不会暴饮暴食。

第七杯水：19：30。吃完晚餐半小时后，端一杯水，坐在沙发上看电视，或是和朋友打电话聊天，以免不知不觉地吃零食。

第八杯水：22：00。睡前半小时至1小时再喝上一杯水。

若能遵循以上的"喝水行程表"，每天饮足8杯水，就能保证每天为身体提供至少2000毫升水量，这些水分就足够人体正常运转了。

绿茶瘦身的五种高效饮法

绿茶，又称不发酵茶，是以茶树新叶为原料，经杀青、揉捻、干燥等典型工艺过程制成的茶叶。其干茶色泽和冲泡后的茶汤、叶底以绿色为主调，故名绿茶。

在中医看来，绿茶不仅是养生保健的佳品，更是女人瘦身的佳品。这是因为绿茶中的芳香族化合物能溶解脂肪，化浊去腻，防止脂肪积滞体内；其中的维生素B_1、维生素C和咖啡因能促进胃液分泌，有助消化与消脂；其中的儿茶素具有抗氧化、提高新陈代谢、清除自由基等作用，可以活化蛋白质激酶及三酸甘油酯解脂酶，减少脂肪细胞堆积，达到瘦身功效。

日本研究人员曾做过一项研究：将240名肥胖兼有大肚腩的男女分为两组，连续12星期饮用含儿茶素的饮品，一组每日饮用583毫克，另一组每日饮用96毫克；两组饮用的咖啡因剂量相同（72~75毫克）。12星期后，前组整体体重减了1.7千克，后组只减了0.1千克；而脂肪方面，前组减了2.3千克，后组减了0.5千克。研究人员特别量度了腰间脂肪面积（采用计算机扫描），发现饮用高剂量儿茶素的一组共减去10.3平方厘米，低剂量组只减去0.9平方厘米。

因此，营养学家建议女人大可以将绿茶作为每日的饮料之一，代替甜味饮品。以每日最少饮用8杯水计算，当中有约一半即4杯水可改为绿茶，但不宜超过4杯或饮用过浓绿茶。因为绿茶中含有咖啡因，每杯（250毫升）含量为35~50微克，摄取过量咖啡容易出现头痛、失眠等症。患有失眠症的女性，则要少饮用绿茶，或者于睡觉前8小时饮用。

冲泡绿茶的正确方式：

（1）冲泡绿茶时，水温保持在80～90摄氏度。若是冲泡绿茶粉，以40~60摄氏度的温开水冲泡即可，2克绿茶粉配450毫升白开水。

（2）第一次冲泡茶叶的水不要喝，一般都是将茶叶冲了热水后摇晃一下就倒掉，主要是为了去除茶叶上的灰尘。

（3）茶叶浸泡4～6分钟后饮用最佳，冲泡好的茶要在30～60分钟内喝掉，否则茶里的养分会变得不稳定。

（4）绿茶粉不可泡得太浓，否则会影响胃液的分泌，空腹时最好不要喝。

下面为大家推荐几款绿茶瘦身方：

1. 客家擂茶

瘦身茶方：绿茶粉、薏苡仁粉各适量。

做法：将绿茶粉放入碗里，加一些炒熟的薏苡仁粉（糙米粉、黄豆粉亦可），加上奶油搅和均匀，用开水冲泡即可饮用。

功效：养容美颜，让肤质更细嫩，利尿消脂。

2. 荷叶饮

瘦身茶方：绿茶粉4克，荷叶9克。

做法：以沸水冲泡，即可当饮料喝。

功效：对口干舌燥、易长青春痘、血气不好、脸部皮肤松软不壮实、肥胖症的疗效均佳。

3. 山楂窈窕绿茶

瘦身茶方：绿茶粉12克，山楂15克。

做法：加3碗水煮沸6分钟，三餐后服饮，加开水冲泡即可续饮，逐日一服。

功效：打扫赘肉油脂，有效化解瘀血。

4. 乌发活力绿茶

瘦身茶方：绿茶粉12克，何首乌、泽泻、丹参各15克。

做法：加水7碗煎煮成2碗，逐日一服。

功效：对贫血、新陈代谢不良、水肿都有改进作用，亦可消减脂肪。

5. 果汁绿茶

瘦身茶方：1个苹果，1小匙绿茶粉。

做法：苹果榨汁，加入绿茶粉，早晚各喝1次，最好连苹果渣一起喝，在饭前饮用。如果是下半身水肿者，可以将柠檬汁与开水1∶1兑好，加入一汤匙绿茶粉，于饭后饮用。

功效：苹果含有丰富的钾，可以缓和过量的钠引起的水肿，还有利尿的功用。苹果还含有丰富的纤维质，可以预防便秘。但肠胃不佳者慎用此法。

乌龙茶，不可多得的降脂瘦身茶

乌龙茶，亦称青茶、半发酵茶，是经过杀青、萎雕、摇青、半发酵、烘焙等工序后制出的品质优异的茶类，在分解脂肪、减肥健美等方面有极好的效果，因此它在日本被称为"美容茶""健美茶"，深受女人推崇。

乌龙茶之所以能降脂瘦身，主要是因为它富含铁、钙等多种矿物质，含有促进消化和分解脂肪的成分，能够刺激胰脏脂肪分解酵素的活性，减少吸收糖类和脂肪类食物，促进脂肪燃烧，尤其能够减少腹部脂肪的堆积。如果在乌龙茶里加入一些生姜，其减肥去脂的效果更加明显，还能提高身体的免疫力。

研究显示，女人每天喝1千克乌龙茶，有抑制胆固醇上升的效果。尤其是当食物太油腻时，最好搭配乌龙茶，不仅容易使人产生饱腹感以控制进食量，还有去除油腻的作用。当然，对乌龙茶的饮用量应该依各人身体的状况决定。下面为大家推荐乌龙茶瘦身方：

1. 双乌茶

瘦身茶方：乌龙茶5克，何首乌30克，干山楂20克，冬瓜皮20克。

做法：将何首乌、冬瓜皮、山楂同时入锅，煮至山楂烂熟，滤渣取液，以其汤液冲泡乌龙茶，即可饮用。

功效：对降低血脂和促进新陈代谢都很有益处，适合各种肥胖症者饮用。

2. 玉盘葫芦茶

瘦身茶方：乌龙茶 25 克，干荷叶 25 克，陈葫芦 10 克，橘皮 5 克。

做法：将干荷叶、陈葫芦、橘皮共研为细末，混入茶叶中。欲饮时，可取少量冲泡，反复冲泡至茶水清淡为度。

功效：清热、利水、化痰、消食。

3. 清络饮

瘦身茶方：干荷叶 50 克，乌龙茶 5 克，丝瓜皮 6 克，西瓜翠衣 5 克。

做法：用纱布将干荷叶、丝瓜皮、西瓜翠衣、乌龙茶包好，放清水中浸泡清洗后备用；砂锅中放水 5 杯，放入纱布包，以水煮熬至水沸，代茶饮之。

功效：芳香解暑，清肺络中之余邪。

美丽小课堂

饮用乌龙茶的注意事项

（1）坚持长期饮用乌龙茶，并非偶尔喝一次就能起到减肥的作用。

（2）乌龙茶性温，最好不要凉后再喝。如果喝茶后感到不舒服，比如胃痛或者难以入睡，就要减量或停止。

（3）饭后不要立刻喝乌龙茶，隔 1 小时左右比较恰当。

（4）孕妇尽量不饮或少饮乌龙茶，因为乌龙茶中的咖啡因浓度较高，会加重孕妇心与肾的负荷，比如增加孕妇的尿量和心跳频率等。

女人虚胖，不妨喝点利水消肿的桑叶茶

桑叶是植物之王，有"人参热补，桑叶清补"之美誉，富含人体所需的 17 种氨基酸，以及粗蛋白、粗脂肪，具有止咳、去热、治疗头昏眼花、消除眼部疲劳、消肿、清血、治愈痢疾、缓解腹痛、补肝、美肤等功效。桑叶是卫生部确认的"药食同源"植物，被国际食品卫生组织列入"人类 21 世纪十大保健食品之一"，成为人类绿色新食品源。

对于爱美的女性来说，将桑叶做茶饮用，具有很好的瘦身功效，这与桑叶"消肿""清血"的作用有关。

桑叶茶之所以能够消肿，是因为桑叶有利水的作用。利水作用与利尿作用不同，不仅可以促进排尿，还可以使积在细胞中的多余水分排走，所以桑叶茶能够改善水肿现象。

桑叶的清血作用是指将血液中过剩的中性脂肪和胆固醇排清，因为血液中的中性脂肪或胆固醇增加过多就是高脂血症，所以胖人多为高

脂血症患者。健康人的血液中胆固醇值为180~230毫克，中性脂肪为80~130毫克，而当吃得过多，就容易使得血液中胆固醇值超过300毫克时，就会发生高血脂。桑叶有改善这种高血脂的作用，从而达到保健和瘦身的功效。

此外，桑叶茶还具有降低血糖的功用。因为桑叶含一种叫作1-脱氧野尻霉素（DNJ）的物质，这是一种仅存在于桑叶中的生物碱，含量约为100毫克/100克，这种生物碱可阻止糖分解酶发挥作用，抑制蔗糖酶、麦芽糖酶、α-葡萄糖甘糖、α-淀粉酶的分解，能刺激胰岛素分泌，降低胰岛素分解速度，有效预防糖尿病及肥胖症。

桑叶茶用开水冲泡，清澈明亮，清香甘甜，鲜醇爽口。我国古代养生家曾用桑叶代替茶叶作饮料，借以长葆青春。目前，日本中央蚕业研究所已开发出有保健功能的桑茶，茶色碧绿，富含优质蛋白质、必需脂肪酸、粗纤维、糖类及钙、磷、铁、锌、锰等营养成分，饮用方便，营养成分吸收快，具有促进新陈代谢、血液循环，消除疲劳等功用。除桑叶茶外，日本还推出了风靡市场的桑叶面、桑叶小甜饼、桑叶荞

美丽小课堂

常见桑叶食谱

1. 桑叶粥

材料：鲜桑叶100克，新鲜荷叶1张，粳米100克，砂糖适量。

做法：先将鲜桑叶、新鲜荷叶洗净煎汤，取汁去渣，加入粳米（洗净）同煮成粥，兑入砂糖调匀即可。

功效：疏风清热，清肝明目，清肺润燥。

注意：用鲜桑叶较好，若用干桑叶就没那么鲜甜，若用干桑叶，10克就够了，粥中可加入瘦猪肉。此粥可作点心食用。

2. 桑叶猪骨汤

材料：鲜桑叶300克，猪骨500克，蜜枣3颗。

做法：桑叶洗净，沥干水分，猪骨洗净备用；瓦煲注入清水，放猪骨与蜜枣用大火同煲至滚，然后放入桑叶煲1小时左右，见汤浓便可调味。

功效：散风热，清肺润燥，清肝明目。

注意：可加入适量的桂圆肉与枸杞子，但须在汤好前15分钟放入。加入桂圆肉可补气安神，加入枸杞子可明目补肾。

3. 桑叶猪肝汤

材料：鲜桑叶200克，猪肝300克。

做法：桑叶洗净，猪肝切片，用清水煲汤，煮约60分钟，用食盐调味即可。

功效：疏风清热，养肝明目。

注意：可加入枸杞子10克，以增加食疗效果；若无鲜桑叶，可用干桑叶50克代替。

麦面等系列食品。桑叶提取物又可用作糕点的安全色素。食用桑叶食品，将成为女性越来越流行的瘦身方式。下面为大家推荐瘦身桑叶茶：

1. 桑叶枸杞茶

瘦身茶方：鲜枸杞苗30克，鲜车前草30克，鲜桑叶60克。

做法：加水适量煎汤服。

功效：利尿，清热。

2. 桑叶菊花茶

瘦身茶方：干桑叶、干菊花各20克。

做法：煮水，当茶频服。

功效：对温邪、热邪所引起的发热有凉解作用。

3. 桑叶菊花山楂茶

瘦身茶方：菊花、银花各30克，桑叶12克，山楂15克。

做法：用沸水冲泡4次，每次10~15分钟，代茶饮。

功效：适用于高血压、高胆固醇、动脉硬化等症。

4. 桑叶葛花茶

瘦身茶方：桑叶20克，菊花20克，葛花20克。

做法：每日1剂，开水冲开当茶服。

功效：适应于自觉内热而触皮肤体温正常的消渴症。

夏天常喝荷叶茶，不节食也能轻松瘦

在炎热的夏季，女人常喝荷叶茶不仅能消除暑热，还能消耗体内脂肪，帮助控制体重。自古以来，中医就把荷叶奉为瘦身的良药，不仅是因为荷叶性凉、味辛，入心、肝、脾经，有清热解暑、升发清阳、除湿祛瘀、利尿通便的作用，更是因为造成女人肥胖的原因之一是体质阳虚、痰湿过重，想从源头上阻止女人变胖，首先就必须化痰湿，而用荷叶泡水喝就能轻松去心火、化痰湿，帮助女人保持苗条身材。

此外，荷叶中的生物碱有降血脂作用，临床上常用于肥胖症的治疗。

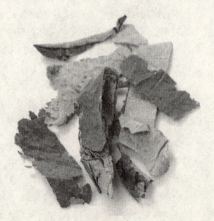

干荷叶

服用荷叶后，人体肠壁上会形成一层脂肪隔离膜，能有效阻止人体对脂肪的吸收，帮助女人从根源上把体重减下来，还能解决减肥后体重反弹的问题。

做荷叶茶，可以去药店购买干荷叶，也可以自己去水质未被污染的池塘中采摘新鲜的荷叶，荷叶以叶大、完整、颜色绿、无斑点者为佳。

荷叶茶制作方法：

材料：干荷叶 10 克（或鲜荷叶 20 克）。

做法：将荷叶放在茶壶或大茶杯里，倒进开水，闷 5~6 分钟，就可饮用了。也可在荷叶茶中放入 3 克陈皮，有理气化痰减肥之功效。

功效：清热养神、降压利尿、敛液止汗、止血固精。

注意：荷叶茶必须是浓茶，一天要多次饮用，4~6 次为佳。而且，只喝第一泡的茶汤，最好在饭前空腹饮用。如果饭后饮用，应间隔 1 小时。此外，胃寒疼痛、体虚气弱的人须忌用。

防暑降温荷叶茶制作方法：

材料：滑石、白术各 10 克，甘草 6 克，荷叶半张。

做法：将半张荷叶撕成碎块，与滑石、白术、甘草一起放入水中，煮 20 分钟左右，去渣取汁，放入少量白糖搅匀，冷却后饮用。

功效：防暑降温。

美丽小课堂

常见荷叶茶瘦身方

1. 桂香荷叶茶

材料：荷叶半张，山楂 50 克，肉桂 1 支（2 克），冷水 1000 毫升，冰糖 2 大匙。

做法：将荷叶剪碎，放入水中，放在炉上用小火煮至水开，再放入山楂，煮约 5 分钟；再加入肉桂及冰糖，再煮 3 分钟即可。

功效：健胃整肠，散瘀化痰，舒经活血。

2. 山楂荷叶茶

材料：山楂 15 克，决明子 15 克，荷叶 1 张。

做法：将山楂洗净切片，荷叶洗净切丝，同决明子共入锅中，加适量水同煎，过滤去渣取汁饮用。代茶频饮。

功效：清热解暑，升发清阳，散瘀止血。

多饮普洱茶，轻松去脂助循环

普洱茶属于黑茶，因产地旧属云南普洱府（今普洱市）而得名，现泛指普洱茶区生产的茶，是以普洱茶区的云南大叶种晒青毛茶为原料，经过发酵加工成的散茶和紧压茶。外形色泽褐红，汤色红浓明亮，香气独特陈香，滋味醇厚回甘。有生茶和熟茶之分，生茶自然发酵，熟茶人工催熟。"越陈越香"是普洱茶区别其他茶类的最大特点，因而普洱茶又被视作"可入口的古董"。

普洱茶还是瘦身的佳品：第一，普洱茶能促使女人体内排空毒素，让大叶种多酚类物质和油脂结合形成不容易吸收的络合物，减少油脂的吸收；第二，普洱茶的熟茶能帮助女人减少饥饿感，许多女人喝几杯普洱熟茶可能一天都不会有特别饥饿的感觉；第三，普洱茶所形成的大叶种多酚类物质能加速

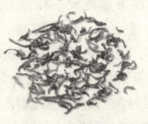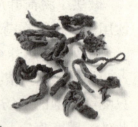

普洱茶

美丽小课堂

女性不宜喝普洱茶的时期

女人在特殊时期，比如经期、孕期、哺乳期和患病吃药期间，都不宜饮用普洱茶。

1. 生理期来临时

女人在每个月生理期来临时，经血会消耗体内大量的铁质，要多多补充含铁质丰富的蔬菜水果。如果此时喝普洱茶，茶中高达50%的鞣酸会妨害人体肠黏膜对铁质的吸收，并易结石。

2. 怀孕期

普洱茶中咖啡碱的浓度较高，容易增加孕妇的尿量和心跳次数，加重孕妇肾和心脏的负荷，甚至可能导致妊娠中毒症。

3. 孕妇临产期

孕妇临产前如果喝太多普洱茶的话，普洱茶中的咖啡碱会使人体兴奋，容易导致产前睡眠不足，就可能使孕妇在分娩时因体力不足而出现难产现象。

4. 哺乳期

想要母乳喂养的新妈妈也尽量不要喝普洱茶，因为茶中含有的高浓度鞣酸会被黏膜吸收，进而影响乳腺的血液循环抑制乳汁的分泌，造成奶水分泌不足。而且茶中的咖啡碱可通过乳汁，间接影响婴儿，对婴儿的身体安康不利。

5. 更年期

女人步入更年期，容易出现头晕、浑身乏力、心跳加快、脾气暴躁、睡眠不佳等症状，多喝普洱茶会加重这些症状。

一定量的糖原和脂肪酸消耗，特别是生茶，糖原消耗多将增加对脂肪的分解代谢，尤其可消耗女性的腰腹部脂肪和小腿部位的脂肪。

女性要通过饮用普洱茶来保持苗条的身材，每天饮用普洱茶的浓度和量必须足够，即每天保持饮用 1.5 升普洱茶水。

普洱茶瘦身计划：

早餐：

（1）起床后，取约 6 克普洱茶，以 100 毫升沸水浸泡半分钟饮用。

（2）正常早餐，可以 50 毫升沸水浸泡原茶 1 分钟，再加入 250 毫升鲜牛奶，餐中饮用。

（3）口渴或饥饿时，可以 200 毫升沸水分两次浸泡普洱茶后饮用，浸泡时间分别为 5 分钟和 10 分钟。

午餐：

（1）取 6 克普洱茶以 100 毫升沸水浸泡半分钟，饭前喝。

（2）午饭正常食量。

（3）饭后半小时，以 50 毫升沸水浸泡原茶 1 分钟，饮用。

（4）口渴或肚饿时，以 200 毫升沸水分两次浸泡原茶后饮用，浸泡时间分别为 5 分钟和 10 分钟。

晚餐：

（1）与平时饭量一致。

（2）饭后半小时，用 6 克普洱茶以 50 毫升沸水浸泡半分钟，饮用。

（3）晚间口渴或肚饿时，用 300 毫升沸水冲泡原茶后饮用。

饮用普洱茶的注意事项：

（1）一日三餐要定量、准时，禁用夜宵。

（2）泡普洱茶的第 1 道茶水请勿饮用；第 2 道茶泡约 2 分钟，再饮用；第 3 道茶则泡 3 分钟，再饮用；第 4 道泡 4 分钟，再饮用。这样能有效吸收普洱茶中有利于瘦身的成分。

（3）普洱茶中可加蜂蜜、玫瑰花、菊花、桂花等调剂口味、美容养颜，还可加哈密瓜等水果，饮来别有风味。

（4）普洱是热性茶，体热的人喝新普洱茶容易上火、便秘，不能喝太多。体热的人可以在熟茶中加点新的生茶，经济条件好的就喝 5 年以上的老茶。

（5）喝普洱茶的同时，配合科学的饮食和一定量的运动，不仅有利于女人保持苗条的身材，还能帮助女人将体质调节到最佳状态。

一杯花草茶,美颜又瘦身

花草茶源自欧洲,指的是将植物的根、茎、叶、花或皮等部分加以煎煮或冲泡,形成味道芳香的草本饮料。花草茶具有调理身心的功能,长期饮用可调整体质。花草茶富含维生素B、维生素C、维生素E等抗氧化成分,具有滋养肌肤、预防青春痘的功能,还具有促进新陈代谢、消除体内脂肪的功能。由此可见,花草茶可谓美容、瘦身的佳品。

花草茶的种类繁多,功效也各有不同,因此应根据自身体质来选用相应的花草茶。下面为大家推荐消脂花草茶:

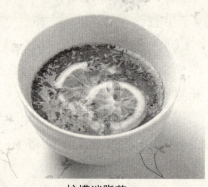
柠檬消脂茶

1. 葛根茉莉花

原料:茉莉花1大匙,葛根6克,黄芪4.5克,荷叶3克,红豆泥1大匙,少量冰糖。

做法:将材料一起放入滤杯中,冲入250毫升90摄氏度热水,约10分钟后即可饮用。

功效:补气补血,消脂利水。

2. 柠檬消脂茶

原料:柠檬草2汤匙,玫瑰花1大匙,绿茶1包,适量柠檬汁,少量冰糖。

做法:将柠檬草及玫瑰花放入滤杯中,冲入500毫升90摄氏度热水,5分钟后,取出滤杯,加入绿茶包、柠檬汁及少量冰糖调味,待茶色变绿,去除茶包即可饮用。

功效:消脂利水。

3. 桃花薄荷茶

材料:干桃花10克,薄荷叶5克,红茶包2个。

做法:将干桃花、薄荷叶洗净备用;将红茶包、干桃花、薄荷叶放入杯中,加入200毫升沸水冲泡,加盖焖约10分钟,即可饮用。

功效:对肥胖症、糖尿病患者有好处,可以去油腻、清新口气。

4. 薰衣草薄荷茶

材料:薰衣草、薄荷叶各3克,蜂蜜适量。

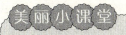

常用花草茶功效

（1）康乃馨：具有改善血液循环、促进新陈代谢、排出体内毒素、调节女性内分泌的功效，是消脂瘦身的佳品。

（2）茉莉：与粉红玫瑰花搭配有瘦身的效果。

（3）辛夷花：排毒养颜，消暑止咳，降压减肥。

（4）马鞭草：有强化肝脏代谢的功能，并具有松弛神经、帮助消化以改善腹气、瘦身的功效，但孕妇禁用。

（5）紫玫瑰：帮助新陈代谢、排毒通便、纤体瘦身、调整内分泌，最适合因内分泌紊乱而肥胖的女性。

（6）洛神花：可解毒、利尿、消除浮肿，还可通过促进胆汁分泌分解体内多余的脂肪。

（7）代代花（青橙）：配上绿茶饮用，可滋润肌肤，更可以减少腹部脂肪。

（8）金盏花：可清爽提神、解热下火、稳定情绪，最适合因经常熬夜而肥胖的女性。

（9）决明子：促进胃肠蠕动，清除体内宿便，降低血脂血压，通便减肥效果好。

（10）桃花：能美容养颜，又能调节经血、减肥瘦身，和玉蝴蝶一起泡茶，减肥效果更好。

（11）甜菊叶：是瘦身者的良伴，几乎不含热量。

（12）薄荷：消脂、去油腻，对肥胖、糖尿病患者都有好处。

（13）茴香：可利尿发汗，清除皮下脂肪中的废物，防止肥胖。

（14）菩提：可利尿、分解脂肪，有助于排出体内废物。

（15）迷迭香：促进血液循环，降低胆固醇，抑制肥胖。

（16）苦丁：味苦，具有清热解毒、消脂排便的功效。

（17）玉蝴蝶：具有清肺热、利咽喉、美白肌肤、降压减肥、促进机体新陈代谢的功效。

（18）百合花：可清肠胃、排毒、治疗便秘，和玫瑰花、柠檬及马鞭草一起泡效果更佳。

做法：将薰衣草、薄荷叶放入杯中，加入200毫升沸水冲泡，加盖焖约5分钟，放入蜂蜜调匀即可。

功效：清火，利尿，清脂，通便。

5. 玫瑰甘草茶

材料：玫瑰花3克，洛神花3克，甘草2克，酸梅1粒，陈皮3克，决明子3克。

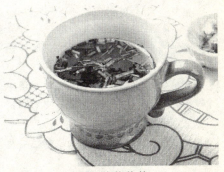
薰衣草薄荷茶

做法：将上述药材冲入250毫升热开水，焖泡20分钟滤渣后饮用。每天中餐、晚餐后饮用1杯即可，每天最多2杯。

功效：玫瑰花能健脾疏肝理气、促进血液循环、消除浮肿；洛神花性稍凉，富含维生素C；甘草味甘甜，可调和花草味道，加上陈皮与决明子后，能促进胃肠蠕动，清除体内宿便，降胆固醇，减少腹部、臀部脂肪堆积。

6. 柠檬马鞭茶

材料：马鞭草4克，柠檬草（又称柠檬香茅）4克，迷迭香4克。

做法：将上述药材冲入250毫升热开水，闷泡20分钟滤渣后饮用。每天早晚饮用1杯即可，建议每天最多2杯。

功效：马鞭草味稍苦寒，能消水肿，还可减轻生理疼痛。柠檬草可助消化、利尿、消除腿部水肿。迷迭香则能除肠胃胀气，镇定安神，增强记忆力。

常喝豆浆，将去脂生活进行到底

豆浆含有丰富的植物蛋白和磷脂，还含有维生素B_1、维生素B_1和烟酸，以及铁、钙等多种矿物质，是一种老少皆宜的营养食品，在欧美享有"植物奶"的美誉。

对于女人来说，常饮豆浆还能有效保持苗条的身材。豆浆含有丰富的优质植物性蛋白质——大豆蛋白，还含有大量的大豆异黄酮、大豆配糖体等成分。这些成分可以抑制人体吸收脂质和糖分，起到燃烧体

美丽小课堂

喝豆浆的禁忌

1. 忌喝未煮熟的豆浆

豆浆中含有两种有毒物质，会导致蛋白质代谢障碍，并对胃肠道产生刺激，引起中毒症状。将豆浆在100摄氏度的高温下煮沸，就可安心饮用了。

2. 忌在豆浆里打鸡蛋

鸡蛋中的黏液性蛋白质和豆浆中的胰蛋白酶结合，会产生一种不能被人体吸收的物质，大大降低人体对营养的吸收。

3. 忌冲红糖

红糖里的有机酸和豆浆中的蛋白质结合后，可产生变性沉淀物，大大破坏豆浆营养成分。

4. 忌装保温瓶

豆浆中有能除掉保温瓶内水垢的物质，在温度适宜的条件下，以豆浆作为养料，瓶内细菌会大量繁殖，经过3~4个小时就能使豆浆酸败变质。

5. 忌与药物同饮

有些药物会破坏豆浆的营养成分，如四环素、红霉素等。

脂肪的效果。

饮用豆浆的方式决定着豆浆的瘦身效果。每天饮用的最好时机是肌肉活动量大的上午到傍晚。活动量小的夜间，因为容易囤积脂肪，所以应尽量避免。

注意不要空腹饮用豆浆，否则豆浆中的蛋白质将代替淀粉作为热量被消耗掉，而不能起构造新组织、修补旧组织的作用，还会加重消化、泌尿系统的负担。

此外，还要注意身体对豆浆的吸收效果。如果大豆蛋白质和大豆配糖体等有效成分没有被身体完全吸收，瘦身效果就会减低。为了保证瘦身效果，千万不要一口喝下豆浆，而是要一口一口慢慢地饮用，让身体吸收。下面为大家推荐豆浆高效去脂方法：

早餐：一瓶豆奶或冲一包无糖豆奶，加1个水果。

午餐：1小碗米饭，1份鱼肉，1瓶豆奶。

晚餐：1份蔬菜，1瓶豆奶，一个水果。

此方法坚持10天，体重自然减轻好几千克。

注意：每天除了喝豆浆以外，白开水要照常喝。

食醋瘦身，健康"享瘦"不反弹

欧美很早就开始流行喝苹果醋健身，日本人更将黄豆泡在醋里腌渍成醋豆，每天食用几颗来减肥。这是因为食醋中富含的氨基酸可以促使人体脂肪代谢，使机体所储存的过多脂肪转化为体能消耗掉，还可以促进人体摄入的糖类与蛋白质的新陈代谢，增强机体对脂肪的代谢作用，排泄过多的脂肪，从而起到良好的瘦身作用。

日本学者曾以老鼠为实验对象，在老鼠的饮水中添加1.5%的醋酸（醋酸是醋主要的成分，也是醋的酸味来源）。实验结果证实，醋酸不

美丽小课堂

4类女人不宜喝果醋

（1）胃酸过多的或患有胃溃疡的女人：因为果醋含有微量"醋"，空腹时大量饮用，对胃黏膜产生的刺激作用较强，容易引起胃痛等不适。

（2）患有痛风的女人：因果醋为酸性饮料，不利于血尿酸的排泄。

（3）患有糖尿病的女人，因为一般的果醋含糖量都比较高，摄入大量的糖会影响血糖。

（4）正在服用某些药物的女人：因为醋酸能改变人体内局部环境的酸碱度，从而使某些药物不能发挥作用。

仅让老鼠体内的脂肪大大降低，连三酸甘油酯与胆固醇也降低了。

需要注意的是，食醋有酿造醋与配制醋之分。酿造醋以粮食、糖或酒为原料，通过微生物发酵酿成，其营养成分主要有氨基酸、糖、有机酸、维生素、无机盐及醇类等，对人体的新陈代谢有很大的益处。而配制醋则以化学合成的冰醋酸为原料加水稀释而成，没有其他的营养成分，因此不宜食用，以免对人体造成伤害。

你不妨自己动手制作一些食醋瘦身方，让自己免受挨饿之苦也能健康地减去身上的赘肉。下面为大家推荐食醋瘦身方：

1. 醋豆减肥法

日本医学专家研究证实，醋豆里的皂素，能排除黏附在人体血管上的一种脂肪，并能减少血液中的胆固醇含量，有助于减肥。

醋豆的制法是：将黄豆洗净，沥干水，炒25分钟左右（注意别炒焦），待冷却后装瓶，倒入食醋浸泡，加盖封好，一周后即可食用。每天早晚各吃10~20粒醋豆，坚持一段时间后，就会发现自己瘦了。

2. 迷迭香醋

材料：鲜迷迭香叶600克，陈年醋1200毫升。

做法：新鲜的迷迭香叶洗净、晾干水分，与陈年醋装入玻璃罐，陈年醋要完全盖住迷迭香以防发霉，密封2个月后，可用7倍冷开水或温开水稀释，饭后饮用，也可拌在生菜沙拉里食用，增添美食的风味。

功效：能帮助调理女性情绪忧郁、头痛、胃腹胀痛、消化不良等症状，还可降低胆固醇、杀菌、抗氧化。

3. 苹果醋

材料：苹果1000克，陈年醋1500毫升，冰糖少许。

做法：苹果洗净切块，放入玻璃罐中，加入1500毫升陈年醋及少许冰糖密封，存放3个月后即可饮用。

功效：滋润皮肤，帮助消化，改善便秘，增进肠胃健康，预防肥胖。

4. 黑枣醋

材料：黑枣1000克，陈年醋2000毫升。

做法：黑枣不用清洗，只要拣去杂质即可；将黑枣和陈年醋放进玻璃罐中密封，4个月后即可饮用。还可与新鲜的葡萄汁调和，加入适量的开水稀释饮用。

功效：滋润心肺，生津止渴，抗老化，补血，瘦身，可带动气血循环，减少心血管的淤塞，建议睡前饮用。

5. 猕猴桃醋

材料：猕猴桃 600 克，陈年醋 1200 毫升，冰糖少许。

做法：猕猴桃去皮，取果肉，将其和陈年醋、冰糖一起放进玻璃罐中密封，存放 3 个月后即可饮用。

功效：能防止吃肉后消化不良、营养过度囤积导致的肥胖。

6. 冰糖醋

材料：冰糖 150 克，香醋 250 克。

做法：将冰糖捣碎，放入瓶内，倒入香醋浸泡至溶化，即可服用。每天 3 次，每次（饭后）服 10 毫升。

功效：减肥瘦身，消食降压。

一周自制蔬果汁，喝掉多余脂肪

对于女人来说，营养丰富、易消化、促排毒的蔬果汁可谓美容瘦身的最佳选择。如果能够坚持每天一杯蔬果汁，坚持两三个月后，女人往往会惊奇地发现：腰围越来越小，双腿越来越细，曲线越来越美。

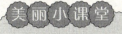

蔬果汁瘦身方

1. 菠菜苹果汁

材料：菠菜 100 克，苹果 50 克，脱脂奶粉 10 克，凉开水 60 毫升。

做法：先将菠菜用水冲洗干净，放入果汁机中榨汁；苹果洗净，去核，放入果汁机中榨汁；脱脂奶粉用水溶解，搅拌均匀，与菠菜汁、苹果汁搅拌均匀，即成。

功效：润肠通便。

2. 香蕉苹果奶

材料：香蕉 1 根，苹果半个，牛奶 100 毫升，小麦胚芽 50 克，蜂蜜 50 克。

做法：将香蕉去皮；苹果去皮、核，切成小碎块；将所有材料一并倾入搅拌器内，充分搅拌成糊状，即成。

功效：可增加食物纤维，促进肠胃蠕动，有利排便。适用于各种类型的便秘患者。

3. 蜜汁三果

材料：苹果、鸭梨各 150 克，橘子 80 克，白糖 50 克。

做法：将苹果、鸭梨去皮、核，洗净，均切成 1 厘米见方的丁块；橘子去皮，摘净络膜；将清水 300 毫升倒入锅内，烧开后下入梨丁，煮 8 分钟，下入苹果丁和白糖，再煮 8 分钟，放入橘子瓣，煮至水沸时全部取出，晾凉，倒入汤碗内，放入冰箱镇凉，即可食用。

功效：苹果中的果酸、纤维素和半纤维素，具有吸附胆固醇并使之随粪便排出体外的功能。苹果含钾元素，能促进钾盐的排出，因而能降低血压。

而且，对于很多上班族女性来说，制作蔬果汁简单快捷，可以节省时间。需要注意的是，制作蔬果汁时最好选用两三种不同的蔬菜、水果，每天变化搭配组合，以便营养物质吸收均衡。最好连蔬果渣也吃掉，可将其搅拌均匀后配上蜂蜜食用。

蔬果汁要现榨现喝，但并非所有蔬菜都适合生吃，一般适合做蔬果汁的有山药、胡萝卜、西红柿、生菜、黄瓜、萝卜、芹菜、香菜等。下面为大家推荐一周蔬果汁瘦身计划：

周一燃脂日：活力柠檬茶

材料：抹茶粉2匙，柠檬1/2个，蜂蜜适量。

做法：柠檬去皮，切片，加水榨成汁，加入抹茶粉和蜂蜜搅拌均匀。

周二清肠日：高纤牛蒡西芹汁

材料：牛蒡2根，西芹2根，蜂蜜1匙，凉开水200毫升。

做法：牛蒡、西芹洗净，去皮切段，和凉开水一起榨汁，加入蜂蜜搅拌。

周三排水日：西瓜凤梨汁

材料：西瓜2片，凤梨少许。

做法：西瓜去皮，切片后榨汁；凤梨去皮，切成条状，榨汁。两种果汁混合饮用。

周四窈窕日：猕猴桃苹果汁

材料：猕猴桃2个，苹果1/2个，蜂蜜适量，凉开水200毫升。

做法：猕猴桃和苹果去皮，切块，与凉开水一起榨成汁，加蜂蜜饮用。

周五消化日：白萝卜西红柿汁

材料：白萝卜1/2根，西红柿2个，蜂蜜适量。

做法：白萝卜去皮，榨汁备用；西红柿去皮，榨汁后，加入白萝卜汁，蜂蜜拌匀。

周六消脂日：综合蔬果青汁

材料：苹果1个，西芹3根，青椒1/2个，苦瓜1/4条，黄瓜1/2根，凉开水100毫升。

做法：苹果切块，西芹、青椒、苦瓜、黄瓜洗净切块，所有材料和凉开水一起榨成汁。

周日纤美日：轻盈苹椒之恋

材料：红椒半个，苹果1个，凤梨2片，凉开水200毫升。

做法：苹果、凤梨分别榨汁，红椒切条，加凉开水榨汁，三种汁混合搅拌即可。

第三章

吃对暖身食物，
轻松变身易瘦体质

女人体质偏寒，就容易发胖

只要细心观察就会发现，那些容易发胖的女人总是手脚冰凉，这主要是因为她们的体内存有大量的寒湿，从而导致她们的体质偏寒，体温也就较低。

中医认为，寒湿之气是女人生病的因子，也是女人发胖的根源。从阴阳平衡方面来讲，由于女性属于阴柔之体，阴气盛而阳气衰，相对于男性来说，脏腑的功能偏弱，更容易受到寒邪之气的侵袭。

因此，面临发胖困扰的女人需要学会判断自己体内是不是寒湿，可采取的判断方法如下：

1. 看大便

如果大便不成形，长期便溏，必然体内有湿。如果大便成形，但大便完了之后总会有一些黏在马桶上，很难冲下去，这也是体内有湿的表现，因为湿气有黏腻的特点。如果不便于观察马桶，也可以观察手纸。大便正常的话，往往一张手纸就能擦干净。但体内有湿的人，一张手纸往往不够用，需要多用几张才行。

如果有便秘，并且解出来的大便不成形，那说明体内的湿气已经很

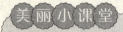

减少寒气入侵的方法

1. 好好休息

休息可以省下身体的部分能量，让身体来对付寒气。

2. 避免淋雨

经常淋雨的女人，头顶多半会生成一层厚厚软软的"脂肪"，这些脂肪就是寒气物质。等身体哪一天休息够了，血气上升就会开始排泄这些寒气，多会借助不断地打喷嚏、流鼻水的方式将之排出，却容易导致过敏性鼻炎。

3. 睡觉时盖好被子

在炎热的夏季，有些女人贪图凉快，睡觉时喜欢把肩膀露在外面，这容易导致寒气从背部入侵，损害身体健康。

4. 不吃反季节食物

有的女人爱吃一些反季节的食物，例如在冬季的时候吃西瓜。中医认为，温热为阳，寒凉为阴，只有将食物的温、热、寒、凉属性因时、因地地运用，才能让人体在任何时候都做到阴阳平衡，也就不会生病。

5. 家中常备暖饮

除了按时休息外，女人也可服用适当的中药来加速寒气的驱出。如果确定是肺里有寒气，可以服用姜茶；如果确定是膀胱经的寒气，则可以服用桂圆红枣茶来协助身体把寒气驱出。

重了，湿气的黏腻性让大便停留在肠内，久而久之，粪毒入血，百病蜂起。

还可以根据大便的颜色来判断。什么样的大便才是正常的呢？中医师武国忠认为健康的大便应该是"金黄色的、圆柱体；香蕉形的，很通畅"，但如此健康的大便并不多见，多是青色的、绿色的，而且成形的也少。

是什么原因导致大便颜色变青变绿呢？主要是因为女人吃肉吃得太多，加上运动量少，身体阴盛阳虚，湿邪内郁，所以大便无法正常。

为什么成形的大便很少呢？中医里讲，脾虚则便溏，中国人本应以五谷杂粮为主食，现在反以肉食为主了，很多女人一天不吃肉就觉得不舒服，荤素搭配极不合理，长期这样，就会伤害脾。而脾是运化水湿的，脾受到伤害，水湿不能完全运化，就在身体内堆积。所以，大便不成形意味着脾虚，也意味着体内有湿气。可以说，体内有湿气，是现代女人健康的最大问题。

2. 看身体症状

寒气有凝滞的特点，就像寒冬水会结冰一样，血脉受到寒气的侵袭，也会凝滞不通，引起各种疼痛症状，如头痛、脖子痛、肩背痛、心胸痛、胃痛、胁肋痛、腹痛、腰腿痛等。以疼痛为主症的疾病，大部分都是寒气引起的。寒气引起气血瘀滞过久，会形成有形的肿块，表现为各个部位的肿瘤。所以，以肿、痛为特征的疾病，也都与寒气有关。

寒气会造成水液的运行障碍，引起痰饮的积结。其表现为咳嗽，吐出清晰的白痰；呕吐，吐出清水痰涎；腹泻，拉出清冷的水样大便；白带，颜色白而清稀如水。此外，与水液代谢障碍有关的疾病，诸如水肿、风湿等，也多与寒气有关。

寒气还有收引（筋脉挛急，关节屈伸不利）的特性。就像物质都会热胀冷缩一样，人的筋脉遇寒气也会收缩。外表的筋脉收缩，表现为大小腿转筋、静脉曲张；冠状动脉收缩，则表现为冠心病、心绞痛；细小的血管收缩，可引起冠脉综合征或者中风。

3. 看睡眠后是否清醒

如果一个女人每天早上7点该起床的时候还觉得很困，觉得头上有种东西缠着，打不起精神，或是觉得身上有种东西在裹着，懒得动弹，那么，也能判断自己体内湿气很重。中医里讲"湿重如裹"，这种被包裹着的感觉就是身体对湿气的感受，好像穿着一件洗过没干的衬衫似的那么别扭。

如果发现自己存在以上症状，就可以判定自己的体内存有寒湿，这就是女人总感到手脚冰冷、不断发胖的原因。因为体温低首先会造成消化器官的消极怠工，使新陈代谢的速度变慢。

受低温的影响，体内的消化酵素的活性降低，从而引起了消化不良、便秘等症状，甚至影响了身体的重要能量物质——三磷酸腺苷（ATP）的生成。三磷酸腺苷是一种辅酶，能改善机体代谢，参与体内脂肪、蛋白质、糖、核酸及核苷酸的代谢，同时又是体内能量的来源，当体内吸收、分泌、肌肉收缩及进行生化合成反应需要能量时，ATP即分解成二磷酸腺苷及磷酸基，同时释放出能量。总之，三磷酸腺苷是人体肌肉、神经、内脏等全身细胞生命活动的能量之源，它要是少了，肌肉的活力会急速下降，脂肪便会开始囤积。

体质偏寒还会导致女人免疫力降低。如果体温下降1摄氏度，基础代谢量就减少12%，免疫力就将下降37%。人体的免疫细胞只有在正常温度的状态下才能最有效地发挥作用，但是，如果体温降低的话，就会导致免疫细胞无法正常运转，内脏也会失去活力，女人体内的毒素无法及时排出，为肥胖制造机会。如果体温上升1摄氏度，新陈代谢也会相应上升12%。也就是说，如果身体变得温暖了，体内的水分也更容易排出，臃肿的下半身和凸出的小腹也更容易瘦下去。

既然寒湿是女人发胖的根源，那么女人就要及时去除体内寒湿，让身体温暖起来。在中医养生学中，让身体温暖起来的办法有很多，《本草纲目》中就记载了很多可以养阳的食物，如羊肉、狗肉、党参等。另外，运动、泡澡、泡脚等方法也能让身体暖和起来，不给女人发胖的机会。

但要注意的是，即便是为了给身体保暖，女人也不能饮食过量。饮食过量反而会导致体质偏寒，易生肥胖。这是因为在吃饭的时候，为了消化食物，体内的血液开始集中供给肠胃。如果食物过多，为了消化，集中肠胃的血液会更多，于是供给其他内脏的血液相对减少，心脏、大脑、肌肉的供血量就会不足，这些器官产生的热量也会相对降低。长此以往，人体温度自然下降，也容易使体质偏寒。

认清食物的温、热、寒、凉四大属性

中药有四气之说，中医认为食物同中药一样，不同的食物具有不同的性味，食物的性味指的就是食物的"寒、热、温、凉"。女人只有在适当的时候吃适当的食物，才能够提高免疫力，否则就有可能损害健康。

1. 温、热性的食物

这类食物大多具有温振阳气、驱散寒邪、驱虫、止痛、抗菌等作用，适用于秋冬寒凉季节四肢发冷、怕冷或体质偏寒的女人，以及有虫积、脘腹冷痛等病症的女人。例如，生姜、葱白二味煎汤服用，能发散风寒，

美丽小课堂

夏季瘦身药膳——苦瓜肉糜煲

材料：苦瓜300克，肉糜200克，开洋末（腌制晒干后的大个虾仁干磨成的粉末）10克，马蹄（切丁）20克，盐1/2匙，味精1/2匙，麻油、葱、姜、蒜各50克，鸡蛋1个，高汤1碗，胡椒粉、玉米粉适量。

做法：将苦瓜切成两半，挖去中间絮状组织，切成3厘米宽的块备用；然后往肉糜中加入开洋末、马蹄丁，适量的葱、姜、蒜末一起拌匀，调盐、味精、胡椒粉、麻油搅拌后，再调蛋汁和玉米粉，拌匀做成肉酱；在苦瓜段中间放少许玉米粉，将肉馅镶入，外表抹光滑后，放入蒸笼蒸20分钟，取出放入煲中加高汤，再煮30分钟，下调料即可。

功效：苦瓜中含有一种极具生物活性的高能清脂素，这种物质只作用于人体吸收脂肪的重要部位——小肠，通过改变肠细胞孔网，阻止脂肪、多糖等热量大分子物质的吸收，但并不影响维生素、矿物质等营养素的吸收。此外，苦瓜还具有美容护肤的功效，它能提高机体的免疫功能，改善痤疮、皮肤炎症。

可治疗风寒感冒；大蒜有强烈的杀菌作用，对肺结核、肠结核、急慢性肠炎、痢疾等都有很好的补养作用；韭菜炒猪肾能治肾虚腰疼；当归生姜羊肉汤能补血调经。

2．寒、凉性的食物

这类食物大多具有清热、泻火、消炎、解毒等作用，适合夏季发热、汗多口渴或平时体质偏热的人，以及急性热病、发炎、热毒疮疡等。例如，西瓜能清热祛暑，除烦解渴，有"天生白虎汤"之美称；绿豆能清热解毒，患热毒疮疡者宜多选用之；其他如梨、甘蔗、莲藕等，都有清热、生津、解渴的作用。

除了有温、热、寒、凉四大属性的食物外，还有平性的食物。这类食物大多能健脾、和胃，有调补作用，常用于脾胃不和、体力衰弱者。例如，黄豆、花生仁均饱含油脂，煮食能润肠通便，为慢性便秘者的最佳食补方法。

平性的食物无偏盛之弊，应用上也很少有禁忌。但寒凉与温热两种性质的食物，因其作用恰好相反，正常人亦不宜过多偏食。如舌红、口干的阴虚内热之人，忌温热性的食物；舌淡苔白、肢凉怕冷的阳气虚而偏寒的人，就应忌寒凉性的食物。

另外，食物的温、热、寒、凉属性也要因人、因时、因地而异，灵活运用，才能维持人体内部循环的正常运行，保持身材的苗条。比如，从事体力劳动的女人因为经常晒太阳，体内容易有热气，需要多进食寒凉食物以滋阴降火；而办公室一族的女人因为有空调等设备调节室内气候，温度适宜，极少出汗，食用寒凉食物就可能伤身。

食补气血，气血充足是体温提高的关键

《黄帝内经·素问·调经论》记述："人之所有者，血与气耳。"也就是说，气血充足，人体才能安然无恙。人体如果气血不足，会直接导致体温下降，进而引发肥胖等健康问题。

中医认为，"气是由先天之精气、水谷之精气和吸入的自然界清气所组成"，其中的先天之精气、水谷之精气都能用温度来解释。血在人的体内运行，将氧和营养物质输送到全身各处，如果血虚了，就会导致我们的身体缺乏滋养。

说得更具体一些，就是先天之精气代表人体先天之本的"肾"。肾

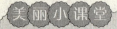

美丽小课堂

最佳的气血补养方：四君子汤

《本草纲目》介绍了一款最佳的气血补养方——"四君子汤"。所谓"四君子"就是指人参、白术、茯苓、炙甘草4种。《本草纲目》里记载，人参甘温，益气补中为君；白术健脾燥湿，合人参以益气健脾为臣；茯苓渗湿健脾为佐；炙甘草甘缓和中为使。四味皆为平和之品，温而不燥，补而不峻，故名四君子汤。

材料：人参9克，白术9克，茯苓9克，炙甘草6克。

制法：将上述材料用水煎服，不拘时候。

功效：益气健脾。面色萎白，语声低微，气短乏力，食少便溏的人可以用本方。

为人体之阳，就像人体内的一团火，温煦地照耀着全身。对于肾脏，中医里永远只存在着补，从没有泻的说法。只有通过不断地、适度地添加燃料，才能让肾火旺盛，肾气充足。而给人的肾不断补充营养、添加燃料的，就是被称为"后天之本"的脾胃，是脾胃把食物化成了充足的血液，这就是"血为气之母，气为血之帅"。

由此可知，补气主要就是补肾、暖肾、保暖、祛寒。气血充足就是身体内血液的量足、肾气足、基础体温偏高、各脏器功能正常、代谢旺盛、血脉畅通；气血两亏就是身体血液的量少、质劣、肾气虚、基础体温低、脏器功能低下、代谢缓慢、血脉运行不畅。在生活中，我们经常见到小孩子的活力很足，冰天雪地还在外面玩耍，根本不怕冷，而老人则要围着火炉取暖，这说到底还是肾气的缘故。小孩子肾气足，火力旺，代谢旺盛，总是处于生长、发育的状态，所以不怕冷；而老人肾气衰了，火力不足，循环代谢慢，体温就偏低，身体逐渐衰弱。

女人必须时刻关注自己的气血状况，保持体内气血充足，才能让身体一直处于温暖的状态下，才能保证身体内部的正常循环，有效燃烧体内脂肪，排出体内毒素。

该如何判断自己的气血是否充足呢？虽然到目前为止，还没有适当的仪器能方便地检测出人的气血水平，但我们依然有办法知道自己气血水平的高低，秘诀就在女人自己身上。

（1）如果一个女人的头发乌黑、浓密、柔顺，代表气血充足；头发干枯、脱发、发黄、发白、分叉，是气血不足的表现。

（2）如果一个女人的眼白混浊、发黄，有血丝，眼袋很大，眼睛干涩，眼皮沉重，则表明气血不足；眼睛随时都睁得大大的，说明气血充足。

（3）如果一个女人的唇色变化多端，双唇泛白，属气血亏损，或阳虚寒盛、贫血、脾胃虚弱；如果唇色深红，并非气血佳而是有热在身，属热证；如果唇色鲜艳如火，则阴虚火旺；如果唇色深红且干焦，则内有实热；如果唇色青紫，多属气滞血瘀，血液不流畅，易罹患急性病，特别是心血管疾病；如果唇边发黑，但内唇淡白，是有实热且气血亏结。

（4）如果一个女人牙缝变大了，吃东西越来越容易塞牙，则说明身体的衰老在加快。因为牙龈萎缩，说明气血不足。

（5）如果一个女人皮肤粗糙、无光泽、暗哑、发白、发青、发红、长斑都说明气血不足；皮肤白里透红，有光泽、弹性，无皱纹，无斑，代表气血充足。

（6）如果一个女人的耳朵呈淡淡的粉红色，有光泽、无斑点、无皱纹、饱满，则代表气血充足；而暗淡、无光泽则代表气血已经下降。如果女人的耳朵萎缩、枯燥、有斑点、皱纹多，则提示女人的肾脏功能开始衰竭。

（7）摸一个女人的手，如果四季都是温暖的，则说明此人气血充足；如果手心偏热或者出汗，或者手冰冷，都是气血不足的表现。

（8）如果一个女人的手指指腹饱满，肉多有弹性，则说明气血充足；如果指腹扁平、薄弱，或指尖细细的，则说明气血不足。

（9）正常情况下，除小指外，指甲上都应该有月牙。大拇指上，月牙应占指甲面积的 $1/4 \sim 1/5$，示指、中指、无名指应不超过 $1/5$。如果手指上没有月牙，或只有大拇指上有月牙，说明人体内寒气重、循环功能差、气血不足，以致血液到不了手指的末梢；如果月牙过多、过大，则易患甲亢、高血压等病。

（10）成年女人如果能快速入睡，并能深度睡眠，睡眠中呼吸均匀，一觉睡到自然醒，则表明气血充足；如果入睡困难，尿多，在睡眠中打呼噜或呼吸沉重，则是血亏的表现。

如果女人体内气血不足，就需要及时利用食物来补充气血。很多食物都有补益气血的功效，而粥的效果最明显，这是因为粥属于细碎流食，这样的食物质地最容易被人体消化。

气血双补需要食用补血、补气的食物、药物慢慢调养，切不可操之过急。《本草纲目》里记载的补气血食物有猪肉、猪肚、牛肉、鸡肉等，常与之相配伍的中药有党参、黄芪、当归、熟地等。药物调理需在中医指导下服用。补足了血再补气，或者气血双补才能达到补养身体、瘦身的目的。

神奇的四物汤——女人变暖、易瘦的秘方

女人体内气血通畅，就能让身体保持温暖，促进体内脂肪的燃烧以及体内毒素的排出。鉴于女人存在月经失血、孕期耗血等过程，滋阴补血就成为女性最重要的养生功课。

元代名医朱丹溪在其所著《局方发挥》中说："妇人以血为本，血属阴，易于亏欠，非善调摄者不能保全也。"女性从来月经那天开始，就面临着血液亏损、阴精耗减的问题。而上一节讲过：气血充足和顺畅是体温提高的关键，而体制偏寒又容易致使毒素积累在体内，进而形成肥胖。因此，女性必须时刻注意补血，尤其是利用食物补血，才能保证气血充足，进而提高体温，有效预防肥胖。

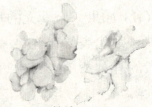

熟地

其实，世界上任何一个国家的女性都非常注意补血，只不过方法不同而已：西方女性习惯喝红酒、吃巧克力补血，韩国女性则习惯喝海带汤滋阴。对于中国女性来说，中药店里有几味药是专门为她们准备的，比如熟地、当归、白芍、川芎，将这4种中药一起熬煮，就是有着一千多年历史，中医界称之为"妇科养血第一方"的"四物汤"。

四物汤，出自宋朝《太平惠民和剂局方》，由熟地、当归、白芍、川芎四味药组成。方中熟地能滋阴养血，补肾填精，为本方主药；当归性味甘润而温，可补血活血；川芎辛温，有活血通经、行气导滞之功；

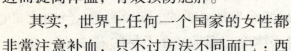

四物汤的灵活煮法

如果喝不惯这种基本煮法的口味较苦的四物汤，也可以采取一些灵活的煮法——在四物汤中适当加些其他食材来改善汤的口味。下面，我们就介绍两种四物汤的新煮法：

1. 甜蜜煮法

煮四物汤时，把上好的红枣、枸杞大把地放进去，汤水味道绝对会变得甜蜜起来。当然，你也可以稍加些红糖。

2. 肉汤煮法

将熟地、当归、白芍、川芎洗净后装入过滤纱袋中，与去皮土鸡腿1只一起放入锅中，加水覆盖，先以大火烧至水开，后改小火慢炖，煮至鸡肉熟透后起锅。

白芍酸辛，能补肝护体。4味药相结合，就有很好的调血补气、暖身驱寒、调经止痛、滋润皮肤、防止衰老和减肥瘦身的效果。

四物汤的制作方法：

材料：熟地12克，当归10克，川芎8克，白芍12克。

做法：水煎服，也可加入适量的黄酒煎服。一剂煎3次，早、中、晚空腹服用。春、秋、冬季最好热服，但是药材煮过之后最好不要放置隔夜再煮。

功效：补血调血，提高体温，不仅能改善面色苍白、肌肤粗糙等状况，还能使发质变得润泽。

中医认为，补血最快的方式，就是从月经结束那一天起每天喝四物汤，连喝7天。

铁元素带来面色红润的暖美人

人体内的铁元素是制造血红蛋白的重要原料，可以恢复血液的流通，造血生血，起到预防和治疗贫血的作用。处于生理期的女性由于铁元素随着经血大量流出，需要利用含铁量高的食物来迅速恢复身体机能，保证体内气血的充足，同时也保证身材的苗条。

从医学的角度来看，女人新陈代谢的每一个过程都离不开铁元素。在血液中铁元素负责携带氧，将氧从肺转运到身体各个部位。酶是体内大多数化学反应的催化剂，参与解毒和能量转换，而铁元素是各种酶的组成部分。

贫血是一种红细胞减少性疾病，其常见症状为疲乏、气短，甚至心

美丽小课堂

常见补血蔬果

（1）发菜：发菜内所含的铁质较高，用发菜煮汤做菜，可以补血。

（2）胡萝卜：胡萝卜中含有的β-胡萝卜素是极好的补血营养，可以用胡萝卜煮汤，也可以把胡萝卜榨汁，加入蜂蜜当饮料喝。

（3）菠菜：菠菜内含有丰富的铁质、胡萝卜素是补血蔬菜中的重要一员。

（4）金针菜：金针菜含铁量最大，同时还含有丰富的维生素A、维生素B_1、维生素C、蛋白质、脂肪及秋水仙碱等营养素。

（5）萝卜干：它所含的B族维生素极为丰富，铁质含量也很高。

（6）龙眼肉：它除了含丰富的铁质外，还含有维生素A、B族维生素和葡萄糖、蔗糖等，补血的同时还能治疗健忘、心悸、神经衰弱和失眠症等。

力衰竭，而饮食中铁元素摄入不足和其他缺铁性因素是贫血最常见的原因（由于每月失血所导致的铁缺乏，20%的育龄女性都患有缺铁性贫血症）。

高达一半的妊娠女性也有缺铁性贫血，因为腹中胎儿对铁元素的需求量甚大。体内铁元素缺乏时，人的免疫功能就会下降，皮肤苍白，而且感觉精神不振、眩晕、畏寒、异常疲乏等，尤其容易变胖。而一个体内铁元素充足的女人，体内气血往往呈现充足和顺畅的状态，血液流通顺畅，体内积累的毒素就较少，从而表现出身体温暖、面色红润、身材苗条的良好状态。既然补铁是补养气血的重要因素之一，而补血又是提高体温、排出体内毒素的关键因素，那么补铁也就成了女人的一项重要美容瘦身课程。

一般来说，女人可多吃以下几种食物来补铁瘦身：

1. 动物肝脏

动物肝脏含铁量高且吸收率好，容易进食和消化，而且不容易引起过敏，是预防缺铁性贫血的首选食品。猪肝中铁的含量最高，每100毫克猪肝含铁元素29.1毫克，而羊肝为17.9毫克，牛肝为8.8毫克，鸡肝含铁量最低，为8.5毫克。

2. 鸡蛋黄

鸡蛋黄的含铁量高，但吸收率较低（每100克鸡蛋黄含铁7毫克，但吸收率只有3%）。不过鸡蛋是常见食物，食用和保存方便，各种营养价值较高，也是一种极佳的补铁食物。

3. 血豆腐

血豆腐，指那些煮过的动物血凝块。动物血的营养丰富，含铁量高，而且吸收率极高。从古代开始，血豆腐就一直是补血佳品，但因为其含铁量太高，并不适合大量食用。

4. 黑木耳

每100克黑木耳含铁98毫克，比动物性食品中含铁量最高的猪肝高出2倍多，比菠菜高出30倍。但黑木耳所含铁元素的吸收率较低，而且黑木耳有润肠作用，对肠胃虚弱的女性不太合适。

此外，瘦肉、水产品（如鱼、虾、紫菜、海带）、黄豆、黑豆、豆腐、红枣等亦是不错的补铁食物。

奶酪配红酒，让你成功变身暖美人

奶酪又名干酪、芝士或起司，是牛奶经浓缩、发酵而成的奶制品，其性质与常见的酸牛奶有相似之处，都是通过发酵制作的，也都含有乳酸菌，但奶酪的浓度比酸奶更高，近似固体食物，营养价值也更加丰富，有乳品中的"黄金"之称。

前文提到，女人每天摄取固定的钙质可有效瘦身。从这点来看，尽管奶酪热量较高，但其含钙丰富，每天定量食用一点点，也能起到一定的瘦身效果。

而且，奶酪中的乳酸菌及其代谢产物对人体有一定的保健作用，有利于维持人体肠道内正常菌群的稳定和平衡，可防治便秘和腹泻。奶酪中的脂肪和热能都比较多，但是其胆固醇含量却比较低，对心血管健康也有有利的一面。

有研究证明，全脂高钙奶酪配红酒减肥，可以提高代谢率，有利于燃烧脂肪。方法是：三餐正常吃，在睡前30分钟，吃50克奶酪，再喝1杯50~100毫升的红酒，只需坚持食用3周，就能见到明显的瘦身效果。

在选择奶酪时，要选择脂质、钙质含量高、糖分低，自然发酵或烟熏口味的奶酪，不可选择加工多，有添加口味，如添加了草莓、柠檬、蓝莓等奶酪。从营养学的角度来看，如果每100克奶酪中糖分含量在5克以下，脂质在25克以上，就是能够帮助女人瘦身的奶酪。

这种瘦身法也是基于暖身瘦身的原理：乳酪中含短链脂肪酸、蛋白质及钙质等，能有效促进新陈代谢，提高甲状腺功能，以达到燃烧脂肪效用。红酒含酒精、酪胺酸等成分，产热效果好，能促进新陈代谢，且热量不会被人体储存。

之所以要在睡前30分钟使用该瘦身法，是因为红酒含酒精，可帮

美丽小课堂

奶酪蛋汤

材料：奶酪20克，鸡蛋1个，西芹末20克，西红柿末20克，骨汤1大碗，盐、胡椒等。

做法：将奶酪与鸡蛋一道打散，加些精面粉；骨汤烧开，调味，淋入调好的蛋液；最后洒上西芹末、西红柿末做点缀，即可食用。

功效：产后及哺乳妈妈的补钙美食。

注意：刚出产的奶酪以颜色呈白色为最佳，如果变黄则表示不新鲜。

助入眠。而睡眠时代谢慢、体温低，吃奶酪和喝红酒可产热，并加速新陈代谢，边睡边消耗体内脂肪，以达到瘦身效用。在使用该法瘦身时，一定要严格控制摄入量，以免瘦身不成反伤身。

奶酪配红酒有利于帮助女性燃烧腰腹和臀部脂肪，适用于任何体质的女性，但对红酒过敏者、服用单胺氧化酶抑制剂者除外。另外，吃奶酪也讲究季节，最佳时期应是3月、4月至10月或岁末，特别是秋季，此时奶酪的口感和口味都是最好的。

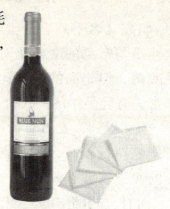

红酒和奶酪

冬季多吃羊肉，冰美人化身暖美人

《本草纲目》记载：羊肉能暖中补虚，补中益气，开胃健身，益肾气，养胆明目，治虚劳寒冷，五劳七伤。而且，羊肉是红肉，能有效补血暖身。红肉其实是营养学上的词语，指的是在烹饪前呈现出红色的肉，像猪肉、牛肉、羊肉、鹿肉、兔肉等，简单地说，"红肉"就是红色的肉。对女人来说，红肉是很好的冬季瘦身养颜滋补品。

所有的红肉中，以羊肉最佳。因为羊肉性温热，补气滋阴、暖中补虚、开胃健力，被称为"人类的保健性功能食品"。

现代的医学研究表明，羊肉含有美容必需的维生素B_1、维生素B_2，能温补气血、驻颜、悦白皮肤。与其他肉类相比，羊肉具有以下特点：

（1）羊肉的蛋白质含量高而脂肪含量低。

（2）羊肉中的氨基酸含量高于牛肉、猪肉。

（3）羊肉中含有丰富的维生素和钙、磷、铁等矿物质，铜和锌的含量明显超过其他肉类。

（4）羊肉中的胆固醇含量与其他肉类相比较低。100克可食瘦肉中的胆固醇含量为：羊肉65毫克，猪肉77毫克，鸭肉80毫克，兔肉83毫克，鸡肉117毫克。

羊肉的食法众多，蒸、煮、炒、涮无一不可。冬季是吃羊肉进补的最佳季节，如果将羊肉与其他食物或药物合并制成膳食，其暖身瘦身的功效会更好。下面为大家推荐几款常见羊肉食谱：

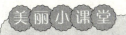

羊肉不可与茶同食

吃羊肉时切忌饮茶，因为羊肉中蛋白质含量丰富，而茶叶中含有较多的鞣酸，吃羊肉时喝茶，会产生鞣酸蛋白质，使肠的蠕动减弱，大便水分减少，进而诱发便秘，从而使得羊肉的暖身瘦身功效大打折扣。

1. 鸡蛋羊肉面

材料：白面120克，鸡蛋4个，羊肉120克。

做法：先将羊肉剁细做羹；取鸡蛋清和白面做成面条，煮熟后加调料及羊肉羹。

功效：健脾开胃，益气补血，祛斑泽颜。

2. 羊肉汤

材料：羊肉300克，食盐3克，黄芪、党参、当归、生姜片各25克。

做法：将羊肉洗净，切成小块，黄芪、党参、当归包在纱布里，用线捆扎好，和羊肉共放在砂锅里，加水2000克，以小火煨煮至羊肉将烂时，放入生姜片、食盐，待羊肉熟烂即可。

功效：温中散寒，化滞，健脾益气，温补肾阳。

3. 羊肉粳米粥

材料：羊肉150克，粳米100克，生姜5片。

做法：共煮粥，加食用油、食盐调味。

功效：益气补虚，温中暖下，壮胃健脾。

4. 羊肉山药粥

材料：羊肉250克，鲜山药500克，糯米250克。

做法：先把羊肉煮烂，再加入山药和糯米，煮成粥。早晚各食1次。

功效：益气补虚，治虚劳羸瘦、产后虚冷等症。

为了防止吃羊肉热身热过头，还可以搭配吃一些凉性蔬菜，如冬瓜、丝瓜、油菜、菠菜、白菜、金针菇、莲藕、笋等，它们能起到清凉、解毒、去火的作用。如此搭配既能利用羊肉的补益功效，又能消除羊肉的燥热之性。

女人冬季要暖身，找洋葱就行

很多女人在冬季常常感觉身体上某些小部位，比如手、脚、耳朵等特别寒冷，而身体的其他部位则没那么冷，医学上把这种反应统称为"寒证"。如果有这方面的症状，那就把洋葱请上餐桌，烹饪一些抵抗寒流的冬季暖身餐吧。要知道，洋葱可是俄罗斯人一日三餐离不开的蔬菜，就因为多吃洋葱可增暖、强身。

当然，对于爱美的女人来说，洋葱的价值主要在于降脂作用。20世纪70年代初有则趣闻：一位法国人将吃剩的洋葱给一匹患有凝血病的马吃了，不久发现马的凝血块消失，病也痊愈了。这一意外的疗效引起了医学家们的重视，后经药理研究证实，洋葱中含有一种洋葱精油，可降低高血脂病人的胆固醇，提高高血脂病人体内纤维蛋白溶解酶的活性，对改善动脉粥样硬化很有益处。

洋葱气味辛辣，能刺激胃、肠及消化腺分泌，增进食欲，促进消化，对消化不良、食欲不振、食积内停等症有辅助治疗的效果，在一定程度上刺激体内循环，有利于体内毒素及时排出，也能有效预防肥胖。

而且，洋葱中含有一定的钙质，常吃洋葱不仅能提高骨密度，有效防治骨质疏松症，还有利于燃烧体内脂肪。

洋葱根据皮色可分为白皮、黄皮和紫皮3种。白皮洋葱肉质柔嫩，水分和甜度皆高，适合鲜食、烘烤和炖煮；紫皮洋葱肉质微红，辛辣味强，适合炒、烧和生菜沙拉；黄皮洋葱肉质微黄，柔嫩细致，味甜，辣味居中，适合生吃。

就营养价值来说，紫皮洋葱的营养更好一些。因为紫皮洋葱的辣味较大，含有更多的蒜素。此外，紫皮洋葱的紫皮部分含有更多的栎皮素，这是对人体非常有用的保健成分。下面推荐洋葱消脂食谱：

1. 洋葱啤酒鸭

材料：鸭1/2只，洋葱1头，啤酒1罐，八角、葱、辣椒、姜各适量。

美丽小课堂

食用洋葱的禁忌

洋葱不可过量食用，因为它易产生挥发性气体，过量食用会产生胀气和排气过多，给人造成不快。

患有皮肤瘙痒性疾病、眼疾以及胃病、肺胃发炎者应少吃洋葱。

热病患者应慎食洋葱，因洋葱辛温。

洋葱不宜久煮。洋葱中的磺脲丁酸属油脂性挥发液体，长时间烹调易挥发，从而失去降血糖功效。

洋葱与蜂蜜不宜同食。蜂蜜有清热的作用，洋葱中含有多种生物活性物质，遇到蜂蜜中的有机酸和酶类时会发生化学反应，产生有毒物质，并刺激胃肠道，导致腹胀、腹泻。

做法：鸭肉切块，放开水中焯一下，葱切段，辣椒切末，洋葱切丝，姜切片；先将葱段、辣椒、八角与姜片爆香，倒入啤酒，再放进鸭肉及洋葱以中火熬煮至汤汁稍干，即可起锅。

功效：滋阴润燥，降压降脂。

2. 洋葱炒蛋

材料：鸡蛋4个，洋葱1个，食用油、盐、胡椒粉、味精各适量。

做法：鸡蛋打在碗里，加入盐和少许胡椒粉打匀；洋葱去皮、洗净切丝；炒锅置火上，放少量油，烧热后，下洋葱丝炒片刻，盛出；炒锅置火上，放油烧热，将鸡蛋液倒在锅里，熟后用铲子切碎，放洋葱一起翻炒，放盐、味精，调味即可。

功效：降糖提神，暖身防病。

3. 洋葱炒猪肝

材料：猪肝、洋葱各适量，葱、姜、食用油、淀粉、酱油、胡椒粉、白糖、料酒、盐、味精各适量。

做法：洋葱切条，葱切斜段，姜切末，猪肝切片备用；猪肝放入开水中焯一下，颜色一变即捞出，过水冷；将猪肝加淀粉、酱油、胡椒粉、白糖、料酒腌10分钟；锅置火上，放油烧热，放洋葱、葱段及姜屑，再放入猪肝片改翻炒；加盐、味精调味拌炒均匀即可出锅。

功效：补血暖身，排毒瘦身。

提高体温的最佳饮料——姜红茶

民间有"冬天一碗姜糖汤，去风去寒赛仙方""冬有生姜，不怕风霜"的说法。生姜性温，其所含的姜辣素能刺激胃肠黏膜，使胃、肠道充血，加快体内消化液的分泌，促进消化，并清除导致食物中毒的细菌，杀死肠内有害细菌，有效维护肠胃健康，也就促进了身体排毒，有益于消脂瘦身。

在五味中，生姜味辛。辛主散，故能发汗、驱风散寒。女人在吃过生姜后，会有发热的感觉。这是因为生姜最大的功效就是促进体温上升，由此增强免疫力。它能使血管扩张，血液流动加速，促使身上的汗毛孔张开，从汗毛孔渗出的汗液不但把多余的热带走，还把病菌放出的毒素、人体内的寒气一同排出体外，所以身体受了寒凉，吃些生姜就能及时驱寒。此外，生姜中的辛辣成分能燃烧体内的脂肪，对瘦身很有帮助。

红茶具有高效加温、强力杀菌的作用，生姜和红茶相结合，就成了驱寒除湿的姜红茶，具有良好的暖身瘦身功效。下面是姜红茶的具体做法和功效。

材料：生姜适量，红茶一茶匙，红糖或蜂蜜适量。

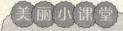

生姜红糖水可治月经问题

（1）对月经不调、小腹冷痛、月经量少、颜色较为暗淡的女性，可用生姜3克切末，红糖1匙，与米酒一碗同煮饮用，也可以加到粥里，有温下通经的功效。

（2）对月经过多的女性，可用生姜12克、艾叶10克加水适量煮热后，鸡蛋去壳放入再煮，饮汁吃蛋。

（3）对痛经、体寒凉的女性，可用干姜、红枣、红糖各30克，将干姜洗净切片，红枣洗净去核，与红糖共煎汤服用；或生姜15克切片，红糖适量，沸水冲开后加盖捂几分钟，趁热喝。

做法：将生姜磨成泥，放入预热好的茶杯里，然后把热的红茶注入茶杯中，再加入红糖或蜂蜜即可。生姜、红糖、蜂蜜的量可根据个人口味进行调节。

功效：温暖身体，促进血液循环，增强排泄功能，减肥效果非常明显。适宜体寒胃寒，水肿人群服用。

注意：生姜是有生发作用的，容易失眠的女性临睡前不要喝，以免加重失眠症状。

女人如果坚持每天饮用姜红茶，就能及时燃烧身体内多余的脂肪，去除体内寒湿，有效改善寒性体质。

秋冬吃点糯米饭，活血暖身不易胖

糯米含有蛋白质、脂肪、糖类、钙、磷、铁、维生素B_1、维生素B_2、烟酸及淀粉等，营养丰富，为温补强壮食品，具有补中益气、健脾养胃、止虚汗之功效，对食欲不佳、腹胀腹泻有一定缓解作用，可谓瘦身的良品。

利用糯米暖身时，要注意：糯米食品宜加热后食用，且不宜一次食用过多。因为糯米性黏滞，难于消化，易导致肠道堵塞，体内毒素难以及时排出，反而不利于瘦身。而且，糯米年糕无论甜咸，其碳水化合物和钠的含量都很高，有糖尿病或其他慢性病如肾脏病、高血脂的人要适可而止。

白糯米补中益气（补脾气益肺气），黑糯米和红糯米的补益功效更佳，有补血旺血的作用，民间多用来酿酒。

糯米的瘦身食谱中，以三色糯米饭最为有效。

材料：红小豆、薏苡仁、糯米、冬瓜子、黄瓜适量。

做法：将红小豆及薏苡仁用清水洗净，放进锅内蒸20分钟；将糯米及冬瓜子洗净加适量水至锅内一起蒸熟；起锅后撒上黄瓜丁即可食用。

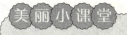

食用糯米的注意事项

（1）肠胃功能不好的女人、老年女性、小女孩不宜食用糯米，因为糯米里的淀粉是支链淀粉，具有很好的黏性，在肠胃中很难消化，会进一步损伤原本就很衰弱的肠胃功能。

（2）不要吃凉的糯米食品。因为糯米中的支链淀粉加热后，它的分子会比较松散，比较利于吸收消化，而冷却后它的分子就又紧密地链接在一起了，不易消化，因此糯米食品最好加热后食用。

（3）患有糖尿病、体重过重或患有其他慢性病如肾脏病、高血脂的女人最好不要吃粽子，因为粽子的主要材料是糯米，糯米中还含有大量的糖、钠，并且吃粽子的时候很多女人也喜欢加点糖来吃，对控制病情不利。

（4）糯米性温黏腻，肺热所致的发热、咳嗽，痰黄黏稠和湿热作祟所致的黄疸、淋证、胃部胀满、午后发热等均忌用，以免导致病情加重。

功效：红豆富含维生素 B_1、维生素 B_2、蛋白质及多种矿物质，有补血、利尿、消肿、促进心脏活化等功效。其石碱成分可增加肠胃蠕动、减少便秘、促进排尿、消除心脏或肾病所引起的浮肿。多吃红豆可预防及治疗脚肿，对大腿和腰都有极好的瘦身效果。

薏苡仁含有丰富的水溶性纤维，可以借由吸附负责消化脂肪的胆盐，使肠道对脂肪的吸收率变差，进而降低血脂肪，还可促进体内血液和水分的新陈代谢，有利尿、消水肿的作用，所以能达到减肥的效果。由于薏苡仁不容易煮熟，过度烹煮又会破坏效果，所以煮之前最好先用水浸泡 3 个小时以上。薏苡仁热量不高，却有饱足感，是养生保健的自然饮食中极富营养、又能清除体内杂质的膳食。

现代药理学研究认为，鲜黄瓜内含有丙醇二酸，可以抑制糖类物质转化为脂肪。黄瓜中还含有纤维素，对促进肠蠕动、加快排泄和降低胆固醇有一定的作用。黄瓜的热量很低，对于高血压、高血脂以及合并肥胖症的糖尿病，是一种理想的食疗良蔬。

萝卜——驱寒暖胃又瘦身的珍品

萝卜味甘、辛，入脾、胃经，具有消积滞、化痰止咳、下气宽中、解毒等功效。明代著名医学家李时珍对萝卜极力推崇，主张每餐必食，他在《本草纲目》中提到：萝卜能"大下气、消谷和中、去邪热气"。民间也有"冬吃萝卜夏吃姜，一年四季保安康"的说法。《食疗本草》则谓其"利五脏，轻身，令人白净肌细"。可见，萝卜不仅可以使人身体轻捷矫健，还有令皮肤细腻的功效。

现代研究表明：萝卜含葡萄糖、蔗糖、果糖、双链核糖核酸及多种维生素、微量元素，能有规律地使肠管紧张度增高、肠蠕动增强，缩短食物在肠道的存留时间，利于食物代谢及废物的排出。而且，萝卜所含热量较少，纤维素较多，吃后易产生饱胀感，这些都有助于消脂瘦身。

在寒冷的冬季，女人因为吃肉较多，容易生痰上火，多吃点萝卜，不仅能去火、加速消化、暖胃养身，还有助于消脂瘦身。且萝卜中的双链核糖核酸还能诱导人体自身产生干扰素，增加机体免疫力，让女人得以保持健康的身体和苗条的身材。下面为大家推荐几款萝卜瘦身方：

1. 白萝卜煲羊腩汤

材料：白萝卜1个，羊腩500克，生姜3片，食盐少许。

做法：将白萝卜与生姜分别用清水洗干净、去皮；白萝卜切成块状，生姜切成三片，备用。羊腩用清水洗干净，切成块状备用。瓦煲内加入适量清水，先用猛火煲至水开，然后放入全部材料，改用中火继续煲3小时左右，加入少许食盐调味，即可食用。

功效：有补中益气、健脾消积食等功效。也可预防皮肤干燥、皲裂、生冻疮等。

瘦身吃法：每天早上空腹将胡萝卜连汤一起喝下，中饭和晚饭照常吃。

2. 水煮胡萝卜

材料：1.2根胡萝卜。

做法：把胡萝卜洗净、切片，在锅中倒入2碗水，放入胡萝卜片以中火煮到胡萝卜片变软为止。

功效：抑制人体进食甜食和油腻食物的欲望，提高人体新陈代谢，达到自然减重目的。

瘦身吃法：每天早上空腹将胡萝卜连汤一起喝下去，中饭和晚饭照常吃。如果要继续减肥，隔一个星期再服用，定能达到预期的目标。

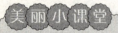

哪些家常食物能提高体温

1. 葱类蔬菜

韭菜、葱、洋葱、大蒜、辣椒都属于葱类蔬菜，它们都有化瘀血和提高体温的作用。这是因为葱类蔬菜能净化血液，促进血液循环，最后达到使身体变暖的效果。

2. 根茎类蔬菜

胡萝卜、土豆等蔬菜是强化女人的下半身、预防肾虚的食品。

3. "黏液食品"

山药、芋头等有黏液的蔬菜具有增强精力的效果，还含有食物纤维和蛋白质，它们结合成黏蛋白，可预防感冒和流感。

3. 鲜榨胡萝卜汁

材料：胡萝卜2根。

做法：将胡萝卜洗净，横切成圆块状，放入榨汁机榨汁食用。

功效：刺激皮肤的新陈代谢，增进血液循环，润肠通便排毒。

瘦身吃法：每天喝胡萝卜汁1～2次，饭前喝，不必控制饮食，根据自身体质及身体状况确定饮用量。只要有毅力坚持1个月，就能看到明显的瘦身效果。

4. 胡萝卜西红柿饮

材料：胡萝卜50克，西红柿1个，酸奶半杯，柠檬汁1小匙。

做法：把胡萝卜洗净后切成碎块，西红柿去蒂、洗净后切碎；将胡萝卜和西红柿放入榨汁机中，高速粉碎后将汁倒入玻璃杯中，加酸奶、柠檬汁调味即可。

功效：促进钙、铁元素的吸收，帮助胃液消化脂肪和蛋白质，顺肠通便排毒。

瘦身吃法：每天早上配以早餐一起饮用，不仅美味，瘦身力也超强。

5. 胡萝卜拌豆芽

材料：绿豆芽250克，胡萝卜50克，辣椒油、白砂糖、精盐、醋各适量。

做法：绿豆芽掐去两头，洗净后放入沸水锅内焯一下，捞出凉凉，放入盆内；胡萝卜洗净后切成丝，放入豆芽盆内，加入辣椒油、精盐、白糖和醋，拌匀装盘即可。

功效：清热解毒，顺肠通便。

瘦身吃法：每晚代餐食用，1个月就能见到瘦身效果。

需要注意的是，患有胃溃疡、十二指肠溃疡、慢性胃炎、单纯甲状腺肿、先兆流产、子宫脱垂等疾病的女性不宜吃萝卜，以免加重病情。

瘦身必知：女性经期的暖身食物

许多女人在经期总是感觉身体发冷小腹胀痛，这就是痛经的典型症状。痛经的女性一般来说是体内寒湿过重，如果不及时去除体内寒湿，不仅治不好痛经，还会越来越胖，引发更多的健康问题。

要想去除体内寒湿，改善经期时手脚发冷的症状，女人在经期可注意多补充一些暖身食物，暖身的同时还能有效消脂瘦身。下面推荐几款经期暖身食谱：

1. 山楂红糖饮

材料：生山楂肉50克，红糖40克。

做法：山楂水煎去渣，冲入红糖，热饮。非妊娠者多服几次，经血可自下。

功效：活血调经，主治妇女经期紊乱。

2. 浓茶红糖饮
材料：茶叶、红糖各适量。
做法：煮浓茶1碗，去渣，放红糖溶化后饮。每日1次。
功效：清热、调经，主治月经先期量多。

3. 黑木耳红枣茶
材料：黑木耳30克，红枣20枚。
做法：黑木耳、红枣共煮汤服之。每日1次，连服。
功效：补中益气，养血止血。主治气虚型月经出血过多。

4. 茴香酒
材料：小茴香、青皮各15克，黄酒250克。
做法：将小茴香、青皮洗净，入酒内浸泡3天即可饮用。每次15～30克，每日2次，如不耐酒者，可以醋代之。
功效：疏肝理气。主治经期先后不定、经色正常、无块行而不畅、乳房及小腹胀痛等症。

5. 山楂红花酒
材料：山楂30克，红花15克，白酒250克。
做法：将上述材料入酒中浸泡1周。服之可活血化瘀。每次45～30克，每日2次，视酒量大小，不醉为度。
功效：主治经来量少、紫黑有块、腹痛、血块排出后痛减。注意忌食生冷，勿受寒凉。

美丽小课堂

月经失调，吃点椿根皮

椿根皮分为两种，一种是香椿树的根皮，一种是臭椿树的根皮，其中臭椿树的根皮又叫樗白皮。不过，由于二者的主治功能大体相同，中医使用中通常不加以区分。

椿根皮为清热燥湿的药物，具有收敛固涩作用，能止带、止泻、止血固经。将椿根皮炒黑后，治疗女性体虚引起的月经过多及产后出血不止，效果极好。

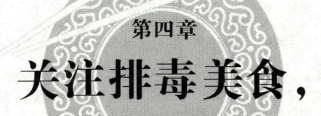

第四章
关注排毒美食，
不给脂肪留机会

毒素长期在体内堆积就能造成肥胖

近年来，越来越多的医学家和营养学专家发现，女人体内淤积的各种垃圾会造成人体慢性中毒。

那么，可怕的人体垃圾是什么？又是怎么形成的呢？原来，女人从外界摄入食物、空气和水之后，在新陈代谢过程中及生命活动进程中会有一些未被排出体外的、残存并淤积在体内的废物，而这类废物就会导致人体慢性中毒，也称"自体中毒"。这些毒素分布在人的所有器官中，包括血液、淋巴、皮肤等。

专家根据多年人体清理的实践，得出如下结论：

从肠道中清除多年积存的陈腐粪便1～15千克（不包括正常粪便）；

从肝脏、胆囊和胆管中清除腐败的胆汁、胆红素性结石及其他结石、胆固醇形成的栓塞物及丝状、片状物0.5～5千克；

从各关节部位清除各种无机盐类可达3千克；

总之，通过以上各种清理，在不同女人身上可以清除3～25千克垃圾，与此同时人的体重也就相应地下降3～25千克。

由此可见，体内毒素过多，是导致女人体重降不下来、不断发胖的

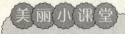

体内毒素过多的表现

（1）经常疲倦、精力差、感冒或身体过热，易出汗、手足潮湿：倘若人体内的毒素积聚到一定的程度，就会增加体内各个器官和系统的负担，从而出现疲劳等现象，免疫力也会随之下降。

（2）尿频、尿少、尿刺痛、四肢肿胀：出现下肢水肿，说明某些致病因素或毒素过多，影响了肾脏的正常功能，使得大量水分滞留在体内。

（3）皮肤干燥或油腻，易起红疹、色斑、小疙瘩，易过敏：皮肤是排出体内毒素和垃圾的重要途径。

（4）头脑混浊、记忆力下降、易怒：身体内的毒素积累过多，器官压力过大或者体内循环不畅都会导致供血、供氧不足，影响大脑的正常工作，引发情绪和精神问题。

（5）肥胖：细胞的超载、脂肪的堆积是肥胖的真正原因，而毒素过多影响正常的排泄功能也是肥胖的诱因之一。

重要因素。

下面来看看体内毒素的来源——不良的饮食习惯：

（1）拒绝早餐。很多人因工作或其他原因习惯不吃早饭，甚至有女人认为不吃早饭可以减少热量摄入，利于减肥，空腹利于排毒。其实，早晨7：00 9：00点是胃经活跃时间，如果不吃早餐，就可能降低胃经的活跃度，从而影响人体肠胃功能，最终影响到人体排毒。

（2）饭后即睡。许多女人常常在饭后感到困倦，这主要是因为血液接到指令，流向身体的消化吸收系统，而大脑暂时出现血液骤降的情况。对于有心血管疾病的病人来说，饭后即睡可能导致中风；对于正常人来说，饭后即睡的习惯容易堆积腹部脂肪，消化不彻底，毒素滞留。

（3）口味过咸。盐容易滞留水分，从而导致毒素滞留。

（4）喝浓茶。浓茶会使胃黏膜收缩、蛋白质凝固，影响人体对铁质的吸收，影响消化，引起腹胀、腹痛。喝茶时第一道茶不宜饮用，不仅因为太浓，也因为第一道茶灰尘较多。

（5）变质食物再利用。许多女人认为稍有变质的食物再经高温煮制可以杀毒，其实，普通的烹调方法并不能彻底杀菌。对于变坏的水果，一些人会削去变坏的部分再食用。其实，坏掉部分的细菌代谢物通过果汁已经开始传染，微生物开始繁殖。因此，如果水果略有小斑或少量虫蛀，应挖去腐烂虫蛀处及其周围超过1厘米处的好果部分；如霉变腐烂或虫蛀面积达到水果的1/3，应不再食用。

（6）盐能消毒。有些女人认为用盐煮变质食物可以达到消毒的效果。

其实，盐只能抑菌却不能灭菌。

（7）快速饮食。有些女人饮食习惯快速度，咀嚼不彻底便吞咽下去，这无疑会加重肠胃的负担，易造成消化不彻底，形成毒素。

（8）饮用长期储存水。储存时间越长，水中积累的毒素越多，容易使体内的新陈代谢速度减慢。饮用长期储存水和食道癌、胃癌的发病率也有关系。

（9）长期食用添加剂食物。人一天摄入1克亚硫酸盐时，不会有明显危害，但摄入4～6克亚硫酸盐时，就可能造成胃肠障碍，引起剧烈腹泻、慢性中毒、头疼、肾脏障碍、红血球和血红蛋白减少等症状，严重者还可能致癌。此外，添加剂中有奶牛黄、碱性槐黄、糖精和焦炭酸二乙酯等，这些也是可以致癌的物质。

尽可能地减少食物中的毒素

女人要想减少体内毒素，就要注意食物的选择，从源头上避免毒素的摄入。然而，现实生活中，有不少看似没毒的食物却内含毒素，因此，女人不仅要提防这些容易引起中毒的食物，更要知道一些解毒的方法。

一般来说，女人在饮食中最容易从以下几种食物中摄入毒素。

1. 鲜黄花菜

鲜黄花菜含有秋水仙碱，进入人体后，被氧化为二秋水仙碱就有了毒性。二秋水仙碱对呼吸道和胃肠道黏膜有非常大的刺激作用。

解毒宝典：在食用前，将鲜黄花菜用冷水浸泡2小时以上，或用开水烫一次，然后再用冷水浸泡2小时，这样基本就能够消灭秋水仙碱的危害了。

2. 腌制的青白菜、甜菜

腌制的青白菜、甜菜中含有亚硝酸盐，这种物质进入人体后，可使血液中的低铁血红蛋白氧化成高铁血红蛋白，失去运输氧气的功能，

美丽小课堂

蒸桑拿排毒法

女人每周进行一次蒸汽浴也能加快新陈代谢，排毒养颜。蒸桑拿时，要注意多饮水。浴前喝一杯水可帮助加速排毒，浴后喝一杯水能补充水分，同时排出剩下的毒素。另外，蒸桑拿时不要在皮肤上涂抹润肤油，免得阻塞好不容易张开的毛孔，影响排毒效果。

导致身体内的组织低氧，使身体出现青紫的症状，这就是亚硝酸盐中毒的表现。

解毒宝典：坚决不吃存放或腌制太久的蔬菜。腌菜时盐应多放，至少腌制 15 天以上再食用；现泡的菜最好马上吃，不能存放过久。腌菜要选用新鲜蔬菜。

3. 四季豆

四季豆中含有皂苷的有毒成分。皂苷进入胃肠道后，会刺激胃肠道黏膜产生炎症反应。它还含有溶血素，轻易就可入侵血液中的红细胞，导致溶血。

解毒宝典：食用四季豆时，务必将其切成细丝或薄块，在开水中过一下再凉拌，要不然就煮沸 10 分钟再炒透。

4. 发芽的土豆

土豆的发芽部分有一种被称为龙葵素的有毒物质，可以引起相关的器官损害而导致中毒，并且发芽越多，引起的中毒症状越严重。

解毒宝典：土豆发芽后，最好不要食用。要预防土豆发芽，可在盛放土豆的袋子里放上 1 个苹果，一般 10 个土豆以下，放 1 个苹果就可以了。因为，苹果会散发出一种叫"乙烯气体"的东西，可以起到抑制土豆生长的作用。

管理好你的排毒系统，想不瘦都难

想要通过排毒瘦身，女人需要充分认识到人体自有一套动态、立体、完善的排毒系统，并在饮食上给予它们充分援助，你就能打一场漂亮的"排毒瘦身战"。

1. 大脑

大脑虽不是直接的排毒器官，但精神因素明显影响着排毒器官的功能，尤其压力和紧张会制约排毒系统运作，降低毒素排出的效率。

援助方案：多吃核桃、鱼、鸡蛋、豆类、芝麻等补脑食物，并保证充足的睡眠，放松心情，给大脑减压。

2. 胃

胃的主要功能虽然是杀死食物中的病原体并消化食物，但偶尔也兼职排毒，通过呕吐迫使体内毒素排出。

援助方案：多吃鲇鱼、带鱼、狗肉、羊肉、板栗等养胃食物，尽量规律用餐，不要空腹吃对胃刺激大的过酸、过辣的食物，保证胃的健康。

3. 淋巴系统

淋巴系统是除动脉、静脉以外人体的第三套循环系统，充当着体内毒素回收站的角色。全身各处流动的淋巴液将体内毒素回收到淋巴结，毒素从淋巴结被过滤到血液，送往肺脏、皮肤、肝脏、肾脏等，最后被排出体外。

援助方案：不要吃过辣、过咸、过热、过冷、过期及变质的食物。

4. 眼睛

对于女人，尤其是爱哭的女人，眼睛的排毒作用发挥得淋漓尽致。医学专家证实，流出的泪水中确实含有大量对健康不利的有毒物质。

援助方案：多吃胡萝卜，绿、黄蔬菜，以及红枣等含维生素A多的食物。很少流泪的女人不妨每月借助感人连续剧或切洋葱让你的泪腺运动一次，注意哭完后别忘了补充水分。

5. 肺脏

肺脏是最易积存毒素的器官之一，因为人每天的呼吸，将约1000升空气送入肺中，空气中漂浮的许多细菌、病毒、粉尘等有害物质也随之进入到肺脏。当然，肺脏也能通过呼气排出部分入侵者和体内代谢的废气。

援助方案：多吃梨、莲藕、杏仁等润燥养肺的食物，并多去空气清新的地方或雨后空气清新时练习深呼吸，或主动咳嗽几声帮助肺脏排毒。

美丽小课堂

体内排毒一天时刻表

21：00～23：00时：为免疫系统（淋巴）排毒时间，此段时间应安静或听音乐，且这时候为性爱最佳时间。

23：00～次日1：00：肝的排毒，应在熟睡中进行。

1：00～3：00时：进行胆的排毒，所谓肝胆相照，所以胆的排毒和肝一样，须在熟睡中进行，且此时也是体内脊椎进行造血的时段。

3：00～5：00时：进行肺的排毒，有咳嗽毛病的人通常在这时候咳得最厉害，因排毒动作走到肺经，如非必要最好不要服用止咳药，以免抑制肺部废物的排出。

5：00～7：00时：大肠的排毒，此时宜起床上厕所排便。

7：00～9：00时：小肠大量吸收营养的时段，应吃早餐，不吃早餐者应改变习惯，即使拖到上午9点、10点钟才吃，都比不吃好。

6. 肝脏

肝脏是人体最大的解毒器官，它依靠奇特的解毒酶对食物进行加工处理，将食物转换成对人体有用的物质，然后吸收，但食物中的某些毒素却可能留存下来。

援助方案：练习瑜伽。瑜伽是顶级的排毒运动，通过把压力施加到肝脏等器官上，改善器官的紧张状态，加快其血液循环，促进排毒。

7. 皮肤

皮肤受"内毒"影响最明显，但也是排毒见效最明显的地方，是人体最大的排毒器官，能够通过出汗等方式排出其他器官很难排出的毒素。

援助方案：多吃新鲜的蔬菜、水果来保养皮肤，并每周至少进行一次使身体多汗的有氧运动。

8. 肾脏

肾脏是人体内最重要的排毒器官，不仅过滤掉血液中的毒素通过尿液排出体外，还担负着保持人体水分和钾钠平衡的作用，控制着和许多排毒过程相关的体液循环。尿液中毒素很多，若不及时排出，会被重新吸收入血，危害全身健康。

援助方案：多吃黑豆、山药、枸杞等养肾食物，并注意充分饮水，这不仅可稀释毒素在体液中浓度，还促进肾脏新陈代谢，将更多毒素排出体外。

9. 大肠

食物残渣停留在大肠内，部分水分被肠黏膜吸收，其余在细菌的发酵和腐败作用下形成粪便，此过程会产生吲哚等有毒物质，再加上随食物或空气进入人体的有毒物质，粪便中也含有大量毒素。和尿液一样，若不及时排出体外，毒素也会被身体重吸收，危害全身健康。

援助方案：多吃玉米、荞麦等富含纤维素的食物，以及新鲜的蔬菜和水果，促进肠蠕动，防止便秘，并养成每日清晨规律排便的习惯，缩短其在肠道停留时间，减少毒素的吸收。

适时给身体断食，排出毒素好瘦身

为了帮助身体及时排出体内毒素，缓解身体中毒症状，女人可以适时给身体断食。营养学家认为，断食后，体内的蛋白质、脂肪等营养物质会减少，有毒病菌的活力也会减弱，正常细胞就能很容易地剿灭病菌。体弱多病的女人如采用断食疗法，会使体内衰弱的细胞消退、排除，同时，生命力强的细胞得以繁殖，这样重复数次之后，身体就会变得强壮。

需要注意的是，断食排毒法并不是完全断绝食物，只是保持一段较长的时间消化系统空虚，以促进或强化自然机能，因此正确的说法应该是"饥饿排毒法"，而非绝食。

目前比较常见的断食排毒法包括3种：

1. 减食法

指尽量少吃含脂肪、糖类和热量高以及胆固醇含量高的食物，可多吃纤维素多的食物。其目的在于减少摄取过多热量，避免肥胖。

2. 不完全断食法

指饮食中的热量超低，也就是尽量根据自己身体与病情的需要，食用极少的食物，以维护身体最低的营养供给。疗程可以是几个星期至几个月不等，视实际需要而定。

3. 完全断食法

是指在一段时间内，完全不吃各种食物，只饮水或喝一些果汁、生菜汁。一般做法是断食3天吃一次食物，再断食3天，再吃一次食物，如此循环，以1个月为一疗程，共三个疗程。

美丽小课堂

改良断食法

所谓的"改良断食法"，就是在断食期间可以摄取少量的饮食。

1. 米汤断食法

米汤具有一定的营养，可以避免正规断食引起的全身乏力和精神不安，而且对胃黏膜有一定的保护作用，适合胃肠功能虚弱的人实行。

具体做法：先用糙米熬粥，然后将米渣去掉，即成米汤，或者直接使用糙米粉末，熬熟后，不去渣滓，即为米汤。喝的时候可加入少量食盐或糖，代每日三餐。

2. 清汤断食法

清汤具有较丰富的营养。

具体做法：将10克海带和10克干燥的香草放入550毫升水中煎煮，待汁液充分煎出后把海带和香草捞出，仅留清汤汁，再加入酱油20克，黑砂糖或蜂蜜30克，在冷却之前全部喝完。代一日三餐。

3. 蜂蜜断食法

具体做法：每次用30～40克蜂蜜，以350毫升水溶化后饮用。代一日三餐。

需注意，在断食排毒时，一定要有专家或医生指导，如果断食不讲究科学的话，将会伤害自己的身体。断食日前后，不可以过食。断食后不可以突然恢复正常食量，而应当恢复到通常食量的七成左右，以免损伤胃肠功能。

女人排毒瘦身，先要消除便秘

便秘，已经成为越来越多女人的"小毛病"，虽然小，却让人烦恼。便秘可以发生在人生的任何年龄段，它与饮食不均衡、运动不足、压力过大、生活不规律等有着密不可分的关系。

人体的肠壁不是光滑的，而是有褶皱的。每天所吃食物的残渣会一点一点地积存在这些褶皱里，如果食物残渣在大肠中移动过慢，使便体变得又干又硬，增加排便的困难，就形成了便秘。

一旦便秘，粪便堆积在肠道中，会产生相当多的毒素，这些毒素

美丽小课堂

4款天然通便茶

1. 当归茶
材料：当归20克，水900毫升。
做法：将当归洗好，切细，加水，用大火煮。烧开后，改为小火，再煮15分钟。待到香味四溢的时候，把当归捞出，即可饮用。
功效：当归可以刺激肠胃蠕动，使排便润滑，对慢性便秘和神经性便秘有特殊疗效。肠胃薄弱、泄泻溏薄及一切脾胃病恶食、不思食及食不消、胎前产后的女人禁用。

2. 桃仁大黄桂枝茶
材料：桃仁70克，大黄30克，桂枝15克，水2升。
做法：将桃仁捣碎，放到纱布袋中，加水2升，煮10分钟左右。将纱布袋捞出，在水中加入大黄和桂枝，继续煮5～7分钟。最后将渣子滤除，即可饮用。
功效：适合急性、慢性便秘患者，口淡无味的时候也可饮用。但大黄苦寒，易伤胃气，因此脾胃虚弱、怀孕期、月经期、哺乳期的女人禁用。

3. 芦荟茶
材料：新鲜芦荟适量。
做法：把洗净的芦荟切成8毫米厚的薄片，放入锅中加入水，水没过芦荟即可；用小火煮熟后滤出芦荟即可饮用。
功效：芦荟中的成分具有调理肠胃和导泻的作用。

4. 槐花蜂蜜茶
材料：槐花10克，蜂蜜少许，绿茶适量。
做法：将槐花洗净，与绿茶一起用适量沸水冲泡，加入蜂蜜搅拌均匀，即成。
功效：具有清热润肠、凉血止血的功效，可代茶频频饮用。适用于老年性及习惯性便秘，但糖尿病患者禁用。

通过血液循环到达人体的各个部位，导致人们面色晦暗无光、皮肤粗糙、毛孔扩张、痤疮、腹胀腹痛、口臭、痛经、月经不调、肥胖、心情烦躁，更严重的还会引起结肠癌。

因此，排毒的首要任务就是消除便秘。要消除便秘，可以从日常的饮食入手，铲除便秘产生的根源。下面我们就一起来了解消除便秘的食物有哪些：

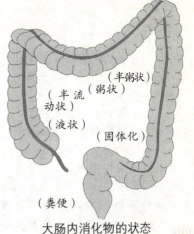

大肠内消化物的状态

1. 富含食物纤维的杂粮：将废弃物带出体外的主力

少吃精白米和精白面粉，多食用糙米和胚芽精米，以及玉米、小米、大麦、小麦皮（米糠）和麦粉（黑面包的材料）等杂粮。

2. 水：使大便变软，易被排出

早上一睁开眼睛就立即喝水，一天保证8杯水。

3. 海藻类：黏滑性令排便时不伤害肠壁

海藻类对付便秘的有效成分是食物纤维。纤维溶于水后，膨胀的同时黏性也增强，有使大便软化的作用。

4. 苹果：既可治便秘，又可治腹泻

苹果的果胶能增加肠内的乳酸菌，能够清洁肠道。苹果中不溶性的食物纤维有纤维素、半纤维素和木素等，能够使便量增加。

5. 酸奶：促进有益菌增殖，减少毒素

在牛奶中加入乳菌，使之凝固所制成的酸奶与食物纤维一样，都是习惯性便秘者不可缺少的食品。不过酸奶中所含的乳酸菌效果不持久，所以应每天都喝。

用清淡食物给身体来个大扫除

定期为身体进行"大扫除"，将体内积聚的废物、阻碍淋巴系统的有害物质排走，能让身体由内至外变得更健康，尤其有利于女性保持苗条的身材和曼妙的曲线。

要想保持身体内部的清洁，女人不仅要避免摄入含有过多毒素的食物，更要利用清淡食物给身体进行大扫除，及时清除体内毒素和垃圾，保持身体内部环境的卫生健康。这其实就是人们常说的素食瘦身法。

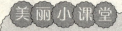

素食的注意事项

（1）初由肉食转为素食的人，常常会越吃越肚胀，主要原因是：蔬果、豆类的纤维质含量丰富，但所含热量低，纤维质遇水膨胀，令人即时有饱肚感觉，过后才感到身体热能不足。

（2）排毒引起的症状：长暗疮、筋骨酸痛、胃痛等。这是素食排毒引发的症状，可视为身体转好的指示。

（3）不要长期单吃1 2种蔬果。因为每种蔬果有不同的风味和营养，交替着吃，比较容易获得平衡的营养素。

（4）不要一味盲目地生吃蔬果，因为许多蔬果熟吃可能更有利于营养被人体吸收。比如胡萝卜油炒比胡萝卜榨汁吸收率会高出3倍。

（5）不要以为所有的蔬果都可以生吃。富含淀粉质的土豆生吃就不容易消化。

科学家对素食者和非素食者做过多次不同的测验，结果令人震惊：素食者无论在体力、耐力、效率上都是非素食者的2～3倍，同时素食者的体重、体形则要比非素食者更符合健康标准。因此，想要保持苗条身材，女人也可以尝试素食瘦身法。

1. 早餐

选择易消化、吸收，纤维质高的食物为主，如此将成为一天精力的主要来源。早餐吃生的果蔬汁，可配上全麦面包或馒头、麦饼、五谷米饭、燕麦粥等。在吃主食时，可配上亚麻油。

2. 午餐

午餐是三餐中补充食物最好的时候，应多摄取完整营养，尤其可强调蛋白质的补充。午餐前半小时,最好能喝一杯生蔬菜汁或是吃些水果。五谷米饭是最好的主食，但若能将豆类加入，则营养更加完整，并配有一盘以生菜为主的沙拉，其中各式芽菜、生坚果都是很好的选择。

3. 晚餐

晚餐接近睡眠时间，尽量在20：00点以前完成，且不宜吃得太饱，尤其不可吃夜宵。晚餐最好选择含纤维和碳水化合物多的食物，仍与午餐相同的是：餐前半小时应有蔬菜汁或是水果的供应，有一道以上的生菜沙拉，内有各式芽菜，芽菜在吃食时可用海苔卷包起，做些变化。主食与副食的量都可适量减少，因为睡觉时正好是空腹状态。

只要将素食坚持一段时间，女人就会发现身体轻了许多，心情也愉快了许多。

吉莲博士为女人推荐"一日排毒法"

吉莲博士是美国著名的营养学家,他针对人们的身体和饮食规律,制订了适合于各种人群的排毒方案。想要通过排毒来瘦身的女人,可以根据自己的生活习惯将此方案中某些环节进行适当的改动,从而使它成为你自己的排毒瘦身法。

1. 早上 7:00 热柠檬水

根据个人喜好将一定量的柠檬汁挤在热水中。热柠檬水可以给你一个轻松的开始,它直达肠道,有助于身体将前一天的粪便尽快排出体外。

2. 早上 7:30 亚麻子

将满满 1 茶匙有机亚麻子放入一大杯净化水中饮用,或是在前一天晚上将 1 餐匙亚麻子浸入一杯沸水中,第二天早上只取液体部分饮用。

3. 早上 8:00 早餐

从以下两种选择一种作为你的早餐:

(1) 水果

在下列水果中任意选择一种或几种来做你的早餐:苹果、梨、木瓜、菠萝、樱桃、桃子、李子、西瓜、杏、浆果。

(2) 蔬菜汁

蔬菜汁的原料包括:1 根黄瓜,1/4 块姜(去皮),4 根芹菜茎,100 克苜蓿芽,3 枝欧芹和 1 根胡萝卜(去皮),一起榨汁饮用。

4. 上午 9:30 茶点:喝一两杯药草茶

不要饮用咖啡因含量严重超标的红茶,而是选择以下茶饮品:荨麻茶、蒲公英茶、春黄菊茶、香草茶或刺参茶。

5. 上午 10:00 果汁茶点

选择四季鲜果,挤出或用榨汁机榨出汁。如果是在寒冷的冬季,可以在果汁中加一些热开水。如果你在这时有饥饿感,那就多喝一些果汁。

6. 中午 12:30 午餐

从以下食物中选择你的午餐:

将小米、昆诺阿黍、大米、苋菜子之类的谷物进行加工之后,从以下草本植物中选择一种或几种与其混合在一起烹饪:小茴香、细香葱、细叶芹或蒲公英叶。

选用以下蔬菜作为配菜:西蓝花、菜花、卷心菜、黄瓜、深绿色莴

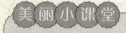

清刷皮肤利于排毒

准备好一把短毛刷或干燥的法兰绒连指手套。短毛刷的毛或法兰绒手套不能太硬,因为你将经常用它们刷你的全身。

脱掉你的内衣,最好是一丝不挂(不要将皮肤打湿,以免产生阻力)。站着或坐着使你自己能触及身体各部位。从脚部开始有规律地刷到头顶部。所有的动作要朝向心脏,因为心脏是一部很好的泵,它将血液输送到全身,但血液和淋巴液都要克服重力,在身体内进行循环。如果你从心脏往外刷,会削弱血液循环或者阻塞血液正常流动。用毛刷或连指手套从脚踝刷至膝盖,重复几次直至你的小腿部分都被清刷过,然后再从膝部刷到大腿部分直至臀部。然后再从手指尖一直刷到肩部,微微仰起头,再刷脖子。刷胃部时,轻轻地用毛刷在胃部画圈,然后再刷肚皮,顺着体内肠道,避免破坏肠子的任何功能。

清刷皮肤的整个过程要持续3~4分钟,做完后,你会觉得神清气爽。每天只需花一点时间,你就会获得巨大的消脂瘦身惊喜。

苣叶、芹菜或抱子甘蓝。

推荐午餐:

(1)同嫩芽拌在一起的生沙拉

(2)生薄荷黄瓜汤

3根黄瓜和2根芹菜茎榨汁;1根黄瓜,切碎;1/4杯切碎的薄荷叶;1/4杯切碎的西芹;1/4根切碎的大葱;将所有原料一同放入搅拌机中搅拌成糊状。

(3)生泡菜

(4)煮熟的谷物

7. 下午2:00 药草茶

选择以下茶饮品:荨麻、蒲公英、春黄菊、撒尔维亚或刺参茶。

8. 下午2:30 麦克凯斯医生的排毒蔬菜汁

(1)胡萝卜汁

材料:6根胡萝卜,2根芹菜茎和1个苹果(也可以不加苹果)。

这种可口的蔬菜汁有滋补肝脏的功效。

(2)甜菜根冲击波

材料:半段甜菜根,2根胡萝卜,1根芹菜茎,半根小黄瓜。

(3)酷黄瓜

材料:2根完整的黄瓜,1/4 1/2甜菜根,1枝小茴香。

(4)黄瓜协奏曲

材料：2根黄瓜，4根芹菜茎，1/4片姜（根据个人口味而定），1枝罗勒或香菜。

9. 下午 3 : 30 点心

将葵花子、南瓜子或生泡菜作为下午的点心。

10. 下午 4 : 00 蔬菜泥

准备6根胡萝卜、1个软鳄梨、10片罗勒叶、1个苹果和1片柠檬。先将胡萝卜和苹果放入榨汁机中榨汁，然后加入其他原料，一同放入搅拌机或食品加工机中，最后将柠檬汁挤在制作好了的蔬菜中即可。

11. 下午 5 : 30 晚餐

可以尽情地享用一餐生的沙拉和嫩芽，如果真的感到饿，可以吃一些谷物。

12. 下午 6 : 30 含钾的汤点

准备2个大土豆，2根胡萝卜，1茶杯红色甜菜（可根据个人口味而定），4根带叶的芹菜茎，1茶杯欧芹，1茶杯芜菁。在一个大锅中加入大约1.8升水，将蔬菜切片直接放入锅中。将水加热至沸腾，然后把燃气灶开到小火，在低温下烹饪（微炖）大约2小时，将蔬菜控水捞出，只饮用汤汁。

13. 晚上 7 : 30 柠檬水茶点

只要将新鲜柠檬挤出的汁滴在一茶杯温水或热水中，你就可以轻松享受愉快的茶点时光了。

14. 晚上 8 : 30 你所得到的奖赏：一个矿泉浴

当浴盆内盛满水时，在水中加入以下物质：

2茶匙亚麻油，1茶匙液体二氧化硅（硅油），2茶匙芦荟，3～4滴乳香和没药（橄榄科植物地丁树或哈地丁树的干燥树脂，又名末药）精油。

皮肤是人体面积最大又最具强吸收能力的器官，所以沐浴的水中所含的这些营养元素最终都会通过汗毛孔和其他孔隙被人体有效地吸收。

15. 晚上 9 : 00 深夜零食

在睡前充分咀嚼莴苣和芹菜茎（芹菜富含矿物质镁，镁是最有效的镇静剂之一），如果可能的话，早点上床睡觉（在21:30到22:30之间）。

富含膳食纤维的饮食，是排毒的首选

膳食纤维包括部分纤维素和木质素，曾经并不被人重视，因为它是不能被消化、吸收的食物残渣。膳食纤维不具有营养作用，吃多了还会影响人体对食物中营养素的吸收，尤其是对微量元素的吸收，对身体不利。所以很长一段时间内，膳食纤维被当作可有可无的东西。但后来人们发现，这种"非营养"物质与人体健康密切有关。尤其是在对抗便秘上，膳食纤维可谓功不可没。

从医学的角度来看，膳食纤维是形成大便所不可或缺的元素。纤维本身就是食物的残渣，从而成为大便的"材料"，还可以积存、增加水分，从而使得大便变软，最终易于排泄。也就是说，如果你的食物中含膳食纤维太少，是不容易形成大便的。而且，膳食纤维在平衡女性激素中起着很重要的作用。谷物和蔬菜中所含有的纤维可以降低雌激素水平，防止排入胆汁中的雌激素再次流入血液中去，从而防止体内雌激素过量。有研究表明，以素食（膳食纤维含量高）为主的女性所排出的多余雌激素，比以肉食为主的女性多3倍，而且以肉食为主的女人由于自身体内膳食纤维的不足，往往会重新吸收更多的雌激素，从而破坏健康。现代研究表明：乳腺癌、纤维瘤、子宫内膜异位症等很多疾病的产生，都和体内雌激素过量有关。

膳食纤维主要分为可溶性纤维和不可溶性纤维两大类。前者多见于

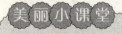

肝脏毒素的表现和排出法

肝脏有毒素的外在表现：
（1）指甲表面有凸起的棱线，或是向下凹陷。
（2）乳腺出现增生，经前乳腺的胀痛明显增加。
（3）情绪容易抑郁。
（4）偏头痛，脸部的两侧长痘痘，还会出现痛经。

肝脏毒素的排出法：
（1）多吃青色的橘子、柠檬等青色食物。按中医五行理论，青色的食物可以通达肝气，起到很好的疏肝、解郁、缓解情绪作用。
（2）要多吃枸杞等能提升肝脏对毒素的耐受力的食物。食用时以咀嚼着吃最好，每天吃一小把即可。
（3）按压肝脏排毒要穴。对足背第一、二跖骨结合部之前的凹陷中的太冲穴，用拇指按揉3~5分钟，感觉轻微酸胀即可。不要用太大的力气，两只手交替按压。

含有大量膳食纤维的食品

食物（每100克）	所含膳食纤维量（克）	食物（每100克）	所含膳食纤维量（克）
大麦（煮熟的）	6.5	花椰菜	4.1
米（煮熟的）	0.8	芹菜	1.8
黑面包	5.1	小黄瓜	0.4
麦糠	44.0	莴苣	1.5
苹果	2.0	蘑菇	4.0
杏	2.1	萝卜	1.0
香蕉	3.4	红薯（煮熟的）	2.3
樱桃	38	西红柿	1.5
无花果	1.7	杏仁	14.3
香瓜	2.5	栗子	6.8
橘子	1.0	椰子	13.6
菠萝	1.2	花生	8.1
草莓	2.2	胡桃	5.2
芦笋	1.0	胡萝卜	3.4

蔬菜和谷物中，后者多见于水果、燕麦和豆类中。可溶性纤维可以控制胆固醇，因为它会与食物中的胆固醇和脂肪进行结合。膳食纤维还有助于减轻体重，因为它能够增强女人的消化功能，有利于更快地排出体内的毒素。它还能促进肠内有益细菌的繁殖，使肠内环境保持干净。

以下是富含膳食纤维食物表，可以用作日常饮食的参照。

多吃"土人参"红薯，营养又排毒

红薯因其营养丰富而有"土人参"的美誉，且热量含量低，膳食纤维含量多，容易使人有饱腹感，因此它无论是用作主食还是副食，都是一种良好的瘦身食品。

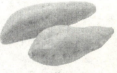

红薯

每100克红薯含脂肪仅为0.2克，是大米的1/4。红薯还含有均衡的营养成分，如维生素A、维生素B、维生素C以及钾、铁、铜等10余种微量元素，其中的膳食纤维对肠道蠕动起良好的刺激作用，可促进排泄畅通，是最佳排毒食品之一。

红薯中还含有大量胶原和黏多糖物质，不但有保持人体动脉血管弹性和关节腔润滑的作用，而且可预防血管系统的脂肪沉积，防止动脉粥样硬化，减少皮下脂肪。故而，营养学家称红薯为营养最平衡的保健食品，也是最为理想而又花费不大的瘦身食物。下面为大家推荐红薯排毒食谱：

1. 红薯粥

材料：新鲜红薯250克，大米100克。

做法：将红薯（以红皮黄心者为最好）洗净，切成小块，加水与米同煮稀粥即成。

功效：红薯中丰富的赖氨酸能促进人体新陈代谢，所含的纤维素和果胶有利于肠胃健康。

2. 红薯泥

材料：红薯500克，猪油25克。

做法：红薯洗净、去皮，上笼蒸或煮熟，取出压成泥；锅内下猪油烧热，放入红薯泥，翻炒至水汽将干时，再加猪油继续炒至红薯泥呈鱼子状时，快速炒匀即成。

功效：健脾胃，促进新陈代谢。

3. 黄油煎红薯：

材料：红薯500克，黄油50克，蜂蜜50克，熟芝麻15克。

做法：先将红薯洗净去皮，放开水中煮软捞出，控去水分，切成圆片待用；然后在平底锅内放上适量黄油，熔化后，下入切好的红薯片，

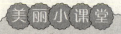

吃红薯的注意事项

许多女人都喜欢吃烤红薯，认为其不仅营养丰富，还能预防肥胖，可谓养身、瘦身一举两得。然而，如果在吃红薯时不注意以下几点，反而可能对身体造成损害。

1. 红薯最好中午吃

医学研究证实，人在吃完红薯后，其中所含的钙质需要在人体内经过4~5小时进行吸收，而下午的日光照射正好可以促进钙的吸收。因此，女人最好在午餐时吃红薯，可使得钙质可以在晚餐前全部被吸收，不会影响晚餐时身体对其他食物中钙质的吸收。

2. 红薯不宜生吃

因为生的红薯口感脆甜，许多女人爱吃生红薯。然而，生红薯中淀粉的细胞膜未经高温破坏，很难在人体中消化，因此不宜生吃。同时，在煮红薯时，还应当适当地延长蒸煮红薯的时间，这样好使番薯中含有的"气化酶"被破坏掉，吃后就不会出现腹胀、烧心、打嗝、反胃、排气等不适的感觉。

3. 烤红薯不宜带皮吃

许多女人在吃烤红薯时，喜欢将烤得焦焦的红薯片也一起吃下去，这是错误的做法。因为红薯皮含有较多的生物碱，食用过多会导致胃肠不适。尤其是有黑色斑点的红薯皮更不能食用，会引起中毒。

煎至两面发黄为止。盛出后放入盘中，浇上蜂蜜，撒上熟芝麻即成。

功效：健脾胃，促进新陈代谢。

4. 红薯芝麻浓汤

材料：红薯 500 克，洋葱（切薄片）1/4 个，高汤 400 毫升，牛奶 100 毫升，油 1/2 大匙，盐、胡椒各少许，黑芝麻适量。

做法：把红薯去皮，切成 3 厘米的长条放入水中；将黄油放入锅中，放下洋葱用中火炒软，加入红薯，炒至半透明；加入高汤，用微弱的中火煮，等红薯一变软，取出一小部分做装饰用，将剩下的放入容器中捣碎，加入牛奶、盐和胡椒，再倒入器皿中，放上装饰用黑芝麻。

功效：健脾胃，促进新陈代谢。

注意，红薯适宜脾胃气虚、营养不良、习惯性便秘、慢性肝病和肾病及癌症患者食用，但胃肠疾病及糖尿病等患者应忌食红薯。另外，红薯含有气化酶，吃后有时会有烧心、吐酸水、肚胀排气等症状出现，但只要一次别吃得过多，而且和米、面搭配着吃，并配以咸菜或喝点菜汤即可避免。食用凉的红薯也可致上腹部不适。

黄瓜是当之无愧的体内"清道夫"

《本草纲目》中说黄瓜有清热、解渴、利水、消肿的功效。也就是说，黄瓜对肺、胃、心、肝及排泄系统都非常有益，能使人的身体各器官保持通畅，避免堆积过多的体内垃圾，生吃能起到排毒清肠的作用，还能化解口渴、烦躁等症。

现代医学也证实，黄瓜中含有的丙醇二酸有助于抑制各种食物中的碳水化合物在体内转化为脂肪。黄瓜所含有的黄瓜酸能促进人体的新陈代谢，排出体内毒素。黄瓜还含有铬等微量元素，有降血糖的作用。黄瓜中的膳食纤维也对促进人体肠道内腐败物质的排出和降低胆固醇有一定作用，能强身健体。

需要注意的是，黄瓜性凉，患有慢性支气管炎、结肠炎、胃溃疡的人少食为妥，更要避免生食。下面为大家推荐黄瓜排毒食谱：

1. 黄瓜豆腐干

材料：黄瓜 500 克，豆腐干 100 克，油、葱末、料酒、味精、盐、油各适量。

做法：将黄瓜和豆腐干洗净切片，放置一边备用；锅置火上，烧热油后，下入葱末炝锅，放入黄瓜煸炒片刻后再下豆腐干，烹入料酒，加入味精、盐，淋上香油，颠炒几下即可出锅。

功效：清热、排毒、降糖。

2. 紫菜黄瓜汤

材料：黄瓜150克，紫菜15克，海米、精盐、酱盐、香油、味精各适量。

做法：先将黄瓜洗净切成菱形片状，紫菜、海米亦洗净；锅内加入清汤，烧沸后，投入黄瓜、海米、精盐、酱油，煮沸后撇浮沫，下入紫菜，淋上香油，撒入味精，调匀即成。

功效：清热益肾，适用于更年期肾虚烦热的女性。

3. 山楂汁拌黄瓜

材料：嫩黄瓜5条，山楂30克，白糖50克。

做法：先将黄瓜去皮心及两头，洗净切成条状；山楂洗净，入锅中加水200毫升，煮约15分钟，取汁液100毫升；黄瓜条入锅中加水煮熟，捞出；山楂汁中放入白糖，在文火上慢熬，待糖融化，投入已控干水

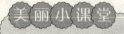

吃黄瓜的注意事项

黄瓜因为有排毒瘦身、美白养颜的功效，而深受女人喜爱，但如果吃黄瓜时不注意以下几点，就容易损害健康。

黄瓜性凉，脾胃虚寒、久病体虚者，比如患有慢性支气管炎、结肠炎、胃溃疡的女人应少吃，如果要食用，也应先炒熟后食用，避免生食。

吃黄瓜时，一定不要把黄瓜头儿扔掉。因为黄瓜头儿含有较多的苦味素，苦味成分为葫芦素C，可刺激消化液的分泌，产生大量消化酶，增加肠胃动力，帮助消化，清肝利胆和安神的功能，还可以防止流感。而且，动物实验证实，苦味素还具有明显的抗肿瘤作用。

少吃腌黄瓜，因为腌黄瓜含盐量高，反而会引起发胖。特别是有肝病、心血管病、肠胃病以及高血压的女人，都不要吃腌黄瓜，容易加重病情。

黄瓜不宜和花生搭配食用。这是因为黄瓜性味甘寒，常用来生食，而花生米多油脂。一般来讲，如果性寒食物与油脂相遇，会增加其滑利之性，可能导致腹泻，所以不宜同食。

黄瓜不宜与辣椒、芹菜搭配使用。因为黄瓜中含有一种维生素C分解酶，单吃黄瓜时，这种维生素C分解酶保持一定的活性，如果将黄瓜与芹菜、辣椒等维生素C含量丰富的食物同食，这种分解酶就会破坏其他食物的维生素C，虽对人体没有危害，但会降低人体对维生素C的吸收。

的黄瓜条拌匀即成。

功效：清热降脂，减肥消积，适用于肥胖症、高血压、咽喉肿痛者。

4.黄瓜蒲公英粥

材料：黄瓜、大米各50克，新鲜蒲公英30克。

做法：先将黄瓜洗净切片，蒲公英洗净切碎；大米淘洗先入锅中，加水1000毫升，如常法煮粥，待粥熟时，加入黄瓜、蒲公英，再煮片刻，即可食之。

功效：清热解暑，利尿消肿，适用于热毒炽盛，咽喉肿痛，风热眼疾，小便短赤等病症。

5.醋煮黄瓜

材料：黄瓜1根，醋适量。

做法：将黄瓜破作两片，以醋煮一半，水煮一半，至烂熟。空腹食。

功效：利水消肿，适用于大腹水肿，小便不利。

早盐晚蜜，最适合女性的排毒瘦身法

苗条的身材是每一个女人都渴望拥有的，瘦身也成了女人之间经常探讨的话题，更有很多爱美女性不惜委屈自己的胃、虐待自己的身体来让自己美丽一点点。其实，女性朋友们只要掌握了"早盐晚蜜"的养生经，瘦身就会变成轻而易举的事情。

所谓"早盐"，是指每天早上空腹喝一杯加了一小勺竹盐的纯净水。淡盐水能促进肠蠕动，解除便秘，减少脂肪在肠道中的堆积和过量吸收，减少肥胖的机会。竹盐比一般的盐更具有解毒排毒功能。古时的僧侣把盐装在精心选择的竹筒中，用天然黄土封上，再用特定的松枝烘烤，最后得到的固体粉末就是竹盐。这个过程往往要反复进行，"好"的竹盐会进行9次。竹盐含有天然矿物质和青竹清热成分，并能放射大量的远红外线，具有消炎、抗菌、中和毒素的神奇功效。

多数肥胖的女人总感觉身体四肢胀胀的，这是人体内积蓄了过多的水分、脂肪和老旧废物所呈现出来的浮肿。买一些美容竹盐做做按摩就能消肿，这是因为竹盐中的有机物能够渗入皮肤，促进皮肤的新陈代谢，排出体内多余的水分和废物，当你在按摩的过程中感觉到浑身发热就表明体内垃圾正在伴随着汗水和你说拜拜了！另外，竹盐中含有大量矿物质，可以让你的肌肤变得紧紧绷绷、细滑粉嫩。

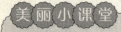

美丽小课堂

心脏毒素的表现和排出法

心脏有了毒素的外在表现：

（1）舌头溃疡。中医认为舌和心脏的关系最为密切，所以溃疡长在舌头上，通常认为是心脏有内火或是火毒。

（2）额头长痘。额头是心脏管辖的一个属地，心火旺盛成为火毒时，这个属地也会沸腾，于是此起彼伏地出现痘痘。

（3）失眠，心悸。心脏处于不停的工作中，当火毒停留于心而无法排出时，睡眠不会安稳。

（4）胸闷或刺痛。心脏内出现瘀血也是一种毒素，就像是在公路上堵车，轻一些的是胸闷，重一些的则会出现刺痛。

心脏毒素的排出法：

（1）吃苦排毒。可多吃味苦的莲子心，发散心火。用莲子心泡茶时加些竹叶或生甘草，能增强莲子心的排毒作用。

（2）按压心脏排毒要穴。可用力按压在手掌心第四、第五掌骨之间的少府穴，左右手交替。

所谓"晚蜜"，就是睡前用温开水调服 10～20 毫升蜂蜜。蜂蜜自古就是滋补强身、排毒养颜的佳品。《神农本草经》记载："久服强志轻身，不老延年。"蜂蜜富含维生素 B_2、维生素 C，以及果糖、葡萄糖、麦芽糖、蔗糖、优质蛋白质、钾、钠、铁、天然香料、乳酸、苹果酸、淀粉酶、氧化酶等多种成分，对润肺止咳、润肠通便、排毒养颜有显著功效。

"早盐晚蜜"的排毒效果虽好，但每个女人也要考虑自身的体质。因为竹盐中含有较多的钠，会引起血压增高；而蜂蜜中含糖量较高，所以，高血压、糖尿病患者要慎用此法。

此外，盐水和蜂蜜结合起来喝也很不错，因为二者有互补作用。蜂蜜中钾的含量较高，有助于排出体内多余的钠。

当然，在此基础上，女人平时还要注意多运动，以促进体内机能的正常循环和代谢，才能排毒健康两不误。

排毒食物排行榜，女人瘦身必知

虽然市面上有很多排毒的药品，但使用药物排毒难免形成依赖，而且难以预计副作用。其实，不少食物本身就具有抗污染、清血液、排毒素的功能。使用食物排毒，才是安全健康的选择。下面我们来看看哪些食物能登上排除毒素的排行榜单。

第一名：动物血

动物血包括猪血、鸭血、鸡血、鹅血等，其中以猪血的排毒效果最佳。中医认为，猪血有利肠通便、清除肠垢之功效。现代医学证实，猪血中的血浆蛋白经过人体胃酸和消化液中的酶分解后，能产生一种解毒和润肠的物质，可与入侵肠道的粉尘、有害金属发生化学反应，使其成为不易被人体吸收的废物而排泄掉，有除尘、清肠、通便的作用，做成汤喝，能清除体内污染。

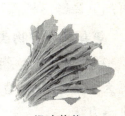

猪血

第二名：鲜果汁

女人多喝鲜果汁，能有效清除体内堆积的毒素和废物。因为一定量的鲜果汁进入人体消化系统后，便会使血液呈碱性，将积聚在细胞中的毒素溶解，再经过排泄系统排出体外。

第三名：绿叶蔬菜类

富含纤维素或叶绿素的绿叶蔬菜食物具有解毒功能，多吃有助于消除体内累积的毒性物质。毒性物质在由肝脏排出而被小肠吸收之前，会附着在纤维食物和叶绿素上，并随着大便排出体外。但纤维食物在排毒的同时，又易排出体内的营养素，成长期的女孩或病体初愈的女性不宜多食。

绿叶蔬菜

第四名：绿豆和红豆

在中医学中，绿豆被视为一种可化解多种食物或药物中毒的中药，因此女人适当多进食绿豆类的菜肴，能帮助排出体内的毒素，促进机体的正常代谢。

红豆可增加肠胃蠕动，减少便秘，促进排尿。可在睡前将红豆用电饭煲浸泡炖煮，隔天将无糖的红豆汤水当开水喝，能有效促进排毒。

绿豆

第五名：菌类食物

菌类食物特别是黑木耳，有清洁血液和解毒的功能。而蘑菇能帮助排出体内毒素，促进机体的正常代谢。

菌类食物

第六名：海藻类食物

海藻类食物成分中的胶质能促使体内放射物质随同大便排出体外，从而减少放射性物质在体内的积聚。

第七名：茶叶

茶叶的解毒作用，早在《神农本草经》中就有记载。现代医学认为，茶叶具有加快体内有毒物质排出的作用，这与其含茶多酚、多糖和维生素C是分不开的。

第八名：白萝卜和胡萝卜

白萝卜有很好的利尿效果，所含的纤维素可促进排便，利于减肥。如果想利用白萝卜来排毒，则适合生食，建议打成汁或以凉拌、腌渍的方式食用。白萝卜叶含有丰富的维生素和纤维质，有促进食欲、活泼肠道的作用，也能改善便秘。将洗净沥干的新鲜萝卜叶打成汁，再加入少许蜂蜜一起饮用，常喝可排毒和保健。

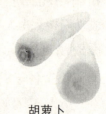

胡萝卜

胡萝卜对改善便秘很有帮助，富含β-胡萝卜素，可中和毒素。新鲜的胡萝卜排毒效果比较好，因为它能清热解毒、润肠通便，打成汁再加上蜂蜜、柠檬汁，既好喝又解渴，也有利排毒。

第九名：谷物类

糙米、小米、燕麦、薏苡仁等全谷类食物能整肠利便，有助于排毒。每天早餐吃一碗糙米粥、小米粥、薏苡仁粥或燕麦片粥，都是不错的排毒方法。

不可忽略的中草药排毒瘦身方

用中草药排毒是排毒方法之一，在其他方法效果不佳时，可以选用适宜的药物排毒，也可以运用药物配合其他方法以取得理想的效果。但请注意，运用药物排毒一定要在医生的指导下进行，选择合适的药物，并正确服用。

下面介绍几种经过长期临床验证，行之有效的排毒小药方：

1. 绿豆甘草汤

材料：绿豆250克，生甘草10克，丹参15克，石斛15克，生大黄6克。

做法：先将绿豆煮至水发黑，再加入其他药物共煎，生大黄宜后下。

功效：排毒、解毒。

解析：绿豆为药食两用，具有清热、解毒、利湿的作用；生甘草较为平和，具有解毒、补气的作用；丹参凉血解毒、活血通络，可以解毒；石斛补益阴津，并可通便；大黄解毒、通腑，打通排毒管道。

2. 苏叶生姜汤

材料：苏叶 10 克，生姜 15 克（或生姜汁 10 毫升）。

做法：煎汤顿服。或用苏叶煎汤，兑入生姜汁饮服。

功效：解鱼蟹中毒。

适应证：可用于鱼蟹中毒引发的呕吐、腹痛、腹泻。

解析：苏叶、生姜均可解鱼蟹中毒。

3. 紫草麻油

材料：紫草 30 克，芝麻油 200 毫升。

做法：麻油煎炸紫草，至油色紫，味焦臭，沥渣，留油，局部外用。

功效：凉血排毒、解毒、透疹敛疮。

解析：紫草具有清热凉血、排毒、解毒、透疹的作用；芝麻油作为有机溶剂，可使紫草有效成分充分溶出，并有濡润肌肤之功。

但需要注意的是，女人确实可以通过服用药物来为身体排毒，然而，如果不注重使用方法，就可能导致身体中毒。因此，一定要对公共用药安全问题树立正确观念，加强防范意识，不能认为中成药就是绝对安全的，是可以随意服用的。中成药的使用，尤其是含有一定毒性成分的药品，最好在医师、药师的指导下，按医嘱或参考说明书服用，切不可长期过量服用。

美丽小课堂

光子水排毒法

医学界最新研究表明，常年服用药物或者食物农药残留进入体内会导致药物毒素在人体内的残留和积聚，日积月累，会对人的身体健康产生重大危害，除了可能导致旧病复发外，还可能导致身体组织的病变和使人的寿命缩短。

为了清除体内聚集和残留的毒素，延缓衰老，一个十分有效的方法就是坚持喝"光子水"。制作"光子水"的具体方法是：将一杯温凉的白开水中加入少量食盐和冰块，然后放置在阳光下晒一会儿，即成"光子水"。

需要注意的是，光子水必须在白天饮用，绝不可以在晚上喝。这与中医所说的"晨饮盐水如参汤，夜服盐水赛砒霜"有关。而且，光子水的温度不要太冷，以免刺激胃部引起不适。

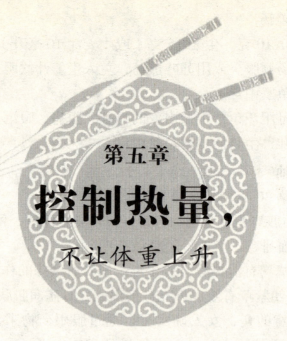

第五章 控制热量，不让体重上升

怕长胖，首先要控制食欲和热量

女人为什么会发胖？主要是因为女人过量摄入食物，导致体内营养过剩形成脂肪堆积。因此，女人发现自己变胖时，首先要检查自己的饮食量是否偏大，如果是，就应控制饮食量使其恢复正常，尤其是要控制热量的摄入，这就需要女人学会控制自己的食欲。要控制食欲，女人首先要知道影响食欲的7大原因，并制订相应的对策：

1. 食物的种类

食物的种类越多，女人的进食量往往也越多。有调查发现：如果给人们提供3种口味的酸奶，他们将比只提供1种口味酸奶的人多食用23%。因此，要避免一次食用过多种类的食物，且最好在食用前计算一下各类食物的总热量，尽量不要超过营养家建议的热量标准。

2. 食物的分量

食物的分量对女人的食欲也有较大的影响。研究显示，当提供给受试者大份的同种食物时，他们会吃得更多。

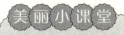

最能控制热量的吃饭时间

女人要想保持苗条身材，最要紧的就是控制热量的摄入量。控制热量除了要保证饮食有规律，不暴饮暴食外，还要注意控制吃饭的时间，即在身体消耗能量最旺盛的时候吃饭，就能防止过多的热量转化为脂肪储存起来。

那么什么是最佳的吃饭时间呢？营养专家认为，最佳的吃饭时间是身体最活跃、新陈代谢最旺盛的时候。

1. 早晨起床后

在早晨，女人经过了一夜的睡眠，差不多十个小时没有进食，身体没有能量补充，细胞已经消耗光了能量，所以这个时候身体急需要补充能量，尤其要注意补充蛋白质，因为蛋白质在体内不能储存，已经被循环消耗掉，给头发、皮肤、指甲等吸收了，或是用来产生抗体对抗入侵人体的细菌。因此，女人在早晨起来的时候，应该补充丰富的早餐。

2. 运动后的30~45分钟

营养专家认为，另一个吃饭的最佳时间是女人运动后的30~45分钟内。在这个时候，女人体内消耗能量的生化酶是最活跃的，而储存能量的激素在这个时候受到抑制，也就是说，能量被转化为脂肪的概率降低了。这个时候进食，碳水化合物会立刻被消耗来补充肝糖，在运动过程中，肝糖浓度降低。运动过后，身体需要补充蛋白质帮助肌肉组织恢复和生长，这一过程需要脂肪作为能量。运动后补充的能量都用来恢复体力了，当然不怕长胖了。

3. 食物的外观

外观漂亮的食物会让女人吃得更多。心理学研究显示，外观漂亮的食物可以扩大饥饿感，主要是它刺激人体释放了多巴胺类物质，这是一种与快乐、舒适有关的神经传导素。因此，女人要想更好地控制食欲，最好选用不透明的包装盛装食品。

4. 食物的获得方式

很多时候，女人吃东西不是因为她们感到饥饿，而是因为食物就在她们旁边。在自助餐厅的研究显示，人们如果离冰激凌机很近，他们将会食用更多的冰激凌。因此，对于那些想要控制食欲的女人来说，瘦身就意味着：一定要尽量把食物放得远一些。

5. 气味

无论是周围环境的气味还是食物的气味，只要它是不愉快的气味，就会让女人抑制食物消费欲望或缩短用餐时间。而愉快的气味确实能使人们增加进食量。因此，应控制那些让自己感到愉悦的食物的进食量，并不要过于抗拒那些气味不良但营养丰富的食物，就能有效控制热量。

6. 光线

有研究发现，柔和的灯光会影响人们消费食物，这主要是因为柔和的灯光会让人们增加舒适感，从而减少对进餐的控制，延长人们的用餐时间，增加人们的进食量。为了控制食欲，女人应尽量缩短在柔和灯光下的用餐时间。

7. 声音

有研究发现：轻音乐一般可以增加食欲、延长用餐时间，从而增大食物和饮料的消费量。相反，当音乐或周围的噪声太大、太快或让人感觉不舒适时，人们的食物消费量当然也会降低。因此，想要控制食欲的女人在进餐时最好不要听音乐。

此外，女人要尽量穿合身的衣服，而不要穿过于宽松的衣服，这也能在一定程度上限制你的进食量，有效抑制食欲，控制热量的摄入。

控制热量的 8 妙招，让体重不上升

为了消耗体内多余的脂肪，保持苗条的身材，许多女人尝试了各种各样的瘦身方法，比如运动、按摩、拔罐、吃减肥药等，但是效果并不一定理想。这是因为，女人没有从源头上阻止脂肪堆积，即消耗的热量远小于摄入的热量。也就是说，只有女人保证饮食的合理规律，严格控制热量的摄入，才能快速瘦身。

下面介绍 8 个控制热量的妙招，阻止脂肪在体内过多堆积，也就能让体重不再上升。

妙招 1：使用量杯、量匙、食物磅

控制食物量是控制热量的最基本方法。但大多数人对食物量的概念很模糊，比如，我们很难注意 200 克面条的分量，因此常常无意间摄入过量的食物。因此，我们要想控制热量，首先要学会使用量杯、量匙、食物磅等量器来使饮食用量规范。

一般量杯为 250 毫升，量匙为 15 毫升、10 毫升或 5 毫升，电子磅一般可以量 2 千克内的重量，初学者可依从个人需要测量自己需要的分量，比如这一餐可以吃半杯燕麦，加 200 毫升低脂牛奶或 3 汤匙奶粉及 1 汤匙果仁碎，你便可以利用量器掌握准确分量。

当然，这并不是要求女人每餐都要用量器来规范食物用量，而是帮助女人了解现在每餐食物或烹调时油分的大约分量，使其向合理的饮

常见奶类的热量表

食品名称	热量/可食部分 （千焦/100克）	食品名称	热量/可食部分 （千焦/100克）	食品名称	热量/可食部分 （千焦/100克）
黄油	3675/100	奶皮子	1895/100	果料酸奶	276/100
奶油	2966/100	牛奶粉（婴儿奶粉）	1825/100	母乳	267/100
黄油渣	2467/100	奶疙瘩	1755/100	酸奶（中脂）	263/100
牛奶粉	2101/100	冰激凌粉	1631/100	酸奶（高蛋白）	255/100
羊奶粉（全脂）	2051/100	奶豆腐（脱脂）	1413/100	羊奶（鲜）	243/100
牛奶粉（强化维生素）	1994/100	炼乳（罐头，甜）	1367/100	脱脂酸奶	234/100
牛奶粉（全脂）	1969/100	奶酪	1351/100	牛奶	222/100
奶片	1944/100	奶豆腐（鲜）	1256/100	牛奶（强化VA,VD）	210/100
牛奶粉（全脂速溶）	1919/100	酸奶	296/100	酸奶（橘味脱脂）	197/100

食用量靠拢。在一段时间的练习后，女人往往能建立一个较为精准的食物用量标准，更好地控制食物用量，从而达到减重目标。

妙招2：肉眼估计分量

如果嫌使用量器太麻烦，大家也可注意训练自己用肉眼估计重量的能力，这时我们就需要掌握一些简单的肉眼估量方法，比如50克肉大约等于一只普通麻雀的大小；一个标准大小的雪糕球大约等于半杯分量；一个网球大约有一杯（250毫升）分量；一个碗大约有300毫升分量等。

妙招3：控制用油量

在各种营养素中，以脂肪带给女人的热量最多，每克有37千焦之多，而烹饪时常用的油往往富含大量脂肪。因此，烹饪食物倒油时，切忌拿着整瓶油往锅中倾倒，而应先将油倒入量匙，再放入锅内。每人每餐建议不进食多于10毫升的油，并尽量使用富含不饱和脂肪酸的植物油。

妙招4：大碟换小碟

食物的分量对女人的食欲有很大影响，女人应尽量减少食物的分量，使用较小的食具。比如，将100克米饭盛放在一个可容150克米饭的大碗里，你会感觉米饭好少，吃完后可能会再添半碗米饭；而如果将这100克米饭盛放在2个能装50克米饭的小碗里，你就会觉得米饭好多，吃完后会有很大的满足感。因此，我们要尽量将家中的大碗碟换成小碗碟，这样你便不会吃多，在不知不觉中减低了食量。

妙招5：独食难肥

在中国，人们习惯与朋友家人同享饭菜，为了避免菜不够吃的尴尬，常常准备过多的饭菜。而且，人们还喜欢一边吃一边聊天，使得吃饭的过程较为漫长，也就容易加大进食量。为了控制食量和热量，女人可先将适量饭菜放入自己的碟中（记着要用小碟），吃完了就算，避免再添菜或添饭，这便不会吃多。

妙招6：先加奶，后加咖啡

许多女人喝咖啡时，往往在不自觉中加太多牛奶，结果一杯本来约330千焦的热咖啡最终变成了618千焦。为了避免这个问题，喝咖啡时最好先加牛奶，这便容易控制分量，然后才加咖啡。

妙招7：自备午餐盒

办公室一族外出午膳时，经常遇上餐厅提供分量过大的午间套餐，远超个人需要，但又不知不觉全吃完，这就容易摄入过多热量。因此，最好自备午餐盒，选配好蔬菜肉类及面饭的分量，就不容易吃多。

妙招8：外出进餐要慎选

餐馆提供的餐饮分量大多超越个人需要，因此外出进餐时谨记分量，如有大份或小份选择，当然要选小分量。如果套餐分量较多，应二人分享，可再点一份沙拉。

多吃低热量的粗粮，轻松减少进食量

随着生活水平的提高，高营养的精细食品越来越多地进入人们的饮食中，而玉米、高粱等粗粮却远离了女人的餐桌，这种过于精细的饮食带给人们的往往不是健康，而是肥胖等健康问题。因为人体需要多种营养素，并要求各种营养素之间有合理的比例，以保持一日三餐的膳食平衡。要想做到这种科学的饮食习惯，就必须做到粗细食品的合理搭配。

粗粮一般有如下三类：

（1）谷物类：玉米、小米、红米、黑米、紫米、高粱、大麦、燕麦、荞麦/麦麸等。

（2）杂豆类：黄豆、绿豆、红豆、黑豆、青豆、芸豆、蚕豆、豌豆等。

（3）块茎类：红薯、山药、土豆等。

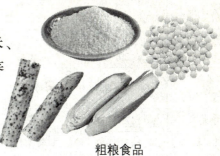
粗粮食品

常见五谷杂粮的热量表

食品名称	热量/可食部分（千焦/克）	食品名称	热量/可食部分（千焦/克）	食品名称	热量/可食部分（千焦/克）
油炸土豆片	2595/100	黄豆粉	1722/100	麸皮	906/100
黑芝麻	2187/100	豆腐皮	1685/100	花卷	894/100
芝麻（白）	2130/100	油炸豆瓣	1668/100	馒头（蒸，富强粉）	856/100
油面筋	2081/100	油炸豆花	1648/100	水面筋	576/100
方便面	1944/100	黑豆	1569/100	烤麸	498/100
油饼	1643/100	黄豆	1479/100	米饭（蒸，粳米）	469/100
油条	1590/100	蚕豆（干，去皮）	1409/93	米饭（蒸，籼米）	449/100
莜麦面	1586/100	卤干	1384/100	面条（煮）	449/100
燕麦片	1512/100	虎皮芸豆	1376/100	鲜玉米	436/46
小米	1474/100	绿豆面	1359/100	白薯（白心）	428/86
薏米	1410/100	绿豆	1301/100	白薯（红心）	407/90
籼米（标一）	1446/100	杂豆	1301/100	粉皮	263/100
高粱米	1446/100	红芸豆	1293/100	小米粥	189/100
富强粉	1442/100	豌豆（干）	1289/100	米粥（粳米）	189/100
通心粉	1442/100	红小豆	1273/100	豆沙	1001/100
大黄米（黍）	1437/100	杂芸豆（带皮）	1260/100	红豆馅	988/100
江米	1433/100	蚕豆（干，带皮）	1252/100	素火腿	869/100
粳米（标二）	1433/100	白芸豆	1219/100	桂林腐乳	840/100

挂面（富强粉）	1429/100	油豆腐	1005/100	豆腐丝	828/100
灿米	1429/100	白薯干	2521/100	素鸡	791/100
玉米糁	1429/100	土豆粉	1388/100	素什锦	712/100
米粉（干,细）	1425/100	粉条	1388/100	素大肠	630/100
香大米	1425/100	红薯粉	1384/100	薰干	630/100
籼米（标二）	1421/100	玉米（白）	1384/100	酱豆腐	622/100
挂面（标准粉）	1417/100	玉米（黄）	1380/100	香干	605/100
标准粉	1417/100	粉丝	1380/100	豆腐干	576/100
血糯米	1413/100	黑米	1372/100	上海南乳	568/100
粳米（标一）	1413/100	煎饼	1372/100	菜干	560/100
黄米	1409/100	大麦	1264/100	腐乳（白）	548/100
玉米面（白）	1401/100	荞麦粉	1252/100	臭豆腐	535/100
玉米面（黄）	1401/100	烧饼（糖）	1244/100	北豆腐	404/100
素虾（炸）	2373/100	富强粉切面	1174/100	酸豆乳	276/100
腐竹皮	2014/100	标准粉切面	1154/100	南豆腐	234/100
腐竹	1891/100	烙饼	1050/100	豆奶	123/100
豆浆粉	1738/100	馒头	960/100	豆浆	53/100

粗粮之所以有瘦身功效，不仅是因为它营养丰富且热量低，更是因为粗粮里含有大量的膳食纤维，可帮助肠道蠕动，排出毒素，预防便秘。

粗粮中含有的B族维生素可帮助热量燃烧。玉米中还含有大量镁，镁可加强肠壁蠕动，促进机体废物的排出。经常食用黄豆食品，可有效地降低血清胆固醇，并帮助修复动脉血管壁已遭受的损害。

粗粮还能减少女人的进食量，因为粗粮中产生的短链脂肪酸也能够刺激胃部的脂肪细胞释放饱感激素——瘦素。

多吃粗杂粮还有助于控制血糖。用粗杂粮代替部分细粮能有效降低体内血糖，有助于糖尿病患者控制血糖。

下面介绍粗粮的食用方法

（1）粗粮与细粮搭配：因各种粮谷类食品中所含的营养素的种类和数量不一致，搭配食用可提高食品营养价值。联合国粮农组织最新颁布的纤维食品指导大纲建议，健康人常规饮食中应该含有 30～50 克纤维。研究发现，饮食中以 6 分粗粮、4 分细粮最为适宜。

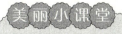

过量食用粗粮的危害

1. 使胃肠道"不堪重负"

一次性摄入大量不溶性膳食纤维，容易加重胃排空延迟，可能造成腹胀、早饱、消化不良等。

2. 影响矿物质吸收

大量进食粗粮，在延缓糖分和脂类吸收的同时，在一定程度上阻碍了身体内矿物质的吸收，特别是钙、铁、锌等元素。这对于本身就缺乏这些元素的中老年人和患者而言，无异于"雪上加霜"。

3. 降低蛋白质的消化吸收率

大量进食粗粮，其中的不溶性膳食纤维将导致胃肠蠕动减缓，使蛋白质的消化吸收能力更弱。

4. 导致发生低血糖反应

有些糖尿病患者突然在短期内由低纤维膳食转为高纤维膳食，在导致一系列消化道不耐受反应同时，也会使含能量的营养素（如糖类、脂类等）不能被及时吸收而导致低血糖反应。这一点注射胰岛素的糖尿病患者尤应注意。

（2）粗粮与肉蛋奶搭配：粗粮的蛋白质中赖氨酸含量较少，与肉蛋奶类副食搭配可补其不足。

（3）粗粮细吃：粗粮细吃可避免口感及吸收较差的问题。

吃米饭要尽量粗、乱、色、淡

在中国，大多数人每天的主食就是米饭，而许多女人认为主食是导致肥胖的罪魁祸首，也就简单地将减少主食作为减肥的主要手段。其实不然，米饭的热量并不高，每100克米饭仅有461千焦卡的热量。而且，米饭的摄入能带来饱腹感，在一定程度上可以起到节制饮食的作用。只要女人掌握了吃米饭的正确方法，即坚持粗、乱、色、淡四个原则，不仅能有效控制热量，预防肥胖，还能有效维护身体健康。

1. 吃"粗"米可控制血糖血脂

精白米饭对控制血糖和血脂方面效果不是很好。只有吃足够多的纤维，才能有效地降低米饭的消化速度，同时可以在肠道中吸附胆固醇和脂肪，起到降低餐后血糖和血脂的作用。这样也可以让女人吃得慢一些，食量小一些，有利于控制体重。

糙米、黑米、胚芽米等"粗"米，虽说有益健康，但口感上欠佳，难以长期坚持。因此，女人在煮饭的时不妨将部分"粗"米和精细大

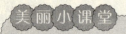

米饭变香的4个技巧

1. 加醋蒸米饭法

在夏天,米饭不宜久放,容易变馊。为了延长米饭的保存时间,女人可在蒸米饭时,按1.5千克米加2~3毫升醋的比例放些食醋,可使米饭易于存放和防馊,而且蒸出来的米饭并无酸味,相反饭香更浓。

2. 加油蒸米饭法

用陈米蒸饭时,女人可将陈米放入清水中浸泡两小时,捞出沥干,再放入锅中加适量热水,一汤匙猪油或植物油,用旺火煮开再用文火焖半小时即可。若用高压锅,焖8分钟即熟。这样蒸出来的陈米会像新米一样好吃。

3. 加盐蒸米饭法

上一餐剩下了大量米饭,丢了可惜,但重蒸又口味不好。这时,女人可在蒸剩饭时,放入少量食盐水,能去除米饭异味。

4. 加茶蒸米饭法

为了使米饭色、香、营养俱佳,并有去腻、洁口、化食和提供维生素的功效,女人可用茶水蒸饭。具体做法是:根据米的多少取0.5~1克茶叶,用500~1000毫升开水泡5分钟,然后滤去茶叶渣,将过滤的茶水倒入淘洗好的大米中,按常规入锅蒸即可。

米食用配合。可以先把"粗"原料放在水里泡一夜,以便煮的时候与米同时熟,坚持这样做就能长期得到均衡的"粗""细"米的营养成分。

2. 吃"乱"米可预防慢性病

把粗粮、豆子、坚果等加在米饭里一起煮能预防慢性病。比如红豆大米饭、花生燕麦大米粥等。加入这些食品材料,一方面增加了B族维生素和矿物质,另一方面还能起到蛋白质营养互补的作用,能够在减少肉类食品的同时保证充足的营养供应。

更重要的是,这样做能有效地降低血糖反应,控制血脂上升。其中豆类与米的配合最为理想,因为豆中含有丰富的膳食纤维,其中的淀粉消化速度非常慢,对于预防慢性病最为有效。

3. 吃"色"米可预防心血管病

白米饭维生素含量很低,如果与其他食物搭配,就能在很大程度上改善其营养价值。比如说,煮饭时加入绿色的豌豆、橙红色的胡萝卜、黄色的玉米粒,既美观,又营养。

4. 吃"淡"米可控制血压体重

尽量不要在米饭当中加入油脂,以免增加额外的能量。因此,炒饭最好少吃,也不要加香肠煮饭,或者用含有油脂的菜来拌饭。另外,尽量不要在米饭当中加入盐、酱油和味精，避免增加额外的盐分。但加入醋、用紫菜包裹、中间加入蔬菜和生鱼一类的做法是符合清淡原则的。醋能帮助控制血脂，紫菜和生鱼也是对心血管有利的食物。只要同时不吃过咸的菜肴，紫菜饭卷是相当适合慢性病人食用的主食。

多吃低热、低脂的白肉，女人难再胖

这里所说的白肉不是"蒜泥白肉"中的五花肉，也不是肥肉，而是和脂肪含量较高的"红肉"相对的、肌肉纤维细腻、热量较低、脂肪含量较低、不饱和脂肪酸含量较高的肉类。白肉包括禽类、鱼、爬行动物、两栖动物、甲壳类动物及双壳类动物等。

正因为白肉具有低热量、低脂肪的特点，才能帮助女人控制热量，保持苗条的身材。下面，我们就来介绍几种低热低脂的白肉。

1. 鸡肉

鸡肉比起猪肉、牛肉等肉类，明显具有低脂肪、低热量的特点，肉质也更爽口香嫩，采用任何烹饪方法、与多种辅料搭配都能制作出美味菜肴，且营养丰富，几乎可以称为减肥者摄取动物性蛋白质的首选食物。

2. 鸭肉

鸭肉的营养价值很高，蛋白质含量比畜肉高得多，能有效增加饱腹感。而且，鸭肉的脂肪、碳水化合物含量适中，特别是脂肪均匀地分布于全身组织中。鸭肉中的脂肪酸主要是不饱和脂肪酸和低碳饱和脂肪酸，含饱和脂肪酸量明显比猪肉、羊肉少，且有研究表明，鸭肉中的脂肪不同于黄油和猪油，其饱和脂肪酸、单不饱和脂肪酸、多不饱和脂肪酸的比例接近理想值，其化学成分近似橄榄油，有降低胆固醇的作用，对防治心脑血管疾病有益。中医认为鸭肉性寒，有养胃、消水肿的功效。由此可见，鸭肉是女人必不可缺的瘦身白肉。

3. 鹅肉

在所有的肉类中，鹅肉是全价蛋白质（也称完全蛋白质，是指含有全部必需氨基酸的蛋白质、营养价值最高的蛋白质）、优质蛋白质。而且，鹅肉中的脂肪含量较低，仅比鸡肉高一点，比其他肉要低得多。鹅肉不仅脂肪含量低，同时富含人体必需的多种氨基酸以及多种维生素、微量元素、矿物质、烟酸和糖。因此，营养丰富、脂肪含量低、不饱

常见肉类热量表

食品名称	热量/可食部分（千焦/克）	食品名称	热量/可食部分（千焦/克）	食品名称	热量/可食部分（千焦/克）
猪肉（肥）	3361/100	猪蹄（熟）	1071/43	羊肝	552/100
羊肉干（绵羊）	2422/100	母鸡（一年内鸡）	1054/66	鸡胸脯肉	548/100
腊肠	2406/100	鸡爪	1046/60	猪脑	532/100
猪肉（血脖）	2373/90	驴肉（熟）	1034/100	猪肝	532/99
猪肉（肋条肉）	2340/96	酱鸭（罐头）	1021/93	鹅肝	528/100
牛肉干	2266/100	猪肘棒	1021/67	喜鹊肉	528/100
酱汁肉	2261/96	腊羊肉	1013/100	鸭肝	528/100
鸭皮	2216/100	酱牛肉	1013/100	土鸡	510/58
香肠	2092/100	鹅	1009/63	马肉	502/100
母麻鸭	1899/75	鸭舌	1009/61	鸡肝（肉鸡）	498/100
牛肉松	1833/100	烤鸡	998/73	鸡肝	498/100
鸡肉松	1812/100	鸭	998/68	猪心	490/97
北京烤鸭	1796/80	羊肉串（电烤）	964/100	羊肉（瘦）	486/90
广东香肠	1783/100	猪口条	960/94	鸡胗	486/100
北京填鸭	1746/75	午餐肉	943/100	方腿	482/100
瓦罐鸡汤（汤）	1680/100	小肚	927/100	狗肉	477/80
猪肉松	1631/100	羊舌	927/100	驴肉（瘦）	477/100
猪肉（肥,瘦）	1627/100	羊肉串（炸）	894/100	羊心	465/100
肉鸡	1602/74	羊肉（熟）	886/100	羊肉（前腿）	457/71
咸肉	1586/100	扒鸡	886/66	乌骨鸡	457/48
公麻鸭	1483/63	火腿肠	874/100	鹌鹑	453/58
猪肉（软五花）	1437/85	卤煮鸡	874/70	猪肚	449/96
猪肉（硬五花）	1396/79	猪肝（卤煮）	836/100	羊肉（胸脯）	445/81
猪肉（前蹄膀）	1392/67	鸽	828/42	羊肉（颈）	449/74
宫保肉丁（罐头）	1384/100	猪肉（清蒸）	815/100	牛肉（瘦）	436/100
猪肉（后臀尖）	1363/97	羊肉（肥,瘦）	815/90	火鸡胸脯肉	424/100
茶肠	1355/100	牛舌	807/100	羊肉（后腿）	420/77
猪肉（后蹄膀）	1318/73	鸡翅	799/69	兔肉	420/100
金华火腿	1310/100	猪大肠	786/100	牛肉（前腱）	412/95
猪肘棒（熟）	1293/72	猪耳	782/100	鹅肫	412/100

食品名称	热量/可食部分（千焦/克）	食品名称	热量/可食部分（千焦/克）	食品名称	热量/可食部分（千焦/克）
盐水鸭（熟）	1285/81	猪肉（腿）	782/100	牛肉（后腿）	403/100
蒜肠	1223/100	瓦罐鸡汤(肉)	782/100	猪腰子	395/93
小泥肠	1215/100	卤猪杂	766/100	牛肉（前腿）	391/100
羊肉（冻，山羊）	1207/100	腊肉	745/100	牛肺	387/100
猪肉香肠罐头	1194/100	鸡腿	745/69	羊肉（脊背）	387/100
烧鹅	1190/73	羊蹄筋（生）	729/100	牛肉（后腱）	389/94
羊肉(冻,绵羊)	1174/100	鸡心	708/100	鸭胗	379/93
风干肠	1165/100	煨牛肉（罐头）	683/100	火鸡胗	374/100
小红肠	1153/100	酱驴肉	659/100	火鸡腿	370/100
叉烧肉	1149/100	猪蹄筋	642/100	羊肾	370/100
肯德基炸鸡	1149/70	猪肉（里脊）	638/100	鸭胸脯肉	370/100
蛋清肠	1145/100	牛蹄筋	622/100	羊肚	358/100
猪排骨	1145/72	鸭掌	618/59	野兔肉	346/100
大肉肠	1120/100	牛蹄筋（熟）	605/100	猪肺	346/97
酱羊肉	1120/100	沙鸡	605/41	牛肚	296/100
大腊肠	1100/100	鸭翅	601/67	羊大肠	288/100
酱鸭	1095/80	鸭心	589/100	猪小肠	267/100
猪蹄	1095/60	火鸡肝	589/100	鸭血（白鸭）	238/100
猪大排	1087/68	猪肉（瘦）	589/100	羊血	234/100
午餐肠	1075/100	羊脑	585/100	猪血	226/100
红果肠	1071/100	牛肝	572/100	鸡血	201/100

常见水产品的热量表

食品名称	热量/可食部分(千焦/克)	食品名称	热量/可食部分（千焦/克）	食品名称	热量/可食部分（千焦/克）
鲮鱼（罐头）	1643/100	银鱼	490/100	明太鱼	362/45
淡菜（干）	1462/100	红螺	490/55	石斑鱼	350/57
蛏干	1400/100	鳜鱼	482/61	明虾	350/57
鲍鱼（干）	1326/100	青鱼	478/63	河虾	346/86
鱿鱼（干）	1289/98	赤眼鳟（金目鱼）	470/59	乌贼	346/97
鱼片干	1248/100	梅童鱼	466/63	麦穗鱼	346/63
墨鱼（干）	1182/82	草鱼	462/58	鲍鱼	346/65

食品名称	热量/可食部分(千焦/克)	食品名称	热量/可食部分(千焦/克)	食品名称	热量/可食部分(千焦/克)
干贝	1087/100	鲨鱼	453/56	面包鱼	341/52
海参	1079/93	鲤鱼	449/54	墨鱼	337/69
鱼子酱(大马哈)	1038/100	鲫鱼	445/54	琵琶虾	333/32
海鲫鱼	848/60	比目鱼	441/72	淡菜(鲜)	329/49
丁香鱼(干)	807/100	鲷(加吉鱼)	436/65	海虾	325/51
海米	803/100	鯵鱼(大凤尾鱼)	436/79	鲜贝	317/100
堤鱼	786/64	片口鱼	432/68	非洲黑鲫鱼	317/53
河鳗	745/84	河蟹	424/42	鱿鱼(水浸)	309/98
腭针鱼	741/75	鲇鱼	420/65	海蜇头	304/100
香海螺	671/59	鲢鱼	420/61	牡蛎	300/100
快鱼	655/71	基围虾	416/60	蚶子	292/27
鲌鱼	638/66	金线鱼	412/40	海参(鲜)	292/100
虾皮	630/100	狗母鱼	412/67	蚌肉	292/63
白姑鱼	618/67	鲈鱼	412/58	海蛎肉	271/100
胡子鲇	601/50	鳙鱼(胖头鱼)	412/61	乌鱼蛋	271/73
鲑鱼	589/72	小黄花鱼	407/63	蟹肉	255/100
平鱼	585/70	虹鳟鱼	407/57	鲜赤贝	251/34
尖嘴白	564/80	罗非鱼	403/55	黄鳝(鳝丝)	251/88
鳊鱼(武昌鱼)	556/59	蛤蜊(毛蛤蜊)	399/25	鲜扇贝	247/35
八爪鱼	556/78	泥鳅	395/60	田螺	247/26
口头鱼	552/56	大黄鱼	395/66	生蚝	234/100
黄姑鱼	547/63	鲮鱼	395/57	蛤蜊(沙蛤)	230/50
带鱼	523/76	海蟹	395/55	章鱼	214/100
黄鳍鱼	510/52	梭子蟹	395/49	河蚬	193/35
鯵鱼(小凤尾鱼)	510/90	鳌虾	383/31	蛤蜊(花蛤)	185/46
边鱼	510/70	对虾	383/61	蛏子	164/57
沙梭鱼	502/72	龙虾	370/46	河蚌	148/23
海鳗	502/67	黄鳝(鳝鱼)	366/67	海蜇皮	135/100
鲅鱼	502/80	沙丁鱼	362/67	海参(水浸)	99/100

和脂肪酸含量高的鹅肉成为女人心目中最理想的高蛋白、低脂肪、低胆固醇的健康瘦身食品。

4. 火鸡肉

近年来,原产自美洲的火鸡在中国大受欢迎,因为火鸡肉在营养价值上有"一高二低"的优点。一高是蛋白质含量高,二低是脂肪低、胆固醇低,并含有丰富的铁、锌、磷、钾及B族维生素。而且,火鸡肉所含的脂肪是不饱和脂肪酸，不会导致血液中胆固醇量的增加。此外，火鸡肉富含色氨酸和赖氨酸，可协助人体减压力、消除紧张和焦躁不安等症。因此，女人多吃火鸡肉，不仅能有效控制热量，轻松减重，还有益于补血，养护生理期、妊娠期健康。

5. 鱼肉

鱼肉可提供大量的优质蛋白质，并且消化吸收率极高，是补充优质蛋白质的最佳选择。同时，鱼肉中的胆固醇、脂肪含量很低，在摄入优质蛋白质的同时不会带入更多的胆固醇。鱼肉还含有叶酸、维生素B_2、维生素B_{12}等多种维生素，有滋补健胃、利水消肿、通乳、清热解毒、止嗽下气等功效，对治疗各种水肿、浮肿、腹胀、少尿、黄疸、乳汁不通皆有效。此外，鱼肉的肌纤维比较短，蛋白质组织结构松散，水分含量比较多，更容易消化吸收。因此，鱼肉是极富营养的瘦身食品。

6. 虾

虾和鱼肉、禽肉相比，脂肪含量少，并且几乎不含作为能量来源的动物糖质。虾中的胆固醇含量较高，但同时含有丰富的能降低人体血清胆固醇的牛磺酸，虾还含有丰富的钾、碘、镁、磷等微量元素和维生素A等成分。此外，虾中含有20%的蛋白质，是蛋白质含量很高的食品之一，是鱼、蛋、奶的几倍甚至十几倍。虾和鱼肉相比，所含的人体必需氨基酸缬氨酸并不高，但却是营养均衡的蛋白质来源。

下面为大家推荐几款低脂美食：

1. 水晶鸡

材料：一整只光鸡（约900克，去毛、去内脏），少许盐，纯正花生油20克。

做法：先将整只鸡洗净，放在篮子里沥干水分，后把鸡放在蒸盘里用盐均匀搽胸腔和鸡皮，再搽上纯正花生油，腌渍5分钟；把蒸锅的清水烧开，将腌渍好的鸡连蒸盘放进蒸锅里中火蒸10分钟后把鸡翻身再蒸8分钟，取出整只熟鸡斩件，整齐地摆放在碟子里，鸡蒸熟后蒸盘里会有约100毫升的鸡汤，将鸡汤全部淋在斩好的鸡上即可。

功效：低脂低热，还能温中补脾、益气养血、补肾益精。

2. 海带鸭肉冬瓜汤

材料：鸭肉、熟海带、冬瓜适量，姜片2~3片、花椒少许，糖适量，盐少许。

做法：先将鸭肉切成小块，放入热锅中干煎至鸭肉出油，随后放入姜片、花椒翻炒，加入热水，等开锅后转为小火慢炖；将去皮的冬瓜和海带切成小片，等鸭肉基本煮熟后放入，之后用盐和糖调味；煮至冬瓜变软后即可。

功效：鸭肉能够清热解毒、滋阴补肺，对治疗便秘有一定功效；海带中的褐藻酸能阻碍肠道对有害物质的吸收，并且可以帮助肠道将有害物质排出体外；冬瓜可以排出体内多余的水分。

3. 鹅肉萝卜汤

材料：鹅肉500克，萝卜250克，姜片、精盐、味精、麻油适量。

做法：鹅肉、萝卜洗净切块，放入砂锅，加水500毫升，烧开后，放入姜片和精盐，用小火炖烂，放入味精、麻油即可。分2次趁热吃鹅肉和萝卜，喝汤。

功效：营养丰富，脂肪含量低，不饱和脂肪酸含量高，对人体健康十分有利，具有益气补虚、和胃止渴的作用，特别适合口渴乏力、气短食欲不振者。

4. 火鸡三明治

材料：法棍面包1根，熟火鸡肉、生菜、西红柿、黑胡椒适量。

做法：法棍面包横切两半，火鸡肉切薄片；生菜洗净，西红柿洗净切片；在面包上铺火鸡片，根据个人口味撒适量黑胡椒，最后在火鸡上依次铺西红柿、生菜即可。

功效：益于补血，有效控制热量，轻松减重。

5. 苦瓜鲈鱼煲

材料：苦瓜150克，鲈鱼150克，胡萝卜25克，高汤2碗，油、盐、味精、料酒、胡椒粉、生粉各适量，蛋清1只，香油少许。

做法：将苦瓜和胡萝卜都切成片；鲈鱼切成片，加入生粉、蛋清、盐、料酒、味精和油拌匀，腌15分钟；起油锅，倒入苦瓜和胡萝卜翻炒40秒，盛起待用；锅内注入2碗高汤，加入适量盐、味精、料酒和胡椒粉大火烧开，倒入苦瓜、胡萝卜和鲈鱼片拌匀煮至鱼片熟，倒入生粉水勾芡，淋入少许香油便可。

功效：苦瓜中含有高能清脂素，即苦瓜素（RPA），这种被誉为"脂肪杀手"的特效成分能使摄取的脂肪和多糖减少40%~60%。鱼肉在肉类中，所含脂肪量相对较低，想减肥的女人可多吃。

6. 盐水虾

材料：新鲜河虾 500 克，盐 15 克，花椒 4 粒，姜 2 片，葱 3 段，料酒 50 克，味精 5 克。

做法：将虾去须、脚，洗净后下入开水锅内，在烧开之前，锅内先加入葱、姜、味精、料酒、盐、花椒等调料，烧开后将浮沫撇去，约 3 分钟虾即可煮熟。

功效：较为清淡，热量较低，减肥期间只需除去明显的脂肪、油脂即可食用。

常食豆类，保女人苗条又健康

现代人把豆类与豆制品称为"人类的健康之友"，其实这个说法并不是现代独创。我国传统饮食就讲究"五谷宜为养，失豆则不良"，意思是说五谷是有营养的，但没有豆子就会失去平衡。名医李时珍就是豆类食品的忠实爱好者，他在《本草纲目》中也对豆类食品大书了一笔，说豆腐益气和中、生津润燥、清热解毒、消温止痢、治赤眼、解硫黄、消酒毒，可谓功效全能。

现代科技也揭示大豆蛋白能降低人体血液胆固醇含量，可减少患心脏病的危险。因此，很多营养学家呼吁，用豆类食品代替一定量的肉类等动物性食品，是解决现代人群营养不良和营养过剩双重负担的最好办法。而且，豆类主要含有碳水化合物及优质大豆蛋白，只要在烹调时以代糖取代糖分，那么产生的热量其实并不大。

此外，豆类含丰富纤维质，能吸收体内水分，与体内废物一起变成粪便排出，还能分解脂肪及抑制脂肪积聚。而大便畅通可令食物在肠道停留时间缩短，减少吸收。对于水肿型肥胖的女人来说，因为体内积聚水分无法排走，间接减慢新陈代谢，可利用豆类来利尿排汗，并能帮助身体蒸发热量，有助消耗部分脂肪。因此，许多女人都将豆类食物作为减重的法宝。

豆子的种类非常多，每种所含的营养成分和食疗作用都各不相同。下面，我们就来介绍几种有较好瘦身功效的豆类：

1. 黄豆：降胆固醇

黄豆就是人们常说的大豆。黄豆含有异黄酮及丰富的蛋白质与钙质，有助降低胆固醇、加强骨骼生长，这对于减肥具有正面的作用。有医

> **美丽小课堂**
>
> **推荐豆类减肥方**
>
> **1. 五谷豆浆**
>
> 材料：黄豆30克，黑豆10克，绿豆10克，红豆10克，白芸豆10克。
>
> 做法：将所有豆类浸泡6～16小时，然后将浸泡好的五种豆子一起放入豆浆机，加入适量水启动豆浆机。
>
> 功效：黄豆降低胆固醇，黑豆低热量，绿豆降脂，红豆去水肿，白芸豆排毒，坚持每天饮用，必有减肥奇效。
>
> **2. 红豆陈皮汤**
>
> 材料：红豆200克，陈皮5克，盐少许。
>
> 做法：先将红豆浸泡半个小时，加入煮滚的500毫升清水中，煮30分钟左右，将红豆煮熟；再将事先用热水浸软的陈皮放入红豆汤中，上盖焖10分钟，之后加上一点盐就可以了。每日餐后饮用。
>
> 功效：红豆去水肿，理气开胃，坚持服用此汤两个星期以上，有非常良好的减肥效果。
>
> **3. 黑豆炖鲤鱼**
>
> 材料：鲤鱼1条（约500克），红枣10粒，黑豆20克。
>
> 做法：将鲤鱼宰净，去鳞、去鳃、去肠脏；将黑豆放锅中炒至豆壳裂开，洗净；将红枣去核，洗净；再将鲤鱼、黑豆、红枣放入炖盅里并加入适量水，盖好，隔水炖3小时即成。
>
> 功效：黑豆不仅热量低，而且纤维质含量高，可促进肠胃蠕动，预防便秘，所以是不错的减肥佳品。鱼肉属白肉，热量相对较低，而且营养丰富。这两者搭配在一起，有很好的减肥功效，而且对于减肥者来说，蒸、炖这类清淡的做法更加适宜。

学研究报道，科学家已经从大豆中分离出五个葡萄糖醛酸化物皂甙，这些大豆皂甙对离体大鼠脂肪细胞脂质代谢有影响，在医学临床上用大豆总皂甙治疗高脂血症和肥胖症也有很大效果。

2. 绿豆：降脂

绿豆有显著降脂作用，因为绿豆中含有球蛋白和多糖，能促进人体内胆固醇在肝脏分解成胆酸，加速胆汁中胆盐分泌和降低小肠对胆固醇的吸收。

3. 红豆：去水肿

红豆有滋补强壮、健脾养胃、利水除湿、和气排脓、清热解毒、通乳汁和补血的功能，其去水肿的效果极佳。

4. 豇豆：利水消胖

豇豆有健脾补肾、利水消胖的功能。

5. 毛豆：降血脂

毛豆含有的植物性蛋白质量多质高，足以与动物蛋白质媲美。毛豆中的皂素能排除血管壁上的脂肪,并能减少血液里胆固醇的含量。所以,女人常吃毛豆可使血脂降低,有利于健康和瘦身。

6. 蚕豆:健脾利湿

蚕豆是低热量食物,对需要减肥,以及患高血脂、高血压和心血管系统疾病的女人是一种良好的食品。但蚕豆不可生吃,也不可多吃,以防腹胀。

7. 芸豆:利减肥

芸豆有温中下气、利肠胃、止呃逆、益肾补元气等功效。芸豆是一种难得的高钾、高镁、低钠食品,尤其适合心脏病、动脉硬化、高血脂、低血钾症和忌盐患者食用。吃芸豆对皮肤、头发大有好处,可以提高肌肤的新陈代谢,促进机体排毒,令肌肤常葆青春。想减肥的女人多吃芸豆一定会达到轻身的目的,但必须煮熟、煮透,否则会引起中毒。

8. 豌豆:排毒

豌豆有补中益气、利小便的功效,是脱肛、慢性腹泻、子宫脱垂等中气不足症状的食疗佳品。此外,豌豆含有丰富的维生素 A 原,食用后可在体内转化为维生素 A,有润肤的作用,皮肤干燥者应该多吃。但豌豆吃多了容易腹胀,消化不良者不宜大量食用。

低热量蔬菜吃得越多,就越容易瘦

蔬菜供给了人类机体所必需的多种维生素和矿物质,有益人体健康。《养生随笔》也指出"蔬菜之属,每食所需"。据国际粮农组织1990年统计,人体必需的维生素 C 的 90%、维生素 A 的 60% 来自蔬菜。

此外,蔬菜中还有多种多样的植物化学物质,是公认的对健康有效的成分,如类胡萝卜素、二丙烯化合物、甲基硫化合物等,能有效地减轻环境污染对人体的损害。在蔬菜的清汁里,病毒不能繁殖,干净的血液中,病毒不能存留。所以多吃新鲜蔬菜不但可以增强机体的抗病毒能力,而且还能清洁血液,有效地预防感冒,具有疏通、补充、完善人体健康功能的作用。

蔬菜还是低糖、低盐、低脂的健康食物,且富含大量的食物纤维,在为人体提供丰富营养的同时又能促进人体排毒,因而成为了女人最喜爱的瘦身食物之一。根据相关国家的医学机构研究表明:女人每天至少要食用 1000 克左右的蔬菜。

常见蔬菜热量表

食品名称	热量/可食部分（千焦/克）	食品名称	热量/可食部分（千焦/克）	食品名称	热量/可食部分（千焦/克）
干姜	1124/95	青萝卜	127/95	西红柿罐头（整）	86/100
蕨菜（脱水）	1034/100	苤蓝	123/78	茄子	86/93
竹笋（黑笋，干）	877/76	大葱（鲜）	123/82	丝瓜	82/83
辣椒（红尖，干）	873/88	冬寒菜	123/58	空心菜	82/76
黄花菜	819/98	豆角	123/96	萝卜樱（小，红）	82/93
竹笋（白笋，干）	807/64	白豆角	123/97	木耳菜	82/76
紫皮大蒜	560/89	青蒜	123/84	白萝卜	82/95
大蒜	519/85	豇豆	119/97	油菜薹	82/93
毛豆	506/53	豇豆（长）	119/98	竹笋（春笋）	82/66
豌豆	432/42	豌豆苗	119/98	芹菜	82/67
蚕豆	428/31	红菜苔	119/52	芥蓝	78/78
慈姑	387/89	四季豆	115/96	小水萝卜	78/66
番茄酱（罐头）	333/100	荷兰豆	111/88	竹笋	78/63
芋头	325/84	蓟菜	111/88	西红柿	78/97
土豆	313/94	木瓜	111/86	长茄子	78/96
甜菜	309/90	韭菜	107/90	苦瓜	78/81
藕	288/88	扁萝卜	107/94	菜瓜	74/88
苜蓿	247/100	白菜苔	103/84	西葫芦	74/73
荸荠	243/78	茭笋	103/77	芦笋	74/90
山药	230/83	芸豆	103/96	莴笋叶	74/89
香椿	193/76	茄子（绿皮）	103/90	绿豆芽	74/100
枸杞菜	181/49	苋菜（青）	103/74	西洋菜（豆瓣菜）	70/73
黄豆芽	181/100	雪里红	98/94	黄瓜	61/92
胡萝卜（黄）	177/97	小葱	99/73	小白菜	61/81
玉兰片	177/100	菠菜	99/89	牛俐生菜	61/81
鲜姜	168/95	菜花	99/82	大白菜（青白口）	61/83
洋葱	160/90	茴香	99/86	大白菜（酸菜）	57/100
胡萝卜（红）	152/96	小叶芥菜	99/88	大白菜（小白口）	57/85
扁豆	152/91	茭白	95/74	大叶芥菜（盖菜）	57/71
蒜苗	152/82	油菜	95/87	旱芹	57/66
羊角豆	152/88	辣椒（青，尖）	95/84	萝卜缨（白）	57/100
榆钱	148/100	南瓜	91/85	莴笋	57/62
苦菜	144/100	柿子椒	91/82	葫芦	57/87
刀豆	144/92	圆白菜	91/86	水芹	53/60
芥菜头	135/83	韭黄	91/88	生菜	53/94
西蓝花（绿菜花）	135/83	油豆角	91/99	减肥笋瓜	49/91
辣椒（红小）	131/80	毛竹笋	86/67	冬瓜	45/80
香菜	127/81	心里美萝卜	86/88	竹笋（鞭笋）	45/45
苋菜（紫）	127/73	蒜黄	86/97	面西胡瓜	41/88

| 芹菜叶 | 127/100 | 茼蒿 | 86/82 | | |

常见水果、干果的热量表

食品名称	热量/可食部分（千焦/克）	食品名称	热量/可食部分（千焦/克）	食品名称	热量/可食部分（千焦/克）
松子仁	2875/100	密云小枣	881/92	祝光苹果	189/86
松子（生）	2636/32	莲子（糖水）	828/100	桃（早久保）	189/89
核桃（干）	2583/43	沙枣	824/41	樱桃	189/80
松子（炒）	2550/31	栗子（鲜）	762/80	红富士苹果	185/85
葵花子（炒）	2537/52	红果（干）	626/100	伏苹果	185/86
葵花子仁	2496/100	酒枣	597/91	福橘	185/67
山核桃（干）	2476/24	鲜枣	502/87	印度苹果	181/90
葵花子（生）	2459/50	芭蕉	449/68	红玉苹果	177/84
榛子（炒）	2447/21	红果	391/76	酥梨	177/72
花生（炒）	2426/71	香蕉	374/59	鸭梨	177/82
花生仁（炒）	2393/100	人参果	329/88	芦柑	177/77
南瓜子（炒）	2364/68	海棠	300/86	葡萄（紫）	173/88
西瓜子（炒）	2360/43	柿子	292/87	桃（五月鲜）	173/93
南瓜子仁	2331/100	桂圆（鲜）	288/50	蜜橘	173/76
花生仁（生）	2319/100	荔枝（鲜）离枝	288/73	菠萝	169/68
西瓜子仁	2286/100	甘蔗汁	263/100	雪花梨	169/86
榛子（干）	2233/27	玛瑙石榴	259/57	番石榴	169/97
杏仁	2117/100	青皮石榴	251/55	桃（久保）	169/94
白果	1462/100	无花果	243/100	蜜桃	169/88
栗子（干）	1421/73	红元帅苹果	243/84	柚子（文旦）	169/69
莲子（干）	1417/100	桃罐头	238/100	四川红橘	164/78
葡萄干	1404/100	红星苹果	234/85	苹果罐头	160/100
苹果脯	1384/100	猕猴桃	230/83	枇杷	160/62
杏脯	1355/100	黄元帅苹果	226/80	小叶橘	156/81
核桃（鲜）	1347/43	金橘	226/100	冬果梨	152/87
金丝小枣	1326/81	京白梨	222/79	杏子罐头	152/100
果丹皮	1322/100	国光苹果	222/78	杏	148/91
无核蜜枣	1318/100	桃（黄桃）	222/93	李子	148/91
桂圆肉	1289/100	海棠罐头	218/100	柠檬	144/66
桃脯	1277/100	倭锦苹果	206/86	李子杏	144/92
西瓜脯	1256/100	鸭广梨	206/76	哈密瓜	140/71
大枣（干）	1277/88	葡萄（巨峰）	206/84	西瓜（京欣一号）	140/59
花生（生）	1277/53	葡萄（玫瑰香）	206/86	糖水梨罐头	136/100
杏酱	1178/100	桑葚	201/100	芒果	131/60

海棠脯	1178/100	青香蕉苹果	201/80	草莓	123/97
苹果酱	1141/100	红香蕉苹果	201/87	红肖梨	123/87
桂圆干	1124/37	黄香蕉苹果	201/88	杨桃	119/88
桃酱	1124/100	橄榄	201/80	杨梅	115/82
草莓酱	1108/100	莱阳梨	201/80	库尔勒梨	115/91
干枣	1087/80	苹果梨	197/94	柠檬汁	107/100
柿饼	1030/97	紫酥梨	197/59	香瓜	107/78
椰子	951/33	冬果梨罐头	197/100	西瓜（郑州三号）	103/59
乌枣	939/59	橙子	197/74	白兰瓜	86/55
黑枣	939/98	巴梨	189/79		

而要想通过蔬菜来健康享"瘦"，女人不仅要懂得根据季节变化来选择顺时顺季的新鲜蔬菜，还要尽量选择那些低热量的蔬菜，比如黄瓜、白萝卜、花椰菜、芦笋、茄子、扁豆、芹菜等。

选择低热量小吃，满足食欲不发胖

随着生活水平的提高，以及工作日益忙碌，或是因为胃口小、身体有某些疾病等原因要少食多餐，使得简单方便的小吃在女人的饮食中占有越来越大的比例。但由于小吃的营养不全面，得来方便，可以随时取用，很容易造成食用过量，所以小吃也是造成女人肥胖的重要原因之一。

为了保持苗条的身材，女人要学会挑选小吃中那些低热量的品种。

常见糕点小吃的热量表

食品名称	热量/可食部分（千焦/克）	食品名称	热量/可食部分（千焦/克）	食品名称	热量/可食部分（千焦/克）
VC饼干	2356/100	饼干（奶油）	1767/100	蛋糕（蒸）	1318/100
曲奇饼	2249/100	月饼（百寿宴点）	1763/100	面包（多维）	1310/100
焦圈	2241/100	酥皮糕点	1755/100	面包	1285/100
维夫饼干	2175/100	月饼（枣泥）	1746/100	栗羊羹	1240/100
麻花	2158/100	黑洋酥	1718/100	面包（法式配餐）	1161/100
开口笑	2109/100	月饼（五仁）	1713/100	炸糕	1153/100
凤尾酥	2105/100	苏打饼干	1680/100	面包（维生素）	1149/100
起酥	2055/100	香油炒面	1676/100	面包（果料）	1145/100
京式黄酥	2018/100	月饼（豆沙）	1668/100	面包（咸）	1128/100
桃酥	1981/100	麻香糕	1652/100	面包（麦胚）	1013/100
核桃薄脆	1977/100	麻烘糕	1635/100	三鲜豆皮	988/100
福来酥	1915/100	菠萝豆	1615/100	烧卖	980/100

春卷	1907/100	蛋黄酥	1590/100	汤包	980/100
硬皮糕点	1907/100	蛋糕（奶油）	1557/100	驴打滚	799/100
鹅油卷	1899/100	面包（法式牛角）	1545/100	白水羊头	795/100
混糖糕点	1866/100	藕粉	1532/100	艾窝窝	782/100
蛋麻脆	1862/100	美味香酥卷	1516/100	年糕	634/100
开花豆	1837/100	蜜麻花	1512/100	灌肠	552/100
钙奶饼干	1829/100	绿豆糕	1437/100	豌豆黄	547/100
月饼（奶油果馅）	1816/100	蛋糕	1429/100	炒肝	395/100
江米条	1808/100	桂花藕粉	1417/100	油茶	387/100
月饼（奶油松仁）	1804/100	蛋糕（蛋清）	1396/100	茶汤	379/100
鸡腿酥	1796/100	茯苓夹饼	1367/100	小豆粥	251/100
黑麻香酥	1796/100	碗糕	1367/100	凉粉（带调料）	206/100
京八件	1792/100	面包（黄油）	1355/100	豆腐脑（带卤）	193/100
状元饼	1792/100	烧饼	1343/100	凉粉	152/100
奶油饼干	1767/100	面包（椰圈）	1318/100	豆汁（生）	41/100

常见饮料的热量表

食品名称	热量/可食部分（千焦/克）	食品名称	热量/可食部分（千焦/克）	食品名称	热量/可食部分（千焦/克）
麦乳精	1767/100	花茶	1157/100	白葡萄酒（11度）	255/100
酸梅精	1623/100	橘汁（浓缩蜜橘）	968/100	喜乐	218/100
山楂精	1590/100	紫雪糕	939/100	冰棍	193/100
二锅头（58度）	1450/100	砖茶	848/100	杏仁露	189/100
可可粉	1318/100	冰砖	630/100	汽水（特制）	173/100
甲级龙井	1273/100	冰激凌	519/100	巧克力豆奶	160/100
铁观音	1252/100	橘子汁	490/100	柠檬汽水	156/100
绿茶	1219/100	红葡萄酒（16度）	374/100	北京6度特制啤酒	144/100
红茶	1211/100	红葡萄酒（12度）	280/100		

常见酱类食物的热量表

食品名称	热量/可食部分（千焦/克）	食品名称	热量/可食部分（千焦/克）	食品名称	热量/可食部分（千焦/克）
芝麻酱	2546/100	醋	535/100	冬菜	189/100
花生酱	2447/100	牛肉辣瓣酱	523/100	酱苤蓝丝	160/100
芥末	1961/100	糖蒜	469/74	芥菜头	156/100
胡椒粉	1470/100	甜辣黄瓜	407/100	辣萝卜条	152/100
味精	1104/100	郫县辣酱	366/100	大头菜（酱）	148/100

豆豉（五香）	1005/100	合锦菜	309/100	辣椒糊	127/100
辣油豆瓣酱	758/100	八宝菜（酱）	296/100	酱萝卜	123/100
豆瓣酱	733/100	酱油	292/100	榨菜	119/100
甜面酱	560/100	萝卜干	247/100	腌雪里红	103/100
辣酱（麻）	556/100	豆瓣辣酱	243/100	酱黄瓜	99/100
黄酱	539/100	大头菜（桂花）	210/100	韭菜花（腌）	62/100

美丽小课堂

夜宵时吃小吃的低卡攻略

1. 炸臭豆腐：2060千焦/100克
   油炸的臭豆腐热量非常高，但如果选择麻辣臭豆腐，热量就会减少1/3的。

2. 炸鸡排：1030千焦/100克
   一份炸鸡排少说有500卡，同样也是炸物的咸酥鸡热量也不低，1份约有906千焦，其他像炸鱿鱼1份782千焦，炸甜不辣也有1153千焦，2片炸豆干453千焦，这类高油、高脂、高卡食物一定得和朋友分着吃。

3. 肉圆：412千焦/100克
   肉圆油量高、脂肪含量惊人，酱料中的钠含量也是危险所在，最好少吃。

4. 润饼：741千焦/220克
   润饼的热量在618　1030千焦之间，里头包的瘦肉和高纤的豆芽菜、高丽菜都是清烫的，营养、清爽又健康，也很有饱足感，可以满足食欲，是夜宵时最佳的低卡小吃。

5. 关东煮：20千焦/1根
   关东煮有不少低卡高纤的食物，其中海带、魔芋是瘦身力超强的选择，萝卜、香菇也不错，但记得搭配玉米或米血糕等淀粉类，让营养更均衡。

6. 鼎边锉：889千焦/535克
   清汤类的鼎边锉分量足够但热量不高，且有肉有青菜，蛋白质及淀粉兼具，算是小吃中较低卡又营养健康的。

7. 米粉汤：704千焦/350克
   同样是米粉，米粉汤的热量比炒米粉少得多，热量低又清淡，分量也足够，搭配1份青菜营养更加分。

8. 面线：906千焦/350克
   别选勾芡又加了高胆固醇的大肠面线，记得选择清汤的蚵仔面线，热量比较低。

9. 米苔目：304千焦/60克
   米苔目制作过程中几乎没有用到油，不过还是要注意它的汤头是否有加入高热量的油葱酥。

第六章
1周7天
饮食瘦身计划

身材要苗条，从一日三餐的营养规划做起

一日三餐功能各不相同，为了给身体提供充分的营养，保持身体内部循环的正常运行，从而保持健康苗条的身材，女人应掌握科学配餐的原则。

科学配餐的原则：

（1）确保每日膳食中有合理的食物结构，各种食物及营养素种类齐全、数量充足、比例适当，满足营养平衡的要求。三大营养素即蛋白质、脂肪、碳水化合物占总热量的百分比应分别是10%～15%、20%～30%、60%～65%。

（2）一日三餐的热量应当与工作强度相匹配，避免早餐过少、晚餐过多的弊病。热量分配以早餐占全日总热量的25%～30%、午餐占40%、晚餐占30%～35%较为适宜。

（3）保证富含优质蛋白质和脂肪的食物供应量。蛋白质除由粮食提供一部分外，所需蛋白质总量的1/3～1/2必须由肉类、蛋类、大豆等优质蛋白质食物供给。此外每天应搭配部分动物脂肪，这通过食物中肉类的搭配就可以解决，如猪的后臀尖肉含有30.8%的脂肪、后肘肉含脂肪28%，一般瘦猪肉含脂肪量为6%～8%。

（4）蔬菜的供给量一般每人一天为500～600克，水果100～200克。蔬菜中最好要有一半是绿色或有色蔬类，同时蔬菜品种应尽量多样化。

（5）主副食搭配要注意酸碱平衡。主食要做到粗与细、干与稀平衡；副食要做到生熟搭配、荤素搭配平衡。

总之，食物不要太单一，即膳食中搭配的食物种类越多越好，食物的种属越远越好，最好是几种食物同时吃。

推荐一周营养食谱：

星期一

早餐：低脂牛奶250克，全麦面包（或全麦面粉）50克，煮鸡蛋1个，苹果150克。

午餐：馒头2个或米饭1碗，白菜汆肉丸子（瘦肉75克、白菜100克、原生橄榄油或芝麻油少许），芹菜豆腐干（芹菜75克、豆腐干50克、

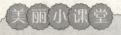

一日三餐的最佳时间

7：00——早餐

在这个时间，无论有没有起床，女人的体温都已经开始上升、脉搏开始加快、交感神经变得逐渐活跃，消化功能也已经开始运转，胃肠道处于苏醒状态，能最高效地消化吸收食物中的营养成分，因此，这是早餐的最佳时间。

10：30——加餐

在早上7点到10点之间的这个时间段，人体内的新陈代谢速度要比在其他时间段快上40%。因此，女人应吃一些低脂肪的碳水化合物来补充能量，来帮自己集中精力、保持积极的工作状态。

12：30——午餐

这时，早餐所摄入的营养已被身体消耗殆尽，正是身体能量需求最大的时候，因此这是吃午餐的最佳时间。但因为这时人体内胃肠道的消化积极性已经远不如早餐的时候，因此女人在用餐时需要细嚼慢咽，万万不能一边盯着电脑一边吃午餐。这样不仅容易发胖，营养也无法吸收。

15：30——下午茶

这时，午餐所摄取的营养已被身体大量消耗，人体内的葡萄糖含量已经大大降低，使得女人不仅思维速度变慢，烦躁、焦虑等不良情绪也开始冒头，如果再不及时补充能量，你的工作就很难顺利、愉快地进行下去了。

18：30——晚餐

在这个时间，女人下午茶所摄入的营养已被消耗得差不多了，而为了保证优质的睡眠和健康的身体，女人一定要在睡前4个小时解决晚餐，这是食物在胃肠道中完全消化吸收所需的时间。否则带着未消化的食物入睡，不仅会堆积脂肪，你的睡眠质量也会大大受到影响。

橄榄油 10 克），水果 200 克。

晚餐：杂菜薯仔鸡肉（肉 100 克，蔬菜适量），饭 1 碗，水果（晚餐后 2 小时）1 个。

星期二

早餐：大米粥 1 碗，素菜包 1 个，盐茶蛋 1 个，花生米拌芹菜（花生米 20 克、芹菜 100 克、原生橄榄油 2 克）。

午餐：馒头 2 个或米饭 1 碗，牛腩炖萝卜（牛腩 75 克，萝卜 100 克），青菜豆腐（青菜 200 克、豆腐 100 克），橄榄油 10 克，水果 250 克。

晚餐：鲜虾带子面 1 碗，薄烧牛柳 3 片，绿茶 2 杯，水果（晚餐后 2 小时）1 个。

星期三

早餐：豆浆 250 克，玉米面发糕（玉米面 30 克、面粉 20 克），炝莴笋腐竹（莴笋 100 克、干腐竹 10 克、原生橄榄油 2 克）。

午餐：炒米粉（猪肉或牛肉丝 25 克、豆芽 100 克），火腿沙拉（火腿 25 克、鸡蛋白 30 克、马铃薯 20 克、沙拉酱 5 克），青菜汤（时令青菜 80 克），橄榄油 10 克，水果 200 克。

晚餐：洋葱猪扒（肉 100 克，洋葱适量）、灼菜（少油）1 碗、饭 1 碗、水果（晚餐后 2 小时）1 个。

星期四

早餐：小米粥 1 碗，花卷或馒头 1 个，咸鸭蛋 1 个，拌海带胡萝卜丝（水发海带 100 克、胡萝卜 25 克、原生橄榄油 2 克）。

午餐：什锦炒饭（鸡肉 50 克、蔬菜 50 克、米饭），凉拌黄瓜 100 克，酸奶 1 杯，橄榄油 15 克，水果 200 克。

晚餐：鱼生 2 块、面线 1 碗、豆苗 1 碟、水果（晚餐后 2 小时）1 个。

星期五

早餐：低脂牛奶 250 克，三明治（面包 50 克、去皮鸡肉 40 克、生菜 25 克），橘子 150 克。

午餐：米饭 1 碗或馒头 2 个，肉片扁豆（瘦肉 50 克、扁豆 150 克），番茄炒蛋（鸡蛋 2 个、番茄 100 克），水果羹 250 克，橄榄油 15 克。

晚餐：节瓜肉片（肉 100 克，节瓜适量）、灼菜（少油）1 碗、饭 1 碗、水果（晚餐后 2 小时）1 个。

星期六

早餐：牛奶麦片粥（牛奶 200 克、麦片 20 克），麻酱饼（麻酱 5 克、面粉30克），煮花生20克，香蕉1只。

午餐：水饺或米饭1碗，熟瘦酱肉25克，炒韭菜250克，酸辣豆腐汤（豆腐50克、鸡蛋1个、原生橄榄油或芝麻油少许），梨300克，橄榄油10克。

晚餐：清蒸鲫鱼或素烧豆腐100克，凉拌芹菜或菠菜200克，1个玉米面的窝头，紫菜汤（不要加虾皮）或紫米粥1碗。

星期日

早餐：酸奶130克，蛋糕或面包1个，煎鸡蛋1个（普通橄榄油即可），番茄150克。

午餐：米饭或炒面，白菜拌干丝（白菜150克、豆腐皮50克、原生橄榄油2克），青椒肉片（瘦肉50克、青椒150克），蘑菇蛋汤（75克、鸡蛋1个、原生橄榄油或芝麻油少许），水果，橄榄油10克。

晚餐：绿豆粥1碗，蒜拌海带丝200克，馒头2个，生黄瓜1根。

春季一周营养食谱，天天变换天天瘦

中医认为，春天是阳气生发的季节。因此，女人要适时修改自己的营养方案，通过饮食调养阳气以保持身体健康，并有效消除在寒冷的冬季储存的大量剩余脂肪。

一般来说，女人在春季的饮食要做到"春天里来日渐暖，厚味饮食应转淡，时鲜蔬菜要多食，酒肉辛辣要少吃，健康长寿有保障"。这样有助于排毒瘦身。具体来说，就是要注意遵循以下"三个原则"：

（1）主食中选择高热量的食物。主食中除米面杂粮外，适量加入豆类、花生等热量较高的食物。

（2）保证充足的优质蛋白质。奶类、蛋类、鱼肉、禽肉、猪牛羊瘦肉等摄入要充足。

（3）保证充足的维生素。青菜及水果摄入量要充足。

根据气候特征等，春季大致可分为早春时期、春季中期和春季晚期三个阶段。一般来说，三春虽然统属于春季，但饮食还是各有侧重的。

春季三个阶段的饮食原则：

（1）早春时期。为冬春交接之时，天气仍然寒冷，人体内消耗的热量较多，所以宜进食偏于温热的食物。饮食原则为选择热量较高的主食，并注意补充足够的蛋白质，才能避免女人因体内营养缺乏而导致虚胖。饮食除米面杂粮之外，可增加一些豆类、花生、乳制品等。

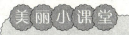

推荐春季一周瘦身食谱

星期一
早餐：1个全麦面包和半杯果汁或者是1杯脱脂牛奶。
午餐：一些米饭和蔬菜，或者是胡萝卜和酸奶以及三明治。
晚餐：半杯脱脂牛奶，1碗白菜汤，1个苹果。

星期二
早餐：1个煮鸡蛋和1碗燕麦粥。
午餐：水煮菠菜，1个全麦面包以及1个鲑鱼三明治。
晚餐：用橄榄油炒蔬菜（少油），1杯酸奶，适量的水果切片作为饭后甜点。

星期三
早餐：1个全麦面包，1杯脱脂牛奶，1个橘子。
午餐：1杯水煮豌豆，1碗水煮蔬菜和1个鸡肉三明治。
晚餐：1小碗米饭，1碗烤鸡胸肉，1碗水煮蔬菜。

星期四
早餐：用半杯果汁代替脱脂牛奶，再加上1个煮鸡蛋和松饼。
午餐：1小碗米饭，1碗烤鸡胸肉，1碗水煮蔬菜以及1个苹果。
晚餐：1份蔬果沙拉（不要加入过多的沙拉酱，最好是用柠檬水代替沙拉酱）。

星期五
早餐：1个奶酪三明治，半杯果汁。
午餐：1碗橄榄油炒蔬菜，1小碗米饭，1份鸡蛋三明治和1个葡萄柚。
晚餐：1个全麦面包，半杯脱脂牛奶，1个苹果。

星期六
早餐：1个奶酪三明治，1个煎鸡蛋，半杯菠萝汁。
午餐：1小杯冰激凌，1杯酸奶，1个蔬菜三明治，1个苹果。
晚餐：1碗土豆泥，1碗烤鸡肉，半杯脱脂牛奶。

星期日
早餐：1个煎蛋或者1个松饼，1个苹果。
午餐：1份水煮蔬菜，1个全麦面包，半杯橙汁。
晚餐：1杯低脂酸奶，1份蔬果沙拉。

早餐：牛奶1袋（250毫升左右），主食100克，小菜适量。

午餐：主食150克，猪牛羊瘦肉（或豆制品）50克，青菜200克，蛋汤或肉汤适量。

晚餐：主食100克，蛋鱼肉类（或豆制品）50克，青菜200克，豆粥1碗。

（2）春季中期。为天气变化较大之时，气温骤高骤低，变化较大，可以参照早春时期的饮食进行。在气温较高时可增加青菜的量，减少肉类的食用，促进身体排毒，消除体内堆积的过多脂肪。

（3）春季晚期。春夏交接之时，气温偏高，所以宜于进食清淡的食物。饮食原则为选择清淡的食物，并注意补充足够的维生素，如饮食中应适当增加青菜，促进女人身体更好地燃烧脂肪。

早餐：豆浆 250 毫升，主食 100 克，小菜适量。

午餐：主食 150 克，蛋鱼肉类（或豆制品）50 克，青菜 250 克，菜汤适量。

晚餐：主食 100 克，青菜 200 克，米粥 1 碗。

夏季一周凉菜计划，清爽又瘦身

夏季湿气重，再加上饮水多，很容易导致水湿困脾，使得女人水肿虚胖。而中医学认为，淡味食物有利水渗湿的作用，所以女人的夏季饮食中应多些清淡的食物。

也就是说，女人在夏季要多吃新鲜蔬菜瓜果，既可满足所需营养，又可预防中暑。主食要以稀为宜，如绿豆粥、莲子粥、荷叶粥等。还可适当饮些清凉饮料，如酸梅汤、菊花茶等。同时，不要饮烈性酒，不用过浓的调味品，忌食辛辣食物等。

同时，由于女人平时喜欢吃甜食而不喜欢吃苦味，往往导致营养过剩，若能在夏天吃些带苦味的食物，便可以帮助身体发散阳气，使体内蒸发的湿气干燥起来，裨益健康，也有助于女人保持苗条的身材。中医也认为，夏季人之所以常有精神委靡、倦怠乏力的感觉，乃是源于夏令暑盛湿重，既伤肾气又困脾胃之故。而苦味食物可通过其补气固肾、健脾除湿的作用，达到平衡身体机能的目的。苦瓜、苦菜、蒲公英、莲子、百合等都是较为常见的苦味食物。

此外，夏季酷热，女人爱吃冰激凌等生冷食物，肠胃功能受其影响而减弱，因此在饮食方面就要调配好，增强脾胃功能。细粮与粗粮要适当配搭吃，一个星期应吃 3 餐粗粮，稀与干要适当安排。夏季以二稀一干为宜，早上吃面食、豆浆，中午吃米饭，晚上吃粥。荤食与蔬菜搭配合理，夏天应以青菜、瓜类、豆类等蔬菜为主，辅以荤食。肉类以猪瘦肉、牛肉、鸭肉及鱼虾类为好。下面为大家推荐夏季一周凉拌菜肴：

星期一：凉拌梅子蔬果

材料：洋葱 1 颗，红、黄甜椒各 1 颗、玉女果约 10 颗，小黄瓜 1 条、

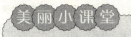

夏季饮食的三多三少

1.三多

多吃蔬菜瓜果：西红柿、丝瓜、南瓜、黄瓜、西瓜等，均具有清凉祛暑之功效，要多食。

多喝汤：夏季多喝汤能调节口味，补充体液，增强食欲。

多吃苦味菜：夏季应多吃些苦味菜，苦味不仅能刺激人的味觉神经，使人增加食欲，胃口大开，还有轻泻五脏之热、利水消暑、清热解毒、消炎退热、促进血液循环、舒张血管等药理作用。

2.三少

少吃油腻食物：夏季的饮食应以清淡平和为主，吃大量油腻食物会加重胃肠的负担，使大量血液滞留于胃肠道，输送到大脑的血液便相对减少，这样就会感到腹胀，不思饮食，人体会感到疲倦加重。

少吃糖：夏季如果常喝可乐、吃冰激凌等含糖高的食物，就容易升高血糖，当血糖过高时，会促使被汗液污染的皮肤上细菌生长，容易引起疮疖、痱子、痈肿等皮肤炎症。而且，体内糖分过多会产生大量的酸性物质，打破血液的酸碱平衡，使身体变为酸性体质，从而使免疫能力降低、抵抗力减弱。

少吃冰冷食物：夏季多吃冰激凌、冰镇西瓜等冰冷食物虽可暂时缓解燥热，但口腔受冰冷刺激，容易造成唾液腺及舌部味觉神经、牙周神经迅速降温而不适，有时甚至出现麻痹状态；会刺激咽喉，引起咽炎或牙痛等不良反应，同时还会刺激脾胃，影响胃液分泌而使食欲减退，产生消化不良、厌食、腹部胀痛、腹泻等胃肠道疾病。

紫色高丽菜1/4颗，柠檬1颗，梅子粉约2汤匙，冷开水一小锅。

做法：洋葱去外皮，洗净切丝，用冷开水浸泡至少2小时，期间需换水1 2次，再取出洋葱丝，沥干水分；甜椒分别清洗干净切丝，玉女果洗净对切，小黄瓜洗净切斜片，紫色高丽菜洗净切丝，全部材料放入沙拉盘中；梅子粉加柠檬汁，淋入材料中，搅拌均匀入味即可食用。

功效：各类蔬果搭配，热量和糖分都很少。

星期二：凉拌百香青木瓜

材料：青木瓜1个（500 1000克），百香果或果酱600克，砂糖300克，盐少许（约1大匙）

做法：将青木瓜去皮用刨刀刨成丝后用盐略抓过，放置30分钟后沥干；百香果或果酱与砂糖倒入锅中加热至糖溶解即可熄火放凉，将放凉后的百香果酱与青木瓜丝一起拌匀即可。

功效：青木瓜内的木瓜酵素是成熟的两倍，它可以分解蛋白质和糖类，还有脂肪，即能够更好地减去赘肉，促进新陈代谢。注意，如果是买现成的百香果酱就要斟酌糖的分量，也可用浓缩果汁代替。

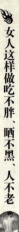

星期三：蜂蜜醋凉拌土豆丝

材料：土豆1个，蜂蜜醋3大匙，盐1小匙，糖1茶匙。

做法：土豆去皮切丝，泡水20分钟去除多余淀粉；将水烧开，将土豆丝在水中烫一烫，再捞出放入事先准备好的冰开水中，待土豆丝变凉后捞起沥干，加入蜂蜜醋、盐、糖拌匀，再加一层保鲜膜即入冰箱冰凉，随食随取。

功效：虽然土豆的淀粉含量高，但是它的脂肪含量只有0.1%，能有效减少脂肪的摄入同时给人很好的饱腹感。从中医的角度来看，其功能健脾和胃，通利大便，帮助身体进行排毒。而蜂蜜醋的加入可帮助消化，还养颜美容。

星期四：凉拌茄子

材料：茄子2条，大蒜2瓣，红辣椒1个，酱油2大匙，麻油1大匙，醋1大匙，糖1茶匙。

做法：茄子洗净，切去蒂头，切成约5厘米的段，再撕成两半，排入盘中，入蒸锅蒸约10分钟；大蒜拍碎，再剁几下，红椒去子，切小粒，放碗中和调料混合，淋在茄子上即可。

功效：茄子属于低热量食物，而且做法上采用蒸煮而不是红烧，热量就更低了。

星期五：芝麻醋凉拌梨

材料：梨子1/2个，胡萝卜25克，小黄瓜25克，白芝麻2小匙，白醋2小匙，盐1/4小匙，砂糖1小匙

做法：将盐、砂糖、白醋调配酱汁后冷藏，再用不沾锅干炒白芝麻；将梨子、胡萝卜、小黄瓜切丝，并将梨子丝浸泡在盐水中，稍后捞起沥干，然后将酱汁淋在三丝上，再洒上白芝麻，搅拌均匀即可。

功效：此份凉拌菜的热量只有482千焦，蛋白质0.5克，脂肪5克，醣分17.5克，可谓低热量的美食。而且，梨子具有生津止咳、通便润肠功效，其富含的纤维素能促进女人快速减肥。

星期六：凉拌苦瓜

材料：苦瓜500克，红辣椒30克，香油2茶匙，酱油半茶匙，豆瓣酱少许，蒜泥少许，盐、味精各少许。

做法：将苦瓜去瓜蒂、去瓤，切成条，放入开水锅中烫一下，捞出过凉开水，沥干水分，放入盘中待用。将红辣椒去蒂、去子洗净，切

成细丝,用盐腌5分钟,挤干水分;将蒜泥与红辣椒丝拌匀,加酱油、豆瓣酱、味精、香油,一起倒在苦瓜上,拌匀即可。

功效:苦瓜具有清热消暑、养血益气、补肾健脾、滋肝明目的功效,且苦瓜的维生素C含量很高,排毒的同时还能美白肌肤。

星期日:蒜蓉科甲蒸扇贝

材料:冬瓜1000克,扇贝1000克,蒜蓉适量。

做法:将冬瓜去皮、去瓤切成3厘米厚的薄片;将扇贝去壳取肉洗净;切好的冬瓜片放在碟底,扇贝肉放在冬瓜片上,加上蒜蓉,蒸10分钟即可。

功效:本品清香鲜甜,夏天可解暑降温,增加食欲,属爽口开胃菜。

秋季一周晚餐蔬菜汤,吃得开心瘦得健康

进入秋季,天气一天天地转凉,雨量减少,空气湿度相对降低,气候偏于干燥。中医认为,人体经夏季过多的发泄之后,体内阳气渐收,阴气生长,所以秋季保养要注重滋阴养肺、平定内敛,即女人要在饮食上贯彻"少辛多酸"的原则。

所谓少辛,是指少吃一些辛味的食物。具体来讲,一方面可食用芝麻、糯米、蜂蜜、荸荠、葡萄、萝卜、梨、柿子、莲子、百合、甘蔗、菠萝、香蕉、银耳、乳品等食物,也可食用人参、沙参、麦冬、川贝、杏仁、胖大海、冬虫夏草等益气滋阴、润肺化痰的保健中药制作的药膳;另一方面要少吃葱、姜、韭菜、辣椒等辛味之品。

而且,女人还要注意滋养津液,即要多喝水、淡茶等,并吃些能够润肺清燥、养阴生津的食物,如萝卜、西红柿、豆腐、藕、秋梨等。下面为大家推荐秋季一周晚餐蔬菜汤:

营养学家建议女人:"早餐要吃饱,午餐要吃好,晚餐要吃少。"早餐、午餐的营养要求不难做到,而晚餐要求很难达标。这是因为许多女人在工作一天后,往往希望和家人享受一下晚餐时光,就常常在不知不觉中摄入了大量热量和脂肪。而且,由于秋季气候转凉,女人胃口渐开,更容易在晚餐摄入过多热量。为了避免这个问题,女人可将秋季的晚餐食谱改为蔬菜汤,既能饱腹热量又很低,到时候想不瘦都难。

星期一:香菇圆白菜汤

材料:洋葱50克,圆白菜100克,香菇100克,芹菜100克。

做法：将洋葱、圆白菜切成小块，香菇切成丝，芹菜切成段，加4～5碗水煮开，添加适当调味料即可。

功效：益心肾，健脾胃，可增进食欲、促进消化、预防便秘。

星期二：豆芽青椒丝汤

材料：黄豆芽100克，青椒丝100克，木耳100克。

做法：将所有材料加4～5碗水烹煮，调味品可自行添加。

功效：清热利湿、促进胃肠蠕动，防止便秘，有利于体内有毒有害物质及时清除和排出，减少食物中脂肪的吸收，从而起到防止肥胖和减肥作用。

星期三：黄瓜金针菇汤

材料：金针菇80克，香菇（干）20克，大黄瓜100克，鲍鱼菇100克，香菜少许。

做法：将大黄瓜削皮切片，鲍鱼菇、香菇切条，与金针菇一起加适量调味料烹煮，再加一些香菜即可。

功效：金针菇有利于排出重金属离子和代谢产生的毒素和废物，能有效地增强机体活力，防治肝脏病及胃、肠道溃疡，抵抗疲劳，延缓机体衰老，特别适合高血压患者、肥胖者和中老年女性食用。

星期四：牛蒡萝卜豆汤

材料：牛蒡100克，白萝卜100克，胡萝卜100克，毛豆50克。

做法：将牛蒡、白萝卜、胡萝卜切块，与毛豆加4～5碗水煮，可添加适量调味料或高汤。

功效：牛蒡的膳食纤维可以促进大肠蠕动，帮助排便，减少毒素、废物在体内积存。牛蒡具有"通十二经脉"、促进血液循环的功效，瘦身不伤身。白萝卜含丰富的维生素C和微量元素锌，有助于增强机体的免疫功能，提高抗病能力。

星期五：莴笋西蓝花汤

材料：莴笋120克、西蓝花150克。

做法：莴笋切适当大小，西蓝花掰块，加4～5碗水煮，加适量调味料即可。

功效：莴笋含钾量较高，有利于促进排尿。西蓝花中维生素C含量极高，能提高人体免疫功能，促进肝脏解毒，增强人的体质，增强抗病能力。

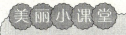

秋季三个阶段的饮食原则

1. 初秋

初秋之时，欲食之味宜减辛增酸，以养肝气。古代医学家认为，秋季，草木零落，气清风寒，节约生冷，以防疾病，此时宜进补养之物以生气。《四时纂要》说："取枸杞浸酒饮，耐老。"

2. 中秋

中秋炎热，气候干燥，容易疲乏。此时首先应多吃新鲜少油食品。其次，应多吃含维生素和蛋白质较多的食物。

3. 晚秋

晚秋临近初冬，气候愈渐寒凉，这时秋燥易与寒凉之邪结合而侵袭人体，多发凉燥病症。这时应多吃微温或性平味甘酸的食物，以养肺强身抗凉燥；少吃或不吃寒性之品，以免雪上加霜。

星期六：木耳大白菜汤

材料：大白菜200克，木耳50克，芥菜末50克，胡萝卜100克。

做法：将大白菜切片，木耳、胡萝卜切适当大小，加入4~5碗水煮，调味后上芥菜末。

功效：大白菜含水量高（约95%），而热量很低，是减肥者的极好食品。而且1杯熟的大白菜汁能够提供几乎与1杯牛奶一样多的钙，钙也能间接帮助女人瘦身。

星期日：丝瓜发菜笋汤

材料：笋150克，发菜20克，丝瓜200克，葱花少许。

做法：笋切片，丝瓜切块，与发菜同4~5碗水烹煮，加葱花调味后即可。

功效：丝瓜具有抗皱消炎、预防和消除痤疮及色素沉着的特殊功效，是消雀斑、增白、去皱纹的不可多得的天然美容剂。

7款冬季低脂汤，一周美味不重样

寒冬腊月，女人的身体进入"能源危机"的时期，人体的一切生理活动、能量消耗、基础代谢都需要更多的热能来维持，因此，女人在冬季应该多食用一些偏温热性的食物，特别是能够温补肾阳的饮食，以增强机体的御寒能力，以免因为体质偏寒而导致身体发胖。

冬季气候寒冷，女人易患感冒，多喝汤是防治感冒有效的方法。鸡汤、骨头汤、鱼汤、菜汤可使人体得到充足的补充，增强人体抵抗力和净化血液的作用，能及时清除呼吸道的病毒，有效地抵御感冒病毒发生。此外，喝汤还能起到清火、解毒、润肤、健肌的作用，不仅能帮助女人增强体力，还有益于女人保持窈窕的身材。下面为大家推荐冬季一周低脂汤：

星期一：五指毛桃煲乌骨鸡汤

材料：温氏乌骨鸡1只，五指毛桃100克，猪脊骨200克，芡实25克，姜3片，蜜枣3颗，盐适量。

做法：将温氏乌骨鸡、五指毛桃、芡实洗干净放入汤煲中；将猪脊骨在滚水中煮一下"飞水"，放入汤煲中，再加入3片姜、3颗蜜枣倒入10碗清水，用猛火把水烧开后，改为文火煲2个小时，加入适量的盐调味，即可。

功效：芡实有补脾、祛湿的功效，温氏乌骨鸡含有黑色素、B族维生素、18种氨基酸和18种微量元素，而且脂肪含量很低，这道汤能健脾祛湿、利水肿、补气养生。

星期二：沙参百合润肺汤

材料：北沙参15克，百合30克，无花果5个，猪瘦肉18克，陈皮1片，盐少许。

做法：先将无花果，洗干净，对半剖开；猪瘦肉洗干净，飞水；北沙参、陈皮、百合洗干净；将所有材料放进已煲滚的水中，继续用中火煲约2小时，加少许盐调味，即可饮用。

功效：北沙参、百合和无花果都有养阴润肺、润燥清咽的作用，加上营养滋阴的猪瘦肉和行气健脾、燥湿化痰的陈皮，可滋润喉咙、保护声带、通畅大便、预防痔疮。

星期三：炙百部红枣白鸽汤

材料：炙百部12克，红枣4个，乳鸽1只，生姜2片，食盐、生抽各少许。

做法：炙百部、红枣洗净，并将红枣去核；乳鸽洗净，去毛爪、脏杂，置沸水稍滚片刻，洗净；全部材料入汤煲，加入生姜，加水1500毫升（6碗量），武火煲沸后，改为文火煲2小时，调入适量食盐和少许生油便可。

功效：炙百部性平味甘，有温润肺气、化痰止咳之功，因而此汤有温润肺气、化痰止咳之功。要注意的是，痰热咳嗽者不宜饮用。

星期四：萝卜鲫鱼汤

材料：鲫鱼1条，白萝卜1根，油、葱、姜、花雕酒、盐各适量。

做法：鲫鱼洗净后沥干，并用厨房纸巾擦干表面水分；萝卜去皮切条；葱打结；姜切片；锅内热油，爆香几片姜片，加入鲫鱼煎透，煎至两面的鱼肉变色，再为锅内加入足量的水（冷水、开水均可），加入葱和姜，大火煮开，加入适量花雕酒，继续煮至酒气消散；撇去浮沫后转中火，保持一定的沸腾，加盖炖煮至汤色发白（约30分钟），然后加入萝卜条，继续煮约10分钟，加入少许盐，略煮即可。

功效：健脾益胃，消食化滞，明目润肤。

星期五：田园蔬菜龙骨汤

材料：猪龙骨1根，胡萝卜1根，西芹2根，蘑菇10朵，玉米1根，姜8片，盐、味精等调味料适量，香葱若干。

做法：将猪龙骨洗净，放入冷水锅内加热至沸腾，然后将水倒掉，再将龙骨洗净，放入砂锅内，加入足量的冷水，放入姜片、葱段，用

美丽小课堂

冬日进补的原则

1. 多补充热源食物

因为冬季寒冷，膳食中应多补充产热营养素，如碳水化合物、脂肪、蛋白质，以提高机体对低温的耐受力。尤其应考虑补充富含蛋白质的食物，如瘦肉、鸡鸭肉、鸡蛋、鱼、牛奶、豆类及其制品等。

2. 多补充含蛋氨酸的食物

因为蛋氨酸通过转移作用可提供一系列耐寒适应所必需的甲基。寒冷气候使得人体尿液中肌酸的排出量增多，脂肪代谢加快，而合成肌酸及脂酸、磷脂在线粒体内氧化、释放热量都需要甲基。因此，在冬季应多摄取含蛋氨酸较多的食物，如芝麻、葵花子、酵母、乳制品、叶类蔬菜等。

3. 适量补充无机盐

医学研究表明，人怕冷与饮食中无机盐缺少很有关系。专家建议冬季应多摄取含根茎的蔬菜，如胡萝卜、百合、山药、藕及青菜、大白菜等，因为蔬菜的根茎里所含无机盐较多。钙在人体内含量的多少可直接影响人体的心肌、血管及肌肉的伸缩性和兴奋性，补充钙可提高机体御寒能力。含钙较多的食物有：虾皮、牡蛎、花生、蛤蜊、牛奶等。

4. 多吃含维生素的食物

寒冷气候使人体氧化功能加强，机体维生素代谢也发生了明显变化，饮食中要及时补充维生素B_2（核黄素），以防口角炎、唇炎、舌炎等疾病的发生。维生素B_2主要存在于动物肝脏、鸡蛋、牛奶、豆类等食物中。维生素A能增强人体的耐寒力，应多吃些富含维生素A的肝脏、胡萝卜、南瓜、白薯等食物。维生素C可提高人体对寒冷的适应能力，对血管具有良好的保护作用，应注意摄取新鲜蔬菜和水果。

大火烧开，然后转为小火，撇去浮沫；1 小时后加入胡萝卜，继续煲 1 小时之后加入蘑菇、玉米和西芹，继续煲 20 分钟左右，最后加入适量盐、味精即可。

功效：荤素搭配可以提高食物蛋白质的质量和利用率，还可以促进膳食中铁质的吸收，改善膳食中钙和磷的比例，保证脂溶性和水溶性维生素摄入的平衡与充足，提供足够的膳食纤维，能有效控制脂肪过量导致肥胖。

星期六：山药小排汤

材料：小排 400 克，山药 150 克，枸杞 10 克，胡萝卜 30 克，生姜 3 片，家乐浓汤宝猪骨汤 1 块，3 碗水（约 750 毫升）。

做法：排骨洗净，放入沸水中焯去血沫；山药、胡萝卜洗净去皮，切成滚刀块；锅内倒 3 碗清水，加入姜片，待水煮开之后，将浓汤宝放进锅中，搅拌至完全融化，然后放入小排、胡萝卜、山药和枸杞，待水沸腾冒气后扣上盖子加热 15 分钟即可。

功效：山药和排骨是补钙的好帮手，能间接起到瘦身的效果。

星期日：章鱼绿豆煲酿莲藕

材料：章鱼干 50 克，去皮绿豆约 150 克，莲藕 750 克，猪骨 2 小块，盐、味精适量。

做法：把莲藕洗净去皮，将去皮绿豆稍微浸泡一下，将莲藕的一端切开，把去皮绿豆塞进莲藕孔中，然后再把切开的一端拼回原位，用牙签固定，防止绿豆流失；把章鱼干浸 60~90 分钟，猪骨稍微煮一下，滤水，然后把所有材料放入汤煲中，煲煮 60~80 分钟，加入盐和味精调味即可。

功效：绿豆具有清热解毒、润喉止渴的功效；莲藕中含有的黏液蛋白能与人体内的胆酸盐、食物中的胆固醇及三酰甘油结合，使其从粪便中排出，从而减少人体对脂类的吸收。莲藕有一定健脾止泻作用，能促进消化；章鱼味甘，可养血益气加速身体代谢。

一周日式瘦身食谱，营养健康很享瘦

和中国饮食不同，日本的饮食以清淡著称，烹调时尽量保持材料本身的味道。因此，喜爱清淡饮食的女人可尝试一下清淡的日本菜，在品悟异国美食文化的同时也能有效控制热量和脂肪，从而保持窈窕的身材。下面，我们就来推荐一套一周的日式瘦身食谱：

星期一：日式鸡肉沙拉

材料：鸡胸肉 680 克（去骨，去皮），大黄瓜 1 条（不削皮），大胡萝卜 4 个（削皮），红甜椒 2 个，生菜 1 把，撕碎的罗勒叶 20 克，撕碎的薄荷叶 10 克，青葱 8 根（对切），白蘑菇 170 克（切薄片），新鲜柠檬汁 3 汤匙，米酒 2 汤匙，淡酱油 2 汤匙，芝麻酱 2 汤匙，大蒜 1 瓣（剁成泥），新鲜研磨的白胡椒 1/2 茶匙，辣椒粉一撮。

做法：把所有做酱料的材料放进碗中混合，然后烧开一锅水，鸡肉用碟子盛好，浇上白米酒，撒上白胡椒，置沸水上加盖蒸约 10 分钟，用叉子刺入鸡肉最厚的部分，没有血水流出来，便表示熟透了，再将蒸好的鸡肉放入盘中，置一旁凉透；将黄瓜和胡萝卜切成火柴棍粗细的长条（约 8 厘米），甜椒去蒂去子切丝，生菜叶掰开，放于大盘的一角，罗勒叶和薄荷叶撒在生菜叶上和盘中。鸡肉切薄片，覆于生菜叶上，再将黄瓜、胡萝卜、甜椒、青葱及蘑菇铺放在大盘上。酱料以小碗装好，

美丽小课堂

日本女人吃不胖的秘诀

日本是全世界肥胖率最低的国家之一，日本女性的肥胖率远远低于其他国家女性，这是因为她们有吃不胖的秘诀。

1. 每周必吃的 5 类食物

在日本，大部分日式料理都以鱼类、豆类、稻谷类、蔬菜及水果这 5 大类食材为主，虽然品种简单，但日本女人可以将这些简单的食材相互搭配做出许多有变化的菜式，而且热量也比较低。

2. 盛食物的容器很小

日式食品的容器一般都比较细小，当然里面所盛的食物就更少更小了。有研究证实，当人们进食时，看到一堆盛着食物的不同式样的容器堆在面前，首先在心理上也会产生"这么多食物要少吃点吧"，从而帮助控制进食的分量。

3. 简单烹调

日本女人大都会选用自行烹煮的高汤作调味，原材料主要是海藻或豆腐、鱼类等，营养十足之余又不会有太多人工化的高浓度调味料，不仅使得材料本身的营养得以保存，而且热量也较低。

4. 以吃米饭为主

日本女人的饮食主要以米饭配以蔬菜、豆腐或鱼，除了容易有饱腹感之外还可吸取均衡营养，这比起吃面食包括面包、西饼等更不易致胖。

5. 早餐最重要

在日本文化中早餐是三餐之中最重要的一餐，所以一直以来日本妇女每天早上都要为家人准备丰富又健康的早餐，每碟每碗都是精致味美。而有科学研究证明，三餐中早餐不仅对健康最重要，而且还是最不易发胖的一餐。

一同上桌。

功效：这是一款绝对低热量的健康饮食。鸡肉所含的蛋白质高达23.3%，而脂肪含量仅在1.2%，这道菜中的各种蔬菜也是排毒减脂的能手。

星期二：日式蔬菜煮

材料：魔芋100克，竹笋40克，牛蒡40克，干香菇4朵，莲藕40克，四季豆5条，胡萝卜40克，珊瑚菇20克，细砂糖1大匙，酱油1/2大匙，昆布柴鱼高汤200毫升。

做法：竹笋、牛蒡、胡萝卜均去皮洗净，切块；干香菇洗净泡软；四季豆洗净去老筋后切段；莲藕洗净，去皮切片；魔芋洗净；珊瑚菇洗净撕小块；所有材料与调味料（细砂糖、酱油、昆布鱼高汤）放入汤锅中拌匀，以中火煮开后转小火炖煮约20分钟至入味即可。

功效：低热量，降脂。

星期三：日式荞麦面

材料：荞麦面、山药、绿芥末、葱花、日式七味粉、面酱油适量。

做法：备锅水滚下荞麦面，煮熟后捞起冰镇，沥干水分备用；小碗里放面酱油和绿芥末，把面放上盘，撒葱花，放山药泥，撒七味粉，食用时把荞麦冷面浸入酱汁即可。

功效：荞麦面的营养价值十分丰富，比普通面也更有嚼劲，充当减肥食材最好不过，而且加入山药，提升了减肥指数。

星期四：味噌豆腐蔬菜汤

材料：小棠菜适量，胡萝卜2条，豆腐半块，玉米笋1块，冰糖适量，西红柿5~8粒，白芝麻适量、味噌1汤匙，水5碗。

做法：将白芝麻用干锅炒5~10分钟，备用；豆腐洗净，切成小块；西红柿洗净，切6瓣；玉米笋洗净；胡萝卜洗净去皮切小块；小棠菜洗净择好；煮沸清水，放入味噌和冰糖（味噌先用两汤匙热水在小碗里拌匀），待融化后放入玉米笋、胡萝卜、豆腐、西红柿煮10~15分钟，再放入小棠菜，待菜熟即可关火，上桌前撒上白芝麻。

功效：味噌富含营养和食物纤维，可以抑制体内脂肪、胆固醇的积聚，帮助缩短有害细菌停留在体内的时间，改善便秘，帮助排毒养颜。

星期五：日本豆腐海鲜蔬菜烩

材料：日本豆腐、甜玉米、虾仁、圣女果、黄瓜、胡萝卜、木耳适量,糖、盐、鸡精、香油各少许。

做法:日本豆腐切片,摆到盘子上,放到微波炉中加热2~3分钟,去水备用;把虾、胡萝卜、黄瓜、玉米分别过热水到7分熟,再将焯过水的蔬菜放到凉水里面过下水,可以保持口感;圣女果切碎备用;起锅,放少许油,放姜煸炒,放入胡萝卜黄瓜玉米,放入圣女果、糖、盐,翻炒后,再加入虾仁、木耳翻炒,再放入少许鸡精、香油,最后将酱汁倒在热好的日本豆腐上。

功效:黄瓜能排毒消脂,圣女果能帮助身体排出多余水分,还有防止黑色素沉淀、美白肌肤的功效。

星期六:日式山药饭

材料:日本山药1条,蛋清1只,木鱼花水50毫升,滑子菇(或用其他小菇代替)适量,木鱼花适量,日式酱油3~5滴,葱花少量,芥末少量,米饭1碗。

做法:把山药去皮,放在磨碗里磨出约40克的山药糊,再把蛋清和木鱼花水倒进山药糊里,再加进几滴酱油调味,用筷子把调好味的山药糊打匀,把适量木鱼花放进平底锅里略为加热;盛一碗煮好的米饭,把山药糊浇在饭面,再把滑子菇、木鱼花、葱花、芥末等铺好。还可以再加1只小鹌鹑蛋。

功效:山药饭100克才325千焦热量,可谓低热量又健康。

星期日:寿司卷

材料:鸡蛋50克,紫菜2.5克,黄瓜50克,火腿20克,玉米粒30克,粳米饭(蒸)200克,胡萝卜30克,香油4克,黑芝麻子4克。

做法:煎鸡蛋,等到凉了再切条;胡萝卜切成丝,放香油小炒;火腿切成条,小炒,不需要放油;把黄瓜洗干净,切成2半,把心掏干净,再切成条,并把黄瓜条腌在盐水里面大约20分钟;把做好的米饭放几滴香油,放些芝麻、玉米粒搅和均匀。

把准备好的紫菜放到竹帘上面(上面留2厘米空间),把米饭平铺在上面(上面要留1厘米的空间),整齐地码入煎鸡蛋、胡萝卜丝、火腿、黄瓜条,再将紫菜紧紧卷起,卷到头时用米饭粒糊上即可。

功效:这道寿司卷中,每100克只有500千焦热量,又可搭配多种蔬菜种类,绝对低热量又健康。

外食族一周瘦身食谱搭配法

在如今这个快节奏的社会，因为生活繁忙，很多上班族女性都难以抽出时间为自己准备一日三餐。尤其是午餐，大多数上班族女性都选择吃快餐解决或是买面包、牛奶充饥。这种现代城市生活中以家庭外饮食为主要生活方式的族群。

尽管女人选择外食，能够方便又快捷解决一日三餐问题。但超市里的食物大多属于精制且高糖、高热量的食物，快餐店的食物多高油高脂，因此常常让女人在不知不觉中发胖。为了避免这个问题，女人就要学会在快餐店、超市中选择那些营养又低热量的食物。下面为外食族推荐一周食谱：

星期一

早餐：火腿煎蛋三明治968.2千焦，低糖鲜豆浆873.9千焦。

午餐：麻酱凉面1130.5千焦，热狗（原味）1023.4千焦。

晚餐：香辣嫩鸡手卷1211.3千焦，茶叶蛋272.9千焦，木瓜芭乐西红柿426.4千焦。

星期二

早餐：蔓越莓美式贝果1348.9千焦，低脂鲜奶560.3千焦。

午餐：鲜鲑御饭团688千焦，鲜虾沙拉955.8千焦。

晚餐：糖醋里脊紫米饭1635.6千焦，五色鲜蔬255.4千焦。

美丽小课堂

常见外食热量表

中餐（1份/1碗）	西餐（1个）	速食（1份/1个）
花生粉猪血糕：473.8千焦	甜甜圈：651千焦	蛋筒冰激凌：741.6千焦
水饺（3个）：597.4千焦	奶油泡芙（大）：721千焦	苹果派：1042.4千焦
凉面：1318.4千焦	蛋挞：1071.2千焦	汉堡：1071.2千焦
蚵仔面线：906.4千焦	铜锣烧：1071.2千焦	麦辣鸡块（6个）：1339千焦
肉粽：1442千焦	红豆面包：1153.6千焦	炸鸡腿：1380.2千焦
肉羹米粉：1442千焦	鲔鱼三明治：1277.2千焦	奶昔（巧克力）：1578千焦
臭豆腐：1524.4千焦	肉松面包：1483.2千焦	薯条（1份大）：1792.2千焦
葱油饼（1/2张）：1524.4千焦	起酥蛋糕（硬皮65克）：1532.6千焦	劲辣鸡腿堡：1854千焦
蚵仔煎：1565.6千焦	布丁蛋糕：1804.6千焦	麦香鸡/鱼：1907.6千焦
牛肉面：2224.8千焦	起司蛋糕：1804.6千焦	麦香堡：2348.4千焦

星期三

早餐：纯天然原味酸奶 601.5 千焦，烟熏鲑鱼三明治 747.5 千焦。

午餐：葱烧里脊糯米饭团 1233.1 千焦，野菇沙拉 263.7 千焦。

晚餐：鲜莓燕麦饭 1586.2 千焦，阳光西红柿 370.8 千焦千焦。

星期四

早餐：蛋糕 1426.8 千焦，鲜奶燕麦 530.7 千焦。

午餐：手工高丽菜卷 292.52 千焦，海苔鸡肉软骨 321.4 千焦，关东煮细粉 362.56 千焦，米雪糕 333.7 千焦。

晚餐：海陆综合寿司组 1557.4 千焦，优酪乳红宝石蔓越莓 725.1 千焦。

星期五

早餐：鱼粥 564.4 千焦，什锦花椰菜 325.5 千焦。

午餐：冷藏泰式辣炒牛肉附白饭 1561.5 千焦。

晚餐：白饭 1120.6 千焦，虾酱高丽菜 226.6 千焦，包鲜料理沙茶牛肉 659.2 千焦，综合水果 432.6 千焦。

周末两天，外食族可自己烹饪美食，或随意选择自己喜爱的食物，注意营养均衡且不超过每天的热量限度即可。

一周刮油餐，迅速刮去春节油脂

过春节的时候我们很容易大吃大喝，结果身体积累大量过剩脂肪，腹部在不知不觉间胖了许多。

春节过后，为了迅速刮去身体里多余的脂肪，可以在接下来的一周紧急实施一套一周刮油餐，帮助自己恢复窈窕的身材。下面为大家推荐一周刮油餐计划：

第一天

早餐：牛奶 1 杯，白吐司 1 片。

午餐：白米饭 1 碗，水煮蛋 1 个，清蒸鲈鱼半条。

晚餐：打卤面 1 碗，苹果醋 1 杯。

第二天

早餐：白粥 1 碗，火腿夹蛋 1 个。

午餐：糙米饭 1 碗，水煮青菜 1 份，苹果 1 个。

晚餐：蔬菜沙拉 1 份，鲜虾意大利面 1 份。

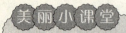

春节过后的健脾和胃、消食化滞食谱

1. 山楂玉米胡萝卜汤

材料：生山楂15克，玉米150克，胡萝卜150克，猪瘦肉200克。

做法：将猪瘦肉洗净，切小块；山楂洗净；玉米、胡萝卜洗净切块；所有材料一同放入砂锅，加适量水，武火煮沸，再用文火煮1.5小时即成。

功效：清热健脾，养阴生津。

2. 芹菜煲大枣

材料：芹菜200克，大枣50克。

做法：将芹菜洗净切成小段，与大枣一起放入砂锅内，加清水适量，大火煮沸，小火煮成汤，佐餐食用。

功效：健脾疏肝，清热和胃。

3. 山药百合内金麦芽粥

材料：山药30克，鸡内金10克，百合20克，麦芽15克，粳米150克。

做法：将鸡内金、麦芽一同放入砂锅加适量清水，大火烧开，小火熬煮30分钟，去渣留汁；将山药、百合、粳米洗净，放入砂锅，加药汁及适量清水，大火煮沸，小火煮成粥。

功效：健脾养阴，益气开胃。

4. 砂仁鲫鱼汤

材料：鲜鲫鱼1条，砂仁10克，陈皮5克，生姜、葱、精盐各适量。

做法：将鲜鲫鱼刮去鳞、鳃，剖腹去内脏，洗净，将砂仁放入鱼腹中，然后与陈皮共同放入砂锅内，加适量水，用大火烧开，放入生姜、葱、精盐，煮至汤浓味香即可。

功效：醒脾，开胃，利湿。

第三天

早餐：总汇三明治1个，酸奶100毫升。

午餐：云吞面1碗，香蕉1个。

晚餐：白米饭1碗，水煮西蓝花1份。

第四天

早餐：八宝粥1碗，水煮蛋1个。

午餐：黑椒肉酱意大利面1份，酸奶沙拉1杯。

晚餐：白米饭1碗，手撕鸡1盘。

第五天

早餐：小米粥1碗，蔬菜饼1个。

午餐：糙米饭1碗，咖喱土豆1份，西红柿鸡蛋汤1碗。

晚餐：鸡蛋炒饭1碗，水煮生菜1盘。

第六天

早餐：酸奶1杯，草莓5颗。

午餐：牛腩面1碗，苹果1个。

晚餐：韩式凉面1份。

第七天

早餐：水煮蛋1个，豆浆1杯。

午餐：白米饭1碗，凉拌黄瓜1份，红烧排骨1份。

其实，一周刮油餐正是通过让女人多吃富含膳食纤维等营养素且又低热量的杂粮、水果和蔬菜，来帮助人们在减少热量摄取但摄取足够营养的同时，帮助身体排出滞留在肠胃中的毒素，消耗多余脂肪，从而帮助女人维持体内脂肪收支平衡，保持身体苗条又健康。

第七章 吃掉面部浮肿，成就小脸美人

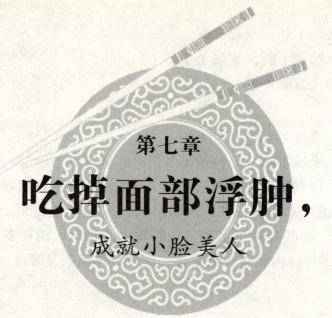

大脸变小脸，从饮食开始

许多女人都有这样苦恼的经历：身体发胖时，脸也会发胖；而身体瘦下去时，脸却不一定会瘦下去。而且，许多不健康的瘦身方式，如过度节食或者过度依赖减肥药，还会使得脸部症状不断，比如脸部浮肿、面色苍白、眼周出现小细纹、脸颊乱冒痘痘等。

一般来说，想要拥有小脸的女人应遵循以下饮食原则：

1. 每天至少喝 800 毫升水

喝适量的水是帮助女人消除脸部浮肿的有效方法之一。如果不喜欢喝清水，还可以在水中加入少许柠檬片或柠檬汁。但如果用咖啡、茶、苏打水或水果汁来替代清水，其补水效果不能等同于 800 毫升清水，还可能带来女人计划之外的热量，减重不成反而增重。

2. 每天至少吃 3 个水果和 150 克蔬菜

要拥有小脸，就必须控制每天从食物中摄取的总热量，因此女人要在每日饮食中增加水果和蔬菜的比重，因为它们不仅容易产生饱腹感，还能帮助女人减少吃甜品的强烈欲望，有效控制热量。

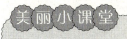

4 类大脸的瘦脸饮食方

1. 面部肌肉松弛型大脸

瘦脸饮食方：针对这种大脸，女人首先要紧致肌肤，除了要多锻炼脸部肌肉外，还要多吃富含胶原蛋白的食物，比如牛蹄筋、猪蹄、鸡翅、鸡皮、鱼皮及软骨等食物，它们可以让皮肤柔软更有弹性，也能抑制法令纹的生长。此外，还应多吃含有维生素A和维生素C的食物，比如橙子、胡萝卜、菠菜、青椒等，因为这两种维生素可以抗氧化，有效延缓肌肤衰老。

2. 面部脂肪堆积型大脸

饮食瘦脸方：针对这种大脸，女人首先要溶解过剩的脂肪，除了要多做运动加快身体脂肪燃烧、多做瘦脸面膜外，还应多吃能溶解脂肪的食物，比如生姜、大蒜、胡椒及辣椒等，它们可以促进血液循环，加速脂肪分解。而且，此类大脸的女人在水果的选择上也需要选择糖分较低的水果，像荔枝、西瓜等含糖量较高的水果尽量少吃。

3. 颧骨肌肉结实型大脸

饮食瘦脸方：针对这种大脸，女人除了要放松身体、使用正确的咀嚼方式外，还要多食醋、玉米、芹菜、西红柿等来软化僵硬的肌肉，多吃富含维生素E的食物可以帮助抑制活性氧，延缓肌肤衰老，并且不要过多咀嚼口香糖或吃坚果、硬糖等耐嚼的食物。

4. 水肿型大脸

饮食瘦脸方：针对这种大脸，女人除了保持充足、高质的睡眠外，还应多吃豆类及黑芝麻食物，它们可以加强肾脏功能；多吃菌类和海藻类食物，它们可以排泄多余的水分，加速新陈代谢；并在晚上8点以后，避免喝含咖啡因的刺激性饮料。此外，此类大脸的女人还可以多用热毛巾敷脸，以指腹按压眼眶周围，每个位置按压5秒钟，重复3次。经常刺激按压这些穴点，可以改善脏腑功能，消除浮肿。

3. 增加钙的摄入量

有研究显示，45岁以上的女人如果每天从食物中摄取1200毫克的钙，45岁以下的女人如果每天从食物中摄取1000毫克的钙，能帮助身体更快地消耗脂肪，使脸部纤瘦、身材苗条。

4. 少喝酒

无论是啤酒、鸡尾酒、白酒，还是其他形式的酒精饮料，都可能让女人面部浮肿和皮肤松弛。而且，酒精饮料的热量很高，仅一杯200毫升左右的酒精饮料，热量便可达到412千焦。

5. 正确咀嚼食物

"咀嚼"时牙齿的咬合会使整个口腔的肌肉活动起来，咀嚼时产生的唾液激素还能够帮助活化大脑，让大脑更加积极地指挥身体的新陈代谢。但不正确的咀嚼方法不仅会影响女人匀称的脸形,甚至会使腮帮变得特别突出,影响脸部美感。

正确的咀嚼方法是:最好一口食物能够在牙齿两侧细嚼 15~25 下,而且要轻嚼慢咽,这样才能够让脸形越来越精致立体。

多吃含高钾质的食物,轻松拥有小脸蛋

自古以来,瓜子脸都是女人美丽的象征。在如今这个以瘦为美的时代,比瓜子脸更窄更瘦的"锥子脸"十分盛行,电视电影上的那些女明星们更是一个比一个脸小,这充分说明了大多数女人都渴望拥有巴掌大的小脸。然而,并不是每个女人天生就有迷人的小脸,她们大多是通过后天的努力让脸变小的。

在所有的大脸变小脸的方法中,多吃高钾食物,是相对而言较为安全有效的一种方法。这是因为钾元素可以促进女人体内代谢功能,排出因为不当饮食或生活习惯不良所导致的脸部肿胀问题。

高钾蔬菜

而且,钾还不存在体内堆积的问题,这是因为人体内所需要的钾主要是由肠道吸收的,然后通过消化道到达全身各个地方。人体内没有专门储存钾的器官,如果人吃油吃多了可以将其以脂肪的形式储藏在体内,但是钾是不储藏的,因此人体所需要的钾必须通过每天摄入得到补充,它的排出和吸收必须保持平衡,才能够维持人体正常运转。由此可见,

高钾水果

女人必须每天摄取含钾食物,才能保证体内有充足的钾。营养专家建议,为了保证身体健康,成年女性每天宜摄入 1875 ~ 5625 毫克钾。

1. 蔬菜类

根茎类:藕的含钾量高达每 100 克 293 毫克;萝卜含钾量也较高,

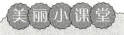

体内的钾为何容易流失

女人之所以需要每天吃含钾食物来补钾，是因为钾在人体内很容易被丢失掉。一般来说，体内钾大量流失的情况主要有以下几种：

（1）长期大量饮酒，大量吃糖以及超量吃盐，都容易导致钾丢失，使血钾降低。一方面是由于尿量增多，钾会从尿里面流失掉；另一方面，糖多了以后可以使血里的钾跑到细胞内，仍然会出现低血钾。

（2）呕吐、腹泻、尿多和出汗多也是导致钾丢失最常见的原因。

（3）长期过量使用排钾利尿药，如氢氯噻嗪、呋塞米和托拉塞米等，也会导致低血钾。肾上腺皮质机能亢进的病人和长期服用糖皮质激素（泼尼松等）的病人也会出现低血钾。

（4）精神紧张和过度劳累也可以消耗掉钾。

100克胡萝卜中的钾含量为119毫克，青萝卜中高达248毫克，而圆白萝卜钾含量较低，为14毫克。

鲜豆类：含钾都比较丰富，每100克中约含钾180毫克；豆苗类中，100克黄豆芽含钾175毫克。

茄果类：白皮茄子含钾量较紫皮茄子高，100克中含钾量为238毫克（紫皮茄子仅150毫克）；圣女果含钾量较普通的西红柿高，100克中含钾量为262毫克（普通西红柿仅179毫克）；干辣椒中的钾含量每100克高达991毫克，但因食用量少，钾的实际摄入量并不高。

瓜类：南瓜的钾含量较高，可达每100克含钾445毫克。

绿叶类：莴笋叶、空心菜、甘蓝、芥蓝、苦苣菜等的含钾量较高，每100克含钾量超过300毫克；鸡毛菜、娃娃菜、塌棵菜、花椰菜、韭菜等其次。

菌藻类：钾含量相对来讲都比较高，比如每100克白蘑菇中含钾350毫克，每100克干制的香菇、茶树菇、海带、木耳等菌藻类中含钾量更可达到700~3000毫克。

2. 水果类

水果类食物中的钾含量普遍低于蔬菜类食物：

苹果、梨、橘、橙、桃、西瓜、葡萄等水果中的钾含量低，每100克水果中含钾量仅为50~150毫克。部分热带（或亚热带）水果中含钾量较高（每100克水果）：如香蕉（208毫克）、榴莲（261毫克）、酸木瓜（260毫克）。

干果类食物中的钾含量相对较高：如干小枣（486毫克）、无花果干（898毫克）、桂圆（891毫克）。

此外，日式早餐中的纳豆、柴鱼和刎仔鱼等小鱼干都含有高优质的钾成分，因此，无论蒸、煮、炒或做汤时加些纳豆或小鱼干，都有增进营养、瘦脸的双重功效。

每天摄入的盐分越多，脸部浮肿的可能性越大

有些女人发现，尽管自己不怎么吃肉，吃饭时也只吃七分饱，每顿饭后都记得出门散步半小时，还是没能减轻自己的体重，尤其是脸部依旧肿大。这往往意味着这些女人并非真正的肥胖。真正的肥胖是指皮下与脏器之间的脂肪组织增多，并且堆积其间。而这些女人的脂肪库存往往并不多，而是皮下脂肪与细胞之间累积了过多的水分，于是看起来身材胖乎乎的，这种"肥胖"又称虚胖。

美丽小课堂

常见7类高钠食物

1. 面包

面包的奶油愈多，盐分愈高。巧克力面包、波罗面包、奶酥面包等都有200～240毫克的钠含量。即便是没什么味道的白吐司面包的钠含量也很高。

2. 低钠盐

低钠盐是以钾取代钠，但即便如此，5克重（约半汤匙）的低钠盐仍含有高达917毫克的钠。

3. 麦片

董氏基金会曾抽查早餐麦片14个品项，就有一半达到英国高盐标准（每100克食品含500毫克盐以上），有些品牌竟高达1030毫克。

4. 夹心饼干

尽管夹心饼干属于甜点，但也是高钠食物，因为其在制作过程中加入了许多含钠的添加物，导致每100克柠檬夹心饼干就有700多毫克的钠，每100克巧克力夹心饼干也有500多毫克的钠。

5. 外卖汤汁

快餐店所卖的汤汁大多含钠量较高，比如半碗300克的关东煮汤汁，往往含高达615毫克的钠。

6. 酱料

在吃面、炒饭时，许多女人喜欢加几勺沙茶酱、肉燥、蘑菇酱等调味料，虽然一汤匙钠含量不会超过100毫克，但多吃几勺就容易导致盐的摄入量超标。

7. 凉面

一盒凉面的钠含量往往高达1200～1265毫克，相当1天钠摄取量标准2400毫克的一半。因为凉面中多加入了小苏打和麻将，而小苏打、麻酱本身的钠含量都很高。

虚胖的常见症状为：

（1）清晨起床，眼皮肿胀极为严重；

（2）早晨穿起来很合适的鞋袜，到晚上会觉得很紧、很痛；

（3）刚买时很合适的戒指，不知何时变得紧紧的了；

（4）以前合身的内衣，现在变紧了，像橡皮筋勒过的痕迹总是清楚地印在皮肉上；

（5）睡觉时经常做梦。

如果你发现自己经常出现以上情况，基本可以断定自己属于虚胖类型了。

与脂肪过多造成的肥胖不同，虚胖多是因为女人摄入了大量盐分。尽管食盐是人体不可缺少的物质，从盐中适量摄入人体必需的钠，可以帮助调节体液平衡、神经传导，但是如果摄入过多，会导致肥胖。因为如果摄入盐分过多的盐，会有增强淀粉酶活性而促进淀粉消化和促进小肠吸收游离葡萄糖的作用，使得人体吸收过剩的糖，它们会转化为脂肪并沉积下来，导致肥胖。

而且过量摄取钠会妨碍钾的吸收，造成血液循环变慢，细胞代谢产生障碍，体内废物不能很好地排出，同时造成脂肪囤积，水分滞留在体内，使腰围和身体变得臃肿肥胖，也会导致女人脸部浮肿。

此外，在摄入了大量盐后，人体对水的需求随之增多，盐分中的钠离子会强行"留住"水分，造成水分在体内滞留，加上肌肉松软，以致让人看上去有胖乎乎的感觉。英国伦敦圣乔治大学的科学家研究发现：人们在食用较咸的加工食品后，为了解渴他们可能会饮用可乐、汽水等较高热量的饮料，而这也是肥胖的诱因。

因此可以说，女人每天摄入的盐分越多，就意味着脸部浮肿的可能性越大。

针对这种虚胖的大脸，仅靠低热量、低脂肪的饮食调节难以化解，还应着重调整食谱：

1. 少吃盐

盐不能不吃，但吃多了又影响健康。营养学家建议女人每人、每天食盐的限量为 6 克，以不超过 10 克为宜。不过，每天 6 克的建议是按氯化钠中的钠来计算的，我们吃的酱油、咸菜之中都含有钠。所以，我们只要尽量吃得清淡些应该是可行的。

2. 补充钾

除了要少吃盐，女人还应注意增加富含钾元素的食物，比如土豆、胡萝卜、香蕉、柑橘、豆类等。钾的摄入增多了，人体的调节机制就会增加钠的排泄。体内的钠一旦减少，多余的水就失去了依靠，滞留在体内的多余水分也就相应减少，脸部的浮肿也就会渐渐消失，大脸就变成了小脸。

3. 多吃新鲜的瓜果

女人应经常食用新鲜的瓜果，这些食品营养丰富，可以补充体液，更重要的是，它们无需加盐。

脸部浮肿，一杯香浓咖啡就可解决

香港著名女影星张可颐的瘦脸秘诀是：在早上醒来时喝一杯香浓咖啡。咖啡有排水功效，喝下 10 分钟后就能看到脸部的浮肿明显减轻，人也变得精神了许多；同时轻按面部淋巴位，帮助脸部肌肤排毒，减轻脸部浮肿的效果会更理想。

很早以前，人们已经发现咖啡有提神醒脑的作用，于是就将之作为提神的饮料而时常饮用。其实咖
啡可不只有提神的功效，它还能促进消化。而对于爱美的女人来说， 咖啡
最让美女们折服的当然是咖啡的瘦身功效了：咖啡中的咖啡因有促进脂肪分解的作用。专家建议，女人一天喝 1~4 杯不加糖或者不加奶的咖啡，就可以达到理想的减肥状况了。但肠胃消化不良、胃酸过多、容易失眠的女人最好不要使用此法。

当然，有助于瘦脸的咖啡指的是经过特殊烘焙处理的瘦身咖啡，它含有的天然咖啡因成分能有效分解体内脂肪，将脂肪释放在血液中。饮用这种咖啡 30~40 分钟后，血液中的脂肪酸浓度会变高，这时适量运动，比如快步走 10 ~ 15 分钟，或不搭电梯而走楼梯回办公室或家，或原地做些小运动，比如扭转伸展上半身、踏脚、收腹，都可将脂肪酸转变成热能，有效燃烧脂肪。

瘦脸咖啡的饮法：

（1）餐前半小时冲泡 1 杯咖啡，可加速新陈代谢，降低食欲。

（2）下午茶时间感到肚饿时，冲饮 1 杯咖啡来代替零食。

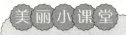

喝瘦脸咖啡的最佳时间

（1）午饭后30分钟至1个小时内，品尝1杯浓郁的不加糖和伴侣的咖啡，有助于饭后消化，促进脂肪燃烧。

（2）下班前，喝1杯咖啡，配合步行，有助于加速体内多余脂肪燃烧。

（3）运动前喝1杯瘦身咖啡，可以使脂肪转化成脂肪酸的过程加速，更快地让脂肪酸随着人体微循环系统排出体外，达到瘦身的目的。

（3）热饮法：取1~2茶匙咖啡，放入1杯热水中搅匀，也可以加入脱脂奶及1粒低热量代糖以调和味道。

（4）冻饮法：先用少许热水将咖啡搅匀，然后加入脱脂奶及代糖，再加冰水或冰块即可。

咖啡瘦脸的要诀：

（1）不要加糖：如果女人不习惯咖啡的苦味，可以加少许的牛奶，但千万不能加糖，因为糖会妨碍脂肪的分解。

（2）热咖啡比冰咖啡有效：热咖啡可以帮助女人更快地消耗体内的热量。

（3）中度烘烤的瘦身咖啡更能有效地起到瘦身的作用。烘烤温度高的咖啡味道虽然浓郁，但咖啡因含量比较大，容易引发失眠；而浅度烘焙的减肥咖啡酸度较大，口感较差。

（4）最好选择黑咖啡，它能有效地分解脂肪，并有利尿作用，可加速体内毒素排出。而且在高温煮咖啡的过程中，黑咖啡还会产生一种抗氧化的化合物，有助于抗癌、防衰老，有防止心血管疾病的作用，可与水果和蔬菜相媲美。此外，黑咖啡还有美容的作用，女人经常饮用，能容光焕发、光彩照人。

常喝冬瓜汤，帮女人解决大脸问题

冬瓜是世界公认的既营养又瘦脸的食品之一。说冬瓜富有营养，是因为冬瓜含有丰富的蛋白质、糖类、胡萝卜素、维生素、粗纤维和钙、磷、铁等矿物质；说冬瓜可瘦脸，是因为冬瓜中的钾含量高，钠含量低。前面已经说过，人体内有足量的钾可以促进细胞新陈代谢，顺利排泄毒素与废物。因此，冬瓜有利尿消肿的作用，有助于消除体内多余的水分，有明显的去脂肪、去水肿作用，对减少脸部浮肿非常有效。

此外，冬瓜含有的葫芦巴碱能促进人体新陈代谢，抑制糖类转化为

> **美丽小课堂**
>
> **瘦脸的脸部小运动**
>
> （1）像吹泡泡一样努力鼓起嘴，坚持10秒钟；再努力瘪起嘴，坚持10秒钟。此法可减少脸上的赘肉。
>
> （2）缓慢抬头，看天，张开嘴，舌尖向上送，坚持10秒；收回舌头，闭上嘴，缓慢低下头。重复10次，可减少下颌的赘肉。
>
> （3）嘴略张开，下颌左右移动，反复30次。每天只要坚持做2~3次，可减少下颌的赘肉。

脂肪，让女人越吃越瘦。因此，想要化大脸为小脸的女人，多吃冬瓜真是不错的选择。

下面，我们来介绍几款常见的冬瓜瘦脸食谱：

1. 冬瓜汤

材料：冬瓜600克，胡萝卜375克，玉米2个，冬菇5朵，瘦肉150克，姜2片，盐适量。

做法：胡萝卜去皮洗干净，切块；冬瓜洗干净，切厚块；玉米洗干净，切块；冬菇浸软后，去蒂洗干净；瘦肉洗干净，氽烫后再洗干净；煲适量水，下胡萝卜、冬瓜、玉米、冬菇、瘦肉、姜片，煲滚后以慢火煲2小时，下盐调味即成。

功效：利尿消肿，清热解毒，有效地抑制糖类转化为脂肪。

2. 双瓜汤

材料：冬瓜250克，丝瓜20克，色拉油10克，盐3克，味精1克。

做法：冬瓜去皮和瓤，切成片；丝瓜洗净去皮，切粒；炒锅放到火上，放入色拉油烧热倒入水400毫升，放入冬瓜、盐、味精，到烧开后，放入丝瓜，盛入汤碗即可。

功效：冬瓜利尿消肿，降脂，丝瓜能加速体能快速的排毒过程，帮助提升新陈代谢，且含热量也很低。

3. 冬瓜绿豆汤

材料：冬瓜500克，绿豆150克，葱15克，生姜5克，精盐少许，鲜汤500克。

做法：汤锅洗净置旺火上，添入鲜汤烧沸，撇去泡沫，将生姜洗净拍破，葱、绿豆洗净；冬瓜去皮、去瓤，洗净切块；将材料一起投入汤锅内，烧至熟而不烂时，撒入盐，起锅即成。注意冬瓜要在绿豆熟后再下锅。

功效：利尿消肿、减肥、清热解暑。

4. 虾仁冬瓜汤

材料：虾 5 克，冬瓜 300 克，香油、精盐各适量。

做法：将虾去壳，挤出虾洗净，沥干水分放入碗内；冬瓜洗净去皮去心切成小骨牌块；虾仁随冷水入锅煮至酥烂再加冬瓜同煮至冬瓜熟，入盐调味后盛入汤碗，淋上香油即可。

功效：利尿消肿，抑制糖转变为脂肪，减少血液中胆固醇含量。

5. 羊肉冬瓜汤

材料：羊肉 150 克，净冬瓜 150 克，精盐、味精、花椒水、绍酒、胡椒粉、葱丝、姜丝、香菜、猪清油、肉汤各适量。

做法：把羊肉切成小薄片；冬瓜去皮去子切成长方薄片，用开水烫一下；香菜切成 8 分长的段。锅内放入肉汤、冬瓜，加精盐、花椒水、绍酒、味精、胡椒粉，汤开时把羊肉、葱丝、姜丝、香菜放入锅内，再烧开，加猪清油少许，立即出锅盛在碗内即成。

功效：利尿消肿，促进新陈代谢，降脂排毒。

6 冬瓜肉丸汤

材料：冬瓜 500 克、五花肉 200 克，葱末、淀粉、盐、胡椒粉、味精各适量。

做法：将冬瓜去皮除瓤，洗净，切成小方块；五花肉洗净剁碎，加入盐、淀粉，捏成肉丸。捏肉丸时加少量淀粉，可以增强肉丸的牢固性，保持其形状，使肉丸不易被煮碎。先将肉丸和葱末、盐、胡椒粉放入电饭煲中，加适量水，小火焖煮 20 分钟，放入冬瓜，大火煮沸后转小火再煮 10 分钟，用味精调味即可。

功效：清热解毒，利尿消肿，美容抗皱。

菠菜可是瘦脸食物中的"大明星"

前面说过，女人多吃含高钾的食物有益于瘦脸，而菠菜中就含有丰富的钾，对消除脸部浮肿有非常大的帮助。而且，菠菜中还含有丰富的维生素 A 和维生素 C，有益于紧致肌肤。此外，菠菜中还含有一种很重要的维生素——维生素 K，其含量在所有蔬菜水果中排第二位。维生素 K 是人体"骨钙素"形成的重要元素，会大大提高人体对钙的吸收，也能间接起到消脂瘦脸的效果。

下面，我们就来介绍一些常见的菠菜瘦脸食谱：

1. 菠菜粥

材料：菠菜、大米各250克，盐、鸡精少许。

做法：菠菜洗净，入沸水中焯一下，捞出切碎备用；大米淘洗干净，入锅内加适量水煮熟；下入菠菜稍煮一会儿，加盐、鸡精调味即成。

功效：养血润燥，润肠通便，消脂瘦脸。

菠菜

2. 菠菜鸡蛋汤

材料：鸡蛋2个，菠菜100克，黄花菜、木耳各少许，水淀粉30克，熟猪油20克，鲜汤、盐、味精各适量。

做法：将鸡蛋打散；菠菜去老叶洗净、切段；黄花菜泡开洗净；木耳泡发撕成小朵；将锅烧热，加猪油，把鸡蛋倒入锅中，待鸡蛋两面煎黄后，加鲜汤、水淀粉，加盖，用小火烧；烧至汤呈奶白色后，放菠菜、黄花菜、木耳，加盐、味精，起锅装入大汤碗内即成。

功效：润肠排毒，补益明目，消脂瘦脸。

3. 凉拌菠菜

材料：鲜菠菜600克，盐、葱、麻油、姜、酱油适量。

做法：将菠菜洗净切成段状，锅中放水，煮滚时放入菠菜，将菠菜烫软后取出，沥干水分；将葱、姜切成细丝，在碗中放入盐、酱油、麻油、葱丝与姜丝，拌匀，再将调好的酱汁淋在菠菜上即可。

功效：通肠导便，促进人体新陈代谢，消脂瘦脸。

4. 姜汁菠菜

材料：嫩菠菜500克，生姜25克，盐、酱油、醋、味精、香油各适量。

做法：菠菜去根、洗净后，放入沸水中烫熟，捞出沥水，淋上芝麻油拌匀，放入盘中；将生姜去皮，切成细末放入碗中，加盐、酱油、醋、味精调成姜汁；将菠菜、姜汁分盘同时上桌，吃时夹菠菜蘸姜汁即可。

功效：润畅游通便，促进血液循环，消脂瘦脸。

5. 香菇菠菜

材料：菠菜500克，香菇75克，鸡汤20克，花生油、葱、姜、盐、味精、料酒、水淀粉各适量。

做法：将菠菜去掉杂质、根和黄叶，洗净，切成段备用；香菇用温水泡发后，去掉泥沙和根蒂，洗净，放入容器；锅内加入花生油烧热，

美丽小课堂

3 日菠菜减肥方

对于喜欢吃菠菜的女人来说，不妨使用 3 日菠菜减肥方来帮助自己瘦身。三日菠菜减肥方的具体做法是：

早餐：1 杯温水，1 份水煮菠菜，1 个煮蛋，1 块燕麦面包。

午餐：1 杯热水，1 份凉拌菠菜，1 碗米饭，1 份去皮鸡饭、1 份炒青菜。

晚餐：1 份菠菜粉丝汤。

水：每日 8 杯以上。

零食：无糖豆浆、苹果、猕猴桃。

营养专家建议，为了在使用菠菜减肥的同时，保证身体吸收到足够的营养，最好采取循环的减肥法，即执行 3 日蔬菜减肥方一次后，正常饮食 1 天，然后再执行 3 日菠菜减肥方，一个多月就能看到明显的瘦身效果，而且瘦后也不容易反弹。

下入葱、姜炒香后，加入鸡汤、盐、味精、料酒，炒出香味后，倒入装香菇的容器内，上蒸屉用旺火蒸 40 分钟，取出备用；锅内加入少许花生油烧热，放入菠菜翻炒，再加入少许盐、味精，将菠菜炒熟，倒入盘的中央；蒸好的香菇上锅烧开，用水淀粉勾芡，香菇依次码在菠菜四周，即可食用。

功效：通肠导便，补养脾胃，消脂瘦脸。

越吃越瘦的"瘦脸冠军"——西芹

西芹营养丰富，富含蛋白质、碳水化合物、矿物质及多种维生素，具有降血压、镇静、健胃、利尿等疗效，是一种保健蔬菜，也是一种备受爱美女性喜爱的瘦脸蔬菜。这是因为每 100 克西芹中仅有 45 千焦的热量，即一大棵西芹中含有 16 20 千焦的热量，但是咀嚼它反而需要消耗 20 33 千焦的热量，进入肠胃中又需要大约 20 千焦的热量。这样，消化西芹所需的热量就超过了它本身提供的热量，真称得上是"越吃越瘦"。

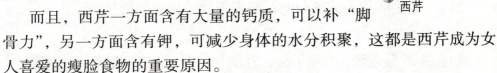

西芹

而且，西芹一方面含有大量的钙质，可以补"脚骨力"，另一方面含有钾，可减少身体的水分积聚，这都是西芹成为女人喜爱的瘦脸食物的重要原因。

下面，我们来介绍一些常见的西芹瘦脸食谱：

1. 西芹炒百合

材料：西芹 200 克，鲜百合 140 克（或干百合 70 克），枸杞 10 粒，盐、鸡精少量，油2大匙（约30毫升）。

做法：鲜百合去老皮和蒂，拆散洗净；西芹去老筋，洗净，斜切成片；枸杞用水泡发，沥干待用；西芹放入沸水焯过，捞出迅速放入冰水中，沥干待用；炒锅烧热，放入油，烧至5成热，放入西芹快速翻炒，再加入百合快速翻炒，炒至百合略透明，再加入枸杞同炒，最后加入盐、鸡精调味即可。

功效：降压健脑，清肠利便，解毒消肿，促进血液循环。

2. 西芹红酒沙拉

材料：葡萄干、西芹、洋葱、茄子、西红柿、青椒、熟瓜子仁、红酒、醋、胡椒粉、盐、鸡精适量。

做法：将西芹、茄子、西红柿、青椒、洋葱各自切丁；西芹焯沸水捞出过凉，茄丁用油煸透出锅，再将所有原料拌在一起，加少许盐、红酒、胡椒粉、鸡精、醋拌匀即可。

功效：清肠利便，解毒消肿，促进血液循环。

3. 西芹胡萝卜炒火腿

材料：西芹、胡萝卜、火腿、油、姜末、蒜末、白糖、盐、香油各适量。

做法：胡萝卜洗净去皮切条；西芹洗净，斜切成片；火腿切粗条；锅入油，热后将胡萝卜和姜、蒜末一起下锅，小火煸炒至胡萝卜略微发白，再倒入火腿和西芹，转中大火翻炒片刻，最后调入少许白糖、盐和香油即可。

功效：清肠利便，解毒消肿，促进血液循环，刺激皮肤新陈代谢。

4. 西芹鲜贝

材料：西芹、鲜贝、油、盐、味精、糖、酒、淀粉各适量。

做法：西芹去皮，切片，用开水烫一下；鲜贝用刀片成两片，用盐、酒、湿淀粉拌一下；锅下油，放入鲜贝滑熟（用小火，油不要太热），然后加入盐、味精、糖、酒，一炒就好了。

功效：低热低脂，清肠利便，解毒消肿，促进血液循环。

5. 香菇西芹

材料：干香菇适量，西芹1根，胡萝卜半根，色拉油适量，食盐4克。

做法：西芹洗净，去老筋，斜切成段；干香菇提前用冷水泡发，切丝；胡萝卜去皮切片；热锅放油，先放入香菇和胡萝卜炒香，再放入西芹，翻炒2分钟，调入盐即可起锅。

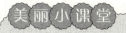

瘦脸表情操

1. 热身练习

（1）轻轻地闭上双眼，用头顶、前额、脸颊、嘴、下巴、颈部去体验减去脸部脂肪带给你的感受；

（2）嘟起嘴唇到鼻子尖的位置，这样能加强脸部肌肉的锻炼，然后慢慢张开眼睛恢复平时的表情；

（3）用力睁大双眼，嘴巴用力把脸上的赘肉往里吸，这样有助脸部线条的拉直延伸；

（4）伸出一点点舌头，轻轻咬住它，然后闭上你的右眼，表情呈微笑状态。

2. 加强脸部弹性

（1）眼睛凝视前方，紧绷脸部肌肉，嘴角微笑，这样能加强脸部的肌肉弹性；

（2）继续以上的表情，然后双眼微微眯着，保持微笑，这个动作有助加强眼睛周围的脸部肌肉；

（3）闭上双眼，深呼吸，然后慢慢地数5个国家的名字，然后吐气，动作重复5次。

3. 美化脸部线条

（1）嘴巴微微张开，脸部肌肉尽量拉紧，这样能让你脸部的线条更加美丽；

（2）嘴巴微微张开，然后微笑，再闭上嘴巴恢复没有脸部表情的状态，动作重复5次，每次停留10秒；

（3）表情自然，眼睛看着前方，绷紧脸部肌肉，动作持续20秒。

4. 减掉脸部多余脂肪

（1）伸出一点点舌头，用牙齿轻轻咬住，然后微笑，持续动作20秒；

（2）伸出一点点舌头，牙齿不要咬在舌头上，心里默数5下后，恢复自然表情，动作重复10次；

（3）伸出一点点舌头，用牙齿轻轻咬住，然后微笑，用双手的示指和中指的指腹按住笑脸处往上推，动作持续20秒。

5. 消除双下巴

（1）表情自然，牙齿用力咬着，眼睛眯着看着前方，然后下巴微微向上抬，持续30秒，这个动作对减少下巴的赘肉有很大的帮助。

（2）嘴巴紧闭，然后上牙齿往后拉，下面的牙齿往前移，让脸部的肌肉紧绷，动作持续20秒。

功效：低热低脂，清肠利便，解毒消肿，促进血液循环。

6. 西芹炒虾仁

材料：虾仁200克，西芹200克，胡萝卜半根，葱、姜少许，料酒、干淀粉、油、盐、鸡精各适量。

做法：虾仁去沙线、洗净，用厨房纸吸干水分，加入葱、姜末，以及一小勺料酒、一小勺干淀粉和1/2茶勺盐，用手捏几下上浆，放入冰箱冷藏至少半小时；西芹和胡萝卜洗净切片，分别入沸水余半分钟，捞出放入冷水中降温后沥干；热锅入油，油温六成热后，下虾仁煸炒半分钟，放入西芹和胡萝卜片，加适量盐和鸡精，撒入葱花炒匀盛出装盘即可。

功效：低热低脂，清肠利便，解毒消肿，促进血液循环。

多吃豆苗菜，让你甩掉大胖脸

豆苗俗称豌豆苗或豌豆藤，是豌豆的嫩茎和嫩叶。豆苗的颜色很鲜明，质地又很柔软，含有极丰富的钙质、B族维生素、维生素C和胡萝卜素，有利尿、止泻、消肿、止痛和助消化等作用。

而且，豆苗性滑、微寒，对清除体内积热也有一定的功效，对因多吃煎炒热气食物及烟酒过度而引致口腔发炎、牙龈红肿、口气难闻、大便燥结、小便金黄等情况都有一定的改善作用。

对于大脸的女人来说，豆苗也是去除脸部浮肿的高手，因为豆苗中含有有利于消除水肿的钾，而且豆苗菜也可以强化咀嚼效果，增强脸部肌肉的运动，促进脸部肌肤紧致。因此，当女人因为熬夜、忙碌或是饮水不当导致第二天脸部浮肿时，美容专家大多会建议女人适当多吃一些豆苗来去水肿，从而达到瘦脸的功效。

下面，我们来介绍一些常见的豆苗瘦脸食谱：

1. 素炒豆苗

材料：豌豆苗400克，色拉油30克，白砂糖10克，素高汤20毫升，盐2克，味精1克。

做法：将鲜嫩豆苗洗净，捞出沥水；色拉油放入炒锅烧热，放入豆苗迅速翻炒，再放入盐、白糖、味精、素高汤，炒匀即可。

功效：清除体内积热，消除皮肤过多油脂，去除脸部浮肿。

2. 金银蛋上汤豆苗

材料：豆苗500克，草菇8只，皮蛋1只，熟咸蛋1只，浓汤宝（猪骨浓汤）1个，大蒜4瓣，盐1/2茶匙，油适量。

做法：豆苗去掉根部老的部分，洗净，沥干水分；草菇切开，皮蛋和熟咸蛋去壳切粒，大蒜瓣去皮待用；锅里放油，烧热，爆香大蒜，加入皮蛋粒和咸蛋粒爆香，放草菇，炒均匀，加清水，放入浓汤宝，大火煮开；大火将汤水煮至雪白，待浓汤宝完全煮融后，加盐调味，再将豆苗放入锅中，炒均匀，煮开后马上熄火，装盘即可。

功效：低热低脂，利尿消肿，消除皮肤过多油脂

3. 豆苗蘑菇汤

材料：豆苗、口蘑、金针菇、姜、盐、味精、香油各适量。

做法：水中放姜片煮，水热后加入口蘑，水开后，加入金针菇、豆苗、盐，水再开后加入味精和香油即可。注意，放进豆苗后不要再盖盖子，若是有现成的鸡汤，可以加一些。

功效：利尿消肿，消除皮肤过多油脂，提高机体免疫力。

4. 豆苗蛋饼

材料：鸡蛋1个，豆苗适量，橄榄油1小匙，盐适量。

做法：把鸡蛋打散后放少许盐；锅里放橄榄油，油热后放豆苗，撒少许盐，再放鸡蛋液；小火煎到底层蛋液凝固，翻面再煎1~2分钟即可。

功效：利水消肿，消除皮肤过多油脂。

5. 鲜虾扒豆苗

材料：豆苗400克，腌虾仁25克，绍酒、湿淀粉各0.5汤匙，精盐3茶匙，味精、胡椒粉、香油各1.5茶匙，植物油1汤匙，姜汁酒、上汤各适量。

做法：将豆苗放在锅中干炝，加入一些油、姜汁酒，再加入滚水（以辟其腥味），再将豆苗倒在漏勺里，沥干水分；炒锅内放油0.5汤匙烧三成热，将豆苗放回锅里抛匀；炒锅内放油0.5汤匙烧至三热，将虾仁放入炒至刚熟，倾在漏勺里，滤去余油；将锅放回炉上，烹入绍酒，注入上汤，用精盐、味精调味，撒上胡椒粉，用湿淀粉打芡，再将虾仁放入锅中，加入香油和匀，扒在豆苗上。

功效：利尿消肿，减少血液中胆固醇含量。

6. 金钩豆苗

材料：虾米（金钩）35克，豌豆苗350克，盐4克，白砂糖4克，黄酒10克，大葱5克，姜3克，味精2克，香油5克。

做法：将虾米放入小碗中，加黄酒和3匙清水浸泡约30分钟，使其涨发，然后再放葱节、姜片，上笼蒸3 5分钟，杀菌消毒并减少腥味；

美丽小课堂

豌豆裹脸去浮肿

将去壳的豌豆放在薄型的保鲜袋或者用棉布包裹，并缝成大约脸部一半长度的小袋，放入冰箱的冷藏室储存。然后，在浮肿明显时，将豌豆取出，一边裹在脸部，一边向上推移按摩。包内的豌豆可以一颗颗紧密贴合脸部曲线，迅速消除脸部浮肿。

豆苗洗净，放入大水量的沸水锅内速烫，立即取出，用冷开水或沙滤水过凉，也可用风扇吹凉，使之不易因散热缓慢而变黄，然后放入器皿中，再放虾米连原汁、盐、糖、黄酒、味精、香油拌和均匀即成。

功效：利尿消肿，减少血液中胆固醇含量。

女人保持瓜子脸的秘密武器——芒果

中医认为，芒果味甘、酸，性凉，具有止呕、利尿、止渴、益胃的功效。现代医学研究表明，芒果含有的三萜类皂苷对癌症及心脏病有明显的疗效，并且芒果含有大量的维生素A，具有防癌、抗癌的作用。而对于女人来说，芒果则是滋养肌肤、排毒瘦身、延缓衰老的法宝，尤其能够去除脸部浮肿。

芒果

芒果消脂瘦脸的功效主要体现在：芒果中含有丰富的胡萝卜素、维生素A和维生素C，可以有效激发肌肤细胞活力，帮助肌肤迅速排出废弃物，从而消脂瘦脸，重现肌肤光彩活力。而且，芒果中富含大量的纤维素，能增加胃肠蠕动，缩短粪便在结肠内停留时间，促进排便、防止便秘。

此外，芒果还具有抗衰老的功效，这是因为芒果中富含芒果酮酸、异芒果醇酸等三醋酸和多酚类化合物，具有抗氧化的作用。而且，芒果中的黄酮类物质含有类似动物雌性激素的成分，对女性更年期症状的缓解有一定作用。

下面为大家推荐芒果瘦脸食谱：

1. 芒果花

材料：芒果1个。

做法：先把芒果洗干净，然后立着放在案板上，即让果核与案板呈垂直状，然后以果核为中心，在果核右边切一刀，芒果被分为两部分；按照同样的切法在果核的左边切一刀，芒果被分为三部分了；取芒果的左右两边果肉，在果肉上划格子，但是注意不要切到皮；把划好格子的芒果拿在手上，手指抵住芒果皮往上顶，这样芒果就被翻成一朵花的样子。

功效：促进新陈代谢，顺肠通便。

2. 芒果布丁

材料：芒果1只（约500克），牛奶100克，鱼胶粉10克，砂糖60克，淡奶油 100 克，芒果酱适量。

做法：芒果去皮，顺着果核横剖成两半，一半切大块搅拌成泥，一半切丁待用；牛奶加砂糖，用小火加热至 80 摄氏度左右，熄火后将泡发的鱼胶粉倒入，搅拌使其溶化；将芒果块和淡奶油放入搅拌机中搅拌成泥（如果喜欢细腻口感的过筛），再将芒果泥倒入稍冷却的牛奶中混合，再加入芒果丁混合均匀；将混合的芒果泥装入模具中（事先在模具内抹黄油），放入冰箱冷藏至凝固，再用刀插入沿碗边旋转一圈，倒扣，用芒果装饰，并浇上芒果酱，即可。

功效：促进新陈代谢，顺肠通便。

3. 芒果紫米粥

材料：紫米 200 克，芒果 200 克，椰奶 100 克，白糖适量。

做法：将芒果取肉切成丁，将芒果核放入锅中，加水煮 20 分钟；将紫米洗干净，加入芒果水，用小火煲，随时要搅拌均匀，防止粘锅，直到软糯鲜滑后，加糖搅拌均匀出锅，然后将芒果肉撒在粥上，淋上椰奶，即可。

功效：健脾暖胃，滋阴补肾，促进新陈代谢，顺肠通便。

4. 西蓝花芒果豆腐

材料：大芒果 1 个，西蓝花 600 克，豆腐 8 块，白草菇 150 克，胡萝卜、青豆、冬菇、榄仁各 45 克，盐、花生油各适量。

做法：把芒果剥皮去核，放盐水中浸泡，不使变色；每块豆腐一切四件，榄仁用沸水浸后退皮，两者均用花生油炸过；胡萝卜、冬菇、白草菇洗净切粒，与青豆同加调味料略炒，加水焖熟；西蓝花洗净剖成小件，放盐油沸水中烫熟，沥干摆碟边，芒果切小块；把豆腐和胡萝卜、冬菇等料炒匀，加入榄仁和芒果再炒两下即可上碟。

功效：低热低脂，促进新陈代谢，顺肠通便。

5. 芒果陈皮肉羹

材料：生芒果 2 个，瘦猪肉 100 克，陈皮适量，盐少许。

做法：洗净芒果后切开并晒干，猪肉洗净切片与陈皮、芒果一起放入锅中加适量水煮汤，煮 3 个小时后放入盐即可。

功效：清肺化痰、解毒散邪排脓，促进新陈代谢，顺肠通便。

6. 芒果大虾沙拉

材料：虾仁或大虾 250 克，姜 2 片，盐少许，芒果丁 2 杯，柳橙汁

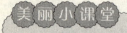

推荐芒果减肥饮食方

1. 芒果饮

材料：芒果50克，冰糖20克。

做法：取鲜芒果削去果蒂，连皮切片，加冰糖，以水煎煮20分钟，滤汁代茶饮。

功效：排毒养颜，消脂瘦身。

2. 芒果原汁

材料：芒果500克，蜂蜜适量。

做法：芒果洗净取肉，放入搅汁机内搅汁，盛入瓶内，加蜂蜜或白糖，用开水冲饮即可。

功效：排毒养颜，消脂瘦身。

3. 芒果减肥茶

材料：芒果500克，绿茶适量。

做法：芒果去果蒂，连皮切片，以水煎煮20分钟，加入绿茶炮8分钟后即可引用。

功效：促进身体排毒燃脂，除了减肥功效外，还能淡化脸上色斑，清除体内垃圾，增加肌肤透明感。

注意，在使用以上芒果饮食方减肥时，最好随调随喝，坚持三周天天喝，会有看得见的纤体效果。

1/4杯，白醋3大匙，蜂蜜2小匙，法国芥末酱1小匙。

做法：大虾去虾线洗净，然后放在加了盐和姜片的沸水中烫熟，捞出浸冰水；将1杯半芒果丁和柳橙汁、醋、蜂蜜、法国芥末放入搅拌机中打匀，即成芒果橙味沙拉酱，放入冰箱冷藏一会儿；将1杯半芒果丁和虾仁（从冰水中捞出，沥干）搅拌均匀后，淋上芒果沙拉酱。

功效：促进新陈代谢，顺肠通便，减少血液中胆固醇含量。

陈皮山楂饮，瘦脸不分四季

尽管多喝水有利于身体排毒，然而许多女人害怕喝水过多会造成脸部浮肿，因此常常不敢多饮水。这时，女人可以选择有瘦脸功效的陈皮山楂饮来替代。

中医学认为陈皮味辛、苦，性温，具有温胃散寒、理气健脾的功效，适合胃部胀满、消化不良、食欲不振、咳嗽多痰等症状的人食用。现代研究表明，陈皮中含有大量挥发油、橙皮苷等成分，它所含的挥发油对胃肠道有温和刺激作用，可促进消化液的分泌，排出肠道内积气，增加食欲。

同时，山楂具有消积化滞、收敛止痢、活血化瘀等功效，主治饮食积滞、胸膈脾满、疝气、血瘀、闭经等症。现代医学证实，山楂中脂肪酶可促进脂肪分解；山楂酸等可提高蛋白分解酶的活性，有帮助消化的作用；山楂浸膏可使人体血中胆固醇及三酰甘油含量明显降低，因此，山楂也就成为消脂能手。

将陈皮和山楂搭配起来，就成了具有强效瘦脸功效的陈皮山楂瘦脸饮，一年四季皆可饮用。下面为大家推荐陈皮山楂饮：

1. 陈皮山楂茶

材料：陈皮、山楂各10克，红茶5克。

做法：将山楂洗净、去核，取一半放入热锅中略炒；陈皮洗净，放入热锅中炒干备用；将生山楂、炒山楂、炒陈皮、红茶放入杯中，加入500毫升沸水冲泡，再加盖闷约15分钟，即可饮用。

功效：消积化滞，分解脂肪。

2. 陈皮山楂酒

材料：陈皮50克，山楂酒1000毫升，白酒500毫升。

做法：先将陈皮撕碎，置容器中，加入白酒，浸泡、密封7天后，过滤去渣，冲入山楂酒，混匀即成。口服，每次服30~50毫升，日服2~3次。

功效：行气健脾、燥湿降逆、止呕开胃，对消化不良、食少胃满、腹部胀满等症有很好的治疗效果，还有益于女人消除脸部脂肪和水肿。

3. 陈皮山楂瘦脸汤

材料：干荷叶一把（约10克），干山楂20克（约15片），薏米10克，陈皮10克，冰糖适量。

做法：将干荷叶、干山楂、薏米和陈皮清洗一下，捞出放入锅中，加入清水，大火煮开后，转中火继续煮5分钟；壶中放入冰糖，搁一个漏网，将煮好的茶水倒入壶中，搅拌至冰糖融化即可。

功效：此汤适合体重偏重的人或肠胃负担过重的人，有降脂和减肥的作用。每天饭后30分钟（中，晚都可以），喝一次这款茶，连续1周，对身体能起到很好的调整作用。但孕妇禁用此汤。

4. 山楂大枣陈皮汤

材料：鲜山楂50克，大枣50克，陈皮15克，白糖30克。

做法：将所有材料入锅，加水1000毫升，煎煮30分钟，去渣，取药液加入白糖即成。

功效：适用于消化不良、小儿疳积症，亦可消除水肿。

5. 乌梅山楂陈皮饮

材料：乌梅50克，山楂20克，陈皮10克，丁香5克，桂皮10克，白砂糖30克。

做法：将山楂、乌梅连同陈皮、桂皮、丁香一同装入纱布袋中；锅中加入1000毫升清水，将纱布包放入水中，用大火煮沸，再转小火熬30分钟，再将纱布包取出，在汤水中加入糖调味即可饮用。

功效：乌梅排毒通便，山楂消食利尿，丁香解毒暖胃，桂皮温脾胃，白砂糖滋阴调味，有很好的排毒消脂功效。

6. 山楂陈皮消降脂茶

材料：陈皮15克，山楂9克，甘草3克，丹参6克。

做法：将所有材料加1500毫升的水煮沸，小火再煮20分钟，过滤即可。

功效：此茶主要有降低胆固醇及血脂肪的作用，适宜体质壮实之高血脂病患，经常腹泻或消化性溃疡者不宜。

美丽小课堂

推荐山楂减肥方

1. 山楂汤

材料：山楂500克，冰糖100克。

做法：洗净山楂，去子，用水把山楂煮到烂熟，放入冰糖，饮汤。

功效：消积化滞，分解脂肪。

2. 山楂茶

材料：山楂500克，干荷叶200克，薏苡仁200克，甘草100克。

做法：将以上的材料，一起研成细末，分为10包。用开水每日冲1包喝。

功效：消食化积，降脂减肥。

3. 山楂银菊饮

材料：山楂、银花、菊花各10克。

做法：将山楂拍碎，和银花、菊花一起泡茶喝，每日喝1次。

功效：清利头目，降脂降压，适用于高血压、高脂血症、肥胖症患者。

4. 山楂橘皮饮

材料：生山楂、橘皮、荷叶各20克，生薏苡仁10克。

做法：将以上的材料一起研末，用开水来冲泡，1日喝完。

功效：降火消脂，消耗多余热量。

第八章

美食入口，
快速燃烧腰腹脂肪

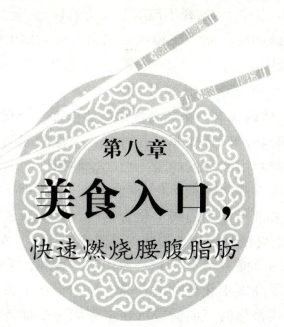

9大饮食法则，让你轻松减掉腰腹部赘肉

每个女人都渴望拥有平坦的小腹、纤细的腰，这一方面是因为当女人的腰线渐渐消失时，女人味也往往跟着荡然无存；另一方面也是因为据研究发现，没有腰臀比的女人寿命会缩短。因此，当面对自己日渐增厚的"游泳圈"时，女人必须警醒起来，并严格遵循以下9大饮食原则，来帮助自己快速减掉腰腹部赘肉，恢复窈窕身材。

法则1：换掉调味品

前面说过，盐是很容易吸水的，当摄入了比身体所需要的更多的盐分时，身体就暂时储存了比较多的水分，结果就是你会感觉到很迟钝，显得水肿，增加了额外的重量。因此，女人除了要少吃盐外，还要将含盐的调味品尽量换成无盐的调味品，比如一些原汁原味的混合调味品。

法则2：口渴就喝白开水

口渴时，许多女人喜欢喝碳酸饮料来解渴，碳酸饮料中那些具有刺激性的泡泡进入女人的胃里后，就会导致胃腹部膨胀，增加体重。因此，口渴时，女人最好只喝简单的白开水。如果觉得白开水太淡，可在白开水里加一点姜汁,这样不但喝起来更有口感,且能让你变得镇静,同时还可以平衡你的血糖生成指数。如果非要喝碳酸饮料,就必须去掉饮料上面的泡沫。

法则3:少吃碳水化合物

每个女人的体内都有一个后备的能量来源库,这里储存了一种叫作糖原的碳水化合物。但是除非正在进行一个很激烈的健身计划,否则女人并不需要储存那么多的能量,那么这些剩余的能量就很容易变成高能的脂肪,这就是多吃碳水化合物会发胖的原理。然而,当女人通过剧烈的运动来消耗体内的碳水化合物时,又会造成体内水分大量流失,身体每把1克糖原转化为葡萄糖就需要消耗3克左右的水分。

因此,女人要少吃碳水化合物来避免脂肪过剩,更要避免硬面包圈、意粉和燕麦粥等高碳水化合物的食品。比如,在午餐的时候,可用一片全麦面包来代替你的三明治,可在全麦面包中加入一小块鸡肉片或是奶酪片;下午点心可从脆饼干改为坚果或者瓜子;选择主食时,改精制大米饭为糙米,等等。

法则4:水果、蔬菜最好煮熟吃

大多数的水果、蔬菜熟吃比生吃在体内的血糖生成系统里所占的空间更小,但它们所含的营养成分却是一样的。因此,女人在吃新鲜的蔬菜和水果时,最好煮熟了来吃。白煮是不错的烹调方式,既简单又快速,但是切忌加盐。

法则5:戒掉辣酱

许多女人都喜欢口味辣的食物。然而,辣的食物会刺激胃部,从而产生酸性物质,酸性物质容易导致体内毒素过多、发胖;而且,辣味食物还有开胃的作用,会使女人吃得更多。因此,对于那些想要瘦腹的女人来说,一定要减少进食黑胡椒、肉豆蔻、五香辣椒粉、辣酱、洋葱酱、大蒜酱、芥末酱、烧烤酱、洋葱等辣味食物,转而选用小茴香、薄荷和迷迭香、咖喱粉、柠檬汁和酸橙汁等调味料来烹饪菜肴,一样能令菜肴美味可口。

法则6:扔掉口香糖

许多女人喜欢嚼口香糖,然而,她们可能没有意识到,在嚼口香糖的时候,自己会大量地吸进空气,这些空气会停留在自己的血糖生成指数系统里,产生压力,导致腹部胀气,这一切都不利于减肚腩计划。

美丽小课堂

保鲜膜瘦腰腹法

在日本年轻女孩中，保鲜膜瘦腹法十分流行，且方法十分简单：

（1）在腰腹部薄而均匀地涂上白色凡士林，然后把腰腹部用厨房用的保鲜膜包起来，诀窍是要包得够紧，包好后用透明胶带固定；

（2）腰部以下的部分浸泡于浴缸中，水温以40~42℃为宜，浸泡5~15分钟，正常情况下，此时包着保鲜膜的腹部会大量出汗；

（3）泡完半身浴后，剥下保鲜膜，用热毛巾擦去凡士林，用香皂洗净腰腹部肌肤，并用冷水冲洗腰腹部肌肉，然后一边冲冷水，一边用双掌有节奏地拍击腹部，进行2~3个回合就完成了。

此法每周可进行1~2次，并注意在平常走路和站立时用力缩小腹，配合腹式呼吸，让小腹肌肉变得紧实。只要坚持几个星期，不但你的小腹会趋于平坦，走路的姿势也会更迷人。

因此，如果大家不是出于清新口气的需要，而是出于习惯来嚼口香糖的话，或者只是想让自己的嘴巴有东西嚼动，我们可以选择炒过的没有盐分的葵花子等坚果来替代口香糖。

法则7：少吃油炸食物

许多女人都爱吃炸鸡腿等油炸食物，然而油炸的食物很难消化，容易使女人感觉肚子发胀，也不利于女人瘦腹。因此，女人一定要少吃油炸食物，而且即便是在吃完一顿非油炸食物组成的饭菜后，也要出去外面走5分钟。走动会使女人的身体释放废气，会降低人体的血糖生成指数，还会减轻压力，也就起到了一定程度的瘦腹效果。

法则8：戒掉含气蔬菜

含气的蔬菜会使女人体内的血糖生成指数指数大增，产生腹胀，即感觉自己的胃部好像有一个气球在膨胀。因此，女人要将那些会产生气体的蔬菜从自己的购物清单中去掉，包括：甘蓝、花椰菜、豆类、柑橘类水果、洋葱等。而且，就像之前提到的一样，女人应该要把蔬菜煮着吃，最好是白水煮着来吃。

法则9：扔掉"健康菜单"

超市里那些所谓的低碳和低热量的食品可能含有很多糖精。这些糖的替代物还被称作麦芽糖醇，会使得女人的血糖生成指数系统吸收大部分的糖精成分。而糖精产生气体，容易使女人肚子胀，甚至出现腹泻等症状。因此,对于爱好吃甜食又渴望保持平坦腹部的女人来说,最好少吃甜点,而要多吃白水煮熟的新鲜蔬果。

一般来说,坚持以上9大饮食法则4天,就能看到明显的瘦腹效果。

腹部肥胖症状不同,瘦腹饮食方也不同

要想更快地消除腹部多余脂肪,女人首先要了解自己腹部肥胖的具体症状,实行有针对性的消脂方案。一般来说,女人腹部肥胖的症状主要分为以下3种:

1. 上腹肥胖

如果女人的肚脐以上部位明显突出,那么就属于上腹肥胖的类型。这主要是因为女人身体的新陈代谢率降低,加上平时缺乏运动,而且喜欢吃甜品和冷饮,肥肉就很容易积聚在上腹部位。

消脂方案:

(1)少吃糖。此类肥胖的女人大多爱吃糖,因此要尽量少吃糖,尤其要远离蛋糕、冰激凌、巧克力、奶糖等高糖食品。实在嘴馋时,可吃点蜂蜜解馋,尝试以天然糖代替精制糖,逐步将口味改变,就能达到减腹效果。

(2)多吃豆类和瓜果食物。多吃豆类和瓜果类食物,能有效减少腹部多余脂肪。比如,白豆、黑浆果、干杏和南瓜都是高纤维的食品,纤维食品使女人感到饱胀从而减少饮食,帮助减重,同时也可以防止便秘引起的腹部肿胀的症状。

(3)吃饭要细嚼慢咽。此类肥胖的女人大多属于大胃型的"小腹婆",其实并不是小腹大而是胃口大,这跟吃饭过快、吃饭时不专心等坏习惯有很直接的关系。因此,女人应改变饮食习惯吃饭时细嚼慢咽。

此外,上腹部肥胖的女人还要多做仰卧起坐,来有效锻炼上腹部的肌肉。具体方法是:在地面躺下,把你的腿支在床上或者椅子上,慢慢地弯曲背部,抬起你的头,双肩,然后是上背部,然后再慢慢放低。重复10~12次为1组,做3~5组,每星期做2到3次。坚持一个月以上,就能看到明显的瘦腹效果。

2. 下腹肥胖

如果女人的肚脐以下部位明显突出,臀部从侧面看起来是下垂的,就属于下腹肥胖的类型,这种腹部肥胖的女人一般都伴有便秘的现象。

这主要是因为她们饮食结构偏油腻、口味重，同时久坐，运动很少，喝水也很少。要知道，长时间久坐运动不足，最容易使腹部深层肌肉松弛，刚吃饱就坐着或趴着睡更严重，如果不及时为身体补水，就会导致便秘，就会使得腹部更加肥胖。

消脂方案：

（1）多喝酸奶。此类肥胖的女人应多喝乳酸菌饮品清肠，增加乳酸菌和纤维素的摄取量，才能有效改善便秘问题，加速肠胃活动机能，成功赶走废物，从而收缩腹部。

（2）少吃盐。此类肥胖的女人应少吃盐防腹胀、水肿，因为摄取过量盐分会增加淀粉质的活性，促进身体吸收淀粉质，而且盐分是造成体内积水的重要因素。

此外。下腹肥胖的女人还要多运动、按摩肚子，尤其是要多做抬腿操消小腹。具体做法是：每天睡前平躺在床上，双脚并拢抬高至45度，

美丽小课堂

对抗便秘瘦小腹的饮食方

1. 松子仁糖

材料：白砂糖500克，松子仁200克。

做法：先将白砂糖放入锅中加少许水，用文火煎熬至黏稠，再加入松子仁，调匀。然后继续煎熬，直至用铲子挑起成丝状，不粘手时，停火，将糖倒在涂有食用油的盘中，待稍凉，将糖切成小块，即可食用。每次适量，每日2次。

功效：润肠通便，用于肠燥便秘，有助于瘦腹。

2. 土豆蜜膏

材料：土豆1000克，蜂蜜适量。

做法：先将土豆用榨汁机榨出汁液，再把土豆汁放入锅中煎熬至黏稠，然后放入一倍于土豆汁的蜂蜜，再煎熬至黏稠，停火，待冷，装瓶备用。每次服用10毫升，每日2次。

功效：健脾益气，可用于气虚引起的便秘，有助于瘦腹。

3. 蜂蜜香油汤

材料：蜂蜜30克，香油5克，白开水100毫升。

做法：将蜂蜜、香油倒入碗内，搅拌均匀，加入温开水即可。每日晨起服食。

功效：益气润肠，用于气阴两虚引起的便秘，有助于瘦腹。

4. 桑葚糖

材料：白砂糖500克，干桑葚末200克。

做法：先将白砂糖放入锅中加少许水，用文火煎熬至黏稠，再加入干桑葚末，调匀。然后继续煎熬，直至用铲子挑起成丝状，不粘手时，停火，将糖倒在涂有食用油的盘中，待稍凉，将糖切成小块，即可食用。每次适量，每日2次。

功效：滋补肝肾，用于肝肾阴虚引起的便秘，有助于瘦腹。

用肚子的力量支撑，停留 10~15 秒后放下，连续做 10 次，不但能紧实腿部，也有瘦小腹的效果。

3. 水桶粗腰

女性一过 25 岁，腰部的肌肉便开始松弛了，不但发胖，而且往中间部分走，如果再暴饮暴食，贪吃甜食，就会使得腰部快速发胖，让身材变得毫无曲线可言。有时会听到有些女性自嘲地说自己腰上长了"游泳圈"，这就是"水桶型"的腹部肥胖。

消脂方案：

（1）减少食量。减少食量，是水桶腰女人最佳的瘦腰方法。比如，女人可在主菜来前先吃一盘生菜沙拉，既饱肚又不怕肥；每餐细嚼慢慢品尝，可以令你提早感到饱意。

（2）少吃高脂食物。少吃高脂食物，能帮助水桶腰女人快速瘦腰。因此，女人要尽量戒食煎、炸、油腻品，多选清蒸、煮的食物，还要少吃精致的糕点和寒凉的冰品，因为蛋糕富含油脂和淀粉，不仅让你腰腹变粗，连下半身也很容易变得粗壮。

此外，水桶腰的女人还要多做拉伸瑜伽、肚皮舞等瘦腰运动，保持每周 3 次、每次半小时的频率，不仅腰围变细，还能锻炼出性感腹肌。

早上两种"水"，轻松喝掉小肚子

许多女人都有小肚子，这不仅影响女人的美丽，还可能引发种种健康问题：腹部过于肥胖不但会引发便秘，还有可能引发心脏病、高血压甚至中风等疾病。为此，许多女人都在寻找消除腹部脂肪的秘方。而在所有的消脂收腹秘方中，以著名主持人李静介绍的瘦腹方法最为简单有效——每天早上起来要喝两种"水"：1 杯淡盐水 +1 碗汤。

1. 早起空腹喝 1 杯淡盐水

每天早上起床后，之所以要空腹喝 1 杯淡盐水，是为了清肠排毒，改善肠胃的消化吸收功能。

尤其是当女人在吃下不卫生的食物，或者吃得太多、太杂，感觉腹部胀痛时，可以每隔 15 分钟喝一小口淡盐水（最好先把盐烘成微黄色）。如果女人因为吃煎炸食物引起便秘，也可通过在早上空腹喝 1 杯淡盐水来解决。

许多女人喜欢在早晨空腹喝碳酸饮料、牛奶或果汁，这其实是不健

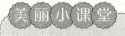

早晨喝水的5大功效

1. 补充水分

人体在夜晚睡觉的时候从尿、皮肤、呼吸中消耗了大量的水分，早晨起床后人体会处于一种生理性缺水的状态。一个晚上人体流失的水分约有450毫升，晨起喝水则可以补充身体代谢失去的水分。

2. 防止便秘

清晨起床后饮水能刺激胃肠的蠕动，湿润肠道，软化大便，促进大便的排泄，起到防治便秘的作用。

3. 冲刷肠胃

早上起床后胃肠已经排空，这时喝水可以洗涤清洁肠胃，冲淡胃酸，减轻胃的刺激，使胃肠保持最佳的状态。

4. 清醒大脑

起床后喝的水会很快被肠黏膜吸收进入血液，可有效地增加血溶量，稀释血液，降低血液稠度，促进血液循环，防止心脏血管疾病的发生，还能让人的大脑迅速恢复清醒状态。

5. 美容养颜

早上起床后为身体补水，让水分迅速输送至全身，有助于血液循环，还能帮助机体排出体内毒素，滋润肌肤，让皮肤水润。

康的饮水方式。要知道，碳酸饮料中的柠檬酸在代谢中会加速钙的排泄，降低血液中钙的含量，长期饮用这些碳酸饮料会导致缺钙；女人空腹喝牛奶不过是"穿肠而过"，胃来不及消化，小肠来不及吸收，牛奶的营养价值也就无从体现，还容易使女人出现肠胃胀气等不良反应；而一些果汁饮料有利尿作用，清晨饮用非但不能有效补充机体缺少的水分，还会增加机体对水的需求，反而造成体内缺水。

此外，女人还要注意早上喝水的方式：

（1）早上起床喝水前最好先刷牙，因为夜晚睡觉时，牙齿上容易残存一些食物残渣或污垢，当它们与唾液的钙盐结合、沉积，就容易形成菌斑及牙石，如果直接喝水，会把这些细菌和污物带入人体，影响肠胃健康；

（2）清晨喝水必须是空腹喝，也就是在吃早餐之前喝水，否则就收不到促进血液循环、冲刷肠胃等效果；

（3）最好小口小口地喝水，要"含一含再咽"，因为饮水速度过猛对身体是非常不利的，可能引起血压降低、脑水肿、头痛、恶心、呕吐等症状。一般，一杯300毫升的水最好在10分钟左右饮完。

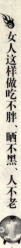

2. 早起空腹喝一碗汤

早晨空腹喝一碗煲了一宿的汤，如银耳、枸杞和百合炖的汤，不但可以唤醒沉睡了一宿的肠胃，还会促进肠胃积极蠕动，加速新陈代谢，从而促进体内废物排出。

此外，早上空腹喝汤，也有利于更好地吸收早餐的营养。俗话说得好："饭前喝汤，苗条健康；饭后喝汤，越喝越胖。"这是因为饭前先喝几口汤，有利于食物稀释和搅拌，促进消化吸收。最重要的是，饭前喝汤可使胃里的食物充分贴近胃壁，增强饱腹感，降低食欲。而餐后再喝汤容易导致营养过剩，造成肥胖。

吃对三餐，攻克你的"水桶腰"

"早餐吃得像皇帝，午餐吃得像绅士，晚餐吃得像贫民"，这是流传民间的饮食规则，更是许多女人瘦身、消除水桶腰的最佳饮食方案。

下面，我们就来介绍一下消除水桶腰的三餐方案：

1. 特别的早餐，特别的瘦

在克服"水桶腰"期间，早餐应该均衡而丰富，所需热量在1648～2060千焦之间。正确的早餐菜单可以平衡一天所需的热量，并降低晚餐热量的摄入。减肥早餐往往包括复合碳水化合物（面包、面包干、粗粮等）、奶制品（奶酪、奶或酸奶）、1杯饮料或1个水果。少吃糖或果酱，因为这些食物所含热量高，而营养成分低。另外，早餐要吃饱，以免中午之前饿了吃零食，容易使得女人补充过多热量。

菜单：麸皮面包2片，1客淡奶酪，2个猕猴桃，1杯茶。

营养：猕猴桃富含维生素C，可满足人体一天所需，而且猕猴桃属于低热量的水果，又含维生素E（抗衰老）、矿物质（钙、镁、钾）和纤维素。减肥期间，女人在减少热量摄入的同时，也减少了其他营养素的摄入，这样就破坏了营养平衡，而猕猴桃丰富的营养成分正是女人选它的原因，更何况猕猴桃还有利尿、防便秘等功效。如果觉得总是吃猕猴桃很单调的话，女人也可以替换着吃橙子、菠萝、葡萄柚等富含维生素的水果。

2. 营养午餐，健康的瘦

对于白领女性来说，去哪里解决午餐是很关键的问题，可是大多数女人午饭都在外面的便利店、快餐店随便解决，只求填饱肚子，不求

> **美丽小课堂**
>
> ### 推荐的瘦腹三餐
>
> **1. 早餐：鸡蛋健康三明治**
>
> 材料：鸡蛋3个，亚麻子粉1匙，全麦烤面包2片，培根1片，西红柿或青椒（切片）1个，橙汁1/2杯。
>
> 做法：将鸡蛋用清水煮熟，剥壳后留下蛋白（将蛋黄另外放置）并掰成小块，加入亚麻子粉，搅拌均匀，再放在面包片上，最后加培根和西红柿（或青椒）。橙汁在餐后1小时饮用。
>
> 每份热量：1644千焦、11克脂肪、900毫克钠、31克碳水化合物、6克纤维、31克蛋白质。
>
> **2. 午餐：大虾沙拉**
>
> 材料：长叶莴笋（切块）3杯，大冻虾5只，梨（切块）1个，冻玉米粒1/3杯，小西红柿（切块）1杯，调料1茶匙。
>
> 做法：将所有材料放在1个大碗里，搅拌均匀即可。
>
> 每份热量：1627千焦、24克脂肪、38克碳水化合物、14克纤维、13克蛋白质。
>
> **3. 晚餐：芥末猪排**
>
> 材料：糖枫汁1汤匙，芥末1汤匙，胡椒粉1茶匙，无骨猪排2个，蔬菜沙拉2杯，低脂香油1汤匙，油适量。
>
> 做法：在一个小碗内放入糖枫汁、芥末、香油，搅拌均匀，然后将猪排和芥末调味汁充分混合，腌制一会儿；起锅，放油，中火加热，然后放入猪排煎炸1分钟后，翻面再煎炸1分钟，出锅，装在一个大碗里；将剩余的芥末调味汁倒在猪排上，再将蔬菜沙拉和胡椒粉倒入大碗中，与猪排充分混合，即可食用。
>
> 每份热量：1619千焦、17克脂肪、650毫克钠、23克碳水化合物、2克纤维、42克蛋白质。

营养低脂，长期下来，就容易因为摄入过多高油高脂食物而给腰部长赘肉埋下了隐患。

（1）商务套餐。商务套餐无论从卫生角度还是营养角度，都是白领女性解决午餐的最佳方式，不足之处是价格贵了些，不是所有女人都能承受得起。另外，由于商务套餐中使用猪肉和鸡肉原料较多，可能提供的蛋白质会偏高，再加上酒店炒菜油水较多，脂肪和能量的摄入也偏高，所以，想要瘦腹瘦以及血脂偏高的女性应挑清淡些的菜式。

（2）盒饭。盒饭的优势在于价格便宜和菜色多样，但盒饭从制作完毕到送达顾客手中的时间比较长，许多时候都需要在食用前进行再次加热，而在此加热过程中会使得盒饭中的营养大量流失。因此，盒饭一族餐后应该饮一杯果汁或是吃些新鲜水果（饭后1小时再吃，不要在餐间吃，否则会影响消化）。

3. 美味瘦身晚餐 DIY

很多女性为了减掉腹部赘肉，都选择少吃甚至不吃晚餐，其实，减"腹"的同时也可以享受丰富美味的晚餐。这就需要女人在晚餐时选择以蛋白质为主、低脂肪的菜色。晚餐的主菜最好是鱼和豆类等含蛋白质多的食物，这类食物不易囤积成体内脂肪。注意，一定要在晚上8点前结束晚餐，这样有利于健康和瘦身，因为吃完晚餐到就寝前，至少要留有3~4小时的时间来消化胃中的食物。

适当摄入亮氨酸，快速燃烧小腹脂肪

亮氨酸又叫白氨酸，一般多用于面包、面类制品的香料，可改善食品风味。它是组成蛋白质的常见20种氨基酸之一，是哺乳动物的必需氨基酸和生酮生糖氨基酸，因此它在调节氨基酸与蛋白质代谢方面起重要作用。研究发现，亮氨酸是骨骼肌与心肌中唯一可调节蛋白质周转的氨基酸。另外也有研究表明，亮氨酸能促进骨骼肌蛋白质的合成。而体内蛋白质充足，能有效消耗体内脂肪。此外，亮氨酸还能与异亮氨酸和缬氨酸一起合作修复肌肉，控制血糖，并给身体组织提供能量。它还提高生长激素的产量，并帮助燃烧内脏脂肪，这些脂肪由于处于身体内部，仅通过节食和锻炼难以对它们产生有效作用。此外，当女人缺乏亮氨酸时，腹部也会容易发胖。

亮氨酸缺乏的症状：

（1）疲乏；

（2）头痛；

（3）肌肉软弱或抽筋、痉挛；

（4）头昏眼花；

（5）情绪忧郁；

（6）急躁易怒；

（7）头脑混沌；

（8）时常受感染；

（9）伤口痊愈慢；

如果你发现自己的身体有以上症状3种及以上，且腹部肥胖，那么基本可以确定你的身体缺乏亮氨酸，需要适当补充亮氨酸，来消除腹部脂肪，促进身体健康。

亮氨酸是人体必不可少的一种氨基酸，但人体不能自己生产亮氨酸，

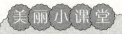

富含亮氨酸的蛋白粉瘦腹凉饮

香蕉口味：200毫升脱脂牛奶或豆奶、两勺香草蛋白粉、2~4小块方冰、半根香蕉、1/8汤匙黑胡桃仁、几滴香草精和少量肉桂，放入搅拌机打碎搅拌。

菠萝口味：200毫升脱脂牛奶或豆奶、两勺香草蛋白粉、2~4小块方冰、一杯冰镇菠萝块、1/8汤匙椰子汁、1/4汤匙橙汁，放入搅拌机打碎搅拌。

咖啡口味：200毫升脱脂牛奶或豆奶、两勺巧克力蛋白粉、两汤匙速溶咖啡粉、半根香蕉和少量（肉桂）桂皮，放入搅拌机打碎搅拌。

注意，在调制这些饮品时，最好把搅拌机调到低速挡，将所有材料搅拌均匀，然后逐渐提高搅拌速度，直到将它搅拌成你所需的浓度为止。这样调制出来的饮品会是呈乳脂状的奶昔，喝起来口感更佳。

只能通过饮食获得。富含亮氨酸的食物主要有以下几种：

（1）糙米：只剥去粗糠而保留胚芽和内皮的"浅黄米"。

（2）红肉：如牛肉、羊肉、猪肉。

（3）坚果：大杏仁、核桃、腰果等。

（4）豆类：大豆、豌豆、绿豆、黑豆等。

（5）脱脂牛奶：脂肪含量低于或等于0.5%的牛奶。

适当地摄入亮氨酸时，它就能令细胞内产生深刻的生物化学变化，让热量的吸收降低16%。尤其是正餐之间的零食，亮氨酸能让它的热量摄入减少81%。研究表明，亮氨酸能刺激人体皮下脂肪的燃烧，用它来针对皮下脂肪"丰厚"的小腹是最拿手不过了。每天保证足够的亮氨酸摄入量，就能将顽固的皮下脂肪消除干净。如果每日至少摄入3200毫克亮氨酸或食用100克富含亮氨酸蛋白质的谷物食品，瘦腹效果将提高1倍。

女人只要在日常饮食中选择一份富含亮氨酸蛋白质的菜肴（如红肉、鱼、酸奶、鸡蛋和坚果果仁），并配以杂粮主食或热量极低的水果和蔬菜，就能既营养又瘦腹。比如，140克鸡脯肉和微煎的蘑菇，配以半碗的绿叶菜沙拉（用一汤匙橄榄油、柠檬汁调味品凉拌）就是很好的亮氨酸补养餐。

此外，从事高强度体力活动和低蛋白质饮食的女人，除了要补充富含亮氨酸的食物外，还应该考虑采取亮氨酸药剂补充，但最好与异亮氨酸和缬氨酸一起摄入，以免过量摄入亮氨酸造成副作用，导致糙皮病、维生素A缺乏症、皮炎、腹泻、精神失常等问题。而且，饮食中含有过多亮氨酸还会增加体内氨的数量，并破坏肝、肾功能。因此，除非咨询过医生，否则肝或肾功能受损患者不应该采用大剂量的亮氨酸，这会导致病情恶化。

消脂减腹 4 道汤，美味又平腹

许多时候，女人的身体并不胖，就是腹部肥胖，这时，如果节食减肥，不仅很难取得瘦腹的满意效果，而且还容易因营养不足而引发健康问题。其实，女人完全可以选用消脂减腹的 4 道汤来解决腹部肥胖的问题。下面，我们就来具体介绍 4 道消脂减腹汤的作法：

1. 美味消脂汤

材料：党参 15 克，车前子 9 克（用布包好），泽泻 9 克，淮山 12 克，山楂 6 克，瘦肉 400 克（不带肥油的瘦肉）。

做法：将全部材料以 3 大碗水，煮 2~3 小时，水滚后转小火继续炖，炖好之后当中饭吃。

功效：消脂减肥。

注意：早晚还是维持正常饮食标准，但不要吃太油腻，也不要吃米饭、面、馒头、面包等有太多有淀粉类的东西。

2. 顺气减肥汤

材料：鸡胸骨 1 副，蛤蜊 500 克，竹笋（切块）500 克，人参须 50 克，竹笋（切块）500 克。

做法：先将鸡骨烫过之后，将血水及浮油捞干净；再将人参须、竹笋、鸡骨一起放入锅中，炖到水开为止；最后放入蛤蜊，蛤蜊开口即可。

功效：可以做很好的油脂排泄，帮助体内气血循环变好，油脂跟脂肪就会顺利的经由新陈代谢排解。

3. 瘦小腹鱼汤

材料：水芹菜 200 克，鲫鱼 1 条，制香附 25 克，香砂仁 25 克，淮山 15 克，枳棋子 15 克。

做法：将鲫鱼用油先煎过，再将其与其他材料一起放在锅中，加水没过材料，炖 2 个小时即可。

功效：此汤可当中晚餐食用，能有效消除女孩子的腹部赘肉。

4. 竹笋银耳汤

材料：竹笋 300 克，银耳 20 克，鸡蛋、精盐适量。

做法：将竹笋洗净，银耳用水泡发去蒂，鸡蛋打入碗中搅成糊；锅

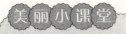

推荐 5 款排毒消脂汤

1. 黄瓜鸡蛋紫菜汤

材料：黄瓜1条，鸡蛋1个，紫菜、姜片、湿淀粉、盐、香油各适量。

做法：往锅中倒入清水，加入姜片，烧开，将紫菜撕碎、黄瓜切片放入锅中，再用湿淀粉勾芡，淋入鸡蛋液，最后加盐和香油调味，即可出锅。

功效：黄瓜中的黄瓜酸能促进人体的新陈代谢，排出毒素。

2. 冻豆腐木耳酸汤

材料：冻豆腐、黑木耳、西红柿酸汤、海鲜粉、香油各适量。

做法：冻豆腐化冻后，挤干水分，切小块；黑木耳洗净，西红柿酸汤备用；锅中放清水煮开，放海鲜粉调味后，下西红柿酸汤烧开，再放入黑木耳及冻豆腐煮熟，出锅前淋香油。

功效：黑木耳中的胶质可将残留在人体消化系统内的灰尘杂质吸附聚集，排出体外，有清涤肠胃作用。

3. 杭菊胡萝卜汤

材料：杭菊6克，胡萝卜100克，盐、香油适量。

做法：胡萝卜洗净切片，锅中放水烧开，先下杭菊煮开，再放入胡萝卜片煮熟，最后加入盐、香油调味，即可出锅。

功效：胡萝卜含有丰富的 β-胡萝卜素、维生素A和果胶，与人体内的汞离子结合之后，能有效降低血液中汞离子的浓度，加速体内汞离子的排出。

4. 玉米海带墨鱼仔汤

材料：玉米、海带丝、墨鱼仔、姜片、葱段、盐、胡椒粉、香油各适量。

做法：玉米切段，海带丝洗净，墨鱼仔收拾干净；砂锅加清水，放姜片及葱段烧开，放入玉米、海带丝、墨鱼仔大火煮开，撇去浮沫，小火煲3个小时，放盐、胡椒粉调味，出锅前淋香油。

功效：海带有消痰平喘、排毒通便的功效。

5. 苦瓜竹笋汤

材料：苦瓜、竹笋、萝卜苗、姜、虾皮、盐、鸡精、香油各适量。

做法：竹笋去皮切片，焯水去涩去草酸；苦瓜洗净去瓤，切段；砂锅加清水、姜片、虾皮烧开，放入竹笋片煮20分钟，然后放入苦瓜煮3~5分钟后，放盐、鸡精、香油调味，烧开后，放入萝卜苗煮2分钟，即可出锅。

功效：苦瓜有去火消脂、解毒排毒、养颜美容的功效。竹笋有吸附脂肪、促进食物发酵、助消化和促进排泄的作用。

中放水1000毫升煮沸，倒入鸡蛋糊，加入竹笋、银耳，用小火烧5分钟，加盐调味即可。

功效：竹笋去湿利水，是消除腹壁脂肪的最佳食物，而银耳能润养色。每次午、晚餐前喝汤吃料，也可当减肥点心食用。

9款美味粥品，瘦出完美腰线

《本草纲目》中说："每日起食粥一大碗，空腹虚，谷气便作，所补不细，又极柔腻，与肠胃相得，最为饮食之妙也。"

现代医学也证实粥养是非常科学合理的，因为大块的、硬的食物进入人体后，要先转化成糊状才能通过消化道的黏膜上皮细胞进入血液循环来滋养人体。而喝粥就省去了这一步，进入人体后粥可以快速地化生为气血。所以，喂养婴儿或者大病初愈、久病体弱的成年人或老年人需要补养肠胃时，都应该给予细碎的食物，这样才能加快气血的生成，促进身体的健康。而粥恰好符合这些特点，它对老人、儿童、脾胃虚弱者都是适宜的。

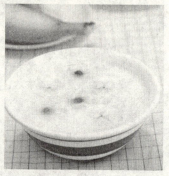

香蕉粥

此外，健康的女性经常喝粥，更可以滋养脾胃、滋补气血，有益容颜。对于爱美的女人来说，粥还是润肠排毒、彻底消灭小肚腩的良方。

下面，我们就来介绍9款瘦腹粥，让女人在获得美味营养的同时，轻松消除腹部多余脂肪，拥有苗条动人的曲线。

1. 麻子仁粥

材料：麻子仁20克，大米100克，白糖适量。

做法：将麻子仁择净，放入锅中，加清水适量，浸泡5～10分钟后，水煎取汁，加大米煮粥，待熟时调入白糖，再将水煮沸两次即可。每日1剂，连续3～5天。

功效：可润肠通便，滋养补虚，适用于邪热伤阴或素体火旺、津枯肠燥所致的大便秘结、脘腹胀满、恶心欲呕等。

2. 香蕉粥

材料：香蕉2根，大米50克，绿豆20克，枸杞10克，白糖适量。

做法：将香蕉去皮，切段；绿豆洗净浸泡；枸杞洗净浸泡；取大米淘净。所有材料放入锅中，加清水适量煮粥。每日1剂，连续3～5天。

功效：可清热润肠，润肺止咳，适用于痔疮出血、大便燥结、肺虚、肺燥咳嗽，以及酒醉烦渴、胃脘疼痛等。

3. 鲜葵粥

材料：鲜葵菜100克，大米50克。

做法：将葵菜洗净，切细备用；大米淘净，放入锅中，加清水适量煮粥，待熟时调入葵菜，再将水煮沸两次即可。每日1剂，连续3~5天。

功效：可清热润肠，凉血解毒，适用于胃肠积热所致的大便秘结、小便淋涩、痢疾便血、疔疮疖肿等。

4. 郁李仁粥

材料：郁李仁10克，大米100克。

做法：将郁李仁择净，捣碎，放入锅中，加清水适量，浸泡5~10分钟后，水煎取汁，加大米煮为稀粥即成。每日1剂，连续2~3天。

功效：可润肠通便，利水消肿，适用于大便干燥难解、小便不利、水肿胀满（肝硬化腹水）、肢体水肿等。

5. 土豆粥

材料：土豆100克，大米50克。

做法：将土豆去皮，洗净，切粒，与大米同放入锅中，加清水适量煮粥服食。每日1剂，连续3~5天。

功效：可益气健脾，解毒通便。适用于脾胃亏虚所致的脘腹疼痛、大便秘结、小儿水痘、痄腮等。

6. 红豆芝麻粥

材料：大米1大杯，红豆半杯，白砂糖1杯，黑芝麻半杯。

做法：先在炒锅中将黑芝麻炒熟，芝麻散发香味即可起锅，用搅拌机粉碎后放置一边待用；红豆和大米洗净后，放入加水的锅里煮沸，再用中火慢炖1个小时，直到红豆变得软烂，然后往锅里加入白砂糖和准备好的芝麻粉，搅拌均匀，小火慢煮15分钟就完成了。

功效：红豆可以帮助女人祛湿健脾，还能帮助减重，连续食用可以清理肠胃、排走脂肪。黑芝麻又补肝肾抗氧化，和大米煮成粥具有滋补的作用，可谓营养和美味同时兼顾。

7. 无花果蜜糖粥

材料：无花果30克，粳米60克，蜂蜜适量。

做法：将无花果洗净切碎；粳米淘洗净入锅，加水500毫升，用旺火烧沸后，改用小火熬煮成粥，调入无花果和蜂蜜，再煮沸即成。

功效：益气润肠，适用于气虚、便秘的女性。

8. 超级瘦腹粥

材料：山药、绿豆、大米、白扁豆、红枣各适量。

做法：将山药、绿豆、大米、白扁豆煮到软得入口即化的程度，然后加入几颗红枣（一次放3颗红枣最好），喜欢甜味的女人可以加一点糖桂花或者是蜂蜜。每天1碗。

功效：绿豆能瘦腰腹，可以帮助消除脂肪，还可抑制脂肪的吸收。而山药、白扁豆、红枣则是帮助健脾胃、增加运化功能的食物，也就是说帮助女人将吃进去的食物转化成营养精髓，生成气血，让体内有足够的能量去分解脂肪、消耗脂肪，而非在体内堆积。因为通常腹部肥胖的女人都有皮肤松弛，气血不足，同时摄入这几种食物，就能帮助女人在调理身体的同时达到消脂瘦腹的目的。

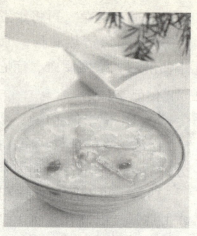

超级瘦腹粥

9. 菊花苡仁粥

材料：枇杷叶9克，菊花6克，薏苡仁30克，大米50克。

美丽小课堂

推荐减肥粥

1. 美颜瘦身粥

材料：黄豆100克，芝麻粉20克，高汤、盐适量。

做法：将黄豆洗净后在水中浸泡半天，将芝麻炒焦研粉（可买现成的芝麻粉，超市有卖）；先用黄豆煮粥，可加高汤（罐装亦可），粥滚后再加入芝麻粉、盐调味即可。

功效：黄豆有降低胆固醇作用，对动脉硬化、高血压也很有效，芝麻能强壮身体抗衰老，两者搭配具有极好的美颜瘦身功效。

2. 生姜粥

材料：生姜8克，大枣两枚，米100克，高汤、盐、麻油适量。

做法：将生姜切为薄片或细料，和大枣（风寒感冒时，去大枣改用葱白两枚）、米一起，加高汤共同煮粥，粥熟后加盐、麻油调味。

功效：中医常把食物分为阴阳两性，生姜是属于阳性食物，"体重的增减"在很大程度上取决于所吃食品，是阴性还是阳性。阴性食品增加能量输入，阳性食品增加能量输出。而吸收阳性食物能增加基础新陈代谢率，让女人在休息的时候能排出额外的能量，保持身材苗条。注意，热证忌服。

3. 大蒜粥

材料：紫皮大蒜50克，大米100克，盐、姜丝、油少量。

做法：将紫皮大蒜去皮后，放在沸水中煮一分钟捞出备用，然后再把大米放入煮蒜水中煮粥，粥成再将蒜重新放入粥内，加入盐、姜丝、油少量，再煮五分钟即可。大蒜烹调不宜过熟，否则降低疗效。

功效：大蒜与生姜一样，同属阳性食物，故能治肥胖。注意，目赤肿痛、脾胃虚弱的女人不能多吃，有慢性胃炎及胃与十二指肠溃疡的老年女性则要忌服。

做法：将枇杷叶、菊花加水3碗，煎至2碗，去渣取汁，加入薏苡仁、大米和适量水，煮粥服用。

功效：薏苡仁健脾利湿、化痰祛痰，适用于痰湿体质的肥胖者。在《黄帝内经》中，肥胖的人分为3类，分别是脂人、膏人和肉人。其中脂人一般四肢匀称，脂肪多，肉很松软，走起路来富有弹性，属于我们前面提到的阳虚体质；肉人一般皮肉紧凑，气血充盛，肌理致密，大多属于平和体质；而膏人则专指肚子很大的胖人，这种人一般都是痰湿体质。中医理论认为，正是由于"膏人"体内的津液代谢不够畅通，容易产生痰湿，泛溢肌肤或停滞体内，从而形成肥胖。因此，可以说大肚腩是痰湿体质最明显的标志，而化痰去湿，就能有效改善痰湿体质，促进排毒瘦腹。

苹果牛奶瘦腹法，1周即可见效

对于那些在国庆、春节等长假期间因为大吃大喝而迅速积累起来的腹部脂肪，女人可采取苹果牛奶瘦腹法，来快速消除腹部多余脂肪。

苹果牛奶瘦腹法的原理在于：苹果是低热量的果类，每日吃再多的苹果也比膳食所含热量要少，而且苹果富含各种人体必需的维生素，能调节人体机能。此外，苹果中含有丰富的果胶，果胶会吸收水分而凝胶，对于柔软粪便也有很棒的效果。日本朝日啤酒公司的研究员证实，苹果中所含的苹果多酚可抑制血液中的中性脂肪，在小肠内无法被吸收的脂质会被自然排到体外，达到减肥效果，可有效预防肥胖、高脂血症。而牛奶可以补充蛋白质，让女人在减肥的同时不会损耗营养。

下面，我们就来介绍苹果牛奶瘦腹法的具体方法：

瘦腹第一天，女人应吃苹果1000克，即5～6个苹果，最多不能超过7个苹果。注意，在这一天里，全天只能吃苹果，不能喝水，不能喝酸奶，不能吃任何东西。吃的时候将苹果洗净，然后一小口一小口地吃。

瘦腹第二天，女人应将1000毫升的酸奶或脱脂牛奶分成6等份，每次喝1份。注意，也是全天只喝牛奶，不能吃其他任何东西，渴了就用牛奶代替水（也可牛奶、酸奶同时喝，但要注意分量）。

接下来的第三天、第四天，女人可恢复正常的饮食，然后再开始2

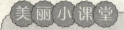

瘦小腹的六步椅子操

第一步：女人可端坐在椅子上，两腿慢慢往上抬；

第二步：保持以上姿势，将两手轻轻放在小腹上，慢慢地吐气，吐气的同时渐渐收紧小腹；

第三步：吐气慢慢加快，小腹越收越紧，肩膀保持轻松；

第四步：小腹已收到最紧的程度时，气也同时吐完；

第五步：肩膀与小腹都放松后，慢慢地开始吸气；

第六步：尽量吸气，此时小腹不用刻意收缩，转而换成腹部向下压的方式。

天1次的苹果牛奶瘦腹法，然后再正常饮食，如此重复此瘦腹饮食法，一般在第一个周期内就可以看到明显的瘦腹效果，如果循环几回，体重就可以减下来，而且会比较切实地减掉体内的脂肪。建议女人可把这个方法放在周末实行，作为清肠减重的好方法。

注意，苹果牛奶瘦腹法只适合轻微超重、且肠胃健康的女人。而且，女人在苹果牛奶瘦腹的2天中一定不要喝水，也不能把苹果和牛奶混在一起吃，必须分开单独吃，这样才有效。不能喝水，是因为女人如果在减肥期间摄入了水分，那么身体肯定要先消耗摄入的水分，而不会消耗体内的水分。吃苹果日断水，基本上减的就是身体的水分，到了喝牛奶日，水分减得差不多了，就会减到脂肪。

9种瘦腰茶，让腹部脂肪全融化

女人在进餐前先喝茶水，可以在肠胃形成隔膜，有效防止过多油脂的摄取，还能抑制脂肪形成，并促进脂肪燃烧，不仅瘦小肚子，也能起到全面瘦身的作用。此外，喝茶也是补充水分的一种方式，能够给肠道一个顺畅的环境，促进排毒瘦身。尤其是花草茶能润肠通便，排出囤积在肚子里的多余废物和油脂，并促进腰部脂肪分解，快速瘦出小蛮腰。

根据饮茶习惯、年龄、健康状况、生活环境、风俗等因素的不同，饮茶量也有所不同。一般健康的成年女性，平时又有饮茶习惯的，每日饮茶12克左右，分3~4次冲泡是适宜的。对于体力劳动量大、消耗多、进食量也大的女人，尤其是高温环境、接触毒害物质较多的女人，每日饮茶20克左右也是适宜的。油腻食物较多、烟酒量大的女人也可适当增加茶叶用量。而孕妇和儿童、神经衰弱者、心动过速者的女人，饮茶量应适当减少或不饮茶。

下面，我们就来介绍一些常见的瘦腰茶：

1. 菊花普洱茶

材料：普洱茶适量，菊花5朵。

做法：把材料用热水冲泡，代茶饮。

功效：能帮助消化，有效刺激人体新陈代谢加速，分解小腹的赘肉。

2. 多味桃花茶

材料：干桃花4克，冬瓜仁5克，白杨树皮3克。

做法：把所有材料置于杯中，用沸水冲泡，加盖闷10分钟即可。可以反复冲泡4次。

功效：可以消解腹部脂肪，还能祛除皮肤上的黑斑。

3. 强效瘦腰荷叶茶

材料：荷叶3克，炒决明子6克，玫瑰花3朵。

做法：用开水冲泡即可。

功效：荷叶有利水、消脂功效，和具有润肠通便作用的决明子一起冲泡，瘦身力更强，瘦腰效果也更突出。

4. 加速瘦腰腹花草茶

材料：山楂5克，金银花3克，菊花5朵。

做法：用开水冲泡即可。

功效：加速瘦腰，及时排出多余脂肪和水分。

5. 极品山楂茶

材料：山楂500克，荷叶、薏苡仁各200克，甘草100克。

做法：将以上材料共研细末，分为10包，每日饭后1小时取1包以沸水冲泡，代茶饮。

功效：每天饭后喝，能去油、润肠、通便，能有效解决腹部便秘引起的腹胖问题。

6. 乌梅泽泻茶

材料：乌梅1~2粒，泽泻3克，决明子3克，山楂3克，何首乌2克，陈皮2克。

做法：将上述药材冲入250毫升热开水，闷泡20分钟后即可饮用。

功效：乌梅酸甘消脂，能改善肠胃消化不良。泽泻、陈皮可降胆固醇、消去脂肪、健胃整肠。决明子、山楂、何首乌能清热明目、抗衰老、润肠通便，加速腰部的脂肪分解，将多余的脂肪和水分排出体外。但孕妇、腹泻和胃溃疡患者不宜饮用。

7. 黑茶

黑茶是由黑曲菌发酵制成，因茶色为黑色而得名。在发酵过程中，黑茶会产生一种普诺尔成分，能起到防止脂肪堆积的作用，尤其对抑制腹部脂肪的增加有明显的效果。因此，腹部肥胖的女人应保持一天喝1.5升，在饭前饭后各饮1杯，长期坚持下去。注意，想用黑茶来瘦腹，最好是喝刚泡好的浓茶。

8. 杜仲茶

杜仲茶是用杜仲的树叶制成的茶，它能促进具有连接细胞与细胞功能的胶原蛋白质的新陈代谢，并加快其他蛋白质的合成，消耗体内能源，从而减少积蓄在体内的中性脂肪。此外，杜仲茶中的桃叶珊瑚苷具有利尿、通便、增强肠道蠕动作用，对治疗便秘也十分有效。

因此，杜仲茶是公认的便秘者和肥胖者的上好饮品，尤其消除腹部多余脂肪。如果女人连续饮用杜仲茶一个月以上，可明显降低人体皮下及内脏周围的中性脂含量，起到不运动、不改变饮食生活，防止肥胖及减肥作用。

注意，由于有机杜仲茶能有效清除体内垃圾，分解胆固醇和固性脂肪，可能有个别敏感型体质刚开始出现微量便稀现象，这都是正常现象，一般适应一段时间即可恢复正常。

9. 吉姆奈玛茶

吉姆奈玛茶是一种印度茶叶，能非常有效地抑制糖分吸收，所以绰号又叫"糖杀死"。它能使饮用者口中感觉不到甜味，摄糖量自然大减，因而转化成脂肪量也就相对减少，因此能有效防治和改善肥胖症状，尤其能消减腹部多余脂肪。

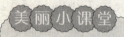

粗盐瘦腹法

多吃盐容易导致脸部浮肿，但利用粗盐按摩腹部，却能有效消除腹部多余脂肪。这是因为粗盐有发汗的作用，它可以排出体内的废物和多余的水分，促进皮肤的新陈代谢，还可以软化污垢、补充盐分和矿物质，使肌肤细致、紧绷。粗盐瘦腹的具体方法是：每次洗澡前，取1杯粗盐加上少许热水拌成糊状，再把它涂在腹部。10分钟后，用热水把粗盐冲洗干净，也可以按摩后再冲掉，然后就可以开始洗澡了。

女人也可在洗完澡后，在手掌上撒一大匙粗盐，直接按摩腹部，搓时不要太用劲，以免把皮肤搓得更粗糙。注意，如果肌肤比较敏感，则改用一种比较细的"沐浴盐"。

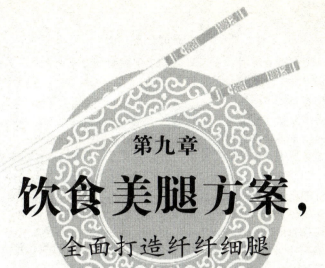

第九章
饮食美腿方案，
全面打造纤纤细腿

想要瘦腿，针对腿形而食最关键

女性要想拥有修长的美腿，除了坚持锻炼以外，还要在饮食上加以注意。尤其要懂得根据自己的腿形及肥胖状况来制订瘦腿方案。

一般来说，需要消脂瘦腿的腿形主要有以下 3 类：

1. 脂肪腿

如果女人全身都肥胖，那腿部也很容易堆积脂肪，形成脂肪腿。针对这种脂肪腿，女人首先要全面瘦身，把全身多余的皮下脂肪清除，然后才能针对腿部进行瘦身。

饮食方案：拥有脂肪腿的女人大多爱吃面包、饼干之类面食，因此要注意改变饮食习惯，避免糖分和油分很高的食物，多吃海产品、蔬菜等低热量食物，特别要尽量少吃零食。

此外，脂肪腿的女人还要多做跑步、游泳、自行车等有氧运动，可以消除脂肪，慢慢改变肥胖体质，消除腿部赘肉。

2. 肌肉腿

一些女人因为酷爱运动，容易导致腿部肌肉发达，但一旦运动不足，

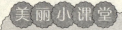

瘦腿黄金点

为了让腿部更修长更完美，女人还需要了解瘦腿的3大黄金点，只要控制好这3大黄金点的脂肪含量，就能轻松拥有修长美腿。

1. 膝盖：没有赘肉

在当前这个超短裙、紧身裤盛行的年代，女人的双腿最引人注目的地方往往是膝盖部位，如果这里有多余的脂肪，会使腿显得又短又粗，所以这里一定要绷紧。许多女人以为自己膝盖肥大是因为自己是天生的大骨节，其实多是由于膝关节的错位而导致脂肪堆积。

2. 脚踝：纤细有收紧感

如果只是大腿和腿肚部位细长，但脚踝没有突然紧收，腿部仍没有线条感。而即便大腿和腿肚同样粗细，但只要脚踝处纤细，依然会有美丽的线条。脚踝的粗细也并不是完全由骨骼大小决定，而是由于女人懒于运动，再加上浮肿等原因，时间一长，脚踝处就会有脂肪堆积。

3. 腿肚：最粗处位置高

如果腿长，确实会显得腿细，所以如果能让腿看起来长一些，腿也就会显细些。而腿显得长的关键在于腿肚处最粗部位的位置，如果这个位置高，就能奇迹般地使膝盖下的小腿显得长；而腿部曲线粗处线条过低，就常常形成了人们常说的"萝卜腿"。

肌肉之间及肌肉上边就会产生脂肪，形成肌肉腿。那些一用力腿部就变得很坚硬的人，比实际体重看起来瘦的人，或是肌肉结实，用手都不容易捏住肉的人，就容易拥有肌肉腿。

饮食方案：酷爱运动的女人一旦停止运动，会导致腿部血液循环不好，就很容易引致脚部浮肿，多吃含维生素E的食物，比如杏仁、花生、小麦胚芽等，可帮助加速血液循环、预防腿部肌肉松弛等。还要多吃富含B族维生素的食物，如冬菇、芝麻、豆腐、花生、菠菜等，因为其中的维生素B_1可以将糖分转化为能量，而维生素B_2则可以加速脂肪的新陈代谢。

拥有肌肉的女人还要通过按摩来缓解肌肉紧张，减少使肌肉发达的无氧运动，多做些快走、游泳之类的有氧运动，运动后要通过按摩来消除肌肉的紧张，这点十分重要。

3. 浮肿腿

一些女人因为长期坐着不动，又喜欢咸食，常常导致身体里存储过多不必要的水分，而水分代谢又不能很好地进行，所以形成了浮肿体质，就容易有浮肿腿，此外还有脚腕很粗、膝盖肉多、身体常浮肿的症状。

饮食方案：多吃有排毒、去水肿功效的食物，比如黄瓜、冬瓜、薏苡仁等。还要避免快餐面、包装食品、点心，少吃咸，少喝可乐、雪碧等使身体变凉的饮料，让身体保持温暖。

此外，拥有浮肿腿的女人还要做一些不易疲劳的、简单的、强化肌肉的体操，这样才可以改善浮肿腿的状况。

修炼美腿必须坚持的 5 大饮食原则

尽管每个人都有自己的饮食习惯，但女人要想拥有修长纤细的美腿，除了坚持锻炼以外，还需要掌握以下 4 大饮食原则。

原则一：不要摄取让身体寒冷的食物

气血顺畅，女人就不容易发胖，同样，女人要想腿美，就要让血液循环顺畅。因为如果新鲜的血液和养分无法送达整个腿部，就会引起腿部肿胀。另外，身体寒冷会使血液循环缓慢，导致血液和养分的输送减慢，就容易引发腿部肿胀症状。

因此，希望瘦腿美腿的女人一定要避免摄取过多的凉食或会使身体寒冷的食物，比如莴笋、茄子、西红柿、哈密瓜、萝卜、西瓜等；而要多摄入大蒜、生姜、胡椒、辣椒等暖身食物，来充分温热身体，促进血液循环，达到发汗、排毒且瘦身的作用。

此外，女人还应补充维生素 E，因为它是促进血液循环所不可缺少的营养素，它能在提高血液循环作用的同时，预防身体酸化，恢复细胞的功能，使瘦腿后的肌肤不至于松懈、干燥和产生皱纹。富含维生素 E 的食物有杏仁、沙丁鱼、鳗鱼、萝卜叶、橄榄油、小麦胚芽、茼蒿、菠菜、芝麻等。

原则二：不要摄取过多盐分

前文说过，体内盐分一旦增加，身体就要将盐分的浓度调整到一定状态，这就需要大量的水分，从而导致水分的积存。如果体内多余的水分排泄困难，新陈代谢就会出现问题，肾脏机能也会减弱而产生肿胀。也就是说，摄取过多盐分不利于腿部健美。因此，女人一定要控制盐量，还要多摄取能帮助排泄体内盐分的食物，如富含钾质的食物，并多吃豆类、薏苡仁、冬瓜等利尿的食物。

原则三：充分摄取促进脂肪和糖分代谢的 B 族维生素

因为腿部脂肪一旦积存就不容易减下来，所以女人美腿的关键在于预防腿部脂肪积累，因此加强脂肪和糖分的代谢显得十分重要，而秘

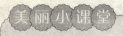

生姜水泡澡瘦腿

对于那些想快速瘦腿的女人,可每天或每2天泡1次热水澡,或是在热水中加入生姜,能促进末梢血液循环,提高新陈代谢。简单来说,就是借由流汗消耗热量,进而达到脂肪燃烧目的,对于虚胖、水肿型的人来说,效果最明显。

具体方法是:把姜敲碎,加入泡澡的热水(水温40~42摄氏度)中。如果想让生姜里的汁液全都发挥出来,可以将敲碎的姜末先放入茶壶里用小火煮开,再倒入澡盆中,最好再加入点米酒和醋。然后将腰部以下的部位浸在生姜洗澡水中,浸5分钟休息2分钟,连做5次。这时候女人可以感觉到身体发热,汗液把自己的热量大量带走。

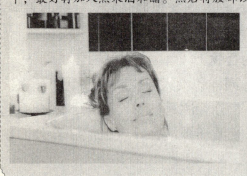

泡完澡后,女人还应给臀部擦瘦腿霜并按摩,然后为臀部包上保鲜膜,并在睡前抬腿至少20分钟。

这种沐浴方法不仅可以减肥美白,还可以收紧松弛的皮肤,治疗腰酸背痛。每星期泡1次,每次30分钟效果最佳。

诀就在B族维生素:维生素B_1可以将体内多余的糖分转换为能量,维生素B_2可以促进脂肪的新陈代谢。一旦维生素B群摄取不足,不仅导致腿胖,还会因容易疲倦而引起腰酸背痛等,所以女人一定要注意均衡地摄取B族维生素。

一般来说,喜欢吃淀粉类和甜食的女人最需要维生素B_1,因为维生素B_1可将糖分转变为能量。可多吃猪肉、猪肝、黑糯米、花生、脱脂奶粉、全麦面包等富含维生素B_1的食物。

而那些经常在快餐店用餐的女人则需多摄取维生素B_2,来促进脂肪的新陈代谢。应多吃猪肉、肝脏(猪、牛、鸡等)、鳗鱼、蘑菇、蚌蛤、腌茄子、木耳、茼蒿、干紫菜等富含维生素B_2的食物。

原则四:摄取能帮助缓解便秘的纤维质

女人因为饮食不规律、久坐不动等原因常常导致便秘,而便秘则会导致肠内宿便积食压迫下腹部血管和阻碍淋巴结流通。一旦便秘更加严重时,还会压迫到腹股沟。腹股沟有运送体内废物的淋巴结,回流的淋巴结受到压迫会阻滞淋巴结流通,产生腿部浮肿。

因此,渴望瘦腿美腿的女人要注意充分摄取食物纤维,使转换能量速度减慢,不易形成脂肪。而且,由于食物纤维吸收水分膨胀,会增加排便量,使排泄通畅。此外,海藻类或水果的食物纤维可提高分解脂肪酸的功能。因此，只要女人能够在日常饮食中多吃糙米、芝麻、萝卜叶、竹笋、菇类、毛豆、红薯、猕猴桃、紫菜、海藻类等富含纤维质的食物，就能有效解决因便秘导致的腿部肥胖问题。

原则五：充分摄取制造骨骼的钙质

近年来宅在家里、办公室里的女人越来越多，她们也就容易因为接受阳光照射不足而缺钙，或是因为盲目节食瘦身而导致缺钙，而缺钙就会导致骨质疏松，这也是为什么现在骨质疏松的年轻女性越来越多。此外，缺钙还会造成肌肉痉挛、血液不易凝结、腿部浮肿等现象。

因此，女人要想拥有笔直、匀称的双腿，必须充分摄取足够的钙质，多吃牛奶、酸乳酪、脱脂牛奶、冻豆腐、虾米、海藻类、小鱼干、油菜、鱼干、裙带菜等富含蛋白质、钙质及维生素 D 的食物。

便宜的白菜 + 米醋，超级瘦腿

在寒冷干燥的秋冬季，女人要想保持腿部的修长纤细，可多吃白菜。白菜含有丰富的粗纤维，不但能起到润肠、促进排毒的作用，有刺激肠胃蠕动、促进大便排泄、帮助消化的功能，对预防肠癌有良好作用。白菜中的钙含量很高，而钙是强健骨骼的"最佳搭档"，也非常有利于消脂瘦身。

而且，秋冬季节空气特别干燥，寒风对女人的皮肤伤害极大。白菜中含有丰富的维生素 C、维生素 E，女人多吃白菜，可以起到很好的护肤和养颜效果。

此外，白菜中有一些微量元素能帮助分解同乳腺癌相联系的雌激素。美国纽约激素研究所的科学家发现，中国和日本妇女乳腺癌发病率之所以比西方妇女低得多，是由于她们常吃白菜的缘故。由此可见，对于女人来说，白菜可谓集瘦身、美容、保健为一体的法宝。

前文已经介绍过，女人多吃醋有利于保持苗条的身材。在中医看来，醋味酸、甘，性平，能消食开胃，散瘀血，收敛止泻，解毒。现代医学也证实了醋消脂瘦身的功效，因为醋能调节血液的酸碱平衡，维持人体内环境的相对稳定；帮助消化，有利于食物中营养成分的吸收；增强肝脏机能，促进新陈代谢；增强肾脏功能，有利尿作用，并能降低尿糖含量；可使体内过多的脂肪转变为体能消耗掉，并促进糖和蛋白质的代谢，可防治肥胖，等等。

美丽小课堂

推荐白菜瘦身饮食方

1. 白菜粥

材料：大白菜、熟米饭各适量（白菜与米饭的比例是4：1，如果是家常早餐，白菜和米饭的比例可以是2：1）。

做法：将白菜切成短丝，准备好葱姜蒜末；在热锅中倒入适量的油、用葱姜蒜爆锅后再放入白菜丝翻炒，出汤后加水和米饭，改成中火熬制，直至将米粥熬黏为止；出锅前放入少量的盐。

功效：润肠排毒，利尿通便，有很好的减肥效果。

注意：要通过喝白菜粥减肥，要每天两餐都喝白菜粥：早晨到上午吃1个苹果、1袋酸奶、1小碗白菜粥；中午可喝2小碗白菜粥；晚上可吃1个水果（或者1杯牛奶、或者1小碗蔬菜素汤），并坚持使用该方案连续2～3天，有很好的减肥效果，但最好不超过3天，否则会影响新陈代谢的速度。

2. 什锦白菜

材料：白菜、金针菇、胡萝卜、香菇、盐、鸡精、胡椒粉各适量。

做法：洗净白菜，起锅将水煮开，将白菜片放入锅中烫软即可；将金针菇、香菇放入水中烫熟后取出切成细丝，然后用鸡精、盐和胡椒粉腌制10分钟，再将所有的菜拌在一起加鸡精、盐调味后即可。

功效：润肠排毒，利尿通便，有很好的减肥效果。适用于女人大吃大喝变胖后减肥：早餐照常，午餐和晚餐都吃什锦白菜，不限量，数天后女人就会发现自己瘦了不少。

如果将白菜和醋放在一起，不仅能更好地帮助女人瘦身，尤其能促进腿部骨骼健康，大量消耗腿部脂肪，还能给女人更多美味的营养。

下面为大家推荐"白菜+米醋"瘦腿食谱：

1. 醋熘白菜

材料：白菜500克，食盐1汤匙，酱油1汤匙，米醋3汤匙，干红辣椒8个，香油1/2汤匙，水淀粉少许，白糖2汤匙，大葱1节，植物油适量。

做法：白菜洗净，从中间切开，然后将刀倾斜30度角将白菜片成薄片儿；大葱切片备用；干红辣椒用纸巾擦净，剪开备用；锅中倒入油，待油5成热时，放入干红辣椒，爆出辣椒香味后，马上放入大葱，随后倒入白菜翻炒1分钟，再依次倒入米醋、酱油、糖和盐，翻炒3分钟，待白菜出汤后，淋入水淀粉，用铲子沿同一方向搅拌勾芡，最后淋入香油，翻炒一下即可。

功效：脂肪含量极低，所含丰富的粗纤维不但能起到润肠、促进排毒的作用又刺激肠胃蠕动，促进大便排泄，是肥胖者祛脂减肥的理想菜肴。

2. 糖醋白菜

材料：白菜500克，白砂糖30克，米醋20克，盐5克。

做法：将大白菜剥去老帮，切去菜头和菜根，将所余部分洗净顺长切成5毫米宽的长条，再横切成5厘米长的小条，放入盆内，拌入精盐渍约半小时，用手攥干水分；将锅放置火上，注少许清水，放入米醋、白糖，兑成糖醋汁，晾凉后，均匀地泼在白菜条上，用盖盖严，焖约1天后即成。食时放入小盘，随意佐餐。

功效：脂肪含量极低，所含丰富的粗纤维不但能起到润肠、促进排毒的作用又刺激肠胃蠕动，促进大便排泄，是肥胖者祛脂减肥的理想菜肴。

每天吃点芝麻，轻松告别大胖腿

为了让自己的双腿修长美丽，女人想尽了一切办法：跑步、跳舞、节食、吃减肥药、抽脂等等，然而，许多减肥方法都不够安全、可靠。比如，运动必须要长期坚持才有瘦身功效，而许多女人因为忙于工作很难抽出时间运动；节食、吃减肥药、抽脂都容易对身体健康造成损害。因此，只有合理的饮食，并多吃利于消脂、去水肿的食物，才能够真正阻止腿部脂肪堆积，从而让女人长久地拥有修长纤细的美腿。

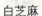
白芝麻

芝麻就是一种能帮助女人获得修长美腿的食物。这是因为芝麻中含有防止人体发胖的物质——蛋黄素、胆碱、肌糖；芝麻中的亚油酸有"血管清道夫"的美誉，它有调节胆固醇的作用，能防止人体血清胆固醇在血管壁的沉积，令新陈代谢更好，从而能有效防止腿部脂肪堆积。

此外，芝麻中含有丰富的维生素E，能防止过氧化脂质对皮肤的危害，中和或抵消细胞内有害物质游离基的积聚，可使皮肤白皙润泽，并能防止各种皮肤炎症。且芝麻还具有养血的功效，可以治疗皮肤干枯、粗糙，令皮肤细腻光滑、红润光泽。因此，多吃芝麻还能令腿部皮肤细腻光滑、红润光泽。有习惯性便秘的女人，肠内存留的毒素会伤害人的肝脏，也会造成皮肤的粗糙，芝麻能滑肠治疗便秘，并有效滋润皮肤。利用节食来减肥的女人，也会因为营养的摄取量不够，而使皮肤变得干燥、粗糙，也应多吃芝麻来滋润肌肤。

下面为大家推荐芝麻瘦腿食谱：

1. 黑芝麻桑葚糊

材料：黑芝麻 60 克，桑葚 60 克，白糖 10 克，大米 30 克。

做法：黑芝麻、桑葚、大米分别洗净后，同放入罐中捣烂，砂锅内放清水 3 碗，煮沸后加入白糖，待糖溶化、水再沸后，徐徐加入捣烂的黑芝麻、桑葚、大米，煮成糊状服食。

功效：防止人体血清胆固醇在血管壁的沉积，降血脂。

2. 黑芝麻粥

材料：大米 150 克，黑芝麻 50 克，白糖适量。

做法：黑芝麻放锅内炒熟，压成碎末，备用；锅里下米，加适量水，用大火烧开后，转微火至米烂粥稠时，加入黑芝麻末，待粥微滚，放入白糖，盛碗即可。

功效：防止人体血清胆固醇在血管壁的沉积，降血脂。

3. 芝麻茶

材料：芝麻 200 克，茶叶 3 克。

做法：将芝麻放入炒锅中，以小火慢慢焙成淡黄色，放凉后倒入密封的玻璃容器中保存。食用时取 2 克芝麻、3 克茶叶放入壶中煮开即可。

功效：防止人体血清胆固醇在血管壁的沉积，降血脂。

4. 芝麻盐

材料：黑胡椒粒 6 克，盐 26 克，香蒜粉 14 克，熟白芝麻 200 克。

做法：白芝麻研磨，加入黑胡椒粒研磨，再依序加入盐、香蒜粉研磨即可。可用于烧肉沾酱或炸物沾酱。注意白芝麻不能磨太久，以免出油。

功效：防止人体血清胆固醇在血管壁的沉积，降血脂。

5. 芝麻凉团

材料：糯米粉 1000 克，红豆沙 250 克，芝麻 150 克，绿豆面 10 克，绵白糖 200 克。

做法：将糯米粉加适量清水浸 2 小时（冬天 12 小时），芝麻炒熟研碎加绵白糖拌匀；将糯米粉沥去浆水，放入蒸桶内，入锅用旺火蒸 20 分钟左右，至米粉成熟，取出倒入一个盆内，加开水 300 克左右，反复搅动至韧劲十足；将糯米粉取出冷却至温热时，将其揪成 20 个小团，传成团坯，将豆沙包入，搓圆，揿平，再包入芝麻，搓圆，最后捏拢收口，

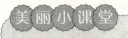

5种易导致腿部肥胖的走姿

1. 踢着走

为了避免地上的脏水或脏东西弄脏鞋子或裤子,有些女人习惯踢着走。踢着走的时候身体会向前倾,走路时只有脚尖踢到地面,然后膝盖就一弯,脚跟就往上一提。所以,走路的时候腰部很少出力,很像走小碎步一般,却容易使得整条腿变胖。

2. 压脚走

这种走路方式使得双脚着地的时间比提脚走的人长。走的时候身体重量会整个压在脚尖上,然后再抬起来。如果长久如此下去,会导致腿肚的肌肉越来越发达,那就会有讨厌的萝卜腿出现。

3. 内八字走法

很多日本女人都是内八字走法,因此她们也多有O形腿的毛病。

4. 外八字走法

许多大摇大摆走路的女人都是外八字走法。然而,外八字走法会使膝盖向外,感觉就没气质,腿型也会变丑,甚至产生X形腿。

5. 踮脚尖走

踮着脚尖走的人,其实本意是为了使步伐更美妙,使腿部变细。然而,许多女人由于过于在脚尖上用力,会使膝盖因为脚尖用力的关系而太用力于腿肚上,很容易导致萝卜腿。

四周滚上一层炒熟的绿豆粉即成。

功效:防止人体血清胆固醇在血管壁的沉积,降血脂。

6. 芝麻馒头

材料:面粉3碗,白糖少许,黑芝麻粉2汤匙,酵母2茶匙。

做法:白糖放入碗里,倒进1.5碗开水,把糖化开,等水凉至35摄氏度左右,把酵母倒进水里化开,搅拌均匀;取一个大盆,把面粉倒入,芝麻粉倒进中间,再把酵母水淋在面粉上,然后把所有材料用筷子拌匀,再把搅匀后的面粉揉成光滑不粘手的面团,然后收圆放盆里,盖上盖子或保鲜膜,静置发酵1小时;发酵好后,洒上少许干面粉在发好的面团上,再次揉成不粘手的面团,分成3份,取其中1份,搓成棍状,然后切成小块,做成馒头坯形,然后再将桌上洒上干面粉,把切好的馒头坯放桌上,盖上保鲜膜,再发酵15分钟;蒸格上铺上湿纱布或玉米叶,把馒头坯放蒸格上,注意留空隙,再将锅里放冷水,把蒸格放锅里,合上锅盖,中火蒸13分钟,熄火后,再闷3~5分钟,即可打开锅盖取出馒头。

功效:防止人体血清胆固醇在血管壁的沉积,降血脂。

瘦腿最有效的 3 款木瓜美味汤

木瓜,学名番木瓜,又名万寿果,是岭南四大名果之一。它果肉厚实、香气浓郁、甜美可口、营养丰富,有"百益之果"和"万青瓜"之雅称。它还是我国民间传统的丰胸食品。现代医学证明:木瓜中富含蛋白质、脂肪、糖类、纤维,以及钙、铁、维生素 A、维生素 B_1、维生素 B_2、维生素 C、胡萝卜素、木瓜碱、木瓜蛋白酶、凝乳酶等,并富含 17 种以上氨基酸及多种营养元素,具有抗菌消炎、舒筋活络、软化血管、抗衰养颜、祛风止痛等功能。

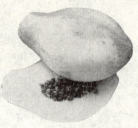

木瓜

此外,木瓜中的木瓜蛋白酶能消化蛋白质,有利于人体对食物进行消化和吸收。当女人吃了太多的肉,胃肠负担加重,不易消化时,可吃点木瓜,利用木瓜蛋白酶来帮助身体分解肉食,将脂肪分解为脂肪酸,减少胃肠的工作量,也能有效促进身体排毒,避免因体内毒素积累太多而发胖,尤其能清除因吃肉类而积聚在下身的脂肪。木瓜中还含有一种酵素,能消化蛋白质,有利于人体对食物进行消化和吸收,故有健脾消食之功。而且,木瓜肉所含的果胶更是优良的洗肠剂,也可减少废物在下半身积聚,从而避免腿部肥胖。下面,为大家介绍 3 款最有效的木瓜瘦腿汤:

1. 木瓜雪蛤汤

材料:木瓜 1 个(约 750 克重),雪蛤膏约 10 克,鲜奶 1 杯,椰汁 1 杯。

做法:雪蛤膏用水浸 4 个小时或者 1 晚,拣去污物洗干净,放入滚水中煮片刻,盛起,沥干水分;木瓜洗干净外皮,在顶部切出 2/5 作盖,木瓜盅切成锯齿状,挖出核和瓤,木瓜放入炖盅内;鲜奶和椰汁一起煲溶,然后放入雪蛤膏煲 20 分钟,滚后注入木瓜盅内,加盖,用牙签插实木瓜盖,隔水炖 1 小时即可。

功效:雪蛤油最主要的成分为蛋白质,只有 4% 为脂肪,而且还是不含胆固醇的优质脂肪酸,能有效预防体内脂肪过剩,此外,雪蛤还含有表面生长因子和促进细胞分裂因子,可令皮肤细致漂亮。雪蛤和健脾消食的木瓜搭配在一起,既能给予女人丰富的营养,又能有效预防脂肪堆积并消耗脂肪。

注意:木瓜炖雪蛤不宜做得太稠,一锅东西应该看上去很透明,木瓜是木瓜,雪蛤是雪蛤。而且,可一次多做些木瓜炖雪蛤汤,放入冰箱保存。需吃时,用碗盛些,再微波炉内转热即可食用。

2. 花生木瓜瘦腿汤

材料:木瓜1个,花生若干,瘦肉、鸡爪、腔骨适量,陈皮、土豆、姜、盐、味精、冰糖少许。

做法:将腔骨、瘦肉、鸡爪过水焯烫,捞出放入煮开的锅中,依次加入适量花生、1块陈皮、适量姜块、冰糖一块,适量土豆,加盖小火

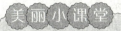

4款自制瘦腿膜

1. 菠菜消肿膜

材料:菠菜300克。

做法:菠菜洗净用沸水略烫,放入搅拌机内打成泥状,将其均匀地涂抹在清洁后的腿上,裹上保鲜膜,敷上热毛巾,15分钟洗净腿部。

功效:肌肤吸收菠菜汁液后,将新鲜养分和氧气送到双腿,可加快腿部血液循环,排出多余毒素,带动脂肪运动,对于改善下半身肥胖很有效。

2. 薄荷苹果瘦腿膜

材料:苹果1个,薄荷3克。

做法:苹果洗净去核切块,放入果汁机打成泥状;用沸水冲泡薄荷,将苹果泥与薄荷汁混合均匀,将其均匀涂抹在清洁后的腿上,裹上保鲜膜,敷上热毛巾,15~20分钟洗净腿部。

功效:苹果所含的果胶能加速体内排毒,防止腿部水肿。薄荷能够促进肌肤紧致,并能消炎,镇定肌肤,尤其适合夏天使用。

3. 大蒜瘦腿膜

材料:大蒜3个,米醋20毫升。

做法:大蒜去皮洗净,捣成泥状,加入米醋浸泡5分钟;将大蒜泥汁均匀涂抹在腿上,裹上保鲜膜,敷上热毛巾,15~20分钟洗净即可。持续使用1个月,就能看到明显的瘦腿效果。

功效:蒜泥敷在腿上,腿部会感觉辛辣,加上米醋的酸性,能使腿部脂肪快速燃烧,迅速分解血管内的油脂,软化血管,消除腿部多余脂肪。

4. 咖啡瘦腿膜

材料:咖啡粉100克,橄榄精油3滴,蜂蜜1匙。

做法:将咖啡粉、蜂蜜、橄榄精油搅拌均匀,将其均匀涂抹在清洁后的腿上,裹上保鲜膜,敷上热毛巾,20分钟洗净腿部。

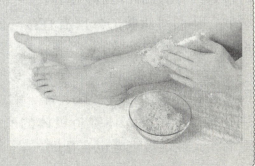

功效:消除腿部多余脂肪,去除肌肤表面的老化角质。

煮制1小时；开盖后放入木瓜块再煲20~30分钟，出锅前加入盐、味精调味即可。

功效：消暑解热，润肠通便，多食使皮肤滑嫩光泽。花生也是一种很好的美腿食品，它含有丰富的维生素 B_2、烟碱酸（维生素 B_3）。另外腔骨能补充骨骼所需的钙质，加上鸡爪的胶原蛋白可修复腿部肌肤胶原组织，再配合木瓜中非常高含量的维生素 C，可起到腿部皮肤抗老化的作用。

3. 木瓜银耳汤

材料：木瓜1个，银耳200克，枸杞子少量，冰糖适量。

做法：将银耳放入清水中浸泡半小时，木瓜去皮去子切成块状；把雪耳放入锅中，加水至锅的2/3，先用大火煮至沸腾，再调至小火。加入糖、木瓜、枸杞子，小火炖半个小时后即可食用。

功效：银耳含有多种膳食纤维，可助胃肠蠕动，减少脂肪吸收。银耳中还富含维生素 D，能防止钙的流失，也能间接促进瘦身。它和有消脂功能的木瓜搭配在一起，能更好地维护体内代谢的正常运行，更快地排出体内毒素，避免肥胖。

绝对窈窕，饮食瘦腿看海苔

紫菜烤熟之后质地脆嫩，入口即化，特别是经过调味处理之后，添加了油脂、盐和其他调料，就摇身变成了特别美味的"海苔"了。在所有零食中，海苔作为一种热量很低、纤维含量很高的食物，几乎没有令人发胖的风险，因此备受女性喜爱。

海苔浓缩了紫菜当中的各种 B 族维生素，特别是核黄素和烟酸的含量十分丰富，还有不少维生素 A 和维生素 E，能促进胃肠蠕动，帮助消化，对治便秘更是有上乘的功效。此外，海苔还含有丰富的纤维素，而以纤维素为滋长温床的肠内细菌，可促进人体对维生素 B_2、维生素 B_6 的吸收，从而对脂肪的分解有直接与间接的帮助，对因水肿而引起的腿部肥胖有很好的疗效。

海苔中还含有15%左右的矿物质，其中有维持正常生理功能所必需的钾、钙、镁、磷、铁、锌、铜、锰等，含硒和碘尤其丰富，这些矿物质可以帮助人体维持机体的酸碱平衡，有利于儿童的生长发育，对老年女性延缓衰老也有帮助。

此外，海苔中所含的藻朊酸，还有助于清除人体内带毒性的金属，如锶和镉等，对调节体液的平衡裨益良多，可以帮助排走身体内的废物及积聚的水分，从而达到瘦腿之效。因此，想要拥有纤细、润滑美腿的女人一定要在平日的饮食中注意摄入海苔。

下面为大家推荐海苔瘦腿食谱：

1. 海苔鸡蛋羹

材料：鸡蛋1个，海苔适量。

做法：将鸡蛋壳磕破，将蛋液放入碗中打散，在蛋液中加入等量的温水搅匀，再用滤网将蛋液过滤到蒸碗中，撇去表面的浮沫，放入剪碎的海苔；将鸡蛋羹加盖或者用保鲜膜覆盖，放入上汽的蒸锅中，用中火蒸10分钟左右至凝固即可。

功效：促进胃肠蠕动，帮助消化，清除体内毒素、多余水分。

2. 海苔肉末羹

材料：海苔或紫菜80克，肉蓉末40克，清汤、精盐、味精、湿淀粉、葱姜末、醋、香油各适量。

做法：海苔或紫菜放入盛清水的容器中，泡软后，漂洗去杂质，捞出沥干水分；肉蓉末加清水、精盐搅匀；锅上火，加入清汤、精盐、味精和搅拌好的肉蓉末，烧至八成开时加海苔或紫菜，用湿淀粉勾芡，加葱姜末、醋，淋入香油即成。

功效：促进胃肠蠕动，帮助消化，清除体内毒素、多余水分。

3. 海苔海带排骨汤

材料：海苔15克，海带150克，猪排骨500克，调味品。

做法：海苔、海带漂净去沙，海带切丝或片，与猪排骨一起加水煨汤。

功效：促进胃肠蠕动，帮助消化，清除体内毒素、多余水分。

4. 芦笋海苔三明治

材料：芦笋、海苔、鲜虾、奶酪片、面包片、鸡蛋、生菜、紫甘蓝、韩国辣酱、盐、油各适量。

做法：将面包片切去外边，在撒了盐的蛋液里拖过，放入油锅煎熟；芦笋切段，鲜虾洗净去虾线，用沸水放少许盐焯熟，捞出待用；紫甘蓝切丝，一片面包涂少许韩国辣酱，一层生菜，一层奶酪片和海苔，将最上面一层面包片上涂抹辣酱，洒上紫甘蓝丝，放上熟虾，最后将焯熟的芦笋放在三明治旁即可。

> **美丽小课堂**
>
> **海苔的食用禁忌**
>
> 中医认为，海苔味甘咸，性寒，能清热、化痰、利尿，夏天多吃海苔有消暑热、补身体的作用。高血压患者、结核病人、脚气病人、肺热多痰的人适合多吃海苔，但脾胃虚寒、容易腹胀的人就不宜多吃。这是由于海苔在加工中经过调味，含有较多的盐分。因而需要控盐的人也要适当克制调味海苔的食用量，可以适当吃些没有调味的海苔片。
>
> 此外，干海苔的盐分和味精含量很高，不宜长期连续食用，一次最好不要超过50克。尤其是幼儿和患有高血压的人群，不要常吃，吃完后要及时喝水。

功效：促进胃肠蠕动，帮助消化，清除体内毒素、多余水分。

5. 海苔丸

材料：山药、素鸡排浆、海苔、生粉、素易鲜、油各适量。

做法：山药刨皮蒸熟，素鸡排浆和海苔剁成末备用；把山药压成泥，加入剁碎的鸡排浆、海苔、生粉、素易鲜、水搅拌成"素雪鱼丸"；起油锅，待油温5成热左右，用手把拌好的浆挤成小丸子，用汤勺放入油锅中，待炸至熟后捞出即可。

功效：促进胃肠蠕动，帮助消化，清除体内毒素、多余水分。

6. 海苔芝麻脆皮虾

材料：虾500克，淀粉2勺，盐1勺，黑胡椒粉1勺，姜粉1勺，料酒2勺，海苔、芝麻、油各适量。

做法：把虾洗干净，剪去触角和须，用牙签去掉虾线，加上盐、黑胡椒粉、姜粉、料酒腌制半小时；把腌制后的虾沥干，然后在淀粉内翻滚几下，再把虾身上多余的淀粉抖掉；锅内倒油，五成热时把虾放入油炸，然后不时地翻炒几下，以防止粘锅，油炸5分钟后，起锅把虾放在一边备用；锅内剩一点底油，再把虾、海苔丝和芝麻一起放入，翻炒一会儿即可出锅。

功效：促进胃肠蠕动，帮助消化，清除体内毒素、多余水分，降低血液中胆固醇。

女人多吃魔芋，瘦腿效果很惊人

魔芋是一种多年生草本植物，我们日常所说的"魔芋"主要是指利用它的地下块茎做成的魔芋食品。中医认为，魔芋性温、辛，有毒，可活血化瘀、解毒消肿、宽肠通便。现代医学也证实了魔芋具有补钙、

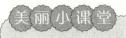

推荐魔芋瘦腿食谱

1. 魔芋牛奶餐

材料：魔芋2小块，牛奶250毫升。

做法：将魔芋泡发，然后煮熟，泡上1杯浓浓的牛奶。可根据女人个人口味，做成甜或咸的蘸碟。

功效：低热量、低脂肪和高纤维素，增加饱腹感，降低胆固醇。

2. 炒魔芋

材料：天然魔芋食品400克，泡椒10克，小葱10克，大蒜5克，葵花子油10克，干豇豆15克。

做法：将魔芋切丝，放入开水中煮5分钟，然后将魔芋丝全部沥出来，再放到清水中漂一下（这样是为了去碱，吃起来不上火），接着再捞起来沥干，放一旁备用；将葱切成长段，蒜、泡椒、泡豇豆剁碎；待锅烧热后，放油，待油热后放入泡椒和泡豇豆，炒一会之后再放入蒜，然后和魔芋丝一起翻炒，加一点点水，再加入盐、味精，快要起锅时放入葱段，翻炒一下就可以起锅了。

功效：增加饱腹感，降低胆固醇。

注意：做这道菜时一定要控制用油量，尽量少用，且中间翻炒的时候要加水就是因为油少的缘故。这样才能保证这道菜含有极低的热量。

3. 菠菜鲜笋魔芋汤

材料：菠菜200克，鲜笋1个，魔芋100克，辣椒1个，鲜汤、盐各适量。

做法：菠菜洗净切段，鲜笋切块，辣椒去子切成丝；魔芋浸泡清水10分钟，捞出，放入滚水中烫一下去味，再捞出冲凉，切片；锅内倒入鲜汤煮开，放入菠菜、鲜笋片、辣椒丝、魔芋煮熟，加入盐调味即可。

功效：排毒减脂，润肠通便。

4. 瘦身魔芋冻

材料：高纯度纯化魔芋胶4~5克，水果、脱脂酸奶适量。

做法：把魔芋胶倒入开水中，立刻搅拌均匀（要不停地搅拌，开水会从透明的水状变成半透明的胶状），这时将魔芋静置一旁，让它更进一步的冷却固化；等魔芋完全冷却固化后，将其放入冰箱冷藏2个小时，即可取出食用。可在魔芋冻上放自己喜欢的水果粒、酸奶、果酱、巧克力酱等，但尽量用水果和脱脂酸奶，以免发胖。

功效：增加饱腹感，降低胆固醇。

5. 五彩魔芋瘦身菜

材料：魔芋2包（500克），鸡蛋2个，青辣椒1个，红辣椒1个，鲜香菇5朵，葱1根，姜2片，盐2汤匙，辣椒油2汤匙，香醋2汤匙，浓缩鸡汁2汤匙，酱油1汤匙，香油1汤匙。

做法：鲜香菇去蒂部，切成条状；青、红椒去蒂和子，切成滚刀块；葱切成葱花；姜剁成蓉；魔芋洗净沥干水待用；烧开锅内的水，洒入1汤匙盐搅匀，先将魔芋倒入沸水中焯2分钟，再倒入鲜香菇、青红椒块、葱花和姜蓉烫1分钟，用滤网捞起全部食材，沥干水摊凉；烧开锅内的水，放入鸡蛋大火煮5分钟，捞起泡入清水中，剥去鸡蛋的壳，切成数瓣待用；将所有食材放入大碗里，加入2汤匙辣椒油、2汤匙香醋、2汤匙浓缩鸡汁、1汤匙盐、1汤匙酱油和1汤匙香油拌匀腌制15分钟，即可装盘食用。

功效：排毒减脂，润肠通便。

平衡盐分、洁胃、整肠、排毒等作用，因而是女人消脂瘦腿的法宝。

（1）魔芋中含量最大的葡萄甘露聚糖是一种理想的可溶性膳食纤维，具有强大的膨胀力，有超过任何一种植物胶的黏韧度，在肠胃吸收水分膨胀，体积增加，增强饱腹感，可溶性纤维形成了胶态，延缓了葡萄糖和脂肪的吸收，故可控制体重，达到减肥健美的目的。此外，葡萄甘露聚糖还能促进胆固醇转化为胆酸，减少胆酸通过肝再循环，从而降低胆固醇，因而能抑制胆固醇上升。此外，魔芋中丰富的植物纤维更可以使女人下半身的淋巴畅通，防止腿部水肿。

（2）魔芋中含有一些化学物质，能降低血清胆固醇和三酰甘油，可有效地减轻高血压和心血管疾病。国外的一些营养学家曾做过这样一个试验，将小白鼠分成两组，投喂等量高脂肪食物，一组不加魔芋，另一组加少量魔芋粉，结果加喂魔芋的一组小白鼠体内胆固醇含量比另一组低100毫克以上。

（3）魔芋是开胃化食、清除肠道垃圾的法宝，因为魔芋能使小肠酶分泌增加，加快清除肠壁上沉积物，使其尽快排出体外。

（4）魔芋是高钙食品，100克魔芋中含钙约43毫克，更重要的是其所含的钙成分极易溶解、被人体吸收，能更好地促进腿部脂肪分解。

此外，魔芋中含有一种凝胶样的化学物质，具有防癌抗癌的神奇魔力。只要将成熟的魔芋经过简单提取分离，制成魔芋精粉，再把精粉加水加热，就可产生魔芋凝胶。这种凝胶被人吃入体内后，能形成半透明膜衣，附着在肠壁上，阻止各种有害物质，特别是致癌物质的吸收，所以魔芋又被称为"防癌魔衣"。

魔芋含有对人体有利的果胶、生物碱、17种氨基酸和微量元素，对于现代富贵病也具有明显的疗效。魔芋还含有一种天然的抗菌素，以魔芋精粉为主要原料，配上其他原料制成食品后，魔芋能在食品表面形成抗菌膜，可防治细菌侵袭，延长贮存时间，起到保鲜防菌的作用。总之，女人多吃魔芋不仅消脂瘦腿，还有益于身体健康。

8款瘦腿家常菜，帮女人摆脱大象腿

许多女人每天要忙于工作和家务，很少有时间去健身房运动，再加上久坐不动，就容易导致腿部脂肪积累，形成萝卜腿。这时，女人除了要尽量抽时间多做瘦腿的小动作外，还要注意多吃瘦腿美腿的食物，尤其是要多吃几款瘦腿家常菜。

下面为大家推荐几款瘦腿家常菜：

1. 菠汁羊扒

材料：新鲜羊腿肉1块（约500克），菠菜汁500克，红酒、姜、葱、盐、油各适量。

做法：将部分菠菜榨汁，部分菠菜汆烫后摆盘待用；把新鲜羊腿肉用红酒、姜、葱、盐腌过之后，用文火在油锅中煎上几分钟，装在铺着一层煮过的菠菜的盘子上，再浇上新鲜榨出的菠菜汁即可。

功效：多吃蔬菜可以使血液循环更活络，将新鲜的养分和氧气送到双腿，恢复腿部元气。而且，菠菜提取物具有促进培养细胞增殖的作用，

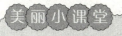

推荐红豆瘦腿方

红豆是女人喜爱的明星瘦腿食物，因为红豆富含维生素B_1、维生素B_2、蛋白质及多种矿物质，有补血、利尿、消肿等功效。红豆中富含的纤维有助于排泄体内盐分、脂肪等废物，在瘦腿上有很大效果。下面，我们就给女人推荐几款红豆瘦腿方：

1. 红豆紫米汤

材料：红豆、紫米各20克。

做法：将红豆、紫米洗净浸过夜，将浸泡的水倒掉加入新水煮熟，再以小火煮至熟透即可，食用时可加入适量蜂蜜。

功效：红豆本身有利尿作用，有助于改善水肿，碳水化合物含量高，可作为日常食物。但紫米较不易消化，一次不宜过量进食。

2. 红绿百合羹

材料：绿豆、红豆、百合各20克。

做法：将绿豆、红豆、百合在水中浸泡半小时，以大火煮滚后改慢火至豆熟，加入适量的糖或盐，咸食甜食皆可。

功效：绿豆所含的维生素有助于淡化黑色素；红豆能清热排毒；而百合则能滋润肌肤。

3. 红豆薏苡仁汤

材料：生薏苡仁20克，红豆30克。

做法：将生薏苡仁20克，红豆30克洗净，浸约半日，沥干备用；薏苡仁加水煮至半软加入红豆煮熟，再加入冰糖，待溶解后熄火，放凉后即可食用。

功效：此汤水有助养颜美容，可益气养血、利水消肿。红豆可益气补血、利水消肿；薏苡仁可健脾利水、清热排脓。

4. 莲子百合红豆沙

材料：红豆500克，白莲子30克，百合10克，陈皮适量，冰糖约500克。

做法：先洗净红豆、莲子、百合，清水泡浸两小时；煮开水，把红豆（和浸豆水）及陈皮、莲子、百合放入锅中；煮开后用中慢火煲两小时，最后才用大火煲大概半小时；煲至红豆起沙还有适量水分，就可以加糖调味，甜度根据各人所爱。

功效：红豆有清心养神、健脾益肾功效，加入莲子、百合更有固精益气、止血、强健筋骨等作用，能治肺燥、干咳，提升内脏活力，增强体力。

既抗衰老又能增强青春活力。故多吃菠菜能提高新陈代谢，将营养送到双腿，同时能让双腿变得白滑。

2. 香椿炒鸡蛋

材料：香椿叶芽 100 克，鸡蛋 3 个，盐、料酒、油各适量。

做法：将香椿叶芽洗净，用开水烫一下，再捞出放入冷水变凉，捞出过凉切末；将鸡蛋磕入碗内，加入香椿、盐、料酒，搅成蛋糊；炒锅注油烧至七成热，将鸡蛋糊倒入锅内，翻炒至鸡蛋嫩熟，淋上少许熟油，装盘即可。

功效：蛋里含有丰富的维生素 A 和维生素 B_2，维生素 A 给女人双腿滑嫩嫩的肌肤，维生素 B_2 则可消除腿部脂肪。

3. 尖椒海带肉丝

材料：海带结、猪肉、尖椒、蒜、盐、酱油、糖、姜、油各适量。

做法：把干的海带结用水泡发，然后焯一下，焯的时候在水里放片姜；把猪肉、尖椒切成丝；起锅倒油，油热后放入蒜爆香，然后放入猪肉丝煸炒变色，倒入酱油，接着把海带结和尖椒丝一起放入锅中，调入适量的盐和少量的糖，翻炒到尖椒丝变软即可。

功效：尖椒中含有一种特殊物质，能加速新陈代谢以达到燃烧体内脂肪的效果显著，从而起到减肥作用；这种物质还可以促进激素分泌，对皮肤有很好的美容保健作用，是女性的"补品"。海带中的海带氨酸及钾有降压作用；藻胶酸和海带氨酸有降血清胆固醇的作用。两者搭配在一起，能有效消减腿部脂肪，润泽腿部肌肤。

4. 豆苗大蒜鱼丸汤

材料：鱼胶 100 克，豆苗 250 克，大蒜 10 粒，油适量。

做法：鱼胶制成鱼丸；豆苗洗净；大蒜去衣洗净，拍烂；起油锅放大蒜，稍爆后放清水适量，煮沸后放入鱼丸，待熟后再放豆苗，煮熟调味即成。

功效：大蒜能降低总胆固醇和三酰甘油，食用大蒜是有效防治动脉粥样硬化的重要途径之一。脾虚运化不力，食积停滞，使人发胖，尤其会导致腿部肥胖，甚至会产生高血脂症，豆苗大蒜鱼丸汤能去除多余脂质，保持健美体态，是降脂瘦腿的佳品。

5. 花丁群聚

材料：土豆 250 克，胡萝卜 120 克，肉肠 80 克，柿子椒、黄瓜、葱、姜、盐、鸡精、白糖、料酒、淀粉、香油、油各适量。

做法：将土豆、胡萝卜、柿子椒、黄瓜、肉肠分别切成丁；葱、姜切成丝备用。坐锅点火倒入油，油热后先下土豆、胡萝卜煸炒，放入葱、姜丝炒香，然后放入黄瓜、柿子椒、肉肠翻炒，加入盐、鸡精、料酒、白糖调味，用水淀粉勾芡，淋入香油出锅即可。

功效：花生含多元不饱和脂肪酸，猪脚含动物胶质，两者合二为一可以美容养颜，保养腿部皮肤，也是美腿很重要的一个方面。

6. 红薯炒乳瓜

材料：红薯120克，乳瓜100克，香菜叶80克，盐、葱段、蒜末、鸡精、食用油各少许。

做法：将红薯洗净去皮后切成滚刀块；乳瓜洗净去皮、子、瓤后，切成比红薯略小的滚刀块；坐锅点火放油，油温四成热时放入蒜末、葱段炒出香味，倒入红薯块煸炒至五成熟时再放入乳瓜炒匀，加入适量清水、盐、鸡精，待汤汁收干时，撒上香菜叶点缀即可。

功效：红薯性味甘平，具有补中和血、益气生津、健脾胃宽肠胃的功效；红薯所含黏液蛋白对心血管系统有保护作用，常食能降低血浆、胆固醇含量，并能减少皮下脂肪，有效瘦腿。

7. 红烧猪蹄

材料：猪前蹄1只，黄豆50克，杜仲、三七、当归、黄芪、酒、葱、姜、蒜、酱油、盐各少许。

做法：药材和酒加3.5碗水煮成1碗药汁备用；猪蹄洗净，加入黄豆、葱、姜、蒜，慢炖至烂，再加上酱油、盐及药汁一起炖，待汁浓稠时即可。

功效：可强健筋骨、消除郁气、减少四肢酸痛、消除下半身静脉曲张的肿胀，使腿部线条变美。

8. 丝瓜猪肝瘦肉汤

材料：猪肝、猪瘦肉各150克，丝瓜500克，姜片、料酒、盐、香油、鸡精、酱油各适量。

做法：丝瓜削去棱边，洗净，削角块；猪肝、猪瘦肉洗净，切薄片，用调味料腌10分钟。煮滚适量水，放入丝瓜、姜片，大火煮滚，改小火后几分钟，再放入猪瘦肉、猪肝煲至肉熟，调味即成。

功效：丝瓜含有大量防止皮肤老化的维生素B_1，以及能使皮肤洁白细嫩的维生素C；猪肝、猪瘦肉均含有丰富的营养物质；生姜可健胃，并能制丝瓜之寒，合而为汤，能清除热毒而洁肤，养血滋阴而润肤，是女人美化双腿的佳品。

四季瘦腿美食大不同，季季都有纤长美腿

一年四季的气候不同，为了使身体更好地适应季节的变化，女人也要在饮食上做出相应的改变。如果不能及时制订出适合当前气候的饮食，就容易导致营养缺乏或营养过剩，从而导致肥胖，尤其容易导致腿部肥胖。因此，渴望时刻拥有修长纤细美腿的女人，要懂得根据四季的变化来制定相应的瘦腿饮食方案。

1. 春季瘦腿方

一年之计在于春，对于减肥瘦身来说，春季也是一个新的开端，此时气温回暖，女人也比冬天更愿意活动起来，同时能将冬季积聚的老旧废物，无论是美容还是减肥都是绝佳的开始时机。

春季——海苔莓香黄鱼卷

材料：小黄鱼、海苔、黄彩椒、红彩椒、草莓、鲜茴香、番茄沙司、盐、绍酒、鸡精、淀粉、胡椒粉、葱、姜、蒜、白糖油各适量。

做法：小黄鱼洗净去骨、片2片，用盐、绍酒、胡椒粉腌渍；红黄彩椒切小粒，海苔剪成细丝，草莓一切为二；锅中放油，将黄鱼卷成卷，沾上干淀粉，在煎锅中煎熟，取出备用；锅中放油，煸香葱姜蒜，放入番茄沙司，加糖、盐、鸡精调味，最后放入彩椒粒和草莓，再将锅中的汁淋在黄鱼卷上，用鲜茴香点缀即可。

功效：海苔促进消化，顺肠通便；小黄鱼补益肝肾，清除人体代谢产生的自由基，延缓衰老。

2. 夏季瘦腿方

为了穿上迷你裙，秀出修长纤细的美腿，许多女人不惜在健身房挥汗如雨地锻炼，每天时刻不忘坚持尝试网络上流传的独家"瘦腿秘方"，然而，许多时候，女人的腿不仅没有瘦下去，反而可能因为运动过多而变成了肌肉腿。其实，针对这种情况，女人不仅要注意运动量适度，还应注意调理饮食，比如，多吃以下这道蒜蓉魔芋蒸扇贝。

夏季——蒜蓉魔芋蒸扇贝

材料：新鲜扇贝、大蒜、魔芋丝、色拉油、盐、鸡精、料酒、香葱、红椒丝各适量。

做法：先用刷子清洗扇贝的表面，将泥沙等杂质冲洗干净，再用一

把锋利的尖刀，伸进扇贝的壳中，紧贴一面的壳壁将扇贝肉两面都切开，去除扇贝的内脏，以及鳃和围边，只留下中间那团圆形的肉，以及月牙形的黄；再用料酒和少许盐将收拾好的贝壳肉腌制5分钟；大蒜切成末，锅中放油，烧至二成热时将蒜泥放入油中，用小火将蒜泥炒成黄色，和油一起盛出，加入盐和鸡精调匀；在盘子上摆好空扇贝壳，将魔芋丝放在空壳上面，然后将腌制好的扇贝肉放在上面，再将调好的油蒜茸均匀地抹在扇贝肉上；蒸锅水烧开后，将扇贝放入，隔水大火蒸5~6分钟取出，将香葱和红椒丝放在扇贝即可。

功效：魔芋增加饱腹感，顺肠通便；扇贝肉热量很低且蛋白质含量丰富，还含有可降低人体内胆固醇的物质，适宜减肥期间食用。

3. 秋季瘦腿方

秋季天气转冷，女人常常需要摄入更多食物来御寒，而且秋季是许多蔬菜、水果丰收的季节，这也为女人大吃大喝提供了条件，因此，许多女人常常在不知不觉中摄入了过量脂肪，导致了腿部肥胖。这时，女人就需要注意饮食的营养和低脂间的平衡，比如尝试以下这道营养又低脂的麻辣双脆北极虾。

秋季——麻辣双脆北极虾

材料：鸡肫子、青蒜、小米锅巴、野生北极虾（北极甜虾）、熟核桃仁、红辣椒、花椒、干辣椒、白酒、胡椒粉、盐、油、淀粉、白糖、辣妹子辣酱、香葱、姜、蒜、酱油、料酒各适量。

做法：北极虾解冻，擦干水，均匀地淋上白酒、撒上胡椒粉，拍上少许淀粉；鸡肫洗净切片，用料酒、盐腌渍；红辣椒切斜段，青蒜切斜段，葱、姜切末，蒜切蓉；炒锅上火加热，加少许油烧至六、七成热，将北极虾放入炸到香酥金黄捞出，再放入鸡肫片炸熟捞出；锅里的油锅留底油，煸香花椒，放葱姜蒜，放入干辣椒煸出香味，放入辣妹子辣酱煸出红油，把炸好的北极虾再倒入锅中，加入、盐、白糖和酱油翻炒均匀，最后撒入小米锅巴、青蒜、熟核桃仁翻炒匀即可。

功效：低热低脂，有效降低血液中的胆固醇。

4. 冬季瘦腿方

冬季是女人的小腿最容易积累脂肪的季节，因为冬季气温较低，人的胃肠供血量增多，消化吸收功能增强，人容易饿，饭量自然增加，加之冬季户外活动相对较少，能量消耗减少，往往在体内储备，所以冬季最易发胖。为了秀出修长纤细的美腿，女人要注重克制饮食中的热量和脂肪摄入量，这就特别需要注意肉食的烹饪法。

冬季——泰汁木瓜炆肉

材料：较瘦的无皮五花肉（或里脊肉）、木瓜、蒜蓉、洋葱、泰国鸡酱、番茄酱、朝天椒（绿色的）、生抽、酒、生粉、糖、盐葱各适量。

做法：五花肉切厚片，用生抽、酒入味片刻；将五花肉沾上生粉，煎制金黄香酥并熟透；木瓜切块，洋葱切末；用泰式鸡酱、番茄酱、糖、盐调成芡汁；爆香洋葱和蒜蓉，放入酥肉一起煸炒香，再放入木瓜，然后倒入芡汁，收汁即可装盘，最后撒上朝天椒末做点缀。

功效：解油腻，助消化、通便等，清除体内毒素。

美丽小课堂

秋季三大瘦身食谱

瘦身食谱一

早餐：豆浆1碗，全麦面包2片，鸡蛋1个。

中餐：腐乳空心菜、皮蛋拌豆腐、醋烹绿豆芽各1份，米饭半碗。

晚餐：素炒西葫芦、虾米烧冬瓜、腐竹拌黄瓜各1份，红豆粥1小碗。

瘦身食谱二

早餐：红豆大米粥1碗，爽口小菜1碟（黄瓜、胡萝卜、芹菜加上煮五香花生米），桂圆或大枣1把。

中餐：西红柿炒鸡蛋、木耳拌芹菜、清炒油麦各1份，米饭半碗。

晚餐：菠菜猪血豆腐汤、炒土豆丝、凉拌白菜心各1份。

瘦身食谱三

早餐：酱豆腐、蒸蛋羹各1份，半个馒头。

中餐：凉拌西蓝花、清蒸鱼、青椒冬笋丁各1份，米饭半碗。

晚餐：凉拌青笋、麻婆豆腐、酸辣藕片各一份，小米粥1碗。

第十章
产后瘦身菜单，
营养补身又苗条

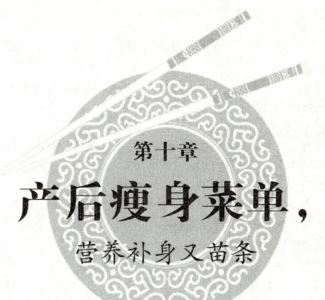

孕期营养不过剩，就没有产后肥胖问题

怀孕时，如果女人营养不良，不仅损害自身健康，还对胎儿的正常发育、出生后婴幼儿的体质和智力都有不好的影响。然而，如果女人在怀孕时吃得太多，又容易导致营养过剩，不仅容易导致肥胖，还会增加妊娠糖尿病、妊娠高血压综合征的发生概率，甚至可能导致巨大儿出生，增加难产的可能性，容易出现产伤。而且，巨大儿出生后容易出现低血糖、低血钙，而且会增加孩子心脏的负担，成年后容易患肥胖、糖尿病和心血管疾病。

此外，怀孕时，如果女人摄入过多蛋白质，会增加母体的肾脏负担；摄入钙过多会导致胎儿骨骼过早钙化，妨碍成长；维生素 A、维生素 D 过多摄入，可造成中毒和胎儿畸形；碘、钙、锌的过多摄入也会导致体内无机盐及微量元素的紊乱。

因此，在怀孕期间，女人不仅要防营养不良，更要谨防营养过剩。

1. 营养均衡，品种多样

孕妈妈一定要均衡营养，膳食品种要多样化，尽可能食用天然的食品，少食高盐、高糖及刺激性食物，特别是一些高糖水果也不要多吃，

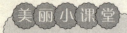

孕妇7大最佳食物

1. 最佳防吐食物

晨吐是孕妇最难受也是最常见的反应之一，多吃柠檬和土豆等含有多种维生素的食物，有良好的防吐作用。

2. 最佳保胎蔬菜

叶酸的最大功能在于保护胎儿免受脊髓分裂、脑积水、无脑等神经系统畸形之害。因此专家主张怀孕早期的2个月内应多吃菠菜或服用叶酸片。

3. 最佳饮料

根据测定，在食谱相同的情况下，常饮绿茶的孕妇比不饮者每天多摄取锌达14毫克，锌有助于胎儿发育，且绿茶中的铁元素可防贫血。

4. 最佳防早产食品

丹麦专家研究发现，常吃鱼有防止早产的作用。

5. 最佳零食

孕妇在正餐之外，吃一点零食可拓宽养分的供给渠道，专家建议嗑一点瓜子，诸如葵花子、西瓜子、南瓜子等。

6. 最佳酸味食品

孕妇往往对酸味食品感兴趣，而孕妇吃酸也确有好处，但不宜吃山楂，因为它会加速子宫收缩，有导致流产之嫌。

7. 最佳分娩食品

产妇分娩时需要足够的产力，而产力来源于食物，在各种食物中当以巧克力为最佳，美国产科医生称它为最佳分娩食品。

最好不要增加饭量，可以多吃些辅食。注意，水果中含糖较多，怀孕期间一定适量地进食，否则会使糖类转化为脂肪储存在体内。

2. 分阶段的饮食方案

如果能根据孕期的早、中、晚3个阶段来实施不同的饮食方案，更能保证孕妇获得充足的营养又不至于营养过剩。

孕早期饮食应当清淡、易消化并能保证足够蛋白质和维生素的摄入。

孕中期则需要注意饮食中的荤素搭配，避免食用过多油炸、油腻食物和甜食，防止体重增加过快，还要保证钙、铁、蛋白质、矿物质和微量元素的摄入，但碳水化合物摄取不宜过多。

孕晚期饮食要在确保热能、蛋白质和必需脂肪酸摄入的同时，适当限制碳水化合物和脂肪的摄入。这主要是因为在怀孕第三期以后，母体呈现高新陈代谢状态，若母体的饮食不够胎儿的需要量，胎盘激素会燃烧母亲的脂肪提供能量给胎儿，故在怀孕的最后几周，有些孕妇的体重反而会下降。建议此时孕妇的饮食应采用低热量饮食，摄入适当的糖分、优质蛋白质、丰富维生素及矿物质。

3. 适当运动

此外，除去怀孕头3个月，孕妇还要参加适当的运动，像散步、孕期瑜伽、孕妇操等，或是做一些强度不大的家务活，以促使体内的新陈代谢、消耗多余的脂肪、维持身体的平衡，这样才有益于孕妇和胎儿的健康。

4. 严格控制体重

美国康乃尔大学的一项研究结果发现，怀孕时体重增加正常的情况下，生产后一年的体重平均比怀孕前只增加1~1.5千克，但是怀孕时体重超过标准的女性，在生产后一年体重仍然很难恢复。因此，妇产科医师建议，怀孕期间体重增加应该控制在10~15千克。

为了保证孕妈妈和宝宝的健康，有效预防产后肥胖，孕妇应每周称一次体重，孕晚期孕妇每周体重增加不宜大于0.5千克，如果出现超重或体重增加过多，应请医生检查、诊断，在医生指导下调节治疗方案，适当减少动物脂肪与碳水化合物的摄入量。

产后瘦身，不可操之过急

生完宝宝后，面对腰间的赘肉、萝卜腿、麒麟臂，许多女人开始采用节食、运动等种种瘦身方法，只为让自己尽快恢复到怀孕前的窈窕身材。然而，产后减肥不可操之过急，以免伤害身体。女人只要把握好产后减肥的最佳时机，就能在最短的时间内减掉最多的赘肉，火速恢复怀孕前的苗条身材。

1. 产后瘦身的时间

女人在坐月子期间是不能瘦身的。因为女性在生产后，身体正处于最虚弱的状态，需要充分的时间去恢复。同时在月子期间还要母乳喂养以及照顾宝宝，需要消耗很大的能量，如果急于瘦身，只会伤害到身体。同时坐月子期间不能吃太多高脂、高糖的滋补品，这样会为女人的身体积累大量脂肪，让日后减肥的路更加崎岖。

一般来说，产后瘦身的时间分为3个阶段：

（1）产后6周可以开始瘦身：女人坐完月子之后不要立刻开始瘦身，因为尽管女人经过1个月的修养，但身体依然没有完全恢复到产前的状况，需要继续恢复体力。大约过了6周，身体恢复得差不多了，才

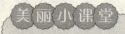

美丽小课堂

产后瘦身3大误区

1. 生育后马上做运动

女人如果在生育后不久就做一些减肥运动，可能会导致子宫康复放慢并引起出血，而剧烈一点的运动则会使手术断面或外阴切口的康复放慢，一些关节特别容易受伤、剖宫产的妈妈情况会更加危险。医学专家建议，顺产的产妇在产后4～6周可以开始做产后瘦身操，剖宫产的产妇则要在6～8周才可以开始做产后瘦身运动。

2. 贫血也减肥

如果女人在生育时失血过多，会造成贫血，使产后恢复缓慢，如果产妇在没有解决贫血的基础上瘦身势必会加重贫血。要解决贫血，产妇就要多吃含铁丰富的食品，如菠菜、红糖、鱼、肉类、动物肝脏等。

3. 便秘仍瘦身

女人产后容易因体内水分的大量排出和肠胃失调，而引发便秘，这时不宜瘦身，而应先解决便秘的问题再瘦身。要解决便秘，产妇要有意识地多喝水和多吃富含纤维的蔬菜，便秘较严重时可以多喝酸奶和牛奶。

可以根据自身的情况考虑开始瘦身。

（2）产后2个月可以适当减重：产后2个月，女人的身体得到了进一步的恢复，即使还在母乳喂养，也可以开始循序渐进地减重了，即适当减少食量，不吃热量过高的食物，并加大运动量。

（3）产后4个月可以加大瘦身力度：对于没有母乳喂养的女人，可在产后4个月加大瘦身力度，即像产前那样瘦身。而对于仍然进行母乳喂养的女性来说，则还是要坚持产后2个月的瘦身方式。

2. 产后瘦身的进度

根据美国妇产科医师学会的建议，对于母乳喂养的妈妈，每周减去约500克体重是安全的，并且不会对婴儿的成长有负面影响。而对于没有进行母乳喂养的妈妈，则可以每周减去500 1000克的体重。

3. 产后瘦身的饮食

为了更健康地瘦身，进行母乳喂养的妈妈不仅要选择广泛多样的健康食品，以保证母乳中含有足够的维生素和矿物质，还要在进行瘦身计划时补充多种维生素。

要知道，产妇在临产前所增加的体重大多是水分和脂肪，而要在产后给婴儿哺乳，拥有这些水分和脂肪是必不可少的，因此，产妇产后不仅不能马上节食减肥，反而还应该多吃一些钙质丰富的食物，每天最少要吸收11536千焦的热量。为了有足够的乳汁供应，所有的哺乳期妇女每天需要额外摄入 2060 千焦能量。哺乳时，每日所需的蛋白质也从 46 克提高到 71 克（等同于 3 克富含蛋白质的食物），从而保持供应良好乳汁所必需的瘦体重。

4. 产后瘦身的运动

女人产后的身体修复是一个缓慢而长期的过程，因此女人在开始有规律的体育运动之前，需要得到医生的认可。有研究人员证实，中等强度的运动不会影响母亲的哺乳能力，还能帮助瘦身并保持成果。

因此，产后 1 个月，如果身体恢复较快，新妈妈可以开始在床上做一些仰卧起坐、抬腿活动，以此锻炼腹肌和腰肌，还可以减少腹部、臀部的脂肪。

（1）呼吸运动：仰卧，两臂放在后脑，深呼吸，使腹壁下陷，然后将气呼出。

（2）举腿运动：仰卧，两臂伸直，平放在身边，左右腿轮流高举，与身体成直角。

（3）缩肛运动：仰卧，两膝分开，再用力合拢，同时用力收缩及放松肛门，锻炼骨盆底肌肉，预防肌肉松弛。

如果女人遵循以上产后瘦身的法则，就能帮助自己快速消耗体内多余脂肪，恢复苗条的身材，还不会影响宝宝的成长。

产后瘦身，特别注意补充 5 大营养素

一般来说，产妇的饮食只要包含了以下 5 大营养素，产妇的身体健康就有了保证。然而，如果不懂得正确摄入这 5 大营养素，女人就容易陷入产后肥胖问题。

1. 热量

产后 1 年，是新妈妈恢复苗条身材的关键时期，如果在这一时期不注重饮食中热量的控制，就容易导致产后肥胖。而产后肥胖不仅仅会影响新妈妈的体形，更重要的是会对身体健康产生很大的影响。

在摄入热量上，新妈妈应做到：在产后的 1 个半月之内是不能盲目节食的。因为这个时候，身体可能还没有恢复到孕前的良好程度，还需要补充一定的营养、热量。如果盲目地节食，回避热量的摄取，不仅会使自己的身体变得虚弱，而且还会减少乳汁的分泌。其实，新妈妈只要能注意营养的吸收和食物的搭配，保证身体必需的基本热量，

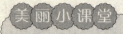

产后宜吃的食物

1. 红糖

红糖性温，可益气化食、健脾暖胃、散寒活血，是产妇宜多吃的食物。比如，月子里，产妇忌受凉，可以吃红糖来祛风散寒；产妇失血过多，多吃红糖可补血；产后瘀血会致腰痛腹痛、恶露不尽，多吃红糖有活血化瘀和缓解阵痛的作用；红糖还有暖胃化食之功，对产妇的消化系统也十分有利。但红糖也不宜过多食用，女人产后食用红糖的时间最好不要超过半个月，以免损坏牙齿，还可能造成慢性失血性贫血。

2. 小米

小米含铁量高，对于产妇滋阴养血大有裨益，可以使新妈妈虚寒的体质得到调养，尽快恢复健康。小米还能养肠胃、补虚损、益丹田，可改善气血亏损、体质虚弱、胃纳欠佳的状况，产后乳少、虚弱倦怠、饮食不香的产妇也可作早餐食用。产妇可将小米单独煮熬成粥，也可添加红糖、大枣、红豆、红薯、莲子、百合等，熬成各种风味的营养粥。

3. 鸡蛋

鸡蛋的营养价值很高，含有脂肪、卵磷脂、钙、铁和维生素A、B族维生素、维生素D等多种营养物质，尤其是蛋白质丰富且利用率较高。产妇多吃鸡蛋有助于体力的恢复。但吃太多鸡蛋也会使体内蛋白质过剩，增加内脏系统的负担，导致其他营养缺乏，结果引起多种疾病。产后新妈妈每天吃2~3只鸡蛋即可。

4. 牛奶

牛奶中含有大量蛋白质、钙、维生素A和维生素D，能提供机体需要的热量和营养，而且容易消化吸收，对产妇恢复健康和分泌乳汁都很有益处。但产妇也不可饮用过多牛奶，以免营养过剩，建议每天饮用牛奶200~500毫升即可。

5. 鲤鱼

鲤鱼富含蛋白质、钙、磷、铁、B族维生素等，营养丰富，能提高子宫的收缩力，促进恶露排出，还可健胃、利尿消肿、清热解毒、通乳，因而鲤鱼或清蒸或红烧或炖汤，常被作为产妇调养身体和通乳的理想食物。

少吃高热量的食物，即可避免过多脂肪在体内堆积。

2. 脂肪

新妈妈体内的脂肪酸有增加乳汁分泌作用，而宝宝刚出生，宝宝的发育及新妈妈身体对维生素的吸收也需要足够的脂肪，因此，新妈妈的膳食中必须有适量的脂肪，来保证自己和宝宝的身体需求。而脂肪中以不饱和脂肪酸为佳。

3. 蛋白质

之所以提倡母乳喂养，就是因为母乳含丰富的蛋白质。而食物中所含蛋白质的质和量、各种氨基酸的比例，又关系到新妈妈体内蛋白质合成的量，所以，新妈妈的母乳喂养宝宝的质量与膳食中蛋白质含量有着密切的关系。如果新妈妈对蛋白质的摄入量不足,时常会感到疲倦,泌乳量会减少,免疫能力也会下降。此外,蛋白质缺乏会引起内分泌调节失调。

因此,新妈妈每餐食物都要有一定质和量的蛋白质。因为人体没有为蛋白质设立储存仓库,如果一次食用过量的蛋白质,不但无法吸收,对身体也没什么好处。

一般来说,新妈妈要尽量做到让自己每天食用的蛋白质最好有1/3来自动物,2/3来源于植物。因为这两类蛋白质混合食用时,必需氨基酸相互补充,接近新妈妈身体需要,营养价值会提高很多,对母乳喂养有非常好的帮助。

4. 钙

新妈妈每天补充足够的钙,不仅能改善产后腰酸腿痛的症状,促进身体快速恢复,还能促进宝宝的骨骼成长,因为刚出生的宝宝体内还不能生成钙,需要从妈妈身上摄取才可以。而且,新妈妈乳汁分泌量越大,对钙的需要量就越大。

因此,新妈妈要多吃豆类及豆制品、鸡蛋、鱼、牛奶这些既富含蛋白质又富含大量钙的食物,最好每天都要食用豆类或豆制品,因为每100克左右豆制品中就有100毫克的钙。此外,新妈妈还要注意摄入乳酪、海米、芝麻或芝麻酱、西蓝花及甘蓝等高钙食物。针对身体严重缺钙的情况,新妈妈还可听取医生建议适当补充一些钙剂。

5. 铁

对于普通的成年女性来说每日需要铁15毫克,而对于母乳喂养的产妇来说,每日对铁的需求量则增加至18毫克。一般膳食每日可供给铁15毫克左右,但其中只有10%能被人体吸收,产妇所需铁的其余部分来自对破坏后的红细胞中铁的再利用。妊娠期由于扩充血容量及胎儿需要,约半数孕妇患有缺铁性贫血,分娩时又因失血丢失约200毫克的铁,哺乳时从人乳中又要失去一些,而贫血则会导致产妇体内气血流通不畅,进而导致身体虚胖。因此,产妇要想快速瘦身,产后充分补铁是非常重要的。

产后饮食 4 大原则:精、杂、稀、软

终于生下了可爱的宝宝,不少新妈妈胃口大开,家人当然也千方百

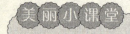

产妇不宜吃的 2 款汤水

1. 老母鸡汤

民间有用老母鸡炖汤的说法，认为它的营养价值比较高，但刚刚生产的妇女不宜马上喝老母鸡汤。这是因为母鸡体内含有较多雌激素（母鸡越老体内雌激素越多），被产妇吸收后会抑制催乳素的分泌，从而造成产妇乳汁不足，甚至无奶。因此，产后滋补时完全没有必要迷信老母鸡炖汤的作用。老母鸡的鸡肉只占其体重的 40%，且多为脂肪和弹性结缔组织，弹性结缔组织是一种不溶于水的弹性蛋白，只能被人体少量吸收。因此，老母鸡的营养价值并不高。

2. 姜汁

医学专家认为，产后喝姜汁的传统饮食对产妇，尤其是剖宫产的产妇更不利。因为生姜属温热、辛辣食物，如过多食用会让产妇加快血液循环，使体内毒素排不干净，容易影响子宫修复，造成产后体弱、贫血的症状。

计送上好吃的食物。面对众多的美食，新妈妈常常暴饮暴食，摄入了过多的热量和脂肪，也就常常加剧了产后身体肥胖的症状。因此，新妈妈一定要控制产后的饮食量，更要制定科学合理的饮食方案。据营养医生推荐，新妈妈产后饮食应以精、杂、稀、软为主要原则。

1. 精是指量不宜过多

产后过量的饮食除了能让产妇在孕期体重增加的基础上进一步肥胖外，对于产后的恢复并无益处。如果你是母乳喂养婴儿，奶水很多，食量可以比孕期稍增，最多增加 1/5 的量；如果你的奶量正好够宝宝吃，则与孕期等量即可；如果你没有奶水或是不准备母乳喂养，食量和非孕期差不多就可以了。

2. 杂是指食物品种多样化

产后饮食虽有讲究，但忌口不宜过，荤素搭配仍是很重要的。进食的食物品种越丰富，营养越平衡和全面。除了明确对身体无益的和吃后可能会过敏的食物外，荤素菜的品种应尽量丰富多样。

3. 稀是指水分要多一些

乳汁的分泌是新妈妈产后水的需要量增加的原因之一，此外，产妇大多出汗较多，体表的水分挥发也大于平时。因此，产妇饮食中的水分可以多一些，如多喝汤、牛奶、粥等。

4. 软是指食物烧煮方式应以细软为主

产妇的饭要煮得软一点，少吃油炸的食物，少吃坚硬的带壳的食物。

因新妈妈产后体力透支，很多人会有牙齿松动的情况，过硬的食物一方面对牙齿不好，另外一方面也不利于消化吸收。

新妈妈们只要在饮食上做到以上4点，才能保证为身体摄入丰富的营养，又不至于因消化不良而加重脾胃负担、影响身体正常排毒，就能促进身体的快速恢复、身材的快速苗条。

新妈妈消脂神速，全靠母乳喂养

著名女影里张柏芝每次产后都瘦身神速，据她自己介绍，喂奶是产后修身最快的方法，因为人体会将多余脂肪用来制造人奶。然而，许多女人在做了妈妈后却在母乳喂养上存在"三怕"——怕肥胖、怕疼痛、怕劳累。

尤其是许多新妈妈在生育后，都急切希望能恢复昔日苗条的身材，因此拒绝给宝宝哺乳，理由是怕出现乳房下垂、身材走样等问题；有的妈妈是因为喂奶时乳房胀痛和乳头疼痛，因此不想喂养了；有的是剖腹产妈妈，担心哺乳的动作会弄伤伤口，久而久之就挤不出奶水了。殊不知，这恰恰让她们错失了快速瘦身的机会。

美丽小课堂

推荐催乳汤水方

1. 花生猪蹄汤

材料：猪蹄2个，花生150克，盐、味精适量。

做法：将猪蹄除去蹄甲和毛后洗净，和花生一起放入炖锅中，加水适量，小火炖熟，加食盐、味精调味即可食用。

功效：花生性味甘平，入肺脾经，其功能益气、养血、和胃。猪蹄补血通乳，主治产妇产后乳汁缺乏。

2. 猪蹄通草汤

材料：猪蹄2只，通草6克，葱白3根。

做法：将以上3味共同加水煮汤。

功效：通草有清热通乳的功能。此汤每日分3次服，连服3日，适用于产后缺乳。

3. 黄芪炖鸡汤

材料：黄芪50克，枸杞15克，红枣10个，母鸡1只（1000克左右），生姜2片，盐、米酒适量。

做法：将黄芪、枸杞、姜片放滤袋内，母鸡洗净，汆烫、冲凉、切块，与红枣一起放锅内，加入清水，小火炖焖1小时后加盐、米酒即可食用。

功效：宜在产后5～7天后食用。黄芪可补气健脾、益肺止汗，民间常用于治疗产后乳汁缺少，又可补虚固表，治疗产后虚汗症。母鸡性味甘温，能温中健脾、补益气血。此汤适用产后体虚、面色萎黄、乳汁过少、易出虚汗等症。

对于新妈妈们普遍担心的哺乳问题，营养学家都有相应的解释：母乳喂养并不会导致乳房下垂。要知道，生育宝宝后的女人的乳房会因为产乳的原因而膨胀，如果乳房得不到孩子吮吸的刺激，反而下垂得很快。新妈妈出现乳房胀痛，这是乳房内血液、体液和乳汁的积聚的表现，这往往是由于不适当哺乳或不经常哺乳所致。新妈妈的乳头皲裂多是由于婴儿吸吮不正确，新妈妈未能掌握正确的哺喂技巧，或过度地在乳头上使用肥皂和酒精之类刺激物等所造成。

总之，营养学家认为，母乳喂养并不是造成身材走样的主要原因，恰恰相反，母乳喂养有促进母亲形体恢复的作用。因为产妇大量补充营养才是造成身材走形的主因。产妇在坐月子期间往往吃得很好，很多人身体都会发福，营养处于过剩阶段。喂奶是一个大量消耗热能的过程，消耗热量的顺序依次是腹部、腿部、臂部和脸部，可以起到瘦身的作用，有利于减轻体重。也就是说，如果新妈妈能坚持母乳喂养，就能把自身补充的多余营养提供给宝宝，既保证了自身营养的均衡，也有益于宝宝更健康地成长。而且宝宝的吸吮过程反射性地促进母亲催产素的分泌，促进母亲子宫收缩，能使产后子宫早日恢复，有利于消耗掉孕期体内堆积的脂肪。

祛除产后便秘，让腹部赘肉快速消失

美国科学家的一项研究显示，不仅孕妇容易便秘，刚生下孩子3个月的产妇也容易便秘，尤其是补充过铁剂及有过便秘史的孕妇得病的概率更高。而便秘不但是新妈妈小腹突出的一大原因，也代表着身体的新陈代谢状况不佳，所以保持排便顺畅非常重要。

为什么产妇在头3个月里容易患上便秘呢？原因有2点：

（1）分娩之后长期卧床休息，很少活动，肠蠕动减慢，同时怀孕时腹壁扩张，产后腹壁松弛无力、腹压降低，这都会使肠内容物易停滞在肠腔里，难以排出。

（2）产后饮食不太得当，过多地进食精细食物，不吃或很少吃蔬菜、水果等富含纤维的食物，有些孕妇还饮水少，这就难免会诱发便秘，甚至肛裂。

针对产后便秘这个问题，营养学家建议女人要以预防为主：

（1）在孕期就应该养成定时排便的习惯，最好还能进行散步等相对舒缓的运动。

（2）产妇一般应多吃鸡肉、鸭肉、鱼肉、蛋等高蛋白的食物，如果在进食高蛋白食物的同时，再合理搭配一些含纤维较多的食物，如蔬菜、水果和粗粮等，以提供较多的食物残渣，这样既有利于营养丰富，又利于大便的通畅。此外，女人常吃黑芝麻、核桃仁、蜂蜜等对防止便秘也有一定的作用。

（3）产妇宜多饮水。产妇失血多，不时还有恶露排出，因此要注意补充水分，如补充白开水、淡盐水、菜汤、豆浆等。营养师建议，产妇每日至少摄入 2000～3000 毫升的水分。

（4）要多吃植物油，如芝麻油、花生油、豆油等。植物油能直接润肠，且在肠道中分解的脂肪酸尚有刺激肠蠕动的作用。

（5）要适当食用有"产气"功效的食物，如豆类、红薯、土豆等。

（6）多吃富含有机酸的食品，如酸奶，增加消化与通便功能。

（7）少吃辣椒、胡椒、芥末等刺激性食物，尤其不可饮酒，否则容易加重产后便秘症状。

（8）产妇要经常按摩腹部相关穴道，促进气血流动，促进体内排毒工作的正常运行。或是在肚脐周围沿顺时针或逆时针方向画圈按摩，每次 5～10 分钟，每天可做 3～5 次。剖宫产的女性要注意力度，可在拆线 1 周后再进行。

此外，产妇还可以做一些轻度运动来缓解产后便秘，如提肛、仰卧起坐、仰卧做倒蹬自行车运动等。

为产后便秘者推荐食谱：

1. 茼蒿汤

材料：茼蒿 200 克，冰糖 15 克。

美丽小课堂

产后便秘的两大中医验方

验方一

组成：潞党参 60 克，鸡血藤 18 克，生黄芪 60 克，炒升麻 24 克，当归 10 克，制香附 10 克，广木香 10 克，槟榔 10 克，九香虫 10 克，地鳖虫 9 克，益母草 24 克，鹿角胶 24 克，鱼鳔胶 24 克。

功用：补气养血，佐以理气通结。主治气血亏损、气滞所致产后大便难。

验方二

组成：当归 15 克，白芍 12 克，太子参 15 克，桃仁 9 克，麦冬 12 克，肉苁蓉 15 克，天冬 12 克，红花 6 克，栝楼仁 12 克，熟地 15 克，甘草 6 克。

功用：养血润燥通便。主治产后便秘。

做法：将茼蒿加水 300 毫升，煎 15 分钟后去渣，加入冰糖溶化后备用。一日 2 次，一次 150 毫升。

功效：可辅助治疗便秘。

2. 芹菜茭白汤

材料：新鲜茭白 100 克，旱芹菜 50 克。

做法：取新鲜茭白和旱芹菜一起加水煎服。每日 1 剂。

功效：可辅助治疗便秘。

3. 油菜汁

材料：新鲜油菜 200 克，香油 50 克。

做法：将油菜切段，加入榨汁机榨汁，加入香油，日服 1 次。

功效：辅助治疗便秘。

4. 葱味牛奶

材料：牛奶 250 克，蜂蜜 60 克，葱汁少许。

做法：将葱汁、蜂蜜兑入牛奶中烧开，改用小火煮 10 余分钟即可。

功效：增液润肠，滑肠通便，适用于产后便秘、习惯性便秘。

5. 香蜜茶

材料：蜂蜜 65 克，香油 35 毫升。

做法：将香油和蜂蜜混匀，加温开水冲调服。早、晚各 1 次。

功效：润肠增液，滑肠通便，对产后肠道津枯便秘者有一定疗效。

6. 炖参肠

材料：海参、猪大肠各 200 克，黑木耳 50 克，葱、姜各 5 克，酱油 10 克，料酒 50 克。

做法：将海参发好，然后洗净、切成条；将大肠也洗净切成条；锅内放入水烧开，将海参、大肠分别焯一下；将大肠放入锅内加水煮至五分熟，放海参、葱、姜、料酒、酱油，煮至海参、大肠酥烂后加木耳，再煮至木耳熟时即可。

功效：养阴清火，益肠通便，用于产后阴血虚弱、虚火内灼、大便燥结者。

口味清淡一些，就能瘦得更快些

中医提倡口味要清淡，口味清淡确实有益于人体健康。前文也说过，吃盐过多易导致饮水过多，使得体内水分过多而导致虚胖、水肿。因此，对于渴望瘦身的新妈妈们来说，少盐饮食是她们开始健康瘦身的第一步，也是最重要的一步。

当然，低盐清淡饮食并不是说一点盐都不吃，而是适当少吃些盐。一般来说，产妇每天的食盐量不应超过6克：其中1/3由主食提供，1/3来自烹调用盐，剩余1/3来自其他食物。

如果不习惯过于寡淡的饮食，产妇可先利用一些无咸味的提味精可使自己逐渐习惯低盐食品，如新鲜西红柿汁、无盐醋渍小黄瓜、柠檬汁、醋、无盐芥末、香菜、大蒜、洋葱、葱、韭菜、丁香、香椿、肉豆蔻等。

此外，因为产妇的消化功能往往较差，特别是在分娩后的半个月之内，更需要受到保护，如果这时吃过于油腻（如肥猪肉、肥肠）的食物，这些食物会增加产妇胃肠道的负担，易使其脾功能受损，引起消化不良，影响食欲，故应吃些清淡而又能健胃的食品，如豆腐、薏苡仁粥、玉米粥、红枣薏苡仁粥、瘦猪肉汤、蒸蛋等。

由此可见，女人产后的清淡饮食适合以汤水类菜肴为主。下面，我们就来推荐几款清淡的产后营养食谱。

1. 栗子鸡汤

材料：去皮栗子12粒，鸡腿1只，盐少许。

做法：鸡腿剁块、洗净，开水烫后去除浮末，捞出备用；栗子浸泡热水去除皮膜；将栗子、鸡腿放入炖锅中，加5杯水，炖40分钟，待鸡肉及栗子熟烂后，加盐调味即可。

功效：板栗含丰富的糖、脂肪、蛋白质等营养素，有养胃健脾的作用。

2. 虾米粥

材料：虾米30克，粳米100克。

做法：粳米加水煮粥，粥煮至半熟时，加入洗净的虾米，米汤稠时即可食用。

功效：本粥营养丰富，含有蛋白质、脂肪、钙、磷、铁等多种营养素，中医认为，本粥补肾壮阳，益精通乳，产后乳汁分泌不足者宜经常食用。

3. 鲫鱼奶汤

材料：鲫鱼1条，牛奶50毫升，葱、盐、黄酒各适量。

做法：将鲫鱼去鳞及内脏后，洗净，下油锅略煎，再加葱、盐、黄酒、水适量共炖，汤至乳白色将好时，放入牛奶，煮开即可。吃鱼喝汤，每日1次。

功效：补益气血，健脾开胃，促进乳汁分泌，鲫鱼还有利尿消肿的作用，可促进产妇体内多余水分的排出。

4. 木瓜花生大枣汤

材料：木瓜750克，花生150克，大枣5粒，片糖3/2块。

做法：木瓜去皮、去核、切块，将木瓜、花生、大枣和8碗水放入煲内，放入片糖，待水滚后改用文火煲2小时即可饮用。

功效：木瓜含有丰富的维生素C，常吃能使肌肤光滑、白净兼能养颜。花生味甘、性平，有活血通乳、健脾开胃、润肺利尿的功用。两者搭配在一起，能有效帮助产妇增加乳汁。

5. 清炖瘦肉汁

材料：瘦肉100克，姜（去皮）1片。

做法：把瘦肉加姜剁成细细的肉酱，放入1个碗中，碗里加水，然后将碗放到蒸锅里隔水蒸半小时即可。

功效：缓解口干、口苦、大便秘结等症状，适合体质偏热的产妇。

6. 红米鸡酒汤

材料：糯米酒、红米、新鲜鸡肉、姜各适量。

做法：将新鲜鸡肉去皮，加姜，炒熟；再加入1大汤碗糯米酒和适量红米，和鸡同煮约30分钟，喝汤，吃鸡肉。

功效：暖身行血，适合与体质偏寒的产妇，可有效祛除产后腰腿痛的症状。

美丽小课堂

产妇为什么不能吃人参

有些妇女分娩后，为迅速恢复体力，立即服用人参，这是不妥的。因为人参能产生兴奋作用，服用后会出现失眠、烦躁、心神不宁等现象，使产妇不能很好地休息，影响身体的恢复。而且人参可加速血液循环，这对刚刚产后的妇女不利。在分娩过程中，女性内外生殖器的血管多有损伤，若服用人参，不仅妨碍受损血管的自行愈合，而且还会加重出血。如果产后体虚，确实需要进补人参，一般在产后2~3周，产伤已经愈合，恶露明显减少时才可服用，但不可大量服用，以每天3克左右为宜。

第十一章
办公室女性久坐不胖的
饮食秘诀

办公室女性久坐不胖的饮食法则

随着电子科技的发展,整日与电脑相伴的办公室女性越来越多。因为长期久坐不动,办公室女性的身体往往积累了大量脂肪,在不知不觉中从窈窕美女变成了小胖妹。要想恢复并维持苗条的身材和窈窕的曲线,办公室女性不仅要适当增加运动量,还应注重调整饮食方案。

下面,我们就来看看让办公室女性久坐不胖的饮食法则有哪些:

1. 一日三餐要规律

一日三餐要定时定量。对于办公室女性来说,每天早晨1杯新鲜的牛奶、几片全麦面包(或其他面点)和1片火腿,就能为身体提供充足的营养,保证一个上午的工作效率,所以每天必须吃好早餐。

许多时候,办公室女性因为工作忙,午餐可能没有时间吃,晚餐也可能会推迟,这时就应提前准备好"健康零食"。不妨在办公桌中腾出一个小抽屉,放些经过营养强化的谷物脆片、杏干、葡萄干、香蕉片、红薯干等食物,再备上1盒装灭菌牛奶和纯果汁。及时充饥,就能避免因为过于饥饿而在晚餐时摄入过多食物,导致肥胖。

办公室女性最好能够在家里自备午餐,带到工作场所用餐。这能够遵照自己的饮食计划,确保不会吸收太多高热高脂食物。此外,吃饱

美丽小课堂

办公室女性的7秒瘦身方

无论是在地铁、办公室，还是家里，办公室女性都可利用7秒的时间来做一些瘦身的小动作，帮助自己塑造窈窕曲线。

1. 上班前

7:00——边刷牙，一边将一条腿抬起来，另一条腿则膝盖弯曲，变成90度，慢慢把上身放下来，坚持7秒钟。双腿轮换做2~3次同样的动作。

8:00——在公车或地铁里抓住手把，两腿分开，两腿间的距离比肩稍宽，微微弯曲膝盖，坚持7秒钟。这个动作对减大腿内侧的脂肪有不错的效果。上滚梯时抬起后脚跟，坚持7秒钟，手一定要抓紧栏杆，这对减大腿脂肪很有效。

2. 上班时

10:00或16:00——坐在椅子上，两手放在一只腿的膝盖上，两手用力压住膝盖，膝盖抬起，坚持7秒钟，双腿轮换。这个运动对大腿后侧的减肥有很好的效果。或是两只手重叠在一起，放在脑后，按压头部7秒钟，对减颈部脂肪有效果。

3. 下班后

18:00——坐在椅上，膝盖稍弯，一只脚放在另一只脚上。之后两腿用力，坚持7秒钟，双腿轮换。能整体伸长腿部肌肉。

19:00——在地铁或公车上，两只胳膊用力抓住包，坚持7秒钟。这对减去胳膊脂肪有不错的效果。

21:00——坐在沙发或椅子上，用围巾把膝盖勒紧，同时两只膝盖和两手向外张开，停止7秒；或是在两膝盖中间放稍微硬的靠垫，用力按压靠垫7秒钟。这对减去大腿侧部脂肪有很好的效果。

23:00——在床上对着天花板，保持躺的姿势，逐渐抬起臀部，臀部用力停止7秒钟，有利于保持臀部肌肉紧致有弹性。

饭后，办公室女性不要马上坐下埋首工作，而要散步或站立20~30分钟，将身体从午餐中摄入的食物消化掉一些。

在饮食的选择上，办公室女性要做到：

（1）多吃富含维生素、蛋白质的食物，如瘦肉、鸡肉、鲤鱼、鲍鱼、豆制品、酸乳酪等。

（2）补充大量的膳食纤维素，如各种豆类和谷类、粗黑面包、燕麦麸、卷心菜和韭菜等。

（3）多吃水果和蔬菜，如樱桃、草莓、柚、桃和梨以及莴苣、芹菜等。

（4）多吃黑木耳、麦粉和燕麦片，它们具有良好的降血脂作用。此外，还要少吃动物脂肪或含胆固醇较多的食物，如肥肉、动物内脏（心、肝、肾、脑）、鱼子、蛋黄、鹌鹑蛋、鱿鱼、鳗鱼、牡蛎等，尽可能食用豆油、菜油、麻油、玉米油等，不要食椰子油。

（5）学会少吃多餐，少吃零食，少吃蔗糖及含糖的甜品，减少糖分的摄入。

2. 多喝水

在办公桌上放个杯子和水瓶，随时喝水。尤其是特别想吃甜的食品时，喝杯水，这种欲望很快就会消失。在吃晚餐前，先喝杯水，也可减弱你的食欲，坚持一两个星期，应能看到明显的瘦身效果。

3. 零食要低脂

办公室女性除了在正餐中要多吃些豆腐、清蒸菜、蘑菇、木耳、蔬菜等低脂食物，还要选择那些低脂肪、低热量的零食，例如水果、全麦饼干、低脂肪乳酸等食品，每种最多1份。

4. 学会解压

有些时候，许多办公室女性会在感到工作压力大时，选择用吃东西的方式发泄。其实，放下工作，走动一下，这比饮食更能够达到减压目的。如果真是走不开，可用无糖分的糖果解馋。

早餐多吃玄米，轻轻松松做个窈窕丽人

日本的玄米其实就是生活中常见的糙米，是一种没有精加工的米。玄米中含有丰富的纤维及维生素A、维生素B_1、维生素E等营养物质，可以消除压力，使人放松心情；更可调和体质，促进肠道蠕动，可治消化不良、食欲不振，有消滞开胃的功效。常吃玄米，不但可帮助女人降血压，减低胆固醇，更可健脾、消脂及滋润皮肤，起到美容减肥的功效。

糙米

对办公室女性来说，每天早餐吃碗玄米饭，既营养健康又排毒瘦身。下面，我们就来介绍最常见的7款玄米饭。

1. 玄米炒饭

材料：玄米饭4碗，鸡蛋4个，葱2棵，小沙丁鱼50~60克，昆布茶2克，酱油1茶匙，盐和胡椒粉少许，香油1勺。

做法：用香油热锅，打下鸡蛋，放点盐，煎至半熟后放到碟子上备用；将葱切成葱花，放到锅中，跟小沙丁鱼一同炒一下，加入酱油调味后，放入玄米饭，撒上昆布茶，一边炒一边混合材料，然后倒入半熟的鸡蛋，最后用盐和胡椒粉调味即可。此饭可供5人同时食用。

功效：顺肠通便，加速消除脂肪。

2. 玄米饭沙拉

材料：玄米饭2碗，玉米粒适量，葱花半杯，醋2勺，酱油1茶匙，蒜末半茶匙，三文鱼罐头70克。

做法：将煮好的玄米饭放置冷却，同时用水焯一下玉米粒；然后将玉米粒、葱花和三文鱼罐头充分混合后，加入醋、酱油、蒜末再搅拌一下即可。此饭可供3人同时食用。

功效：顺肠通便，加速消除脂肪。

3. 玄米蔬菜饭

材料：鸡蛋1个，香肠2根，时令蔬菜适量，玄米饭1碗，蛋黄酱少量，紫菜碎少量。

做法：将时令蔬菜，如椰菜、胡萝卜等切小块后，用水焯1下后捞起；在香肠上切几刀，一同放入耐热容器内，打1只鸡蛋，放入玄米饭，放入微波炉中加热5分钟，最后加点紫菜碎和蛋黄酱即可。

功效：顺肠通便，排出毒素，加速消除脂肪。

4. 生姜玄米饭

材料：玄米适量，生姜末40~50克，酱油1勺，盐少许，白芝麻1勺，葱花适量，茗荷适量。

做法：将生姜末、510毫升水、酱油、盐放入玄米中煮成玄米饭，煮熟后撒上白芝麻、葱花和茗荷即可。

功效：促进血液循环，顺肠通便，加速消除脂肪。

5. 蔬菜汤泡玄米饭

材料：玄米饭适量，西红柿2个，西芹1棵，洋葱150克，胡萝卜50克，巴马干酪3~5勺，盐和胡椒粉少许。

美丽小课堂

玄米茶的冲泡方法

玄米茶以大米为原料，是经浸泡、蒸熟、滚炒等工艺制成的玄米与绿茶拼配而成的保健茶。玄米茶汤色黄绿明亮，既保持了茶叶的自然香气，又增添了炒米的芳香，滋味鲜醇，兼具茶叶的保健功能与大米的营养价值。

1. 热泡玄米茶

以1汤匙玄米茶（约3克），加入95~100摄氏度热水约200毫升，浸泡1分钟左右，即可饮用。

2. 冰凉玄米茶

以3汤匙玄米茶（约10克），加入95~100摄氏度热水约200毫升，浸泡1分钟左右后，再加入约800毫升冷开水，放入冰箱冷藏室约1小时，即可饮用。

3. 玄米煮茶

将8杯水倒入锅里，烧开后加入1袋玄米茶，煮5分钟即可。可热饮也可冷饮，1天内饮完。

玄米茶中的绿茶清油去腻，玄米暖胃，两者相配，有很好的瘦身效果。如果随时饮用玄米茶，并每天保持最少8杯，在坚持饮用玄米茶2~3周后，就能获得明显的瘦身效果。

做法：将西红柿、西芹、洋葱、胡萝卜切丁，然后放入煮沸的水中，用小火煮 20 分钟，加入盐、胡椒粉和干酪调味，慢慢熬煮一会儿即可。然后将玄米饭盛在汤碗中，将蔬菜汤倒在饭上即可。此饭可供 4 人同时食用。

功效：顺肠通便，排出毒素，加速消除脂肪。

6. 蟹柳炒面玄米饭

材料：炒面 100 克，玄米饭 1 碗，嗯汁（英国黑醋）1 勺，鸡蛋 1 个，盐少许，蟹柳适量。

做法：将炒面切碎，与玄米饭混合，再加入嗯汁调味，然后放入耐热容器中，中间打一只鸡蛋，撒上盐，将蟹柳切碎撒在鸡蛋周围，然后放入微波炉中加热 5.5 分钟即可。

功效：低热低脂，顺肠通便，加速消除脂肪。

7. 咖喱玄米派

材料：冷冻派皮 2 块，培根 30 克，洋葱半个，蒜末少许，甜椒半个，玄米饭 1 碗，牛奶 100 毫升，鸡蛋 2 个，咖喱粉 2 茶匙半，奶酪适量，橄榄油少许，盐和胡椒粉少许。

做法：将冷冻派皮的边蘸上搅拌好的蛋液；用橄榄油热锅，放入蒜末、洋葱丝、培根、甜椒丝爆炒，撒点盐和胡椒粉调味后，与牛奶、玄米饭、蛋液、咖喱粉混合，放在冷冻派皮上，再放上奶酪，放在平底锅中用小火烤 40 分钟即可。此饭可供 5 人同时食用。

功效：增强肠胃蠕动，促进血液循环，促进发汗，改善便秘，益于肠道健康，加速消除脂肪。

3 种粉状食物，快速给予办公室女性饱腹感

办公室女性在工作时往往久坐不动，再加上常常大量摄入高热量、高脂肪的食物来缓解工作压力，就容易导致脂肪积累，使身体发胖。要解决这个问题，办公室女性可选择粉状食物，它食用方便，不会耽误过多的工作时间，且加水冲泡后能快速给予女人饱腹感。如果选择那些具有排毒功效的粉状食物，更能帮助女人去水肿，进一步降低发胖的概率。

一般来说，具有排毒、瘦身功效的粉状食物主要有以下 3 种：

1. 糙米粉

糙米是没有精加工的稻米，即它在经过加工去壳后仍保留些许外层组织，如皮层、糊粉层和胚芽，这些外层组织含丰富的营养，比起白米更富有多种维生素、矿物质与膳食纤维，所以糙米向来被视为是一

种健康食品。

但糙米的这些外层组织不易被人体消化，而且经过长时间的蒸煮，糙米的营养成分会因加热而损失，因此，直接吃糙米饭容易伤害肠胃也不利于人体吸收营养。而随着食品科技的发展，糙米的食用方法有了新的突破：糙米粉、糙米羹、糙米饮料等问世，既解决了糙米难煮、难吸收的问题，又保存了糙米的全部营养成分。

食用方法：取糙米粉70克，食盐4克，用开水调成糊状食用。一般来说，只要坚持食用糙米糊4天，就会有明显的排毒效果——排出大量的宿便。在日本，很多女人都使用这种方法来改善健康状况，其主要功效就是能够很快将人体内的毒素排出，净化身心，达到减重的目的。

2. 黑木耳粉

黑木耳中的胶质可以将残留在消化道中的杂质、废物吸附后排出体外；黑木耳中含有的类核酸物质，可以降低血液中胆固醇和三酰甘油的含量；黑木耳中的卵磷脂可使人体内脂肪呈液质状态，有利于脂肪在体内完全消耗，带动体内脂肪运动，使脂肪分布合理，形体匀称；黑木耳还富含纤维素，能进胃肠蠕动，防止便秘，有利于体内大便中有毒物质的及时清除和排出，从而起到预防直肠癌及其他消化系统癌症的作用。

黑木耳粉可在超市买到，也可自制，自制方法是：将黑木耳用温水泡发，摘除杂质，清除出那些发黏、肉薄的劣质木耳，然后将木耳清洗干净，再用开水焯熟黑木耳，将其晒干。最后用粉碎机将晒干后的黑木耳粉碎成粉末，装在容器中密封。

食用方法：取黑木耳粉两茶匙，加温开水1杯，可加入适量的红枣粉，1日3次，饭前半小时饮用。黑木耳粉进入胃肠吸湿膨胀之后，随着胃肠蠕动而贴附在绒毛细胞表面，可减缓胃肠酵素分泌到胃肠中，使人不容易感到饥饿，间接达到减肥的目的。连续食用1周能起到纤体丰胸的效果。可坚持食用1个月，或者减到理想体重为止。

3. 肉桂粉

肉桂粉是由肉桂或大叶清化桂的干皮和枝皮制成的粉末，气味芳香，多用于面包、蛋糕及其他烘焙产品中，具有散寒止痛，活血通经的功效，还有降血糖、降血脂的作用。美国一项研究发现，人们只要在每天饮食中加点肉桂，可帮助Ⅱ型糖尿病患降低血糖、胆固醇与三酸甘油酯，并改善胰岛素功能。这是因为肉桂含有某种成分，能够加速糖分的分解。因此，肉桂粉也是女人喜爱的瘦身食品。

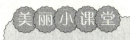

推荐黑木耳减肥食谱

1. 黑木耳粥

材料：水发木耳50克，粳米100克。

做法：将水发木耳择洗干净，大的撕成小朵；粳米淘洗干净，将木耳和粳米加适量清水，放入锅中一同煮粥，先用旺火烧开后改用小火煮熟，便可食用。

功效：木耳含有的特殊植物胶质有助于肠蠕动，促进肠道脂肪排泄，减少对食物中脂肪的吸收，有防治肥胖的作用。

2. 黑木耳萝卜汤

材料：黑木耳100克，白萝卜250克，盐、味精各适量。

做法：将黑木耳水泡，去杂质洗净；白萝卜去皮切块，一同煮汤；熟烂后放盐、味精食用。

功效：消腻降脂，减肥，适用于肥胖症，是减肥瘦身的理想食品。

3. 木耳豆腐羹

材料：黑木耳20朵，嫩豆腐1盒，胡萝卜1根，盐1茶匙，高汤750毫升，鸡精1/4茶匙，水淀粉4汤匙，香油1/2茶匙。

做法：将黑木耳用冷水泡发后，捞出沥干备用；将嫩豆腐冲洗干净后切成0.5厘米见方的小块备用；将高汤倒入锅中烧开，然后加入豆腐丁，煮约4分钟后再加入木耳，调入适量盐和鸡精，最后用水淀粉勾芡即可，起锅前淋入少许香油调味。

功效：黑木耳排毒降脂；胡萝卜可以抑制吃甜食或油腻食物的欲望，促进新陈代谢；豆腐是高营养、高矿物质、低脂肪的减肥食品，丰富的蛋白质有利于增强体质和增加饱腹感，有利于减肥的坚持。

肉桂粉常用的瘦身食谱有以下3种：

（1）肉桂粉+蜂蜜：每天早餐前30分钟及睡前，用2勺蜂蜜、1勺肉桂粉冲开水1杯，喝下即可。只要坚持定期食用该方，即使吃高热量食物，也不会让身体堆积过多脂肪。

（2）肉桂粉茶：取山楂15克、肉桂粉3克、生姜15克、水6碗（1天的量），将水煮滚后，将山楂、肉桂、生姜加入煎煮5分钟即可。长期坚持饮用该茶，可调经顺气，减重瘦身。

（3）肉桂奶茶：取鲜奶300克、芝麻粉3勺、肉桂粉1勺，将芝麻粉、肉桂粉加入鲜奶，每天早上代替早餐，可丰胸、润肠、调节饮食与排泄的平衡，调理气血同时也润泽肌肤。

严把热量关，午餐瘦身有诀窍

午餐时间到了，身为办公室女性的你总是为了赶时间而随便在公司门口的快餐店或便利店买个便当就打发了吗？如果是，那就得小心养出一个小肚腩了，因为这些便当往往营养不均衡，热量更是惊人的高，特别是很多炸排骨、炸鸡排便当，1份热量可能就达3296～3708千焦，这些热量是一个女人连续摇6个小时的呼啦圈都消耗不掉的。由此可见，办公室女性要想保持窈窕的身段，就需要严把午餐的热量关。

要严把午餐的热量关，办公室女性首先就要学会在不同的就餐环境选择不同的低热饮食：

1. 中餐厅

办公室女性在中餐厅用午餐时，要多吃新鲜蔬菜，少吃油腻。豆制品是优质植物蛋白质的来源，是中餐的首选；油菜等新鲜蔬菜可促进豆制品中的微量元素吸收；在选择荤菜时，也要尽量点较清淡的，比如宫保鸡丁就不像其他肉类含较多脂肪，同时还富含钙、镁、铁等元素；白米饭可以满足大脑和肌肉正常工作所需的糖分；饭后甜点最好选择水果；饮料最好选择茶等碱性饮料，可以中和鱼肉等酸性食物，达到酸碱平衡，同时又富含抗氧化物质，可以清除体内垃圾。

此外，办公室女性还要避免选择：油焖虾或咕老肉，这些油炸食品不仅太油腻、不好吸收，而且作料中糖分含量过高，女人经常吃是一定会发胖；炒饭，炒饭的饭粒沁满了油，含脂量太高；白薯饼、南瓜饼，这些甜点都属于高糖分高热量食品，不利于减肥。

推荐低热饮食：豆泡油菜、宫保鸡丁、米饭、水果盘，总热量2678千焦。

2. 面店

中午吃面也是许多办公室女性的午餐选择。一般来说，面店的低脂营养午餐是汤面，尤其是青菜汤面。尽管汤面看起来分量很多，但其实它的热量比干面少很多，只要不放油葱酥、肉末，吃面也可以很"享瘦"。因此，女人在吃汤面时，最好请老板多放些青菜，而且面不一定要全部吃完，汤上漂浮的那层油最好要捞除，当然，不喝汤更可降低热量。

一般凉面淋的芝麻酱都加了大量花生和芝麻，热量极高（有些市售凉面甚至高达2060~2472千焦），所以，如果真想吃凉面，最好选择日式柴鱼酱汁口味的。除了凉面外，一般干面如麻酱面、炸酱面和炒面等，油脂含量也比较多，因此最好不要吃太多。很多女人吃干面还习惯配一碗加了肉末和油葱酥的贡丸汤或馄饨汤，或是勾了浓芡的鱿鱼羹或酸辣汤，其实这样搭配起来的热量往往高得惊人。

推荐低热饮食：青菜汤面、卤蛋、腌萝卜条，总热量1854千焦。

3. 面包房

办公室女性在面包房选午餐时，可选择的有：三明治，其本身不是

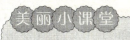

吃午餐时要注意的瘦身技巧

大多数上班族女性的午餐都是在食堂吃工作餐或者是外面解决，不管是食堂工作餐还是外出就餐大多都会比较油腻，如果不注意就很容易把自己吃成胖妞。要想保持苗条身材，女人在吃午餐时就要注意以下8个饮食瘦身技巧：

1. 外出吃午餐前先吃一点

出门在外很容易感到饥饿，再加上各种美食的诱惑，暴饮暴食是难免的，因此，建议女人在外出就餐之前，在家中先吃一点，可以选择饮用蛋白质饮料，或是吃1个白煮鸡蛋，都可以缓解饥饿感，避免暴饮暴食，进食过量。

2. 提前了解餐馆情况

女人常常在外用完餐之后会抱怨饭菜太过油腻，为了防止这样的事情发生，女人最好提前做好餐馆的功课，了解周边的饮食，哪家的饭菜比较清淡健康。

3. 不要贪恋免费食物

很多餐馆为了招揽更多的客人，特别推出了免费食物，当女人碰到了这种情况时，一定要离它越远越好，不要贪一时小便宜而使体重飙升。

4. 选择开胃菜

在外吃饭选择一些沙拉或浓汤，如果有油醋汁和柠檬片搭配的开胃小菜就最好了，可以在主食上来之前先吃个半饱，这样就可以防止进食过量导致发胖了。

5. 少喝酒

午餐时最好不要喝酒，如果避免不了，则要少喝，而且最好选择能够保护心血管健康的红酒，它热量不高还没有碳酸气，或是喝点像冰镇果汁朗姆酒这样的调制酒。

6. 吃得越简单越好

在外吃饭饭桌上肯定会有各种美食，在这些食物中要选择以水煮、蒸、烤烹饪形式的鱼类、鸡肉类食物，或是牛里脊肉，一定不要食用油炸、油煎、脆皮的食物，并且尽量挑蔬菜来吃。

7. 不要吃甜点

大多数女人都很喜欢吃甜食，尤其是外貌美观诱人的小甜点，但是女人一定要控制自己不要去翻看菜单上甜点的那么一页，甜点的热量是非常高的，一吃就发胖。像雪糕这样的甜食也要能不吃就不吃，能少吃就少吃。甜饮料不要选择，可以选择一些白开水、茶水，尤其是大麦茶。

8. 吃饱就放下餐具

当女人觉得已经吃饱了就放下餐具，不要一直抱着筷子和勺，这样很容易就会又夹上一块肉，吃够8分饱即可，如有剩下的菜没有吃完，可以让服务员帮忙打包带走。

营养食品，唯一的改善方法就是多夹些蔬菜，还应该夹些含蛋白质的食物，如蛋、鸡肉、奶酪或金枪鱼；面包，要选择富含纤维素和矿物质的全麦面包，可以提前带好酸奶或水果来佐餐。

注意，这样的午餐每周只能有1～2次，它除了能充饥以外，不论对女人的体形还是饮食结构都没有好处。

此外，办公室女性还要避免选择热狗、白面包、香肠、干酪等，因为它们含有太多的糖分和油脂，热量高，又缺少微量元素和维生素；千万别在吃热狗的同时再吃巧克力面包或杏仁羊角面包，这简直比吃糖还厉害，热量达 3502 千焦。

推荐低热饮食：金枪鱼生菜三明治、酸奶或水果，总热量 2472 千焦。

4. 麦当劳、肯德基

在麦当劳、肯德基这样的快餐厅里，白领女性可选择的午餐有：

粟米棒中所含脂肪 50% 以上是亚油酸，还含有谷固醇、卵磷脂及丰富的维生素，纤维素比大米、面粉要高 6～8 倍；土豆中也含有丰富蛋白质及碳水化合物，但最好用蔬菜沙拉来代替炸薯条；选择无糖果汁，而不是碳酸饮料。

此外，白领女性还要避免选择：鸡腿汉堡、炸薯条，辛辣而油腻，热量非常高；可乐，根据杯子的大小，每杯含 30～50 克的糖分，这可是减肥者的大敌。

推荐低热饮食：粟米棒、蔬菜沙拉、土豆泥、橙汁，总热量 1854 千焦。

5. 比萨饼店

许多女人喜欢去比萨店用午餐，这是因为比萨中的面饼含有足够的碳水化合物，蔬菜中含有纤维素和维生素，而奶酪可以给女人蛋白质和钙质。一般来说，比萨店的营养午餐有：

蔬菜比萨、蔬菜火腿比萨因为富含大量维生素和纤维素、少油脂（含奶酪少）、营养成分比较均衡而备受欢迎；把水果沙拉作为餐后甜点是明智的选择，它可以提供大量的维生素 C；或者用生菜沙拉作头台，效果也不错，但注意不要放太多沙拉酱。

此外，白领女性还要避免选择：奶酪比萨，太油腻了，是比萨饼里热量最高的一类；饭后甜点千万不可选择咖啡或可可的饼干，虽然香醇可口，可含油含糖量太高，对健康十分不利。

推荐低热饮食：蔬菜比萨、水果沙拉，总热量 2884 千焦。

无论白领女性选择在哪里用午餐，都要注意营养午餐食物分量分配的"123"原则，即 1/6 是肉或鱼或蛋类，2/6 是蔬菜，3/6 是饭或面或粉（三者比例是 1∶2∶3）。此外，白领女性不要为了省事而总吃一种食物，要尽可能多变换花样，有条件时可多喝水，多食富含维生素 A、维生素 C 和微量元素的食物，选择绿茶、菊花茶等一些清热的饮料，预防上火症状，并促进身体排毒，有益于消脂瘦身。

办公室女性越吃越瘦的 5 种减肥午餐

人体在中午和下午消耗的能量最多，因此，吃午餐是为下午提供能量的保证。如果不吃午餐,会导致能量供应不足、身体反应慢、肠胃不适,也很容易增加晚餐暴饮暴食的概率,使体重更容易增加。同时,如果午餐吃得不健康,同样会导致肥胖。

而对于工作忙碌的办公室女性来说,更需要关注午餐的健康,以保持充沛的工作精力和苗条动人的身材曲线。下面,我们就为办公室女性介绍6种越吃越瘦的减肥午餐。

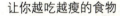

让你越吃越瘦的食物

1. 蒜香花椰菜汤

材料:花椰菜1朵,胡萝卜1条,大蒜10粒,植物油2汤匙,鸡粉1/4汤匙,盐适量。

做法:花椰菜洗净,切成小朵,焯水至变色,捞出泡在冷水中,降温后捞起,沥干水分;胡萝卜洗净,去皮切片;大蒜去衣;热锅放油,放入大蒜用小火炒至稍微呈褐色,倒入花椰菜和胡萝卜拌炒均匀,倒入清水用大火煮开,改中小火煮至花椰菜熟软,下鸡粉和盐调味即可食用。

功效:增强饱腹感,低热,顺肠排便。

花椰菜肉质细嫩,味道鲜美,食用后很容易消化吸收。而且,花椰菜的含水量高达90%以上,且热量较低,每杯(240毫升)仅95 132千焦,它还富含维生素A、维生素C、蛋白质、脂肪、磷、铁等人体必需的营养素,因此,对希望减肥的女人来说,它既可以填饱肚子,补充充足的营养,而又不容易使女人发胖。

2. 清蒸草鱼

材料:草鱼1条(600克左右),香菜20克,葱、姜少许,油、老抽、香油、盐、花椒粉、料酒各少许。

做法:把鱼身两侧剖花刀,用清水洗干净放容器中,用少许盐、料酒和花椒粉腌上,另外,还要在鱼的腹腔、头部,切开的刀花处放上葱,这样清蒸的时候才可以除去腥味;葱、姜切细丝,香菜切段,把鱼上屉蒸熟后,取出放盘中,葱、姜丝撒在鱼上,老抽浇在盘上;锅中放入烹调油、香油烧热,浇在鱼上,撒上香菜段即可。

功效:低热低脂,利水消肿,清热解毒。

鱼肉味道鲜美,不论是食肉还是做汤,都清鲜可口,因而成为女人日常饮食中比较喜爱的食物。对于鱼的营养成分和瘦身功效,在前文已有介绍,此处就不再赘述。

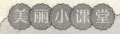

美丽小课堂

减肥午餐首选的 4 种肉

1. 鱼肉

一般畜肉的脂肪多为饱和脂肪酸，而鱼的脂肪却含有多种不饱和脂肪酸，具有很好降胆固醇的作用，所以胖女人吃鱼肉较好，既能避免肥胖，又能防止动脉硬化和冠心病的发生。

2. 兔肉

兔肉与一般畜肉的成分有所不同，其特点是含蛋白质较多，每百克兔肉中含蛋白质 21.5 克，含脂肪少，每百克仅含脂肪 0.4 克，含有丰富的卵磷脂，但胆固醇较少，每百克含胆固醇只有 83 毫克。兔肉由于含蛋白质较多、营养价值较高、含脂肪较少，因此是胖女人比较理想的肉食。

3. 鸡肉

每百克鸡肉含蛋白质高达 23.3 克，脂肪含量只有 1.2 克，比各种畜肉低得多。所以女人适当吃些鸡肉，不但有益于身体健康，也不会引起肥胖。

4. 牛肉

牛肉的营养价值仅次于兔肉，每百克牛肉含蛋白质 20 克以上，牛肉蛋白质所含的必需氨基酸较多，而且含脂肪和胆固醇较低，因此，特别适合胖女人和患有高血压、血管硬化、冠心病及糖尿病的女人适量食用。

3. 洋葱炒牛肉

材料：牛肉 500 克，洋葱 1 个，盐、生抽、生粉、胡椒粉、味精（或鸡精）、料油、黑椒粉各少许。

做法：将牛肉逆纹切片，用少许的盐、生油、生粉、胡椒粉、味精或鸡粉、料酒拌匀，腌制 10~20 分钟，使其入味；将洋葱切成丝，然后热锅放少许生油，先炒洋葱，然后将炒软的洋葱拨开一边，把腌好的牛肉以及腌肉汁一起倒入锅，然后翻炒至熟，再洒上点黑椒粉（令牛肉的味道更香浓）炒匀，即可出锅。

功效：促进消化吸收，降低血液中的胆固醇。

洋葱也是备受女人喜爱的瘦身食物，对机体代谢起一定的促进作用，也可降低血中胆固醇和三酰甘油含量，从而可起到防止血管硬化的作用。

4. 三鲜冻豆腐

材料：冻豆腐 200 克，葱头 5 克，鲜香菇 25 克，姜片 5 克，笋片 50 克，酱油少许，火腿 25 克，味精、食盐适量，植物油 50 克。

做法：将冻豆腐用冷水解冻，用暖水洗一下，捞出挤净水分，切成长方厚片；香菇洗净，切成 0.5 厘米厚的片；火腿切成片；葱头洗净切成块；将锅放火上烧热，放植物油，七成热时放葱头、姜，稍炒一下放入冻豆腐、香菇等其余的品料，炒至入味时，即可起锅。

功效：低脂肪，降血脂，降胆固醇。

豆腐具有高蛋白、低脂肪、降血压、降血脂、降胆固醇的特点，因而是女人喜爱的瘦身食物。尤其是新鲜的豆腐经过冷冻之后，会产生一种酸性物质，这种酸性物质能够破坏人体内积存的脂肪，使人达到减肥的目的。而且，冻豆腐虽然经过冷冻，其营养成分不会受到破坏，不会给女人造成明显的饥饿感。

5. 圆白菜炒腊肉

材料：圆白菜、腊肉、青蒜、红尖椒、盐、味精、豆豉、色拉油各适量。

做法：圆白菜洗净、切块；青蒜切段，红尖椒切块，腊肉过水后切成薄片；圆白菜和腊肉分别用沸水焯一下，锅内放少许色拉油，下入腊肉炒香，加适量盐、味精、豆豉，放入圆白菜和青蒜翻炒数下，起锅装盘，摆上红尖椒做装饰即成。

功效：促进消化，预防便秘。

圆白菜维生素C含量很丰富，同时富含纤维，能促进肠胃蠕动，让消化系统保持年轻活力。因此，女人多吃圆白菜，可增进食欲，促进消化，预防便秘。

办公室女性瘦身必知的 10 大商务套餐

许多时候，办公室女性因为工作忙碌，很难自己准备午餐，需要在外吃商务午餐。这时如果选择不当，很容易使自己的瘦身饮食计划就此打断。其实，女人不必为此苦恼，只要选择以下 10 大低热低脂的商务套餐，一样可以完成瘦身大计。

1. 虾仁杯套餐：蛋白质 28 克，总能量 2604 千焦

套餐内容：

主食：米饭 1 份（75 克）；

主菜：虾仁沙拉 1 份（草虾 50 克，青椒 50 克，生菜 50 克，圣女果 50 克）；

配菜：煮鸡蛋 1 个（50 克）；

饭后茶点：酸奶 1 杯（100 克），草莓 50 克。

2. 鳗鱼饭套餐：蛋白质 28 克，总能量 2662 千焦

套餐内容：

主食：米饭 1 份（75 克）；

主菜：鳗鱼 1 份（鳗鱼 75 克，红椒 50 克，生菜 50 克，西蓝花 50 克）；

配菜：炒菠菜 1 份（菠菜 100 克，色拉油 10 克）；

饭后茶点：酸奶1杯（100克），猕猴桃50克。

3. 三明治套餐：蛋白质29克，总能量2604千焦

套餐内容：

主食：三明治面包1个（面包2片50克，方腿肉25克，生菜50克）；

主菜：玉米沙拉1份（鲜玉米1根，西红柿50克，鸡胸肉50克，沙拉酱少许）；

饭后茶点：酸奶1杯（100克），杏仁粒15克。

4. 红烩牛肉饭套餐：蛋白质28克，总能量2608千焦

套餐内容：

主食：米饭1份（75克）；

主菜：红烩牛肉1份（牛肉100克，西红柿50克，胡萝卜100克，色拉油15克）；

配菜：拌酸黄瓜1份（100克）；

饭后茶点：橘子1个（100克）。

5. 菜汤面套餐：蛋白质26克，总能量2872千焦

套餐内容：

主食：香菇菜心汤面1份（面100克，香菇50克，青菜100克）；

主菜：鱼香肉丝1份（瘦猪肉50克，茭白75克，辣椒干5克，酱油5克，醋5克，白砂糖5克，色拉油15克）；

饭后茶点：苹果100克。

6. 葡国鸡饭套餐：蛋白质27克，总能量2616千卡

套餐内容：

主食：米饭1份（75克）；

主菜：葡国鸡1份（鸡腿肉100克，蘑菇片50克，洋葱10克，番茄酱10克，油咖喱10克）；

配菜：炒菜心1份（菜心100克，色拉油10克）；

饭后茶点：玫瑰花茶1杯。

7. 虾仁蛋炒饭套餐：蛋白质30克，总能量2781千焦

套餐内容：

主食：虾仁蛋炒饭1份（米饭75克；虾仁25克，鸡蛋50克，豌豆15克，玉米粒25克）；

配菜：炒豆苗1份（豆苗100克，色拉油10克）；

饭后茶点：银耳羹15克，红枣15克。

8. 炒素什锦套餐：蛋白质22克，总能量2876千焦

套餐内容：

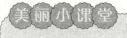

选择低脂商务套餐的技巧

对于一个正在减肥的女人来说，常常因为工作原因要和上司或客户吃商务套餐，这就可能使自己之前的减肥努力化为乌有。为了避免这种悲剧发生，就要注意选择低脂商务套餐的技巧：

（1）午餐开始前，可以吃一点全麦面包，以全燕麦的三明治面包为佳，它热量较低，而且富含膳食纤维，有很好的润肠通便、消脂减肥功效。

（2）用绿色沙拉当头盘，并要求把脂肪调料（或是普通的植物油和醋）放在一边，这样可以限制脂肪的摄入量。可选的其他低脂头盘有鲜虾开胃品、清蒸海鲜产品、烤香菇和其他烘烤蔬菜。

（3）如果要喝汤，应该选择热量较低的肉类清汤或是鱼汤、黄豆汤、蔬菜汤，而不要选热量很高的奶油汤和海鲜杂烩浓汤，能有效避免脂肪堆积。

（4）选择高蛋白质、低脂肪的主菜。鱼类、海鲜、鸡肉和小牛肉通常是最好的选择，只要不是油炸的或是浸在黄油、油或是油腻的沙司中。素食主义的白领女性可选择找豆腐、大豆和豌豆、奶酪以及这些食品的混合物来作为主菜。

（5）至于配菜，可以选择土豆或是甘薯（任何烹饪方式都行，除了油炸、加很多的黄油或是蜜饯类的）、糙米、荞麦粥或是去壳的谷物、意大利面、豆荚（干黄豆和豌豆），以及清淡烹制的蔬菜。自主拿取沙拉时，要选择那些没有浇汁的绿色蔬菜和配料，可以在上面放一些奶酪和淡浇汁，或是一丁点全脂浇汁，一定要放弃那些已经浸在油或蛋黄酱中的食物。

如果每天都在外面用餐，要试着坚持（至少在大部分的时间里）吃些未加甜料或是甜酒的鱼类、水果和浆果成品（如果喜欢，可以加一勺生奶油）。如果想吃更多的甜食，水果冰沙、冷冻酸奶或偶尔来一勺普通的冰激凌，不宜多吃。

主食：米饭1份（75克）；

主菜：炒素什锦1份（青椒50克，花菜50克，黑木耳30克，香菇25克，茭白50克，胡萝卜25克，白果25克，色拉油10克）；

饭后茶点：豆浆200毫升，鲜枣50克。

9. 海鲜乌冬面套餐：蛋白质30克，总能量2657千焦

套餐内容：

乌冬面1份（乌冬面100克，比目鱼25克，虾仁15克，鲜贝25克，青菜100克，色拉油10克）；

配菜：拌绿豆芽1份（50克）；

饭后茶点：金橘100克；

10. 双菇鸡片饭套餐：蛋白质29克，总能量2480.24千焦

套餐内容：

主食：米饭1份（75克）；

主菜：双鸡片1份（蘑菇50克，香菇50克，鸡肉75克）；

配菜：马兰头拌香干1份（马兰头100克，豆干25克，色拉油15克）；

饭后茶点：木瓜 100 克。

有下午茶习惯，绝对瘦得快

下午茶是英国 17 世纪时期的产物，绵延至今，正逐渐变成现代人休闲、享受慢生活的一种习惯。中国和英国都是世界上以饮茶而闻名的国家，但在喝什么茶及怎么喝茶上有很大的区别。英式下午茶通常在下午 16:00 17:00 时进行，并且要搭配一定的甜点。营养学家认为，这对人体健康是非常有益的。

在如今这个快节奏的社会，办公室女性的午餐常常吃得太少或者过于匆忙，也就常常在下午时感到饥饿或疲惫，影响工作效率。这时，一顿营养均衡的下午茶不仅能赶走瞌睡虫，还有助于恢复体力，帮助女人保持精力直到黄昏。

此外，下午茶还有利于女人保持苗条的身材。英国一份营养调查结果显示，长期享用下午茶的女人更苗条，因为她们保持了少吃多餐的饮食习惯。喝下午茶和单纯的吃零食是不同的。零食的热量会储存到体内，而下午茶同其他正餐一样，相当一部分热量用来供机体消耗。而且，下午茶还能在一定程度上增加办公室女性的饱腹感，使其在晚餐时尽量吃得清淡些、量少些。

一般来说，英式下午茶一般在 16:00 17:00 进行，主要选用红茶、奶茶，随茶而来的还有切成薄片的柠檬及奶罐。此外，下午茶还要搭配点心，点心一般装在一个三层的银色托盘里，从下到上分别为三明治、英式小松饼、芝士蛋糕和水果塔。果酱架内一般装固体奶油、草莓酱、苦橙酱。

喝英式下午茶的正确顺序一般是由下到上、由咸到甜：先尝尝带点咸味的三明治，让味蕾慢慢品出食物的真味，再啜饮几口芬芳四溢的红茶；接下来是涂抹上果酱或奶油的英式松饼，让些许的甜味在口腔中慢慢散发；最后才由甜腻厚实的水果塔，带领女人亲自品尝下午茶点的最高潮。这和西餐中从主菜到甜食的顺序是一样的。

当然，大多数办公室女性很难有时间享受经典的英式下午茶，但可简单自己搭配一些下午茶，最好挑选 2 种或 3 种具有互补作用、可以保证营养均衡的食品。比如 1 种谷物食品（饼干、面包片）配 1 种奶制品（酸奶或豆奶），或 1 个时令水果，当然还要有饮料，水、清茶皆可。

需要注意的是，下午茶食用过多，也容易导致肥胖，即如果女人把下午茶当成正餐食用，再加上正常的晚餐，同时活动量减少，当消化和吸收功能正常时，可能会导致肥胖。这就需要女人把握好下午茶的

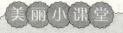

十二生肖元气下午茶

根据中医中的五行相生理论,女人可针对自己的生肖、五行来选择适合自己的下午茶,以更好地补养元气。

1. 五行属水

生肖鼠、猪,五行属水,依相生理论,金生水,以命理五行颜色来分,金为白色。因此,生肖属鼠、猪的办公室女性在下午茶时宜选用奶味重、颜色偏乳白的咖啡来提升能量。而且,依命理五行颜色来论,水为黑色,所以此类生肖的办公室女性应搭配带黑色的点心,如提拉米苏、巧克力蛋糕等。

2. 五行属土

生肖牛、龙、羊、狗五行属土,火烬土生,依命理五行气味来论,火带焦味,因而属牛、龙、羊、狗的办公室女性可喝焦味较重的咖啡来引导气血。点心方面,牛、龙、羊、狗的五行色彩为黄色,因此以黄色为主的点心为佳,如蛋卷、起司蛋糕等。

3. 五行属木

生肖虎、兔五行属木,木赖水而生,而依命理五行颜色来分,水色黑,因而属虎、兔的办公室女性可以喝颜色偏纯黑色的咖啡来滋补元气。依命理五行颜色来分,木为绿色,所以推荐带绿色的食物作为点心,如抹茶蛋糕、薄荷蛋糕等。

4. 五行属火

生肖蛇、马五行属火,木可生火,而依命理五行气味来论,木味酸,因而属蛇、马的办公室女性可以喝略带酸味的咖啡来强化能量。至于点心方面,属蛇、马的人五行属火,火的色彩即为红色,如草莓蛋糕、红豆蛋糕等。

5. 五行属金

生肖猴、鸡五行属金,土可生金,而依命理五行颜色来分,土为黄褐白,因而建议属猴、鸡的办公室女性可以喝奶味重并且偏黄褐色的咖啡来补充元气。点心依猴、鸡的五行色彩来看,金为白色,所以推荐白色或乳白色系列的点心为最佳,如鲜奶油蛋糕、杏仁布丁等。

量和晚餐的量,也就是说把晚餐的一半分给下午茶,加上晚餐后的适当活动是不会肥胖的,而且有益于消化道的消化和吸收,减轻消化道的负担。

下面介绍4款经典的咖啡下午茶:

1. 家常咖啡 + 苹果派

家常咖啡是一种调和了拉丁美洲风味的综合咖啡,带有鲜活的芳香,口感清新微酸,因此应用坚果、苹果或者浆果的味道来配搭,比如胡桃松饼、肉桂苹果派等点心。先喝一口黑咖啡,再吃苹果派,味道似乎截然不同:苹果派外面酥脆,内馅却由果肉、果酱混合而成,透着天然的香甜。当你再喝上一口咖啡,果香碰上鲜香,感觉清新无比。

2. 卡布奇诺 + 草莓芝士蛋糕

卡布奇诺是最经典的欧洲咖啡之一,它那一半浓缩咖啡、一半鲜奶泡沫的调配方法，令咖啡变得香滑，配上绵软的芝士蛋糕，往往让瘦身男女们都无法抗拒。

3. 焦糖玛奇朵+千层芒果蛋糕

在香草糖浆和香滑的热鲜奶打成的细滑奶泡里，埋藏着醇厚的浓缩咖啡，当甘苦的咖啡经过奶泡再流入口中的时候，咖啡变得出奇的绵滑甘甜。而香甜的千层芒果蛋糕由多层班戟（一种用黄油在煎锅中烹制的小面包干）皮、忌廉（新鲜白色的牛奶制成液体）、芒果粒一层一层铺叠起来，吃起来既有果肉的纤维感，也有班戟皮和忌廉的润滑爽口。此外，班戟皮和忌廉金黄的色彩与咖啡面层的焦糖酱相映成趣，有如天生一对，从美感上也刺激了女人的食欲。

4. 佛罗娜咖啡+巧克力干面包

佛罗娜咖啡是用拉丁美洲和印度尼西亚的咖啡调和的综合咖啡，有巧克力一样的芬芳、甜香，所以又有"情人节咖啡"之称，最好的配搭食物是焦糖、牛奶、巧克力，而能把三者有机结合的莫过于巧克力干面包，它在一块长条的松饼中间涂满了忌廉，饼上均匀地用巧克力酱包起来，吃起来既香又脆滑。

细数那些百吃不腻的低脂、低热晚餐

随着生活节奏加快，对于办公室女性来说，晚餐几乎成了一天的正餐。早餐要看"表"，午餐要看"活"，只有到了晚上才能真正放松下来稳坐在餐桌前，美美地大吃一顿。殊不知，这是极不符合养生之道的。医学研究表明，晚餐不当是引起多种疾病的"罪魁祸首"，尤其是导致女人肥胖的元凶。

因此，为了保持身材的苗条和身体的健康，办公室女性一定要遵循以下三个进食晚餐的原则：

1. 晚餐要早吃

晚餐早吃是医学专家向女人推荐的保健瘦身的良策。有关研究表明，晚餐早吃可大大降低尿路结石病的发病率。在晚餐食物里含有大量的钙质，在新陈代谢进程中，有一部分钙被小肠吸收利用，另一部分则滤过肾小球进入泌尿道排出体外。人的排钙高峰常在餐后4~5小时，若晚餐过晚，当排钙高峰期到来时人已入睡，尿液便潴留在输尿管、膀胱、尿道等尿路中，不能及时排出体外，致使尿中钙不断增加，容易沉积下来形成小晶体，久而久之，逐渐扩大形成结石。

2. 晚餐要素吃

晚餐一定要偏素，以富含碳水化合物的食物为主，尤其应多摄入一些含维生素、纤维多的新鲜蔬菜，应有两种以上的蔬菜，并尽量减少过多的蛋白质、脂肪类食物的摄入。如果晚餐摄入蛋白质过多，人体吸收不了就会滞留于肠道中，会变质，产生氨、吲哚、硫化氨等有毒物质，刺激肠壁诱发癌症；若脂肪吃得太多，可使血脂升高。研究证实，晚餐经常进食荤食的人比经常进食素食的人血脂一般要高3~4倍，而患高血脂、高血压的人如果晚餐经常进食荤食，往往容易加重病情。因此，女人最好将晚餐的肉类改为鱼肉，既保证了蛋白质的摄入，又控制了脂肪的摄入量。

3. 晚餐要少吃

与早餐、中餐相比，晚餐宜少吃。一般要求晚餐所供给的热量不超过全日膳食总热量的30%。晚餐经常摄入过多热量，可引起血胆固醇增高，过多的胆固醇堆积在血管壁上，久而久之就会诱发动脉硬化和心脑血管疾病。而且，晚餐过饱，血液中糖、氨基酸、脂肪酸的浓度就会增高，再加上晚饭后女人的活动量往往较小，热量消耗少，上述物质便在胰岛素的作用下转变为脂肪，日久身体就会逐渐肥胖。

下面为大家推荐低脂、低热晚餐食谱：

1. 双色菜卷

材料：卷心菜叶2片，菠菜200克，柴鱼片1大匙，酱油1小匙。

做法：卷心菜洗净、菠菜去头蒂洗净，分别入热水中汆烫，再取出，沥干水分；菠菜摆放在卷心菜叶中，均匀洒上柴鱼片，慢慢从卷心菜

美丽小课堂

晚餐不宜吃的食物

（1）红薯、玉米、豌豆等产气食物。这些食物在消化过程中会产生较多气体，等到女人睡觉前，消化未尽的气体会产生腹胀感，妨碍正常睡眠。

（2）辣椒、大蒜、洋葱等辛辣食物。日前，澳大利亚一项研究显示，吃辣后，在睡眠的第一周期，体温会上升，会导致睡眠质量降低，还会使胃中有灼烧感和消化不良，进而影响睡眠。

（3）猪肉等过于油腻的食物。因为油腻食物在消化过程中会加重肠、胃、肝、胆和胰的工作负担，刺激神经中枢，让它一直处于工作状态，导致失眠。

（4）肉汤。晚饭时，用一锅热气腾腾的鸡汤、排骨汤犒劳自己未必是好事，因为肉类煲汤较油、热量高，最容易发胖，不适合晚上食用，选在上午或中午吃比较好。此时，不妨选择一些菌类汤。

（5）咖啡、浓茶、可乐等令大脑兴奋的食物。尤其一些对咖啡因特别敏感的女人，可能持续兴奋的时间更久。此外，咖啡因还有利尿作用，过多喝咖啡，容易让女人排尿增多，这也会干扰睡眠。

（6）酒。酒虽然可以让女人很快入睡，却让睡眠状况一直停留在浅睡期，很难进入深睡期。所以，饮酒的女人即使睡的时间很长，醒来后仍会有疲乏的感觉。

叶边向内包卷，一起卷成圆柱形，再将菜卷切成小段，置入盘中，可蘸少许酱油食用。

功效：卷心菜和菠菜都含有丰富的纤维质营养，热量低，亦可帮助清洁肠胃。

2. 魔芋海苔沙拉

材料：魔芋卷1盒，海苔丝少许，酱油1小匙，芥末1小匙。

做法：魔芋卷置入盘中，将调味酱料和匀，淋在魔芋卷上，然后将海苔丝洒上，即完成。

功效：魔芋最让人有饱足感，热量却极低，称得上是瘦身饮食极限料理。

3. 西红柿火腿蛋色拉

材料：西红柿1个，鸡蛋1个，火腿片3片，沙拉酱1小匙。

做法：鸡蛋入水中煮熟后取出，去除蛋壳、切薄片；西红柿洗净、去头蒂，切半后再切薄片；火腿片切成小片；西红柿、蛋、火腿依序摆放、排入盘中，淋上沙拉酱即完成。

功效：最适合经常摄取淀粉类的外食族女性，可帮助调整饮食偏差，彻底补充蛋白质营养。

4. 菠萝拌鸡丁

材料：菠萝罐头1罐，鸡肉1块，豌豆仁100克，红椒1/4粒，橄榄油1小匙，盐1小匙。

做法：鸡肉切丁状，豌豆仁洗净，红椒洗净切小丁；用锅盛水煮滚开，放入鸡丁、豌豆仁汆烫，再加入少量橄榄油，直至鸡丁煮熟，捞出，沥去水分；将鸡丁、豌豆仁、菠萝丁、红椒丁与盐一起和匀，盛盘即可。

功效：看似丰盛的晚餐，其实食物在巧妙地搭配下，极容易被肠胃所消化，一点都不用担心脂肪过剩的问题。

5. 和风苹果沙拉

材料：苹果、鸡胸肉或鱼肉、海带芽、生菜、魔芋丝、水煮蛋（只用蛋白）、和风沙拉酱各适量。

做法：将生菜洗净，撕成适合入口的大小，苹果切丁，鸡胸肉或鱼肉水煮熟切片，海带芽热水泡开，魔芋丝用热水烫一下去腥味，水煮蛋1颗将蛋黄挖掉只用蛋白，食用时再洒上和风沙拉酱就完成了。

功效：鸡胸肉或鱼肉常常吃也不会腻，热量又低，还可补充人体所需的蛋白质，搭配适当的运动，就可以锻炼出优美的身材线条。

6. 高纤维蔬菜汁

材料：圣女果5个，大芹菜1棵，胡萝卜1/2个，葡萄20粒，蜂蜜1大匙。

做法：全部材料洗净、切小块，放入榨汁机中，加入200毫升开水与少许蜂蜜打成汁，打匀后取出，滤去渣子或留渣饮用。也可根据个人喜好搭配新鲜的蔬果。

功效：白天摄取的热量过分超出时，晚餐不妨饮用一杯高纤维蔬果汁，帮助平衡饮食，还有通肠润便的好效果。

7. 冰鲜玉米培根汤

材料：厚切培根（每片1厘米厚）4片，脂肪1汤匙，葱（切碎）1根，新鲜玉米粒3杯，大土豆1个（225克），熏制辣椒1/8茶匙，低脂牛奶4杯，盐、黑胡椒、香菜、浓汤各适量。

做法：用中火煎培根6~8分钟至酥脆，色泽变为棕色，用漏勺将其移至纸巾上干燥，如果是提前做准备，可加盖冷藏一晚；锅中放1汤匙脂肪，加入葱，中火炒制2分钟直至色泽金黄、变软，再加入2.5杯玉米、土豆丝和辣椒，继续煸炒2分钟，加水，再炒制7分钟直至水分蒸发，蔬菜变软；将锅中的所有材料放入搅拌机中进行搅拌，加入牛奶和1/8茶匙盐以及浓汤，至混合物变得幼滑，并至少冷藏3小时可使汤变得很凉，此汤最多可冷藏一晚；将搅拌晾凉后的汤汁取出，分为4份入碗，顶部撒上培根、香菜、1/8茶匙新鲜陆生黑胡椒，以及剩下的1/2杯玉米，用辣椒作为装饰。

办公室女性吃不胖的零食策略

在正常情况下，女人可以通过一日三餐来满足自己对营养素的生理需要，没有必要再去吃零食。但当女人一日三餐营养不足或心理压力过大时，就需要适当吃一些零食来补充营养。

一般来说，办公室白领女性应在两餐之间，即上午10点钟左右和下午4点钟左右吃零食，因为这时离上一次正餐已有2个多小时，体内的营养已被大量消耗、吸收，会出现轻微的饥饿感，这时适量地吃一些零食，就会起到防止饥饿和增加营养的作用，也不会出现影响正餐进食的情况。

然而，如果女人将零食当做正餐吃，而且过量摄入一些高热量、高脂肪的零食，就容易导致肥胖。有营养专家就曾指出：大部分女人在吃零食这一问题上往往走极端，要么什么都不吃，要么什么都吃。也就是说，吃零食并不是不良饮食习惯，不是吃什么都会导致肥胖，只要选择健康低热量的食物，适量吃零食不但可以减轻饥饿感，还有助于防止胰岛素骤升而导致脂肪积聚。因此，许多营养专家都建议女人可根据"绿"、"黄"、"红"三个级别选择健康零食，即女人应尽量选择绿色级别的零食，少吃黄色级别、不吃红色级别的零食。

1. 绿色级别：营养高，脂肪低

绿色级别食物含丰富的营养素，糖分和脂肪相对较低，适合作为日常零食。比如低脂乳酪、含粗纤维的饼干或一般的巧克力饼干、不太甜的面包和三明治等。如果不是很饥饿，提子、杏脯、无花果、花生、松子、杏仁、核桃、大豆、葵花子、南瓜子等也是很好的选择。此外，女人也可选择苹果片或香蕉片，这些食物吃起来又香又脆，但并非油炸而成，而是经过高温烘烤，将水果的水分抽干，不仅营养损失小，含脂肪、热量也较低，多吃不会导致发胖。

2. 黄色级别：营养高，糖分也高

有些零食虽然含有较高的营养成分，但由于糖分或油脂含量也偏高，因此只适宜偶尔食用。这类零食可以叫黄色级别食物。黄色级别食物主要包括点心、果仁、有馅的甜面包、奶昔及巧克力奶等。很多女人以为果仁对健康有益，因此大量进食。其实，果仁的植物脂肪含量非常高，吃多了很容易导致肥胖。奶昔和巧克力奶都是乳类产品，可以为人体补充钙质，但同时糖分含量相当高，属高热量食物。

美丽小课堂

吃零食的注意事项

1. 含盐较多的话梅类食品并不安全

话梅、话李等零食含盐量过高，如果长期摄入大量的盐分会诱发高血压。

2. 食用坚果不要过量

坚果中的确含有非常丰富的营养，因而往往是女人选择零食的首选。但坚果中的脂肪含量过高，热能也较高。比如，50克瓜子仁中所含的热量相当于一碗半米饭，如果食用过量就会有发胖的危险。

3. 果冻是一种很没营养的零食

多吃果冻不仅不能补充营养，甚至会妨碍营养素的吸收。目前，市场上销售的果冻基本成分是一种不能为人体所吸收的碳水化合物——卡拉胶，而且果冻基本不含果汁，其甜味来自糖精，而香味则来自人工香精。

不过，果冻中没有脂肪，并含有一些水溶性膳食纤维，少量吃一些并没有坏处，也不会让女人发胖。

4. 鱼干和肉干的脂肪含量并不低

鱼干和肉干是经过干燥而成的食品，水分含量低，而其中的营养物质得到浓缩，是补充蛋白质的好食品。但同时肉干也是一种高热量的食物，大量食用和吃肉没什么区别，尤其是那种味道鲜美、质感较软、多汁的肉干，其脂肪含量更高。大量食用肉干、鱼干除了对减肥不利之外，它们所含的蛋白质一旦超过了人体的利用能力，还可能形成致癌物质，威胁到女人的健康。

3. 红色级别：营养少，脂肪高

红色级别的零食主要包括糖果、含糖分较多的巧克力、汽水和甜饮料、炸薯片或薯条、酥皮点心、奶油蛋糕以及街头油炸食物等。这类零食不仅营养含量少，而且糖分和脂肪含量极高，平时应尽量避免食用。尤其是某些人造奶油做成的蛋糕含有对心脏有害的反式脂肪酸，油炸的肉类中则可能含有苯并芘等致癌物质，更应小心。

按照绿、黄、红的分类级别，女人要多用绿色级别食物代替红色级别食物，才能既享受吃零食的乐趣，又能维持身体的健康和苗条。

下面为大家推荐几款吃不胖的健康零食：

1. 海苔

海苔的热量不高，但海苔在制作过程中往往加入了许多调味料，因此女人要尽量选择不含添加剂、没调味料或调味料较少的海苔。此外，由于海苔中钠、碘离子高，因此肾脏功能差、易水肿、甲状腺亢进的女人最好避免食用。

优点：热量少，可补充钠、碘离子。

陷阱：太油、太咸。

2. 果干类

如葡萄干、蔓越莓干。果干类的零食除了可补充纤维素外，也能摄取到该果实的好处，如葡萄干的铁质、蔓越莓的花青素，但果干类无法补充到维生素C，因为维生素C早就在烘干的过程中消失掉了，所以，还是跟吃新鲜水果所摄取到的营养不太一样。

优点：纤维素含量多。

陷阱：热量高，含色素、防腐剂、糖精。

3. 坚果类

一般人对坚果类的印象是很油、热量高，减肥的人一定要避免。但对没有体重顾虑的女人来说，它是很好的蛋白质来源，其油脂含不饱和脂肪酸，可预防心血管疾病，但摄取过多容易变胖、长痘痘。每人一天油脂类建议摄取2份，1份约为1茶匙（5克），等于10颗花生，等于5颗杏仁，等于2颗核桃仁，等于40～50粒芝麻。如果真的想吃，就把一定的量倒在盘子里，吃完这些就好，千万别不知不觉地吃过量了。

优点：补充蛋白质，含不饱和脂肪酸。

陷阱：油脂高、热量高，易食用过量。

4. 高纤食品

如高纤椰果、高纤饼干、燕麦片。营养师提醒大家，高纤不代表热量低，以全麦面包与白面包为例，1片普通吐司为1份主食，热量309

千焦，全麦吐司1片一样是309千焦，差别只在全麦面包含的纤维质较高。另外，高纤面包的口感较干涩，通常会加多一点油脂以润滑口感。

优点：补充纤维，帮助消化。

陷阱：纤维质不一定高，高纤不等于热量低。

5. 黑巧克力

饿的时候吃块黑巧克力，远比饼干、蛋糕有效且健康。因为黑巧克力糖量和脂肪量低，转换成葡萄糖后进入血液中能在体内缓缓释放能量，长时间解饥饿。黑巧克力的多酚可改善血液循环、减少坏胆固醇量，有效避免氧化及动脉硬化，降低心血管疾病及中风概率。对忙碌的上班族来讲，黑巧克力中的色氨酸有助于合成血清素，可以对抗慢性疲劳症候群。如果上班心情不佳时，黑巧克力成分中的色氨酸可帮助人体合成血清素，稳定情绪，让心情转好。

优点：低脂，解压抗疲劳。

陷阱：热量较高，多吃易胖。

6. 奶类

奶类食谱含有丰富的优质蛋白质、钙、比例合适的氨基酸等。酸奶不但营养丰富，还易于消化吸收，尤其适合乳糖不耐受者。每天喝一些牛奶或酸奶，可以获得丰富的蛋白质和钙。

优点：补充蛋白质和钙。

陷阱：脂肪含量较高，多吃易胖。

7. 豆腐干

豆腐干的最大特点是营养均衡，蛋白质、脂肪和碳水化合物，哪一样都不缺，哪一样又都不过多。据测定，每100克的豆腐干含有1384千焦的热量，含731毫克的钙，而脂肪含量不足16克，多吃也不会发胖。一片真空独立包装的五香豆腐干重约20克，作为零食吃上两三片，就能补充全天所需钙量的40%。

优点：补充蛋白质和钙。

陷阱：高盐，易导致水肿虚胖。

中篇 女人这样做晒不黑

从古至今，中国女性就争相以白为美。俗话说"一白遮百丑"，也从深层的文化角度充分证明了中国女性对于洁白剔透肌肤的追求。然而，在现实生活中，许多女人都面临肤色暗黄、黝黑、色斑、痘痘等众多美白阻碍。这一小部分是因为天生皮肤不好，而更多是因为护肤方法不当。如果女人懂得根据自身肤质来美白，做好肌肤基础护理、防晒、保湿、细化毛孔等护肤功课，并多吃美白食物，定期敷美白面膜，就能拥有白皙亮丽的肌肤

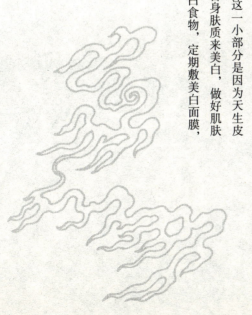

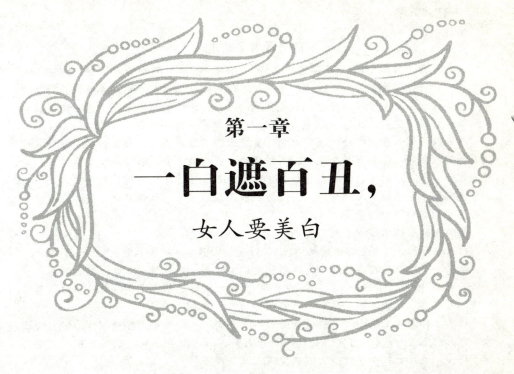

第一章
一白遮百丑，
女人要美白

东方人的美白情结

在西方，许多女性热衷日光浴，追求麦色皮肤，以示自己经常有闲暇时间度假、地位很高。而在东方，深色皮肤是劳苦大众的标志，预示着营养不良和劳累，而有钱人则白白嫩嫩，预示着健康和高贵，因此白嫩的肌肤渐渐成为东方女性高贵、美丽的象征。而且，莹白光滑得的像一匹上好丝缎的肌肤，确实会把东方女人的黑头发、黑眼睛衬托得更加美丽动人。

早在中国古代就有了"一白遮百丑"的俗语，意思是说一个女人只要皮肤白，就可以把其他许多的审美缺点（比如眼睛不够大、鼻子不够挺、嘴巴不够小等）都遮盖了。尽管这种说法有些夸张，却真实地反映出了东方女人对于白皙肌肤的追求。

在著名小说家金庸的《神雕侠侣》中，小龙女就很好地体现出了女人肌肤白皙的美感，因此她被称为中国版的"白雪公主"。小龙女总是穿一身飘逸清雅的白衣，容颜苍白秀美，那一份绝俗、不食人间烟火的美丽给人留下了深刻的印象。也难怪桀骜如杨过，初次见到秀雅冷漠的她，也会暗地里嘀咕："这姑娘是水晶做的，还是个雪人儿？到底是人是鬼，还是神道仙女？"因为长期生活在不见天日的古墓，小龙女的肌肤永远缺少了

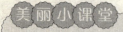

自制薏米美肤水

薏米也称薏苡仁、薏仁，是常用的中药，又是普遍、常吃的食物，其性味甘淡微寒，有利水消肿、健脾去湿、舒筋除痹、清热排脓等功效，为常用的利水渗湿药。薏仁又是一种美容食品，常食可以保持人体皮肤光泽细腻，消除粉刺、雀斑、老年斑、妊娠斑、蝴蝶斑，对脱屑、痤疮、皲裂、皮肤粗糙等都有良好疗效。

薏米除了可以熬粥喝外，还可以制作美肤水，有这是因为薏米富含蛋白质、碳水化合物和人体所必需的 8 种氨基酸，有很强的美白功效，同时能使肌肤变得光滑、细腻。比如，薏米中的矿物质可舒缓、镇定晒后肌肤；B 族维生素可让肌肤抗发炎、控油、保湿锁水；薏苡素可防止晒黑、改善肌肤干燥状况；薏仁脂可促进新陈代谢，让凹凸不平的粗糙肌肤变平滑。

薏米美肤水的制作方法是：

材料：薏米、牛奶（以脱脂奶为佳）、蜂蜜、白开水（矿泉水更佳）、纸面膜。

做法：将 100 克左右的薏米洗净后放进锅里，加 4 倍水泡 3 小时，然后将薏米水煮沸后再用小火煮 10 分钟（能煮久些更好），再把煮好的薏米水倒入化妆水瓶之类可以密闭的容器，放进冰箱冷藏。

用法：每天晚上洁面后，将适量薏米水、牛奶、一勺蜂蜜混合并搅拌均匀，浸透面膜纸后敷脸 20 分钟即可。坚持使用一个月后，女人就会发现自己的皮肤明显变白皙了许多，毛孔也缩小了许多，肌肤变得光滑亮丽多了。

一丝血色，但她的风情——纯洁也正在此处展露出来。女人追求美白的原因，不就是为了追求一份洁白无瑕而持久的美丽吗？当然，小龙女的白多是因为长期不晒太阳所致的苍白，这种不健康的美白方法不推荐现代女性使用，但小龙女那白皙肌肤所展现出来的极致美丽却永远烙在了女人心中。

既然有了对美白的追求，就会有为了获得美白而反复实践得出的美容方法。其实，早在中国的商周时期，甲骨文"沫"就形象化地展示人们在散发洗脸的情形。成书于秦汉之际的《神农本草经》也收载了多种具有美容功效的药物，如认为白芷"长肌肤，润泽颜色，可作面脂"等。唐代美容方面的研究更为普遍，孙思邈在《千金翼方》中就提及"面脂手膏，衣香藻豆，仕人贵胜，皆是所要"。可见当时的古人对美容护肤的重视。

而在与中国一水之隔的日本，崇尚美白的历史也由来已久。古时候日本贵族人家住在深宅大院，房子里面灯光阴暗，白皙的肤色较容易让仆人辨认，在房中行走时，让下人先做好准备，而不至于造成"擦撞"，因此名门淑女需要将脸部涂白，自此，"白"就等同于贵族与美丽。正是出于突显自身贵族气质和美丽容貌的需要，日本才坚持不懈地对美白领域的美容学大力研究。

而且，据现代医学证实，女人如果过多地享受日光浴，可能导致皮肤癌、皮肤老化、雀斑、黑斑等，因此，现代东方女性的美白情结越发浓厚。

认识美白的天敌——黑色素

黑色素是女人肌肤白皙的阻碍，因此，女人想变白就要适当抑制黑色素的生成。怎么做呢？首先要对黑色素有个基本的认识，才能从源头上阻止黑色素的滋生。

黑色素细胞是人体内产生黑色素的特异细胞，它是从神经脊迁移及分化的。黑色素的形成过程包括黑色素细胞中酪氨酸酶在黑色素体形成过程中的聚集，以及黑色素体的黑化、迁移、分泌和降解。其中任一环节发生改变均可影响黑色素的含量和分布，从而导致皮肤色泽的改变。

黑色素在人体皮肤中主要起保护皮肤的作用，当紫外光照射到皮肤上时，黑色素细胞中的酪氨酵素就会被激活，于是刺激酪氨酸转化为黑色素以抵御紫外线对皮肤的伤害。正常情况下，由于皮肤的新陈代谢，过量的黑色素在皮肤中会正常分解，不会影响肤色。但如果在短时间内被紫外光曝晒，黑色素无法借由肌肤代谢循环排出表层外，就会从基底层慢慢往上跑，沉淀在皮肤表皮层内。如果是均匀沉淀的话，肤色就会变黑，日光浴会使皮肤呈现出褐色就是这个道理；如果是局部沉淀的话，就会形成斑点。

黑色素沉积的原因有以下几点：

（1）紫外线影响。当皮肤接触紫外线，就会产生一种叫麦拉宁的褐色色素，而麦拉宁原本的功效是保护皮肤免受紫外线伤害。当它的保护任务完成后，它就会变成污垢剥落。当身体新陈代谢欠佳时，部分色素会留在皮肤表层，形成黑斑。

（2）过氧化脂质。皮肤细胞受到紫外线照射后特别容易氧化，会制造一种叫过氧化脂质的有害物质，这种物质同样会对真皮层造成伤害，

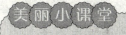

苋菜祛黑印

《本草纲目》中记载，苋菜味甘无毒，具有补气除热、利在小肠、治初痢等功用。此外，苋菜还有祛黑色素及暗疮功效，这是因为苋菜有助排泄，能排脓祛湿解毒、祛皮肤疮毒。饮用以苋菜加蒜头煲半小时而成的浓汤，可令皮肤更滑溜。

容易引起色斑。

（3）生活不规律。压力、睡眠不足等不良生活习惯也会令黑色素增加。晚上10时及早上6时是新陈代谢的最好时机，所以睡眠时间不稳定的人，皮肤的代谢率也不佳，会制造黑色素。

（4）不良饮食习惯。不良饮食习惯可引起皮肤色素沉着。如有的女人不爱吃蔬菜，长此以往，容易造成体内的维生素缺乏，皮肤易出现色素沉着；有的女人一天内吃1千克橘子，皮肤就容易变黄。

（5）内分泌失调。经期时产生的黄体素及妊娠过程令内分泌特别容易失调，是黑色素产生的高峰期。维持正常的生活习惯，避免接触紫外线方为上策。

（6）身体衰老。女人随着年龄增大，皮肤新陈代谢减慢，肌肤不易还原，肤色晦暗无光。尤其是老年女性因皮肤弹性下降，加上皮肤血液循环较差，常面呈黄色。

（7）使用劣质化妆品。劣质化妆品中过量的重金属含量引起积聚，容易导致黑色素增多、沉着。

（8）药物影响。女人长期服用某些抗生素、止痛药、镇静药、含砷制剂或解除焦油类物质，会引起皮肤色素改变，尤其是多数抗癌药都会引起肤色变化。

（9）慢性疾病。如果女人有慢性感染、肿瘤、肝肾疾患等，也可引起皮色素改变。尤其是肝肾衰弱，会影响全身的代谢，使毒素不能及时排出，皮肤就会晦暗无光泽。

认识了黑色素沉积的原因，为了预防黑色素沉积所引起的皮肤变黄、变黑，女人可以采取以下防治方法：

1. 防晒是预防色素沉着的第一步

每次出门之前30分钟涂抹一层防晒霜，可以有效防晒。如果女人的肌肤已经因为长期强烈的日晒而变黑，那么可以用芦荟涂抹皮肤。芦荟是一种常绿、多肉质的草本植物，历史悠久，早在古埃及时代，其药效便被人们接受、认可，被称为"神秘的植物"。后来芦荟传入中国，李时珍在《本草纲目》里也记载了它："芦荟，乃厥阴经药也，其功专于杀虫清热。"用芦荟涂抹晒伤肌肤的方法如下：把新鲜的芦荟清洗干净，去除外面的表皮，涂抹露在外面的肌肤上，可以有效治疗晒伤之后的皮肤，慢慢使肌肤变白。

另外，有些女人觉得偶尔几次忘记涂防晒品，不会对皮肤有太大的影响，其实这样的想法也是不正确的。日晒是可以累积的，因此虽然只是间歇性地接受日晒，对皮肤的伤害却会长期积累下来，或许无法立刻看到后果，但时间长了就会造成肌肤晒黑、脸上出现斑点、皮肤失去弹性、产生皱纹、老化等现象。所以，防晒还是要防微杜渐，每天都不忘涂抹防晒霜。

2. 饮食要有所宜忌

宜：《本草纲目》中记载的卷心菜、花菜、花生等富含维生素E的食品能抑制黑色素生成，加速黑色素从表皮或经血液循环排出体外。而猕猴桃、草莓、西红柿、橘子等含有大量维生素C，能有效美白肌肤，淡化和分解已形成的黑色素。

忌：动物肝脏、豆类、桃子等食物，因为这些食物所含的铜或锌会使皮肤发黑。另外，像芹菜、茴香、白萝卜、香菜等感光食物也要少吃，它们会促使肌肤在受到日照后产生黑斑。

3. 养成良好的生活习惯

充足睡眠，有效缓解生活压力，少抽烟，少喝刺激性饮料，保证睡眠，可保持肌肤柔嫩光润。

4. 和顺七情

保持心情舒畅，禁忌忧思恼怒。

5. 及时洁肤

外出回家后要及时清洁皮肤，并通过冷毛巾敷脸来稳定皮肤。

如果女人在平时的生活中注意以上几点，就能有效预防肌肤黑色素增多、沉着，从而保持肌肤的白皙。

从体质着手，让美白更彻底

每个女人肤色暗沉的状况不同，有些女人是蜡黄，有些女人是铁青，有些女人皮肤很白却有斑斑点点，而皮肤的色泽表现不同，引发的原因就不同，所以必须针对不同原因调理体质，才能真正从根源上美白肌肤。

1. 脸色惨白是血虚

如果肤色属于惨白或萎黄，大多属于血虚，这类女性平常很容易疲倦、头晕，有时也会心悸，而且舌质比较淡、白，舌苔比较薄，经血颜色比较淡、稀。这种体质的女性可以从补血入手进行调养，四物汤就很有帮助。

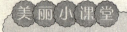

美白的 5 个小妙招

（1）每日洗脸时，在洗面奶上加一些蜂胶，轻轻洗脸兼按摩，可以达到美白肌肤及保湿的功效。

（2）准备原味酸奶和草莓（草莓有极佳美白效果），一起放入果汁机中打匀后放入冰箱，等晚上再取出来敷脸，10~15 分钟后洗净，皮肤可以呈现白净效果。

（3）将蛋黄、小黄瓜与一匙鲜奶搅拌成糊状敷脸，或是将胡萝卜榨汁敷脸，可美白肌肤。

（4）将西红柿去皮压碎，加入少量蜂蜜跟半汤匙黄豆粉搅匀敷脸，等 5 分钟左右再清洗干净，是肌肤晒黑后让皮肤白回来的好方法。

（5）用绿豆粉加上酸奶搅拌成糊状，自制面膜敷脸；敷脸的同时可以切几片小黄瓜一起敷眼睛，加强眼睛四周的保湿及滋润。

2. 脸色暗沉是肾气不足

女人肤色暗沉通常因肾气不足引起，导致阴液亏损，所以要补肾气，帮助黑色素代谢，让肤质更粉嫩。

女人肾气不足，通常是太过疲累所致，因为中医认为"劳伤肾气"，肾气先天不足要补肾，如果后天的问题则要通过健脾来补气。

黑芝麻糊、桂圆等就可以益气补肾，药材则以何首乌、淮山最为常用；若有脾虚问题，也可加党参、黄芪；陈皮也是不错的理气药材。

3. 脸色铁青属于宫寒型

女人脸色铁青是因为缺乏血气，这类体质的女性通常是由于平时吃太多冰冷食物，或是夏天爱待在冷气房等而引起的宫寒体质。由于火气不足，容易怕冷及痛经，必须温经散寒，改善虚寒体质，肤色自然红润白皙，可用肉桂（桂枝）、附子、乌头、细辛等，简单的食疗则可饮用热的生姜红糖水，而利用艾叶熏脐部也具有温经散寒的效用，能给女人带来好气色。

4. 皮肤粗糙是阴血不足

如果女人皮肤粗糙、肤色不均匀、斑斑点点，多是因为阴血不足，内有燥火引发的皮肤易长赘物，要美白就得从滋阴及清内热做起。

女人阴虚通常是由于熬夜引起阴虚火旺导致的，这类体质的女性也很容易失眠，火旺则容易引起牙龈浮肿，精神常有焦虑及便秘、口干、眼睛酸涩，最好多用薄荷、荷叶及鱼腥草等草药清火，绿豆和仙草也是很好的清内热食物，可吃猪肉或鸭肉来补肾阴。

需要注意的是，通过调养体质来美白的方法需要女人长期坚持才能见效，而且，这种从内而外的调养不仅能够改善女人面色暗沉等容貌上的不足，让女人收获美丽，还能让女人收获健康。

但女人需要明白美白的真正意义在于恢复自己的原始肤色，即如果女人是黄皮肤，就不能指望达到白种人的肤色，而只能通过美白方法来达到自己皮肤美白的极限。女人可以观察从未晒过的大腿内侧肤色，那就是自己皮肤美白的极限。

牢记 24 小时美白日程表，做白皙美人

拥有白皙滑嫩的肌肤，是每个女人的终极梦想。然而，如果女人不懂得遵循自然界的变化规律以及人体内部机制的运行规律，就很难成为拥有冰肌雪肤的白雪公主。因此，如果女人要想从小黑妹、黄脸婆变身白雪公主，一定要牢记 24 小时美白日程表。

第一个阶段：上午 7：00~9：00

早上 7：00，女人刚刚起床，可喝一杯柠檬蜂蜜水来让自己神清气爽，注意不要喝咖啡或红茶。因为过多的咖啡或红茶是美白的天敌，为了减少色素沉淀，即使再迷恋咖啡的香醇，每天也不要超过 2 杯。

早上 8：00，女人该出门了，如果是晴天，别忘了带上防晒伞，抗紫外线外套也不能少，而且最好是有 UPF 国际认证的。研究发现，纺织品的紫外线穿透率为 10%（即遮蔽率达 90%）以下，才能达到良好的遮蔽效果，使皮肤不受紫外线的过度伤害。化学纤维、质地紧密、够厚、且深色的服装也是抵御紫外线的首选。

早上 8：20，无论是坐地铁还是公交，女人都应尽量避免坐在窗边。因为阳光中的 UVA 和 UVB 可以穿透玻璃直到我们皮肤深层。

早上 9：00，女人开始了一天的工作，无论工作有多繁忙，工作压力有多大，都应该保持淡定的心态。因为压力和过度兴奋都是白嫩皮肤的克星，女人感到有压力时就会内分泌紊乱，影响肤色。

第二阶段：上午 10：00~12：20

上午 10：00，女人可给自己加一点餐，比如来 1 杯美白又排毒的绿豆豆浆。中医认为，上午经络走到胃和大肠经，是重要的美容经络，绿豆豆浆含有丰富的蛋白质，绿豆有很好的解毒、美白效果，上午一杯绿豆豆浆，美白加排毒都顾到了。绿豆豆浆制作简单，买 1 人份的豆浆，

美丽小课堂

美白肌肤不容忽视的 4 个细节

（1）尽量使用同一个品牌同一个系列的美白产品，这样才能将美白产品的功效发挥到极致，此外还能有效避免不同美白产品间各种成分相互冲突引发的肌肤过敏、某些成分使用过度等问题。

（2）要睡好"美容觉"，就一定要保证在晚上 23 点至次日凌晨 2 点进入熟睡状态，因为在这一阶段入睡，皮肤细胞组织能得到很好的修补、复原以及再生。

（3）多吃富含维生素 C、绿色的、含胡萝卜素的水果和蔬菜，有助于黑色素还原、协助美白、清除自由基。

（4）即便是在炎热的夏季，也要多穿深色系密织布的宽松衣物来抵抗阳光照射。因为科学研究已经证明，深色衣服比浅色衣服的防护效果好，而且棉涤纶比人造棉、人造丝、纯棉、真丝材料抗紫外线效果更好。此外，多元酯纤维材料的防护效果要比天然材料好。

放进适量玫瑰和绿豆煮到绿豆松软就能喝。

此外，上午 10：00~下午 3：00 是一天中紫外线最强的时段，女人要小心别让自己在这个时段暴露于阳光下。

上午 11：50，到了女人的午餐时间，不妨来道美肤的沙丁鱼。沙丁鱼中富含丰富的维生素 B，能促进人体新陈代谢，帮助女人的指甲、毛发、肌肤生长，进而有效修复肌肤损伤。

中午 12：20，女人用完了午餐，可在餐后喝一杯菠萝汁。菠萝中的菠萝酵素是分解蛋白质高手，还能溶解血管中的纤维蛋白及血栓，让身体彻底调节皮肤发黄、发油、干燥等症状。此外，食用纯菠萝汁不仅清洁肠道、调节肤色，还有很强的分解油腻、减肥的作用。

第三阶段：下午 12：50~18：30

下午 12：50，女人在午餐后可适当午睡一会儿。午时是中午 11 时到下午 1 时，此时阳气最盛，阴气衰弱，"阴气尽则寐"，所以午时也应睡觉。不过，阳气盛时通常工作效率最高，所以午睡以"小憩"为主，只要半个小时即可。

下午 13：30，午睡结束后，女人应去卫生间补补妆。修复妆容、完善美白措施，还能利用这个时间和同事、朋友交流美白经验。

下午 15：00，女人的下午茶时间到了，可喝点冰糖陈皮醋。买大瓶的酿造醋，然后放入 100 克冰糖和 50 克陈皮，在冰箱储存 3 周后，即可饮用。下午血压会升高，血里酸性物质增加，肌肤易缺氧、黯沉，这时经络走到肝经，醋加陈皮能放松郁闷的气，还能调理激素，有淡斑、化解黑色素的功能。

下午 18：30，到了女人的晚餐时间，可选择白粥配西红柿炒蛋。大米中的水解米蛋白可以使细胞变得有活力，它是皮肤细胞不可缺少的物质，可以使肌肤变美。此外，将米粥的粥油（煮米粥时浮在表面上的一层黏稠液体）晾凉作为面膜使用，也有不错的美白效果。而西红柿是最好的防晒食物，富含抗氧化剂西红柿红素，每天摄入 16 毫克西红柿红素可将晒伤的危险系数降低 40%。西红柿煮熟后比生吃效果更好。

第四阶段：晚上 21：00~22：30

晚上 21：00，女人可以适当加餐，比如来碗杏仁银耳汤。具体做法是：将 20 克银耳、40 克杏仁粉加 500 毫升的水同煮 2 分钟，即可食用。因为晚饭之后要解肺火，杏仁是很温润的良药，它还能安定夜间的肌肤细胞，加上银耳，可以补充胶原蛋白，饭后当点心很清淡。

晚上 21：30，女人可以敷张维 C 美白面膜。制作方法很简单：压缩面膜一颗，矿泉水一小碗，维生素 C 适量。把维生素 C 捣碎，倒入矿泉水溶解，然后把准备好的压缩面膜泡在水里面发起来就可以敷了。注意，面膜敷好后要洗干净，因为维生素 C 可能没有完全融化，如果残留在脸上的话，对皮肤不好，会使脸变得黄黄的。

晚上 22：00，女人应该上床休息。如果女人因为工作压力太大而难以入眠，那么可以听听轻音乐，泡个热水足浴也可以起到解压作用。

晚上 22：30，女人应进入梦乡。每晚 22 点到凌晨 2 点是美白的黄金时间，这 4 个小时是皮肤再生最活跃的时期。为了抓住这黄金时间，女人可以在入睡前先做好美白面膜，再涂抹美白精华液，让皮肤在这黄金 4 小时里充分吸收。

夜间是女人最关键的美白时间

许多人以为，白天才是美白保养的关键，因为女人在白天需要面临阳光中 UV 紫外线的威胁，紫外线不仅会使肌肤黑色素沉积，还会使得肌肤的角质层加厚，影响肌肤对水分的吸收，容易使肌肤干燥。此外，女人白天更容易处于恶劣的环境之中，而恶劣的环境如紫外线、空气污染等，影响人的正常新陈代谢，并导致皮肤自由基的产生。由此引起不正常的色素沉着，破坏肌肤的整体健康状况，最终导致肌肤老化，出现斑点，变得晦暗发黄。因此，女人在白天注重美白保养，尤其是擦防晒霜，生怕紫外线对皮肤造成伤害。

而到了晚上，忙了一个白天的女人累了，懒于再慎重对待自己的肌肤，也因为女人以为逃离了紫外线等美白威胁，因而不需要十分注重美白了。却不知，夜间的护理是美白的重点期。

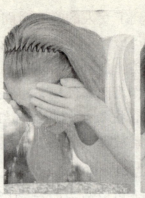
洁面

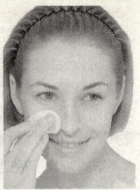
拍爽肤水

有研究表明，在24小时规律的生理周期中，女人的肌肤细胞在白天与在夜晚的运作存在着很大差异。白天，女人大多忙碌而紧张，这时肌肤会处于一种紧绷状态，细胞在积极防御来自外界的种种伤害，而肌肤内自然储存的维生素，特别是维生素C、维生素E抗氧化成分，也会随着压力、污染、UV紫外线，甚至自行的新陈代

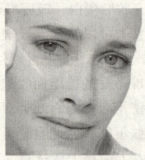
涂护肤霜

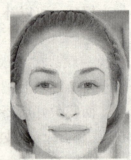
敷面膜

谢而消耗，而让肌肤看起来疲倦、灰暗、干燥。而到了夜晚，尤其是当女人进入深度睡眠时，肌肤细胞开始积极地进行自我调护与更新，新陈代谢的活跃程度相当于白天的2倍以上，所以，如果能充分利用这个细胞更新速度最活跃的时刻，适时供给肌肤所需的养分，显然有助于细胞的更新与修护。因此，做好夜间的肌肤养护工作，才能女人的美白更深入更持久。

一般来说，女人夜间的美白养护工作需要注意以下4点：

1. 美白洗出来

女人经过了一个白天紧张忙碌的工作后，不仅大脑消耗大，肌肤中的营养也有很大的损耗。空气里的灰尘、电脑的辐射、不为人知的细菌，都会导致女人的皮肤水分迅速流失，让女人的肤色看起来黯淡无光；大量灰尘吸附到皮肤上，堵塞了毛孔，肤色就更容易显得暗淡无光。这时，女人需要给肌肤做一个深层清洁，有效祛除面部的细菌和灰尘，恢复肌肤的清爽。

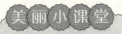

不同年龄和肤质选用不同晚霜

如果是油型肤质，皮肤油脂分泌过多的，请选择清爽型晚霜。
如果是混合型肤质，使用晚霜时请避开 T 字区。
如果是干性肤质，请选择干性皮肤专用日霜。在涂用时，请按摩，以帮助吸收。
一般来说，25 岁之前可选择性质较柔和的晚霜。
25 岁以上至 40 岁的，这时皮肤刚开始衰老，可选择营养丰富的。
40 岁以上，可选择有加强修护和营养类的晚霜。

2. 美白拍出来

在做完深层清洁后，女人要使用爽肤水或柔肤水对肌肤做二次清洁，以彻底清除清洁类产品的残余，同时促进肌肤对下一步产品的吸收能力；同时也能为肌肤补水，使肌肤柔滑白嫩。

3. 美白擦出来

拍完爽肤水或柔肤水后，女人需要使用养分较高、滋润度较强的美白面霜（最好使用美白晚霜）来为肌肤提供充足的营养，同时带来高效的滋润保湿效能，并有助重建皮肤表层的皮脂屏障，令肌肤更饱满富光泽。果酸、维生素 A 酸、浓度较高的左旋维生素 C 等都是较适合晚上使用的护肤成分，尤其维生素 A 酸具有光敏性，用后不适合受到阳光照射，所以晚上使用最为理想。另外不少晚霜均加入角磷质、乳木果油等保湿修护成分，选用这类面霜便可确保肌肤含水量维持在 15% 20%，在美白的同时还可防止肌肤内的水分及养分流失。

4. 美白敷出来

女人也可在拍完爽肤水或柔肤水后可使用美白面膜来滋养肌肤，促进肌肤新陈代谢，长期坚持就能获得很好的美白效果。

12 种成分，迅速提亮女人肤色

判断一种美白食物或美白产品是否有效，主要看它的成分中是否含有以下 8 种物质：

1. 维生素 C

维生素 C 是最早用在美白品中的、有代表性的添加剂之一。它具有还原性，能抑制酪氨酸的氧化反应，还能将氧化性黑色素还原成无色的，可有效淡化、减少黑色素沉积，对祛除后天性黑色素沉积有明显效果。

提亮肤色的 7 步脸部按摩法

第一步，脸部全面按摩：早上或晚上，先在脸部 5 处（左右两颊、额头、鼻、下颚）涂抹按摩霜，完全适应后即可开始（约 5 分钟）。

第二步，针对鼻子进行按摩：用中指指腹向下顺直轻轻按摩鼻子两侧，左右两侧各按摩 3 次；中指指腹紧贴鼻沟，一点一点上下移动，大约 6 次。此方法能使堆积污垢浮出，有舒展肌肤和防止横纹出现的功效。为溶化多余的皮脂，要少许用点力。

第三步，在容易下垂的嘴角处，迅速向上提：用中指和无名指的指腹从下唇正中心滑向左右嘴角进行按摩。此举有缓解皮肤松弛的作用，大约 3 次。

第四步，脸颊部分大幅度按摩：以下颚为中心用中指和无名指的指腹，向左右耳方向划圈按摩。手指大幅移动按摩全脸，大约 3 次。

第五步，轻轻刺激太阳穴：太阳穴掌管着淋巴流动，要轻轻按压促进其循环，用自己感觉舒服的力道即可。

第六步，按摩眼周：对容易产生疲劳、浮肿的眼部周围，要谨慎认真按摩，以促进血液循环。以眼角为基点，用中指和无名指指腹覆盖整个眼部，轻柔的划向外侧，大约 3 次。这时还要再次轻推 1 下太阳穴。

第七步，按摩颈部：稍稍用力按摩血管和淋巴集中的颈部，如果按摩霜不够可以再次补充，用整个手掌由下向上提，颈中央要轻轻用力，两侧要稍稍加点力度。按摩时下颚上昂较容易做动作。

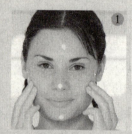 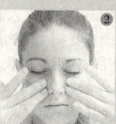 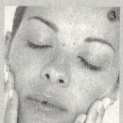

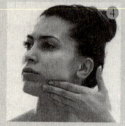 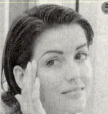 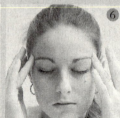 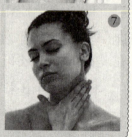

但维生素 C 本身不易被皮肤吸收，且易氧化，如果不加保护，在膏霜中会很快失去活性。为了稳定它，人们提出了各种办法，如利用橙子肉中的果胶保持天然活性，直到涂敷到皮肤上时，果胶被破坏才被释放出来，等等。因此美白产品中的维生素 C 多为其衍生物。

2. 原花青素

原花青素有较强的紫外线吸收性，具有特殊的抗氧活性和清除自由基的能力，也能够抑制酪氨酸酶的活性，减少黑色素沉积，还可抑制因蛋白质氨基和核酸氨基发生的反应，从而抑制脂褐素、老年斑形成。

3. 果酸

果酸是提炼自水果的一种酸，主要有乳酸、苹果酸、水杨酸及其衍生物等，其中又以提炼自甘蔗的甘醇酸效果最佳。果酸能有效去除过度角化的角质层，并刺激新细胞的生长，有助于去除脸部细纹，淡化表皮色素，使皮肤变得更柔软、白皙、光滑且富有弹性。

4. 维生素A酸

维生素A酸是体内维生素A的代谢中间产物，主要影响骨的生长和促进上皮细胞增生、分化、角质溶解等代谢作用。将其用来护肤，能促进毛细血管、胶原纤维和弹性纤维的增生，使皮肤富有弹性，能加速沉积了的黑色素的老化角质代谢，有效减轻色斑，对治疗老年斑、皱纹、强烈光过敏等皮肤损伤十分有效，但使用不当也可能导致皮肤红肿、脱皮、严重的色素沉着等。

5. 曲酸

曲酸一般从青霉、曲霉等丝状真菌中提取，是现有的美白成分中美白效果最明显的物质。它能与酪氨酸酶中的铜离子结合，使其失去活性，从而达到阻断黑色素生成的目的，从而有效祛除黄褐斑、老年斑，增白率高达80%左右，且斑点反弹率较低。但因为曲酸是一种含有毒性的细胞，且其对光、热敏感，又易氧化，易于金属离子集合，皮肤吸收性差，因此不能直接用来美白，但曲酸衍生物很好地规避了这些问题。

6. 熊果苷

熊果苷又叫杨梅苷和熊葡萄叶素，是从熊果的叶子中提取的成分。在不影响细胞增殖的浓度下，熊果苷能够加速黑色素的分解与排泄，从而减少皮肤色素沉积，雀斑祛除率高达90%，且安全性比较高，因而是许多中高端化妆品比较常用的美白原料。

7. 内皮素拮抗剂

内皮素在皮肤中分布不均，是造成色斑的主要原因。内皮素拮抗剂是一种很新的原料，它进入皮肤，可以和黑色素细胞膜的受体结合，使内皮素失去作用，这也代表了当今美白技术的最新水平。

8. 氢醌

氢醌又叫苯二酚，可凝结酪氨酸酶中的氨基酸，使其失去催化活性，从而达到美白的效果。但过高浓度的氢醌刺激性大，直接在皮肤上使用可能会引发永久性白斑，且其易被氧化，需密封避光保存，因此美白配方中的氢醌多是从植物中直接萃取，更安全、稳定。

9. 芦荟

芦荟是很好的美白产品，因为芦荟中的天然蒽醌苷或蒽的衍生物能吸收紫外线，防止皮肤红、褐斑产生；芦荟中富含芦荟多糖和维生素对人体的皮肤具有营养、滋润、美白的功效；芦荟中的黏液还是防止细胞老化和治疗慢性过敏的重要成分。而且，据传说，鲜芦荟汁是埃及艳后克丽奥佩托拉七世的美白驻颜秘方。

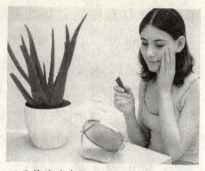

可用芦荟汁来舒缓粉刺和有皮疹的皮肤。它会使皮肤清洁细腻。

10. 绿茶提取物

专家们在动物实验中发现，绿茶中的儿茶素类物质能抗UVB所引发的皮肤癌。因为它能有效抑制成熟的黑色素颗粒从黑色素细胞到角质细胞的传递，从而达到抑制黑色素的目的。

11. 甘草提取物

甘草提取物是从甘草的根中提取而来，安全性良好，一般添加在日晒后的护理产品中，用来消除强烈日晒后皮肤上的细微炎症。

12. 桑树提取物

桑树提取物是由法国人开发出来的最新的美白成分，作用温和有效。

如果女人的美白配方有以上物质，并能在医生或专业护肤专家的指导下正确使用，就能使肌肤焕发出全新的亮白光彩。

美白产品不给力，背后有玄机

女人追求雪白靓丽的肌肤，不能只依赖美白产品的力量，要更多地从调养自身体质等方面来入手。因为目前市场上的美白产品并不能彻底解决黑色素问题，它们都只能针对黑色素形成过程或者针对黑色素本身进行控制，使其还原脱落或者抑制破坏，但是对于皮肤内固有的制造黑色素的酪氨酸却无能为力，这就是许多女人使用大量昂贵的美白产品也没能拥有雪白肌肤的原因。而且，许多女人在大量使用美白产品后，不仅没有获得理想的美白效果，皮肤还可能变得越来越敏感，这是什么原因呢？

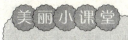

如何让美白产品发挥最大功效

1. 根据生理周期来美白

女人最佳的美白期是月经过后的一周，这时可进行密集美白护理。此时女人体内的雌性激素的分泌量会大大增加，皮肤状况会特别好，肌肤也显得特别强韧，不但不容易产生敏感，还能最大化地吸收美白成分，并能最快地进行"成果转化"。

2. 晚上美白更有效

和白天美白相比，晚上美白更有效，因为美白精华通常都含有精纯的维生素C等成分，还有一些物质具有光敏感性，如果经过日晒，会让功效大打折扣。因此，建议每天晚上使用美白精华。白天则根据需要，使用保湿或者控油类的精华产品。

3. 多按压肌肤促进吸收

不同于抗老产品的丰盈质地，美白精华大多质地轻薄，因此不宜涂抹，宜使用按压的手法，利用手掌的温度，轻轻捂在脸颊上稍稍停留一会儿，帮助精华成分吸收。

4. 美白的同时要淡斑

使用全面美白精华的同时，建议搭配局部淡斑精华，尤其是要针对不易消除的脸部斑点，这样才能让美白更均衡、更全面。

此外，根据自身不同的肌肤问题，女人也可在美白的同时搭配使用其他护肤产品，比如祛痘霜、抗皱精华霜等。

通过对美白产品成分的分析，发现原因如下：

1. 加入了角质剥离成分

为了营造使用美白产品后的肌肤通透感，美白产品中往往会加入一些角质剥离成分。因此，如果女人长期使用美白产品，且平日里皮肤又不注意养护，就可能导致肌肤敏感。

2. 加入了变性酒精成分

美白产品大多加入变性酒精成分，不仅是为了给女人营造使用产品后的肌肤清透感，给女人一种清爽无油美肌的幻想空间；还因为加入高单位酒精成分可以一定程度上加大保养品的渗透力，让美白成分达到更深层。但是这样用久了，皮肤干燥问题也会随之而来，继而就是肌肤保水力不足，使得皮肤容易早衰。

3. 加入柠檬酸提取物

有些美白产品为了追求快速美白的效果往往会加入柠檬酸一类的提取物，而柠檬是光敏感食物，在擦了含有柠檬酸的美白产品后，再晒阳光，会发生皮肤发红后肤色变黑的情形。

此外，黑色素其实是保护皮肤的一种成分，是对于紫外线照射肌肤后产生的自我防御反应，只是黑色素过多沉积才会影响容貌美观，如果女人为了追求美白而过多地使用美白产品，美白产品中的拮抗黑色素的成分就会极力压制黑色素的这种自我防御反应，时间久了，黑色素的反应变得迟钝，那么反而更容易受到紫外线伤害，皮肤就会敏感。

因此，女人在挑选美白产品时，最好先看清成分表上的成分名和顺序，只有那些不含高酸性成分、高位酒精添加、角质剥离成分的美白产品，才能温而安全地美白，适合一年四季使用。

女人在选定成分安全的美白产品后，还要考虑自己的皮肤耐受度，以及打算使用该产品的时间周期，综合衡量后才购买。另外，美白产品极易氧化，购买的时候最好选择压嘴式的包装，瓶身与瓶口最好是不能分离的，这样也能最大限度保证美白产品的效用。

抗辐射，做好全天候的美白保养

在如今这个电子时代，电脑等电子产品越来越多，女人的身体受到的电离辐射也越来越多，这就越容易造成肌肤黑色素的沉积，使皮肤越发暗淡发黄。而且，随着年龄的增长和环境的破坏，女人肌肤自身的天然保护屏障逐渐减弱，抵抗能力和修复能力也逐渐降低。因此，女人一定要做好全天候的防辐射工作，保护肌肤免受辐射的侵害，才能做一个持久的白皙美人。

要想全天候地防辐射，女人需要注意以下几个阶段的美白工作：

第一阶段：8：00~19：00建立污染隔离屏障

8：00~19：00是大多数女人的上班时间，即使只在室内工作，每天的防晒隔离工作依旧必不可少，这是因为紫外线的穿透、灯光的照射和电脑辐射等都会对肌肤健康产生影响。相比防晒产品，拥有防护功效的隔离霜除了具备抵抗紫外线的作用外，还能隔绝彩妆和脏空气。除此之外，保湿、控油、美白、润色、抗氧化、修护等成分的添加更是提升了防护产品的附加值，女人可根据不同需要自由选择。

第二阶段：19：00~20：00彻底清洁杜绝残留

19：00~20：00，女人可能还在电脑前加班，即便回到家里，也是面对着电视或电脑，而电脑、电视等电器的运行会吸附空气中的灰尘和污垢，这些灰尘和污垢落到皮肤上，如果不注意清洁便会导致毛孔堵塞、肤色暗沉、脸色发黄等问题。此外工作压力大，长时间久坐不动，

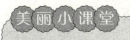

防辐射的5个生活小细节

1. 不要集中摆放电器

如果电器集中摆放，等于将自己置身强辐射之中，特别是卧室和休息区，不宜摆放过多电器。可放置一些绿色植物，使用时尽量保持通风。

2. 注意保持一定的使用距离

眼睛离电视的距离一般为屏幕宽度的5倍左右为宜，使用微波炉时最好离开1米以上，使用手机时等电话接通了再靠近耳朵。

3. 避免长时间操作电器

家用电器和办公设备都应避免长时间使用，注意每小时起身活动，可以缓解视疲劳和身体疲劳，减轻辐射伤害。

4. 经常清洁电器

肌肤每天需要清洁，电器也是。电视、电脑等容易吸附灰尘，会随着电磁辐射污染空气，危害身体健康。有些专门的清洁液，不仅能清除污垢，还可以杀菌消毒。

5. 不在电脑前睡觉

很多女人喜欢趴在电脑前午睡，并只关掉显示器，其实电脑键盘和鼠标比显示器的辐射更大，为了睡眠质量和身体健康，睡觉时一定要关机。

内分泌失调，也会引发肌肤干燥、炎症、爆痘等症状，加速肌肤衰老。

这时，女人应该为肌肤做个彻底的清洁，首先使用卸妆产品卸除彩妆和隔离霜，缓解肌肤压力；之后使用温和清洁产品彻底去除污垢和多余油脂，唤醒肌肤活力；最后用化妆棉蘸湿化妆水进行二次清洁，深层净化，打开后续保养的通道。除此之外，定期的去角质护理和深层清洁面膜都有助于促进肌肤的新陈代谢，补充肌肤能量。如果之后还要使用电脑，女人在睡前不要忘记用清水洗脸。

第三个阶段 20：00~22：00 深层修复辐射损伤

20：00~22：00是女人准备入睡的时间，这时，女人可直接入睡，或是做一些如沐浴、按摩、轻柔的瑜伽等入睡前的准备活动，使身体更好地放松。女人最好给肌肤做一个深度保养，使亚健康状态下的肌肤迅速舒缓镇静，消除炎症和自由基，之后再针对性地解决痘痘、痘印、色斑、松弛等问题。然后再通过睡眠来增强肌肤自身抵抗力，使次日清晨醒来不仅饱满水润，更能轻松应对日间压力与损伤。

这个时间段，女人千万不要在电脑前熬夜，因为夜晚是恢复肌肤修复机能的最佳时期，熬夜会使女人的抵抗力变弱，令身体和肌肤都更容易受到电脑辐射的侵害，无疑会使衰老提前光临。

28天生理周期保养法，肌肤焕然新生

如果你每天都有照镜子观察自己的习惯，就会发现自己的皮肤时好时坏：这周还光滑白嫩，下周就可能肤色暗淡。其实这是女性的生理周期在作怪。生理周期是影响你美丽的关键因素，所以，想天天都美丽动人，女人就要掌握好自己的周期，细心护理，让自己在每个时期都能以美丽而精神的脸孔示人。

一般来说，女性生理周期为28天，这28天又可分成4个阶段，女人只有根据每一个阶段的身体变化来制定相应的肌肤保养方案，才能够让肌肤焕发白净诱人的美丽。

第一阶段：经期前一周

这个阶段，女人身心状况都开始不稳定，肌肤容易出现过敏，也变得粗糙，肌肤的出油量大大增加，易长暗疮。平常若隐若现的斑点在这一阶段加深。这是因为女性体内的黄体酮分泌增加，刺激皮肤引起变化。

美白保养方案：

（1）这个阶段，女人重在做好肌肤清洁保养，令肌肤不再恶化，因此宜选用适宜于敏感肌肤的清洁用品做深层清洁去角质，平衡油脂分泌，并保证肌肤有充足的水分。

女人可在这周的任何一个空暇的午后，为肌肤彻底洁面，再使用去角质的洁面产品以去除面部的老废皮脂。如果对去角质产品有过敏现象，就用化妆水在脸上擦拭几次，也能达到温和去角质的效果。

（2）这个阶段女人的情绪最不稳定，易与别人产生摩擦，建议女人要多注意调节自己的情绪。

（3）这个阶段的女人容易食欲大增，但不需刻意节食，只要不吃零食及油炸食品，睡前不吃夜宵就可以了。

（4）这个阶段的女人身体和脸部都会有轻微的水肿，所以不要吃太咸的食物。多吃含镁、B族维生素的食品如香蕉、矿泉水及动物肝脏等，可以使新陈代谢变得更好。

第二阶段：月经期

当女人来月经的第二、三日，身体会出现腹痛、无力、手脚发凉等诸多不适症状，心情常常不好，再加上激素分泌减少，皮肤会变得极为干燥，毛孔也变得粗大，眼周出现短暂性的色素沉着，但在第四、五天后就能自动消失。这是因为女人体内黄体酮分泌下降，情绪不稳定，从

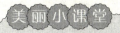

既治痛经又美颜的食疗方

1. 玄胡益母草煮鸡蛋
材料：玄胡20克，益母草50克，鸡蛋2个。

做法：将所有材料加水同煮，待鸡蛋熟后去壳，再放回锅中煮20分钟左右即可饮汤，吃鸡蛋。

功效：具有通经、止痛经、补血、悦色、润肤美容功效。

2. 乌豆蛋酒汤
材料：乌豆（黑豆）60克，鸡蛋2个，黄酒或米酒100毫升。

做法：将乌豆与鸡蛋加水同煮即可。具有调中、下气、止痛功能。

功效：适用于妇女气血虚弱型痛经，并有和血润肤美容功效。

3. 姜艾薏苡仁粥
材料：干姜、艾叶各10克，薏苡仁30克。

做法：将前两味水煎取汁，将薏苡仁煮粥至八成熟，入药汁同煮至熟。

功效：具有温经、化瘀、散寒、除湿及润肤功效。适用于寒湿凝滞型痛经。

4. 益母草香附汤
材料：益母草、香附各100克，鸡肉250克，葱白5根。

做法：将葱白拍烂，与鸡肉、益母草、香附加水同煎。饮汤，食鸡肉。

功效：适用于痛经，并能光艳皮肤。

5. 山楂桂枝红糖汤
材料：山楂肉15克，桂枝5克，红糖30～50克。

做法：将山楂肉、桂枝装入瓦煲内，加清水2碗，用文火煎剩1碗时，加入红糖，调匀，煮沸即可。

功效：具有温经通脉，化瘀止痛功效。适用于妇女寒性痛经症及面色无华者。

6. 姜枣花椒汤
材料：生姜25克，大枣30克，花椒100克。

做法：将生姜去皮洗净切片，大枣洗净去核，与花椒一起装入瓦煲中，加水1碗半，用文火煎剩大半碗，去渣留汤。饮用，每日一剂。

功效：具有温中止痛功效。适用于寒性痛经，并有光洁皮肤作用。

7. 姜枣红糖水：
材料：干姜、大枣、红糖各30克。

做法：将干姜和大枣洗净，干姜切片，大枣去核，加红糖煎。喝汤，吃大枣。

功效：具有温经散寒功效。适用于寒性痛经及黄褐斑。

8. 韭汁红糖饮：
材料：鲜韭菜300克，红糖100克。

做法：将鲜韭菜洗净，沥干水分，切碎后捣烂取汁备用。红糖放铝锅内，加清水少许煮沸，至糖溶后兑入韭汁内即可饮用。

功效：具有温经、补气功效。适用于气血两虚型痛经，并可使皮肤红润光洁。

9. 山楂酒
材料：山楂干300克，低度白酒500毫升。

做法：将山楂干洗净，去核，切碎，装入带塞的大瓶中，加入白酒，塞紧瓶口，浸泡7～10日后饮用。每次15毫升。浸泡期间每日摇荡1～2次。

功效：有健脾、通经功效。适用于妇女痛经症，并可促进身材和皮肤健美。

而刺激皮肤产生变化。

美白保养方案：

（1）选用保湿度高及具有紧肤作用的护肤品，在补水的基础上适当补充营养。但是要避免在这时候更换保养品或者进行美白、祛痘的工作。

（2）不要以失血需要补充营养为借口暴饮暴食，此时应多吃一些含铁质的食物及能提高吸收铁质的蛋白质。

（3）做一些能促进新陈代谢的有氧运动，更好地促进体内血液循环。

（4）如有经期不适，可尝试进行芳香疗法或泡脚浴，可令女人身心放松。

第三阶段：排卵期前一周

这个阶段，女人的皮肤机能是一个月中最好的阶段，体内各激素的分泌和调节都较为平衡，因此此时的女人大多肌肤富有弹性，又具有光泽，气色相当好，状况也稳定。

美白保养方案：

（1）因为皮肤状况良好，女人不需要做额外的护理工作，只需要采用敷脸、简单清洁等普通护理方法就可以了。

（2）女人此时减肥最有效，饮食控制加上适量的运动，可以令女人更美。

第四阶段：排卵结束期

这个阶段的女人虽然面色不错，但肌肤皮脂分泌逐渐增多，黑色素活化，痘痘可能开始肆虐。因为排卵期后的一周，卵细胞激素作用转强，但因为黄体激素分泌增加，肌肤状况变得不稳定。

美白养护方案：

（1）这个阶段，女人重在进行美白护理，要做好防晒工作，使用防晒系数较高的防晒用品，使用具有美白的保湿霜。

（2）宜选用一些清爽型的化妆水，其他护肤品最好也不要选油性太强的。同时要使用控油祛痘的洁面产品，一发现有痘痘的迹象就要及时地将之扼杀在摇篮里。

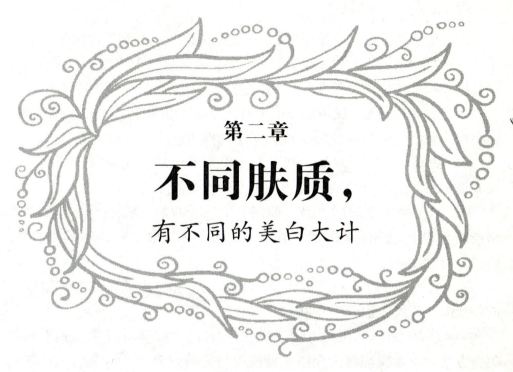

第二章
不同肤质，
有不同的美白大计

皮肤肤质不同，美白的方法也不同

每个女人都渴望拥有白皙水嫩的肌肤，但谁也不愿意把黑皮肤漂成白皮肤，因为女人知道每个人的皮肤中含有的色素含量由遗传所决定，强制性地快速美白只能损害身体健康，且美白的功效也难以持久。而要想让肌肤获得健康而持久的美白，女人就要懂得根据自身的肤质来制定相应的美白方案。

一般来说，女人的肤质主要分为中性肤质、干性肤质、油性肤质、混合性肤质、敏感性肤质五类。要美白，女人首先要弄清楚自己的皮肤属于哪种肤质。

下面为大家介绍几种肤质自我检测法：

1. 洗脸测试法

洁面后，不擦任何保养品，面部会有一种紧绷的感觉：

洁面后绷紧感 40 分钟后消失，即为干性皮肤；

洁面后绷紧感 30 分钟后消失，即为中性皮肤；

洁面后绷紧感 20 分钟后消失，即为油性皮肤。

2. 纸巾测试法

女人可在晚上睡觉前用中性洁肤品洗净皮肤，然后不涂抹任何护肤品就上床休息，第二天早晨起床后，取一块柔软的卫生纸巾或吸油纸，在鼻翼两侧或前额部反复擦拭，将皮肤上分泌的皮脂尽量地擦下来：

鼻、前额、下巴、双颊、脖子中有四个地方出油，且纸巾上沾满油，说明皮脂腺的分泌功能比较旺盛，属于油性皮肤；

鼻、前额、下巴、双颊、脖子都觉得干巴巴的、无光泽，且纸巾上仅有星星点点的油迹或颜色较浅，则是干性皮肤；

介于以上两者之间的，鼻、前额、下巴、双颊、脖子中全部都不干燥或四个以上之部位觉得紧实平滑不出油，且纸巾上有油迹但并不多，则属于中性皮肤；

鼻、前额、下巴、双颊、脖子中有两三个部位出油，其他部位较干或较紧滑，则属于混合性皮肤。

在确定自己的肤质后，女人就要根据自己的肤质特点来实施不同的美白方案，下面我们就来介绍5种肤质的美白方案。

1. 中性皮肤

美白方案：中性肌肤的养护以保湿为主，如果处理不得当也很容易

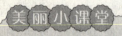

3种测试肤质的方法

1. 触摸测试法

早晨起床后，女人可用手轻轻且仔细地触摸皮肤，如果感觉肌肤油腻，则为油性皮肤；如果感觉肌肤粗糙，则为干性皮肤；如果感觉肌肤平滑，则为中性皮肤。

2. pH试纸测试法

pH值表示液体的酸碱度，一般用0～14来表示，以此命名为酸性、中性、碱性。pH值7为中性，指数越小，酸性越强，指数越大，碱性越强。每层皮肤组织的pH值都不同，由内层到外层越来越酸，到皮肤表面为4.5～6.5，为弱酸性。不同的人或同一个人不同的部位，pH值也不尽相同，最高为8.4，最低为4.0。皮肤表面的弱酸性表层可防止细菌寄生，令皮肤健康，对皮肤起保护作用。

测定方法：用pH试纸擦拭唇沟处汗液，对比酸碱度表，如果pH值为4.5～5，即为干性皮肤；如果pH值为5～5.6，即为中性皮肤；如果pH值为5.6～6.6，即为油性皮肤。

3. 放大镜观察法

女人可清洗完面部，待皮肤紧绷感消失后，请他人用放大镜仔细观察你的皮肤纹理及毛孔状况：皮肤纹理不粗不细，为中性皮肤；皮肤纹理较粗，毛孔较大，为油性皮肤；皮肤纹理细致，毛孔细小不明显，常见细小皮屑，就是干性皮肤。

注意，操作时应用棉片把自己的双眼遮盖，防止放大镜折光损伤眼睛。

因缺水缺养分而转为干性肤质，应该使用锁水保湿效果好的护肤品，好好保养。

2. 油性皮肤

美白方案：油性肌肤的日常养护以清洁、控油、补水为主，要定期做深层清洁，去掉附着在毛孔中的污物，特别是在炎热的夏天，油性肌肤的女人应该每天多洗几次脸，洗脸后以收敛水收敛粗大的毛孔；不偏食油腻、辛辣的食物，多吃蔬菜、水果和含 B 族维生素的食物；另外女人最好少用手触摸脸部，如果有痘痘就更不能经常用手触碰，以免感染。

3. 干性皮肤

美白方案：干性肤质的保养以补水、营养为主，防止肌肤干燥缺水、脱皮或皲裂，延迟衰老；洗脸时动作要轻柔，选用高保湿的乳液；另外，冬季室内因为暖气的关系，湿度较小，干性肌肤就更容易失水粗糙，因此室内宜使用加湿器；日常饮食可增加一些脂肪类的食物。

4. 混合性皮肤

美白方案：混合性皮肤的日常护理以控制 T 型区分泌过多的油脂为主，而干燥部位则要滋润，所以护理上要分开；选用性质较温和的洁面用品，定期深层清洁 T 型部位，洁面后以收敛水帮助收敛毛孔，干燥部分则以一般化妆水滋润；要特别注意干燥部位的保养，如眼角等部位要加强护养，防止出现细纹。总之，混合性肌肤的保养之道要遵循"分别对待，各个击破"的原则，不要怕麻烦。

5. 敏感性皮肤

美白方案：这类肌肤最需要小心呵护，在保养品的选择上避免使用含有香料、酒精的产品，尽量选用配方清爽柔和、不含香精的护肤品，注意避免日晒、风沙、骤冷骤热等外界刺激；涂抹护肤品时动作要轻柔，不要用力揉搓面部肌肤。值得注意的是，这类皮肤的人在选用护肤品时，应该先做个敏感测试：在耳朵后、手腕内侧等地方试用，确定有没有过敏现象。一旦发现过敏症状立即停用所有的护肤品，情况严重者最好到医院寻求专业帮助。

此外，无论何种类型的皮肤都要注意防晒，这是护理皮肤的一个重点。紫外线是无时无刻不存在的，不要认为只是夏天需要防晒，即使是冬天、阴天，紫外线也会对皮肤造成伤害。所以，如果不喜欢油腻的防晒霜，外出时最好能戴顶帽子来遮挡紫外线。

干性肌肤的美白关键：保湿补水不间断

对于干性肌肤的女人来说，肌肤总是干燥缺水，秋冬季尤为明显，因此容易长皱纹、细纹，尤其容易长斑。因此，在干性肤质的女人偏白的脸上，往往会在颧骨部位有明显的斑点，小于0.15毫米的点状斑点为雀斑，绿豆到花生大小的则是晒斑，斑点在冬天较浅，夏天会加深、变多，此外，还有由于病理、年龄因素产生的色斑，如黄褐斑、痘印、老年斑等等。

干性肌肤的女人要想避免色斑问题，就需要制定以下的美白方案：

（1）保湿是第一位的工作，从补充肌肤水分入手，健康的肌肤含有充足的水分，而只有充足的水分才能让肌肤拥有正常规律代谢和循环，有效排毒，分解黑色素，让肌肤保持健康白皙。千万别觉得日常护理做足护肤功课，就不需特别保湿。

（2）对于干性皮肤，美白前必须进行一次密集保湿护理。补水相比较美白抗老，属于见效快的一种，因此一周的密集护理，就可以为干皮打好美白底子，同时干皮不仅需要水分，更需要营养成分的配合。

（3）使用含有美白保湿因子、具有补水功效的天然植物成分美白产品，能够在缓解肌肤干燥的同时美白肌肤。

（4）除美白护理的基础课以外，在晚间使用特润型的美白晚霜，可给予肌肤充足营养，美白滋养两不误。还可在涂美白乳液前使用保湿精华液，提高肌肤含水量。

（5）特别干燥的肌肤在去完角质后，使用保湿面膜，效果特佳。美白保湿面膜属于美白的加强护理产品，可以在短时间内为肌肤提供大剂量的美白物质和营养、水分，通过超强渗透能力令肌肤含水量得到改观，表皮角质细胞的水分充足后，皮肤色素自然会减淡许多，肤色也随之变白，一般第一次使用后肌肤就会感觉明显被净化滋润，一般每个月连续使用五至七天效果将日趋显著。一周至少做两次保湿面膜。

自制美白面膜：洁面后，用蜂蜜（有的人可能不适合，更换即可）、芦荟汁（重点推荐）、黄瓜汁（夏季适用）等滋润性较强的物质与适量珍珠粉（0.15~0.3克）充分调和，均匀涂布在面部，轻轻按摩，停留15~20分钟后洗去。

之所要在15~20分钟后洗去，是因为面膜水分蒸发后，这些营养物质就形成干膜留在皮肤表面，使皮肤与外界隔绝，不利于皮肤的新陈代

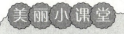

不同年龄干性肌肤的保养法

当女人处于不同年龄阶段，因为身体机制状况不同，皮肤状况也不同，比如同样是干性肤质，表征状况却不尽相同。因此，为了更有针对性地实施皮肤保养，女人应根据自身所处年龄段的干性肤质状况，在专业人士的指导下进行肌肤保养。

下面，我们就来介绍三个主要年龄段的干性肌肤保养方法：

1.23～28岁干性肌肤

干性肌肤特征：出现细小的皱纹，皮肤有紧绷感，有时有翘皮的现象。

保养方法：女人在年轻时，肌肤吸收养分的能力较强，新陈代谢比较快，肌肤自身弹性好，修复性强，因此，应注意使用温和型的清洁产品，并加倍使用不含油脂、具轻柔保湿效能的基础保养品。

2.29～35岁干性肌肤

干性肌肤特征：眼唇部的纹路加重，皮肤有紧绷感，有些皮肤有脱屑现象。

保养方法：和年轻女性相比，这个年龄段的女性由于新陈代谢趋缓，容易导致角质堆积，造成养分吸收不畅，并因为弹力蛋白和胶原纤维减少形成皱纹，此时一方面应注重补水，另一方面，要适当进行营养、偏油性产品的呵护，可以选用含有维生素E、皂苷、黄酮、海藻、植物精华成分的产品，并在每晚对皮肤进行适当的按摩。同时，对眼周肌肤也要实施特殊保养，每晚做眼膜护理，或将沾满收缩水的棉片敷在眼睛上，至少保持20～30分钟，以缓解眼部细纹。

3.36～45岁干性肌肤

干性肌肤特征：皱纹加深，有时伴有脱皮，甚至极度敏感。

保养方法：随着身体功能的衰退，这个年龄段的女性肤质代偿能力降低，所以干性症状表现得愈加明显，需要注重全身性的内外调理，生活务求规律，精神上多加放松，内外都要大量补水。另外还要大量喝水，补充身体内的水分，一方面使用含神经酰胺、透明脂酸等成分的高品质的外用保湿品，因为这两种成分不仅可减少表皮水分的蒸发，而且具有吸附水分的能力，是市场上保湿性能最高的产品，当然相对而言，价格也较为昂贵。

谢，皮肤亦感不适。此面膜一周可以做 2~3 次。做完面膜后，如果觉得皮肤干，用保湿产品敷面即可解决。

此外，因为干性肤质大多角质层较薄，阳光很容易让皮肤脱水，而且干性肤质应对外界刺激的能力也比较低。因此，干性肤质的女人不仅仅要防止紫外线的伤害，防止环境污染等也非常重要，就一定要在注意防晒的基础上加强肌肤的隔离防护。

油性肌肤的美白关键：深层清洁，清爽无油

油性肌肤常常因为皮脂分泌旺盛，造成一系列的问题：过剩的油脂受氧化变成过氧化脂质，使肌肤出现色斑、皱纹、松弛等老化现象；肌肤容易附着污垢，排出的皮脂堵塞毛孔，导致滋生黑头、粉刺、暗疮、

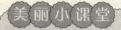

油性肌肤的美白菜单

日间保养：油性肌肤专用洗面乳→收敛化妆水→美白精华液→无油乳液→防晒品。

晚上保养：强力卸妆油→油性肌肤专用洗面乳→收敛化妆水→美白精华液→无油乳液。

特殊保养：一周进行1~2次去角质，1次美白面膜。

痤疮；当老旧角质聚积过多会使肌肤变厚变粗糙，毛孔变粗大，肌肤也因为无法顺利吸收水分与保养品，变得暗沉、干燥，加速刺激油脂分泌量。因此，拥有油性肌肤的女人总是难有白皙光彩。

油性肌肤的女人要想美白，就需要制定以下的美白方案：

（1）彻底清洁。造成油性肌肤肤色发暗的主要原因是空气中的脏污物质、表皮皮脂以及彩妆等残留在肌肤上，或者经常曝晒在紫外线下造成的肌肤表面氧化。如果肌肤表面有污垢，再怎么美白都是没有效果的，所以这样的肌肤想美白，彻底清洁是第一步。油性肌肤的女人应选用性质温和且具有美白功效的洁面产品，它不仅能够彻底清洁肌肤油垢，还能增加肌肤明亮度，帮助毛孔恢复畅快呼吸。

自制控油洗面奶：每天早晚，取适量珍珠粉0.15~0.3克（肌肤较油者可适量增加），放在手心，混合微量水，二者均匀混合成膏状，即成为对付油性皮肤的"超级洗面奶"。此款洗面奶具有极强的控油、清洁能力。洁面后，会觉得皮肤极为清爽、舒畅。

每周一次的深层清洁也十分主要。可用深层清洁面膜或去角质产品进行深层清洁。深层清洁后，可以使用一张具有补水美白功能的面膜，在为肌肤补充足够水分的同时，使肌肤更好地吸收美白成分。

（2）收敛毛孔。肌肤恢复洁净后，可以用化妆棉蘸取适量具有收敛毛孔、美白肌肤的化妆水涂于面部，它不但有抑炎功效，且能抑制过剩油脂分泌，收敛毛孔同时美白肌肤。

（3）使用无油型美白乳液。除了坚持每天早晚使用美白洗面奶、爽肤水和乳液外，还应注意使用无油型的美白乳液，这样既为肌肤提供营养，又不用担心会加重肌肤负担，堵塞毛孔。

（4）日间防晒夜间美白。日间使用T部位专用控油产品和防晒产品，预防黑斑的生成；夜间使用美白精华液，为肌肤提供充足营养，修复肌肤日间损伤。选择美白产品时，要以含有稳定美白成分且亲水性好的产品为佳，尽量选择清爽的水分美白产品，或者无油脂的清润美白产品。

（5）注意补水保湿。油性皮肤控油的同时还要注意补水保湿，可敷保湿面膜，一般 3~5 天敷一次，就可以让皮肤升级到一个平衡的状态，完美地迎接美白。

中性肌肤的美白关键：白天防晒，夜晚保湿

中性肌肤水油平衡，皮质细致，肤色均匀，少有粉刺、痘痘、色斑、皱纹等肌肤问题，可以说，拥有中性皮肤的人，往往是"天生丽质"。从美容的角度上看，中性肌肤是一种较为理想的皮肤类型。

中性肌肤的毛孔大小适中，皮脂腺分泌适中，皮肤显得洁白红润，肤色白里透红。但此类肌肤对阳光不会太敏感，因此容易晒黑，有时还会晒伤。

中性肌肤的女人要想保持白里透红的肤色，就需要制定以下美白方案：

（1）选择对皮肤有滋润作用的香皂或洁面乳。中性肌肤要坚持每天按时保养，以保持良好状态，一般每日清洗面部 2 次为宜。可选用像氨基酸洁面霜这种泡沫型的洁面产品，在使用的时候取适量于掌心湿水打成泡沫，轻轻按摩于脸部，约 1 分钟，再以清水彻底清洗干净。

（2）早晨洁面后，可用收敛性化妆水收紧皮肤，涂上营养霜，再将粉底霜均匀地擦在脸上。中性皮肤可以使用含有 5%~10% 酒精成分的润肤水。用卫生棉蘸润肤水，轻轻地擦净皮肤，即可以除去洁肤乳残渣，润泽以及平衡皮肤的酸碱值。晚上洁面后，要用霜或乳液润泽皮肤，为肌肤补水，使之柔软有弹性，并且可以使用营养化妆水，以保持皮肤处于一种不松不紧的状态。

（3）额头和鼻子周围由于油分分泌而产生的脏物需要定期清理。可使用含有少量磨砂颗粒的去角质霜，每周做 1 次角质清理，主要以额头、鼻子和下颚为主。如果使用的是高钙角质露这样的产品，最好与调配类

> **美丽小课堂**
>
> **自制美白面膜**
>
> （1）把一汤匙蜂蜜和一汤匙酸乳酪混合拌匀，涂抹在用温水洗净的脸上，保留 15 分钟，然后用温水洗净。
> （2）将一个鸡蛋的蛋清搅打至发泡，涂在脸上 20 分钟，用温水洗净后再用冷水洗。
> （3）把一大汤匙微温的蜂蜜同一小茶匙柠檬汁混合，搅匀后涂在脸上，保留 30 分钟或更久一些。

的护肤品混合使用，这样可以在去角质的同时有效补充肌肤营养，一举两得。

（4）日间注意防晒。日间要涂抹隔离霜和防晒霜，并避免暴露在阳光下。

（5）选择一款美白修护产品，比如美白晚霜，以帮助肌肤细胞更好地吸收美白成分。同此配合做1周1次的美白面膜。

混合性肌肤的美白关键：T字区控油，面颊区保湿

混合性肌肤同时具有干性皮肤与油性皮肤的特征——眼部、两颊（亦称"U区"）多为干性皮肤，因缺乏油脂和水分，易产生细纹；而前额、鼻部、嘴部、下颌（也称"T区"）为油性皮肤，因皮脂分泌旺盛、毛孔明显，易长痘痘和粉刺。

三类混合性皮肤：

（1）T字部位油性，毛孔粗大，面疱普遍；而面颊皮肤洁净柔嫩，很少面疱，肤质细致，肤色均匀。这是混合性皮肤中最常见的类型。

（2）T字部位少油脂和面疱；面颊皮肤毛孔很小，极少面疱，易出现皱纹和细纹。

（3）T字部位油性，毛孔粗大，面疱普遍，有油光；而面颊皮肤毛孔细小，少面疱，皮肤紧绷，有皱纹和细纹。是混合性皮肤中比较少见的一种类型。

混合性肌肤的女人要想避免以上肌肤烦恼，就需要制定以下的美白方案：

1. 分区护理肌肤

对于出油较多的T区，应注重清洁和控油。比如，每天清洁皮肤时，在出油的部位多洗一次，使肌肤清爽不油腻。每3天可以用磨砂膏进行一次深层清洁，以去角质，细致毛孔。而对于较干的U区，应注重补水和保湿，比如多用热敷促进新陈代谢，用化妆水、保湿乳液加强保湿，以补足水分。

注意选择适合混合性肌肤的啫喱状洁面产品，洗脸时两颊只需轻轻带过，T字部位可以画圈的方式轻柔按摩加以清洁；或是先用中性的洗面乳轻轻洗一次全脸，再在T字部位用控油型洁面产品再洗一次。

针对不同部位，使用两种不同功效的化妆水。把有紧肤作用的化妆

水轻轻拍在T区部位,将保湿滋润的化妆水用棉片抹在较为干燥的两颊。或者选用具自动识别功能的均衡滋润型化妆水全脸涂抹。

2. 以保湿为主

混合性肌肤如保养不当,很容易变成缺水性或敏感性肌肤,因此混合性肌肤的美白关键是补充水分,需要长效保湿类因子,比如金缕梅、甘草萃取精华、胶原蛋白、黏多糖、洋甘菊、芦荟、精纯维生素C等成分。其中甘草萃取精华和精纯维生素C不但可以提供优良的保湿效果,还可以使肌肤白净、富有弹性。选择爽肤水要注意不要因为追求收缩毛孔而去使用含有酒精的爽肤水,并且在只使用一种爽肤水的情况下选择以保湿为主的。

3. 深层护理

每周做1～2次面膜,达到深层清洁和补水的目的。如果你觉得自己肌肤干燥紧绷问题严重,就可以用专门补水的面膜。如果你觉得自己的毛孔粗大和出油问题严重一些,可以试试海洋矿物泥面膜,来抽取毛孔中的污垢,吸去多余的油分。但尽量分区敷面膜:T字部位用清爽的面膜,干燥部位用保湿、营养面膜。

自制分区面膜:

V区:洁面后,用芦荟汁或黄瓜汁等辅助物与适量珍珠粉(0.15 0.3克)充分调和,均匀涂布在面部,轻轻按摩,停留15 20分钟后洗去。

T区:洁面后,取清水适量,与适量珍珠粉充分调和,均匀涂布在T区,轻轻按摩,数分钟后洗去。

美丽小课堂

混合性肌肤的面部按摩方

(1)对于油性皮肤的部位,可用脱脂按摩膏,采用治疗痤疮的点穴位按摩手法进行按摩,具体做法是:

①用双手拇指分推前额部3~7次;

②双拇指按揉前额及眼周;

③抹眼眶3周;

④点按阳白穴1分钟;

⑤双手四指按从内至外,由下至上的顺序按揉整个面部3周;

⑥拇指按揉四白、巨髎、颧髎、颊车、迎香、地仓穴,每穴各1分钟左右。

(2)对于干性皮肤的部位,可选用营养胎盘膏或按摩油进行面部按摩:双手相互搓热,由内到外,由下至上摩整个面颊部。这样既达到了去脂效果,又可给干燥的部位增加营养,互相调节之中改善皮肤的性质。

4. 随时调整护肤方案

混合性皮肤的状况并不是非常稳定的，有时很干燥，有时会皮脂分泌旺盛，所以在每天例行保养中，最好是根据当天的皮肤状况去改变保养的方法。而且，混合性皮肤最容易出现的问题是夏天油性部位更容易冒油，冬天干性部位又特别干燥甚至脱皮，因此混合性皮肤的女人在冬天和夏天要各选两套护肤品，但都要选择油分不多且保湿效果好的护肤品，比如冬天女人可以用中性、干性皮肤用的护肤品，而夏天则可以用中性、混合性皮肤用的护肤品。

5. 注意防晒

注意防止日光对皮肤的损害，外出要涂防晒霜，戴遮阳帽，且夏季化妆宜清爽素淡，在出油较多时，可以用粉饼或吸油纸吸去。

敏感性肌肤的美白关键：先补水保湿，再植物美白

敏感性皮肤最直接的定义就是"易受刺激而引起某种程度不适的皮肤"，易受刺激是主要关键。这种皮肤一般都比较白，毛孔也较细小，换句话说是视觉上很好的肤质。然而，敏感性肌肤因为皮肤角质层薄，肌肤的抵御能力较差，一旦遇冷或热，肌肤就会潮红或有红血丝，还可能滋生痘痘、色斑等肌肤问题。

敏感性肌肤的女人要想避免肌肤敏感的烦恼，就需要制订以下的美白方案：

1. 选择微酸性洁面产品

为了避免刺激肌肤，敏感肌肤的女人在选择洁面用品时，应选不含香料、酒精、重防腐剂成分的，最好选用防过敏的洁面产品。千万不要选太浓太刺激的碱性洁面产品，碱性太强会伤害皮肤，应以温和而偏微酸性的洁面乳为佳。此外，洁面时亦不应使用洁面刷、海绵或丝瓜络，以免因摩擦而造成敏感。

正确的方式是：每天晚上洗脸时，可用比较温和的洗面奶在脸部轻轻揉拭，以溶解皮肤表面的污垢，然后用温水将脸洗净，并用干毛巾吸干脸上的水分。

自制防敏洁面水：将半杯橄榄油兑半杯清水，夜晚用来洁面，让肌肤绝对滋润不敏感。

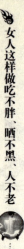

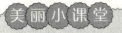

敏感肌肤的 4 种类型

1. 干燥性敏感肌肤

无论春夏秋冬，如果女人的肌肤总是干巴巴且粗糙不平，一搽上化妆水就会感到些微刺痛、发痒，有时会红肿，即为干燥性敏感肌肤。这主要是因为肌肤干燥导致防卫机能降低，因此，此类肌肤的女人只要去除多余的皮脂和充分保湿即可。

2. 油性敏感肌肤

如果女人脸上易冒出痘痘和小颗粒，会红肿、发炎，就连脸颊等易干燥部位也会长痘痘，即为油性敏感肌肤。这主要是因为过剩附着的皮脂及水分不足引起肌肤防护机能降低。此类肌肤的女人只要去除多余的皮脂和充分保湿即可。

3. 压力性敏感肌肤

如果女人一到季节交替及生理期前，化妆保养品就会变得不适用，或是只要睡眠不足或压力大，肌肤就会变得干巴巴，即为压力性敏感肌肤。这主要是因为各种外来刺激或激素失调所引起的内分泌紊乱。此类肌肤的女人只要注意缓解压力即可。

4. 永久性敏感肌肤

在使用了某些物品后，女人身上出现红肿、发炎等过敏症状，即为永久性敏感肌肤。常见的敏感源有阳光、香料、色素等。这主要是因为角质层薄而造成的，此类肌肤的女人只能尽量发现自己的敏感源，并尽量远离它们。

2. 选择不含酒精的化妆水

一般的爽肤水大多含酒精，除了会令敏感皮肤容易发红外，当酒精挥发后，还会令皮肤出现紧绷现象，所以应选择性质温和且不含酒精、香料的爽肤水，涂时用示指、中指及无名指指腹轻弹，千万不要用力拍打，免受刺激。

3. 选用天然植物制成的护肤品

应使用用蔬菜水果制成的天然植物护肤品或面膜，不宜使用含有药物或动物蛋白的营养护肤品及面膜，因皮肤对其易发生过敏。而且，日霜宜选择偏微酸性且无香料或标明敏感皮肤专用的，不宜选用刺激性强而浓度高的修护霜，日霜中更不需要具有油光控制成分，只要有能锁紧肌肤水分的活性粒子成分就可以了。

4. 用高水分湿粉底

敏感性皮肤在使用粉底时，除要顾及防敏感的作用外，也应选择含高水分的湿粉底，以减少因干燥而造成的痒痛。

5. 多补充维生素 C

缺乏维生素 C，容易令皮肤粗糙枯干，从而引致皮肤炎、脱皮等敏感症状。因此，女人还要多吃梨、猕猴桃等富含维生素 C 的水果，必要时还要适当补充维生素 C 药剂，以加强皮肤组织，有助对抗外来敏感。

6. 防晒品里要含 Zinc Oxide（氧化锌）成分

一般防晒剂都会含有 PABA（对氨基苯甲酸）等化学物质，但这些大多是导致敏感的，敏感皮肤者可选用含 Titania（二氧化钛）或 Zinco Qxide（氧化锌）的产品。但这些物质容易跟金属产生化学作用而引致黑斑，因此，必须让防晒品完全干透后才可以戴首饰。

此外，对寒风和紫外线过敏的皮肤外出应保护好。比如冬天戴好防寒帽及口罩，防止寒风侵袭；夏天应撑伞或戴遮阳帽，面部皮肤涂防晒霜，防止日光曝晒。

熟龄肌肤的美白关键：抗氧化、保湿才是王道

随着年龄的增长，当女人进入 25 岁以后新陈代谢趋缓，肌肤的自我修复能力下降，皮肤弹性开始减退，真皮层的胶原蛋白和弹性纤维数量减少导致细纹和皱纹的产生，更多的黑色素生产并积聚在肌肤表层，造成肌肤暗沉，色斑增多，这就意味女人进入了"熟龄肌肤"阶段。

如果在熟龄肌肤这个时间段里未能做好肌肤养护工作，不仅不能恢复肌肤的年轻、亮白，还会加速肌肤的衰老。尤其是当肌肤年龄超过 35 岁以后，皮肤代谢更缓慢，黑色素沉积不易排出，同时肌肤松弛和细纹产生，也从视觉上让肌肤更显暗沉。

为了延缓衰老，保持肌肤的年轻亮白，女人要在熟龄肌肤时有针对性地使用抗氧化、高保湿的美白产品，并注意以下几个护肤美白的要点：

1. 定期去角质

熟龄肌肤需要定期去角质，以使黑色素能正常排泄。并注意洗脸水的水温，过热的水会破坏肌肤皮脂膜和表皮功效，让肌肤更易干燥；过冷的水则不利于清洁，有碍保养品吸收。通常建议使用 32～35 摄氏度的温水洁面。

2. 注重保湿

选用具有高效保湿作用的护肤品，给肌肤补足水分，可有效减缓细纹、肌肤松弛的产生。还可在日常保养的基础上，增加具有高效护养的精华素，选择有一定滋润度的晚霜，用高效保湿紧肤的眼霜。

> **美丽小课堂**
>
> ## 肌肤年龄自测法
>
> 女人的年龄可分为生理年龄、心理年龄和纹理年龄3种。女人都知道生理年龄、心理年龄,却不大清楚纹理年龄,其实纹理年龄就是女人外观年龄。下面,我们就来介绍一种肌肤年龄的自测法,帮助女人更好地认识自身肌肤的状态。
>
> 国外专家对20～35岁女性的皮肤归纳出16种现象,你有以下哪几种呢?
>
> (1)皮肤无光泽、粗糙。
> (2)原有的雀斑、斑痕颜色加深、数量或面积加大。
> (3)肌肉松弛、颧骨增高、嘴角下垂。
> (4)肌肤脆弱,遇冷热刺激会发红、疼痛,甚至脱屑。
> (5)出现双下巴。
> (6)颈部出现皱纹。
> (7)脸部汗毛孔变粗,尤以鼻尖鼻翼为甚。
> (8)脸色暗淡、发黄,休息后也难以恢复。
> (9)眼和嘴角出现细小皱纹,笑时明显。
> (10)出现眼袋。
> (11)出现黑眼圈。
> (12)洗完脸皮肤有紧绷感,靠涂乳液或霜剂才能感觉舒服些。
> (13)面部对水分吸收快,揉乳液还不够滋润。
> (14)平时无保养习惯,也不做护理。
> (15)经常做面部蒸熏。
> (16)不易上妆,易脱妆。
>
> 符合2项以下:皮肤年龄在24岁以下
>
> 肌肤状态良好,机体新陈代谢及修复能力均处于非常理想的状态,即便出现一些小毛病,也能迅速修复。只需要做好肌肤的清洁、保湿即可。
>
> 符合3～8项:皮肤年龄在25～30岁之间
>
> 皮肤水分逐渐减少,经常出些小问题,但仍不失抵抗力,弹性尚好。除了要时刻为肌肤保湿外,每周还应增加一次专业护理(按摩、敷面膜等)。
>
> 符合9～12项:皮肤年龄在30～35岁之间
>
> 皮肤弹性和保湿性已明显衰退,受婚育的影响,内分泌容易紊乱,皱纹、黑斑等始见于这一时期。这时,要在基础护理的基础上使用防皱霜,晚间还应配合使用高营养的晚霜,并定期做专业护理。
>
> 符合12项以上:皮肤年龄已超过35岁
>
> 皮肤已明显退化,对外界刺激敏感,透明感消失,呈干燥状态,皱纹、黑斑开始向面部蔓延。除了做好基础护理外,还要注意保湿和补充油分,注意按摩,最好每月做一次精华素导入。

3. 注意抗氧化

尽量选择兼具抗氧化、抗老、高保湿的美白产品,除了能预防黑色素形成外,还能使肌肤恢复弹性,有效延缓肌肤衰老。此外,使用能帮助黑色素代谢的果酸和水杨酸,或是兼具抗氧化和美白效果的维生素C也是不错的选择。

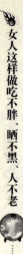

4. 注意防晒

紫外线是肌肤老化的主凶，肌肤步入熟龄的女性，要时刻注意防晒。为了将紫外线及电脑辐射对肌肤的氧化侵袭降至最低，建议上班族女性选择内含抗氧化及强化肌肤防御能力效果的防晒乳液或隔离霜，如含有绿茶、维生素 E、葡萄籽、西红柿素、Q10 等成分的防晒乳液或隔离霜，以预防紫外线对肌肤造成的伤害。敏感性肌肤适用清爽、舒缓效果的产品；隔离 UVA 功能强劲的防晒隔离产品是干性肌肤的优选；油性肌肤则使用水剂型的啫喱、乳液状产品效果较好。

5. 补充胶原蛋白

进入熟龄肌肤阶段的女人除了要多吃富含维生素 C 的食物来抗氧化外，还应该多吃富含胶原蛋白的食物，如猪皮、猪蹄、牛筋、甲鱼等。因为胶原蛋白是皮肤细胞生长的主要原料，能使皮肤丰满、白嫩，皱纹减少或消失。

6. 涂抹护肤品时不忘按摩

在额头、眼角、唇角这些平时保养常常疏漏的死角重点使用防皱保养品，且在使用护肤品时，女人应配合使用一些提拉紧致的按摩手法，具体方法是：由下巴开始，沿着脸部轮廓上提脸部肌肉，力度不可过大，保持自然速度，可在额头处停留 30 秒，再循环做 2 3 次。如果肌肤松弛明显，可以搭配有紧致效果的按摩霜进行提拉按摩，注意动作轻柔。

进入熟龄肌肤阶段的女人还要注意适时地锻炼身体，这样既可以增强身体免疫能力，又能促进人体新陈代谢，使肌肤光彩动人。而且，女人还要保证每天 6~8 小时的高质量睡眠，尽量在晚上 10 点前睡觉，更能恢复肌肤的亮白光彩。

易黑肌肤的美白关键：防晒、美白双管齐下

有些女人天生就是偏黑的皮肤，其肌肤内黑色素细胞也比较大，一晒太阳不太会晒红、晒伤，而是直接变黑。尽管不容易有斑点问题，但很难白回来。

当然，即便做再多的美白功课，这类肤质的女人也不能由黑美人变成白雪公主，最好的美白功效也不过是找回原本肤色的白皙最大值罢了。因此，对于那些天生就皮肤偏黑的女人，不必急着密集美白，而要先定位好自己的美白目标，明白恢复原本肤色的白皙就是偏黑肌肤者最理想的美白效果。可千万别过分追求白纸般的净白，小心落得个肤色不均，反而损害了肌肤的美丽。

一般来说，易黑肌肤的女性在美白时需要注意以下几点：

1. 注意防晒

既然此类肌肤最容易在不知不觉中受到紫外线的伤害，那么女人就要格外注意防晒，防止肌肤变黑。不仅一年四季都要防晒，还要注意防晒霜擦的量要足够，2～3小时补擦一次；也要少吃芹菜、韭菜、香菜等感光食物。

2. 美白不间断

为了维护肌肤的白皙，易黑肌肤的女性每天应按照日常美白程序护理肌肤，适时密集美白。对于25岁以上的易黑肌肤女性，还应每天使用浓度较高的美白精华，可选择鞣花酸、熊果苷等抑制黑色素形成的成分，以及还原淡化黑色素的成分，如维生素C等。

3. 美白要全面

为了避免出现身体与面部肤色不均的情况，易黑肌肤的女人在平时给脸部做美白保养时，不要忘了也给手部和颈部做美白护理，更要注意身体其他部位的防晒美白。因此，易黑肌肤的女性在洗澡时最好使用滋润美白的沐浴露，这样即使是夏天穿吊带衫，也不会看到对比明显的不均肤色。

4. 注意补充维生素D

巴西营养学家的一项研究发现，在同样的饮食和日照条件下，肤色较深的人比肤色浅的人更容易缺乏维生素D。尤其是在夏天，皮肤白的人维生素D合成数量很快上升，而皮肤黑的人合成数量较少。因此，易黑肌肤的女性应注意补充维生素D，既能促进骨骼健康，也能促进肌肤的美白。

美丽小课堂

易黑肌肤的化妆术

（1）上妆前，先拍化妆水，保湿肌肤，再涂上乳霜，增加皮肤的滋润度。

（2）肤色偏暗的易黑肌肤女性，在上粉底前，可先擦一层紫色的隔离霜，还要尽量使用和原本肤色相衬的粉底，再用蜜粉制造光泽感。

（3）涂抹粉底时不要忘记嘴角、眼角、耳翼等细微位置，这些都是最易泄露肤色秘密的地方。

（4）因为肤色偏黑，眼影不要用太炫太亮有闪粉的颜色，尽量选择哑光眼影，这样不会让眼睛看起来突兀。

（5）腮红、唇彩也不要太偏亮的颜色，尽量选择棕色的腮红和杏色的唇彩来搭配。总之，尽量选择偏橘的颜色，会显得易黑肌肤的女性气色好一些。

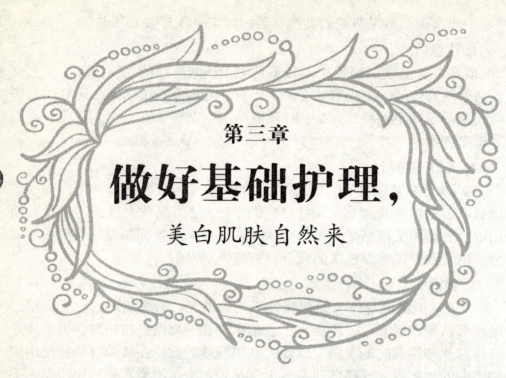

第三章
做好基础护理，
美白肌肤自然来

为你的俏脸选一款最适宜的洗面奶

洗面奶是一种高级洗脸剂，品质优良的洗面奶应该具有清洁、营养、保护皮肤的功效。一般的洗脸奶并不直接具有美白功效，它主要是通过保持肌肤清洁来间接帮助肌肤清透亮白。但如果在优质洗面奶中再添加适量的皮肤美白剂（如香白芷、熊果苷、维生素衍生物、胎盘提取物、曲酸及其衍生物等），通过长期使用也会达到一定的美白功效。下面为大家介绍常用洗面奶的4种类型：

1. 泡沫型洗面奶

泡沫型洗面奶主要是通过洗面奶中的表面活性剂对油脂的乳化能力而达到清洁效果，是女人最常用的一种洗面奶，又分为多泡沫型与微泡沫型两种。泡沫型洗面奶又包括洁面皂、洁面泡沫、洁面摩丝等。

（1）洁面皂：清洁力强，较适合混合性和油性肌肤使用。

（2）洁面乳／霜：最常见的洁面产品，乳液或乳霜状，没有泡沫。成分温和，洗完后感觉较滋润，四季和各种皮肤类型都可以使用，但更建议敏感性、干性皮肤或冬季洁面时使用。

（3）洁面泡沫：呈乳状或摩丝状，加水可揉出丰富泡沫。清洁力强，洁面后感觉较清爽，一般适合各种肤质、各个季节使用。

（4）洁面摩丝：不用打泡，泡沫状摩丝直接挤出就可使用。洁面效果柔和，适合敏感性、干性肌肤使用。但由于是摩丝类产品，耐用性较差。

2. 无泡沫型洗面奶

无泡沫型洗面奶包括洁面乳／霜，既含有油分也有表面活性剂，对油溶型污垢和水溶型污垢都有一定的清洁力，适合各类肌肤使用。

3. 溶剂型洗面奶

溶剂型洗面奶是靠油与油的溶解能力来去除油性污垢，它主要针对油性污垢，所以一般都是一些卸妆油、清洁霜等，多适合油性肌肤使用。

4. 胶原型洗面奶

胶原蛋白洗面奶主要包含纳米胶原蛋白、氨基酸、去离子水、棕榈酸钾、甘油、维生素 E 等成分，多采用无皂基配方，温润舒适，能够有效去除包括黑色素在内的脸部角质和污垢，使肌肤恢复透明清爽状态。

（1）此类洗面奶中的纳米胶原蛋白可快速渗入肌肤，直接补充皮肤中流失的胶原蛋白，淡化黑色素，瓦解皱纹。同时，它还为脸部增加了一层保护屏障，防止了脸部表皮水分的丢失和外界的污染物大量渗入，从而保护了娇嫩的皮肤不受外界有害因素的侵袭。

（2）此类洗面奶中的甘油是一种吸湿性极强的保湿剂，擦在皮肤上，可以形成一层甘油薄膜，隔绝空气侵入，使皮肤里的水分不易蒸发。并可吸收空气中的水分来滋润皮肤，从而有效地防止皮肤干裂。

（3）此类洗面奶中的氨基酸能彻底清除脸部污垢，提升肌肤紧致度，温和不刺激，洗后不紧绷。

（4）此类洗面奶中的维生素 E 具有清理人体自由基的功能，能阻止生理色斑的产生，对紫外线灼伤的皮肤也有很好的修护作用。

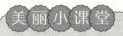

不要频繁更换洗面奶品牌

除非觉得所使用的洗面奶并不适合自己的肌肤，否则不要频繁地更换你所使用的洗面奶品牌。因为不同品牌洗面奶的酸碱值不同，每换一次皮肤就必须经历一个适应期，频繁更换洗面奶品牌就增多了肌肤适应次数，容易损害肌肤。

但女人也不宜长期使用一个品牌的洗面奶，因为人的肌肤会随着年龄和环境的不同而改变，因此，所需要的清洁用品的品质和种类也不是一成不变的，每隔一段时间做一次皮肤测试，或针对自身特点尝试一些新产品都是可取的。

科学洗脸的7大守则，白皙肌肤洗出来

洗脸可是一门大学问，作为一种最基础的清洁和保养皮肤的工作，正确的洗脸方法可以帮助女人更好地清洁和保养皮肤，不正确的洗脸方法则会损伤皮肤，加速皮肤的老化，尤其会影响皮肤的美白。因此，女人要想保持肌肤的白嫩细滑，一定要遵守科学洗脸的8大守则：

1. 洗脸前先洗手

为了避免手部的细菌入侵到脸部肌肤，女人在每次洗脸前，一定要把手洗干净。用洗手液或香皂洗手，充分轻揉（手心手背）30秒，再用流动的清水把手冲洗干净，这之后才能开始洗脸。

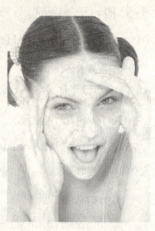

先将脸弄湿，然后用洁面乳洗脸，并轻轻按摩30秒以产生丰富的泡沫。最好轻轻按摩面部皮肤，这会促进皮肤表面血液循环，使皮肤更加红润。

2. 充分利用洗面奶按摩

不要直接将洁面乳涂在脸上搓揉几下，或者用手掌把洗面乳揉出细致的泡沫，然后用蘸满泡沫的手掌在脸上揉搓几下洗净这样的简单方法。而要让洗面奶充分起泡，配合对面部的轻柔按摩，但要注意避开眼、唇等重点部位。按摩顺序可先从额头开始，从上到下，双手分别向外划圈轻按，脸颊也划圈轻按，不管按那里，都不要超过30次，也不要用力过大，用力过大会长角质层。

注意：在春秋季节的早上，应用较温和的乳液型洗面奶洗脸，晚上则用清洁作用较强的泡沫型洗面奶洗脸，才能为肌肤保湿除干燥。

3. 洗脸的次数视自身情况而定

有些女人皮肤偏油，需要多洗几次脸来保持皮肤的清爽；而有些女人皮肤偏干，洗脸次数太多就可能导致皮肤干燥。因此，女人要根据自身的肌肤状况来决定洗脸次数。一般来说，女人洗脸可早晚各1次，严冬1次，炎夏3次。如果外出时间较长，脸上感觉有灰，在晚上洗脸时可多洗两遍。

4. 温水洁肤，冷水收缩毛孔

洗脸时，应先用温水（洗脸水的温度应比体温低一些，32~35摄氏度）使毛孔张开，再用洁面乳或洁面奶适度按摩，让它们带走脏东西，然后用清水冲洗，最后用冷水收敛毛孔。注意，最后一遍一定用冷水，而且再冷也要用冷水。

注意：女人绝对不能用热水来清洁肌肤，因为温水和热水最大的区别在于，温水是让脸部细胞接触后不紧张的温度，而热水却直接导致毛孔粗大。

5. 尽量使用流动的水

冲洗脸部洗面奶时，一定要用水把手洗干净了，再拧开水龙头，用手舀流动水往脸部冲。许多女人喜欢先将水接到盆里来洗脸，这样容易造成交叉感染，最后变成在拿一盆脏水洗脸。

6. 避免用手、毛巾辅助冲洗

洗面奶按摩完成后，一定要用手捧水往脸上冲，而不要直接用手在脸上按来按去来除残存的洗面奶，更不要用毛巾打湿往脸上按，这样容易损伤皮肤。如果怕脸没洗干净，可用水多冲几遍。

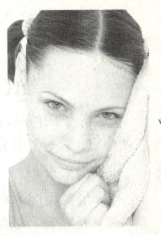

用清水彻底洗去脸上的泡沫。然后用干净的毛巾吸走皮肤表面的水分。不要用毛巾用力擦拭皮肤，尤其是眼部周围，这很容易产生皱纹。

7. 擦脸用全棉的干毛巾

在用水冲洗干净脸部肌肤后，应选用柔软、干燥的全棉毛巾轻轻按在脸上，让毛巾上的毛毛自己主动吸干脸上的水分。注意做好毛巾的清洁工作：

（1）毛巾必须每周洗1次，打满肥皂，把它当成几年没洗过用力搓洗，然后用清水冲洗干净。

（2）最好每次洗完毛巾后将毛巾煮一煮：拿个专用的干净脸盆或锅子就当煮排骨一样放在炉子上煮，煮开3 5分钟就可以了。

（3）把毛巾晒干，阳光里的紫外线可以杀菌。

（4）使用时经常换面。

美丽小课堂

夏季不要用冷水洗脸

中医认为："冷水灌汗,有形之水郁遏皮毛。闭其汗湿。所以身热疼重。"意思是说，因为人在出汗时，皮下血管扩张，毛孔放大，血液循环加快，如果这时突然用冷水浇身，皮下血管会立刻收缩，汗毛孔也随即闭住，汗腺的分泌也立即停止，身上散热的渠道便堵死了，体内的热量不能继续散发，使人感到皮肤发热，所以并不凉快，还容易患感冒或其他疾病。

因此，如果女人在炎热的夏天用冷水洗脸，不仅不能去除肌肤毛孔中的污秽杂质，还可能损害身体健康。

（5）尽量把毛巾按用途分开使用，擦脸、擦头发、擦脚的毛巾不可混用。

给洗脸水加点料，雪白肌肤洗出来

洗脸除了用清洁的温水外，还可以在洗脸水中加一些有益于肌肤美白的物质，轻轻松松洗出雪白肌肤。

1. 加淘米水

每天早晚用淘米水洗脸，可达到脸部肌肤水润嫩滑的效果。但要注意淘米水应冷藏存放使用，且在冰箱冷藏的时间不能超过2天。

具体做法是：把大米放入容器中，再倒入自来水。搓洗大米后，将淘米水倒掉，然后再度倒入自来水，再搓洗，留下第二次淘米水备用。将留下的淘米水经过一夜沉淀后，取乳白色的淘米水，倒入洗脸盆中，再加入约淘米水1.5倍的温水，用来洗脸即可。

之所以要用第二次的淘米水，是因为大米的表面（头道淘米水中）含有钾，第一次淘米的水呈现pH值为5.5左右的弱酸性，而第二次的淘米水则呈弱碱性，很适合用于面部弱酸环境的清洁，它性质温和，不刺激皮肤，无副作用，特别适合长青春痘、毛孔粗大的偏油性质的人，既去污又不刺激皮肤。如果加热使用，清洁能力更强。此外，用淘米水洗脸不要过于频繁，建议隔1 2天用1次。

2. 加米醋

每天在洗脸温水中加入7~10滴米醋，注意醋与水的比例应为1：20，用来洗脸会有很好的美白功效。这是因为醋能改变皮肤的酸碱度，软化皮肤的角质层，抑制细菌滋生，使毛孔通畅，减少感染性皮肤病的发生。醋的种类以纯天然的米醋最好，其他食用醋也可以。长期使用可增加皮肤细胞的水分和营养，恢复皮肤的光泽和弹性，此外，还能使肌肤更洁净，防止痘痘生成。

3. 加食盐

每天在一盆温水里加两小勺食盐，再用食盐水洗脸，有去除角质、收敛肌肤、安抚潮红肌肤的作用，还能清除皮肤的油脂。恼人的"黑头"用食盐轻轻摩擦也能去除；油性皮肤使用一星期左右，面部皮肤就会显得鲜嫩、透明。

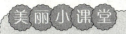

淘米水面膜美白方

将大米先用水稍微洗一下,然后再用少量的水用力洗,留下第二次的淘米水进行一晚沉淀。然后将已出现沉淀的淘米水,轻轻地倒出水分(不要丢掉,放于另一容器中备用),留下底部的沉淀物。洗脸前,以按摩的方式将沉淀物涂在脸上,约15分钟后,沉淀物变干时,再涂上一层。等所有的淘米水沉淀物都用完以后,等它慢慢风干,用温水洗净。最后用冷水冲一下以使皮肤收紧。如果要增加这种面膜的黏稠度,可在沉淀物中加一点点面粉。每周1次。

4. 加绿茶

用绿茶水来洗脸,能有效收敛肌肤、抗辐射,从而达到很好的美白效果。这是因为绿茶中富含茶多酚,而茶多酚有抗氧化作用,可防止肌肤衰老。茶叶还能抗辐射,尤其适合长期用电脑的女性,可抑制皮肤色素沉着,减少过敏反应的发生。此外,茶叶的鞣酸可以缓解皮肤干燥,对治疗湿疹也有不错的效果具体做法是:取一袋袋装绿茶或2克绿茶,在茶壶里用2升水煮成茶水,待茶水变温后,用来洗脸。

5. 加蜂蜜

在洗脸的温水中适当加入蜂蜜,能有效美白。这是因为蜂蜜含有大量能被人体吸收的氨基酸、酶、激素、维生素及糖类成分,能促进皮肤创面的愈合,抗衰老,防止皮肤干燥。具体方法是:中干性肌肤的女人,平时可以将2~3滴蜂蜜加到洗脸水中,洗脸时沾湿整个面部再轻轻拍打、按摩面部几分钟。注意,油性皮肤的女人不太适合用蜂蜜水洗脸。

正确去角质,还你细腻白嫩的皮肤

许多女人常受到外在环境差、饮食不均衡、生活作息不正常、熬夜、抽烟、喝酒、情绪等因素影响,代谢速度容易减缓,而不正常的代谢使得角质细胞无法自然脱落,厚厚地堆积在表面,导致皮肤粗糙、暗沉,所搽的保养品往往也被这道过厚的屏障挡住,无法被下面的活细胞吸收。而肌肤表层每周都会新陈代谢,过多的老废角质堆积于肌肤上会造成肌肤负担。因此,女人要定期去除肌肤表面的老废角质,让肌肤重新呼吸。

但去角质方法不当,又可能损害肌肤。因此,女人在去角质时一定要注意以下几点:

1. 分区去角质

不同部位的肌肤角质代谢的速率也大有不同,T区角质堆积的速度

美丽小课堂

不适宜去角质的人群

（1）已出现干燥或脱皮的女热千万不要以为去角质可把皮去掉，这时应该做的是保湿，去角质只会减轻皮肤的自我防御力，脱皮的情形反而会更加严重。

（2）如果女人有发脓或发炎的痘痘，即女人只要长痘痘就不适合去角质，尤其是具有传染性的脓包痘痘。如果非去角质不可，一定要避开长痘痘的地方，千万不要碰到痘痘。

（3）如果有皮肤方面的疾病，如扁平疣等，为了避免传染，也不适合去角质。

就远大于U区，如果不懂得分区去角质，面部肌肤就很容易因为代谢步调不一致而显得色泽不匀。T区去角质频率建议为1周1次，U区去角质建议为2周1次。

2. 注意磨砂颗粒的粗细

磨砂膏中的磨砂颗粒有粗细之分，许多女人都觉得去角质效果和颗粒的大小成正比，其实不然。只有肘部、膝盖、脚跟等角质层较厚的部位适合用颗粒较粗的产品。手臂、大腿等肌肤细腻的部位如果用大颗粒的去角质产品，反而会伤及肌肤。因此，脸部和身体去角质产品不能混用。另外，夏天汗液和油脂的分泌较多，颗粒细腻的产品更能够深入毛孔，去除污垢。

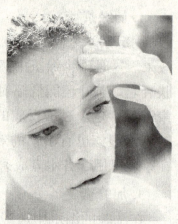

轻轻地将面部去角质产品涂于脸上，然后在皮肤上画圈，注意不要碰到眼部周围细嫩的皮肤。

3. 正确的面部按摩手法

在去角质时，需要掌握正确的面部按摩手法：顺着唇周围的肌肉走向由里向外圆弧形打圈；鼻梁处由上往下直线轻搓，鼻翼处则由外向内画圈；额头用中指或无名指，往上往两边轻打螺旋按摩；脸颊部位由下往上轻揉。注意用中指和无名指施力进行按摩，这两个手指力度适中，能对皮肤产生作用同时又不会造成损伤。

去角质的9个小方法，让你告别"厚脸皮"

皮肤的角质堆积过多，使皮肤变得又干又硬，影响营养成分的吸收，缺乏营养的皮肤就会变得越来越暗淡枯黄。许多女人以为去角质一定要购买那些昂贵的去角质化妆品才有效，其实不然，生活中的一些小方法就能让女人轻松去除角质，和"厚脸皮"告别。

> **美丽小课堂**
>
> **不要同时使用多种去角质产品**
>
> 许多女人以为同时使用多种去角质产品能更好地去除角质，其实这反而会大大伤害肌肤，加速肌肤的老化。
>
> 从作用原理来讲，去角质产品主要分为化学性的、物理性的、天然性的，这些产品质地不同，使用方法也不同。如果同时使用2种以上的去角质产品，容易过度去角质，反而损害女人皮肤的天然屏障，加速肌肤的老化。因此，女人应根据自己的皮肤年龄和状态，选择使用一种去角质产品就足够了。若想深层清洁则应在清楚了解产品的类型与功效后搭配组合使用。

1. 食盐去角质

洗脸后，让脸保持微湿状态，取少量的精盐在脸上按摩（眼睑四周避免使用），30秒后用大量的水冲净，皮肤会变得光滑细致，一周以一次为宜。

2. 细砂糖祛角质

女人可将细砂糖4大匙、柠檬汁1/2小匙、橄榄油或者蜂蜜2大匙、香精油5滴搅拌均匀，作为磨砂膏来使用，能有效去除角质。

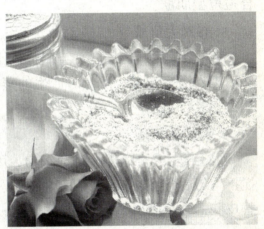

制作细砂糖祛角质膏时将所有的原料放在大碗里，充分混合均匀。然后将混合物封存在玻璃广口瓶里。当你要做去角质护理时，取出少量糊状的混合物，加入一点杏仁油，即可使用。

3. 橘子皮去角质

可将橘子皮最外层的色素层削去，剩下的部分放在阳光下晒干，或是在微波炉中以低火力干燥5分钟。干燥后，切碎放入搅拌器碾成碎末，可用清水、化妆水或酸奶调和，成为去角质霜。

4. 食醋牛奶去角质

用温水洗脸后，可用食醋和牛奶边按摩边冲洗肌肤。牛奶中含有的蛋白质分解酶能够迅速去除脸部的老化角质。

5. 核桃去角质

可将两个核桃研细，加入野玫瑰蜂蜜、适量面粉，也可加点柠檬汁、橄榄油等护肤成分，调匀后敷在脸上，10~20分钟后用清水（温水）洗净，1周1次。

6. 红糖豆油去角质

可将约 2 毫升的豆油与 1 小勺细磨红糖混合在一起，调匀后用中指和无名指在肌肤上轻柔地打圈按摩，不仅能温和去除脸部的老废角质，更能去除 T 区的多余油脂，保持肌肤的水油平衡，尤其适合油性与混合性肌肤使用。

7. 阿司匹林去角质

可将阿司匹林药片捣成碎末，倒入温水中混合后，轻轻涂在湿润的脸部，就能轻松除角质，令肌肤柔滑细嫩。因为 BHA 是阿司匹林中的主要成分，它能够有效去除毛孔深处的污垢与堆积角质，尤其适合痘痘型肌肤。

8. 酵素去角质

在洗净脸后，避开唇部与眼部周围肌肤，在全脸敷上一层酵素面膜，然后进入浴室洗澡，洗澡时产生的蒸汽与热气能加速酵素发挥作用，轻松去除老化角质。

9. 燕麦去角质

可将燕麦或是燕麦片磨成细粉，用一匙燕麦粉加上适量的草莓酸奶，搅拌均匀后敷在脸上，并轻轻地在脸上按摩，利用燕麦颗粒粗粗的触感，替皮肤上的角质层做一次深度的清洁，1 周 1 次即可。

搜集去黑头秘方，保证肌肤白皙无瑕疵

黑头主要是由皮脂、细胞屑和细菌组成的一种"栓"样物，阻塞在毛囊开口处而形成的，在空气中的尘埃、污垢和氧化作用下，其接触空气的一头逐渐变黑，所以得了一个不太雅致的称号——黑头。

黑头影响女性面部的白皙，应该如何去除它呢？不妨尝试以下几种方法：

1. 盐加牛奶去黑头

每次用 4～5 滴牛奶兑盐，在盐半溶解状态下开始用来按摩长黑头部位；由于此时的盐未完全溶解仍有颗粒，所以在按摩的时候必须非常非常小力；半分钟后用清水洗去，不要再擦任何护肤品，以便让皮肤重新分泌干净的油脂。

2. 珍珠粉去黑头

在药店选购质量上乘的内服珍珠粉，取适量放入小碟中，加入适量

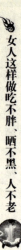

清水，将珍珠粉调成膏状然后均匀地涂在脸上，用手轻轻按摩，直到脸上的珍珠粉变干，再用清水将脸洗净即可。每周2次，可以很好地去除老化的角质和黑头。

3. 蛋清去黑头

准备好清洁的化妆棉，将原本厚厚的化妆棉撕成薄片，越薄越好；打开一个鸡蛋，将蛋白与蛋黄分开，留蛋白部分待用；将撕薄后的化妆棉浸入蛋白，稍微沥干后贴在鼻头上；静待10～15分钟，待化妆棉干透后小心撕下。

4. 鸡蛋壳内膜去黑头

鸡蛋壳内层的那层膜，把它小心撕下来贴在鼻子上，等干后撕下来。这个方法的原理和蛋清去黑头是一样的。

5. 米饭团去黑头

每次蒸完米饭捏一小团在有黑头的地方轻柔，米饭的黏性会将脏东西带下来。

6. 小苏打去黑头

将小苏打加纯净水以1∶10的比例和开，将棉片浸入放了小苏打的水中，再拧干。然后，把棉片贴在有黑头的地方，约15分钟后取下。最后，用纸巾轻轻揉出黑头粉刺，再洗净脸即可。

7. 卸妆油去黑头

清洁面部之后，在鼻子的黑头上倒2滴卸妆油，用两个手的中指和无名指进行按摩，时间控制在大约1个小时，按摩时力度适中，不能太用力，否则会把鼻子按摩红。在按摩过程中会不断有小颗粒被揉出来，用面巾纸小心擦掉，动作要轻柔。按摩之后，需要再次清洁皮肤。

美丽小课堂

去黑头的2个误区

1. 用手挤

许多女人在镜子里看到鼻子上突出的黑头，就会忍不住用手去挤。其实这是一种很不卫生的方法，因为手上有很多细菌，容易导致皮肤感染。而且用手指指腹是很难把顽固的黑头挤出来的，必须用指甲用力挤，这就容易伤害皮肤甚至留下瘢痕。

2. 用刷子擦

用刷子擦能够去角质，但用来去黑头作用不大，因为角质在皮肤的表面，但黑头藏在毛孔内。若不小心用力过猛，还会擦伤没有角质的娇嫩肌肤。

需要注意的是，根除黑头要有耐心，已老化的黑头被清除几天后，新的黑头又在生成，这种新陈代谢的周期需要配合特别注意的日常护理才会被慢慢根治掉。因此，女人要长期坚持去黑头才能保持永久的白净肌肤。

均匀涂抹化妆水，让肌肤白得更清透

用洗面奶洗干净面部肌肤后，女人应选择自己的肌肤适用的化妆水，均匀涂抹在肌肤上。化妆水是一种透明液态的化妆品，它的作用就在于再次清洁肌肤以恢复肌肤表面的酸碱值，并调理角质层，使肌肤更好地吸收。而且，许多化妆水中也含有美白成分，在滋润肌肤、收缩毛孔的同时也有不错的美白效果。

化妆水主要分为爽肤水、柔肤水、紧肤水3类。护肤专家推荐，油性皮肤的女性应使用紧肤水，健康皮肤使用爽肤水，干性皮肤使用柔肤水，混合皮肤T区使用紧肤水，敏感皮肤则要用专业的敏感水、修复水等。

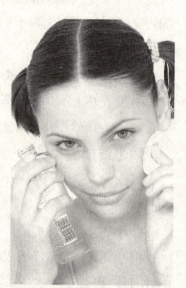
避免在娇嫩的眼部周围使用爽肤水，这会令其很容易发干。

1. 爽肤水

爽肤水最重要的功效是保湿，它对于肌肤干燥，特别是受空调日晒等影响下的肌肤相当适用，且多在夜间使用。

2. 紧肤水

紧肤水主要以收敛作用为主，它能有效地收敛毛孔、调理肌肤，通常适用于白天。可以每天早晨洗完脸之后在化妆之前使用，这样既能在白天收敛粗大毛孔，防止尘埃进入毛孔内，又能使持久妆效果良好。

3. 柔肤水

柔肤水具有去角质功效，如果肌肤粗粗硬硬的，用它一擦即能除去多余角质，使肌肤变得柔软。一般洗完脸之后使用，再用其他保养品，就像浇花时先松软土质后水分养分才更易吸收一样，因此它有促使下一步保养品更好吸收的功效。

化妆品还可以根据功效来分类，主要分为保湿类、控油类、美白类

3 种。

1. 保湿化妆水

保湿类化妆水多含植物精华、甘油、透明质酸、氨基酸等成分。一般来说，黏稠一点的化妆水相对保湿效果较好，如啫喱状或凝胶状的化妆水。

2. 美白化妆水

美白化妆水多含维生素 C、维生素 E、植物精华（玫瑰、甘草等）、氨基酸等美白成分，但很多美白成分容易引起过敏，敏感皮肤使用美白产品需要特别注意。而且一些美白成分会受光照影响，所以最好在晚上使用。此外，美白成分通常不太稳定，离生产日期过久或者保存不当的美白化妆水很有可能不再含有有效美白成分，但做普通化妆水使用并无问题。

3. 控油化妆水

控油化妆水多含酒精、薰衣草、茶树等成分，适合油性或混合偏油的皮肤使用。

化妆水是日常护肤必不可少的用品，要想美白皮肤，更要注意正确使用化妆水：

1. 擦拭法

（1）将化妆水倒在化妆棉上，并使其充分吸收；

（2）由内向外顺着肌肤的纹理擦拭，这样才不会过分拉扯肌肤致使细纹出现；

美丽小课堂

自制美白化妆水

1. 芦荟柠檬化妆水

材料：芦荟 1 小块，柠檬 1/2 个，白葡萄酒适量。

做法：芦荟和柠檬去皮后切碎，放入瓶子内，再倒入白葡萄酒，放在冰箱里可以保存 20 天左右。

功效：芦荟是出色的美容材料，不仅能使皮肤透明亮白，还能防止皮肤老化，更适合夏天使用。

2. 精油化妆水

材料：柠檬或葡萄或茉莉精油 5 滴，纯净水与茶勺，苦油半茶勺。

做法：材料备齐后，按 5 茶勺纯净水、半茶勺甘油、5 滴精油的比例混合均匀。如想将自制化妆水保存较长时间，可往里加入少许酒精，然后装瓶，即成自制化妆水。

功效：柠檬、葡萄、茉莉精油具有美白、收剑、抗敏等功效。

（3）额头与鼻子部位油脂分泌较多，可以适当延长测试时间。

2. 拍打法

（1）先将化妆水倒在化妆棉上；

（2）用拍打的方式，将化妆水涂在脸上；

（3）充分拍打脸部各个部位，帮助对化妆水的吸收。

女人要想皮肤好，乳液、面霜不可少

女人用化妆水将肌肤的毛孔打开之后，肌肤急需要吸收营养，此时女人应选用适合自身肌肤的乳液、面霜给予肌肤充足的水分和营养，如此，乳液、面霜中的美白、抗衰老等有效成分也能够更好地被肌肤吸收。如此乳液、面霜成为女人基础护肤的重要课程。

按功效来看，乳液、面霜主要分为保湿、美白、抗衰3大类。

1. 保湿乳液、面霜

保湿乳液、面霜中富含玻尿酸（透明质酸）、甘油、氨基酸、胶原蛋白、维生素 B_5、AHA等保湿成分，含水度较高，质地轻薄，容易推均匀并且快速渗透到皮肤表皮，容易被吸收。其保水度也高，可以让滋润皮肤的成分容易被留存下来，不容易被蒸发，维持皮肤的含水量。由于油分含量少，有些质量优良的保湿乳液、面霜还有控油效果。

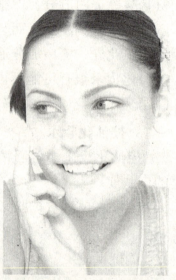

将面霜点在脸上，用手指按摩，将其匀开，要轻轻地向上按摩。这样皮肤上就会形成一层保护膜，很容易上妆，还能保持面部水分平衡。

需要注意的是，甘油是传统的保湿产品，但它主要通过吸收外界水分来保持湿度，所以天气干燥的北方并不适用。

2. 美白乳液、面霜

美白液、面霜富含熊果苷、传明酸、鞣花酸、左旋C等美白成分，其中的某些美白成分容易氧化，要小心保存和使用。

注意，美白产品通常会滋润不够，挑选保湿效果好的美白成分更容易吸收。此外，见效太快的美白产品对皮肤的刺激也更大，不宜使用，而要选用那些不刺激、不含酒精、温和的美白乳液、面霜，才能保证肌

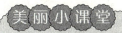

乳液和面霜的区别

（1）从外表而言，乳液是液体状的，面霜是膏状的。

（2）乳液的质地比较薄一些，同一个品牌的乳液比面霜感觉会更清爽一些，因此乳液比较适合夏季或者油性皮肤使用，面霜比较厚一点，适合干燥季节和中干性皮肤使用。

（3）乳液一般吸收会比面霜快一些，但没有面霜的滋润性强。

（4）很多品牌现在已经推出了在乳液之后使用的修护霜，白天可以直接涂抹乳液即可，晚上在乳液之后可以在涂抹一层修护霜加强保护作用。

总之，女人应根据自己的肤质和季节变化来选择相应的乳液、面霜，以保证肌肤的滋润亮白。

肤白得健康和持久。

3. 抗衰老乳液、面霜

抗衰老乳液、面霜富含维生素 A、胶原蛋白、胜肽和 Q10 等抗衰成分，同时具备良好的滋润效果，因为开始老化的肌肤除了水分不足之外，油分也开始减少，充分滋润才能防止皱纹产生。

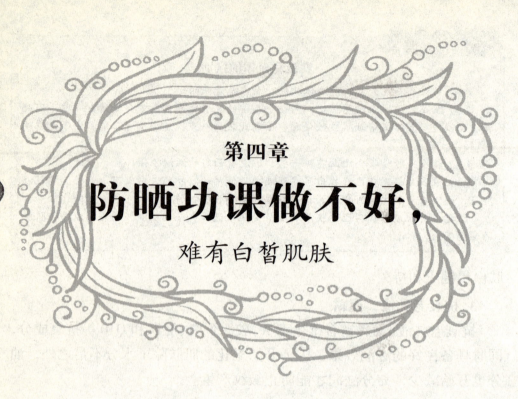

第四章
防晒功课做不好，
难有白皙肌肤

紫外线——美白的第一天敌

紫外线是电磁波谱中波长 10~400 纳米辐射的总称。紫外线主要来自太阳，它由紫外光谱区的三个不同波段组成，从短波的紫外线 C 到长波的紫外线 A。紫外线能杀菌、消毒、治疗皮肤病和软骨病等，但人体吸收太多的紫外线轻则导致晒黑、晒伤，重则导致皮肤癌。

1. 长波紫外线（UVA）

波长 320~400 纳米的紫外线，被称为长波紫外线。它对衣物和人体皮肤的穿透性最强，可达到真皮深处，并可对表皮部位的黑色素起作用，从而引起皮肤黑色素沉着，使皮肤变黑。因而长波紫外线也被称做"晒黑段"。尽管它不会引起皮肤急性炎症，但对皮肤的作用缓慢，可长期积累，是导致皮肤老化和严重损害的原因之一，因而被称为"年龄紫外线"。

长波紫外线不受云层、玻璃窗的阻隔，不受冬夏冷寒的影响，几乎全年恒定不变。因此，如果人们不注意做好紫外线防护，长期接受长波紫外线照射，皮肤就容易被晒伤，变得敏感而脆弱。

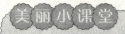

紫外线指数与防护

紫外线指数一般用0~15表示。一般来说,夜间紫外线指数为0,在热带或高原地区,晴天无云时紫外线最强,指数为15。紫外线指数值越大,表示紫外线辐射对人体危害越大,也表示在较短时间内对皮肤的伤害越强。

有时,相关机构又将紫外线指数分为5级发布:

指数值为0,1,2时,为1级,表示太阳辐射中紫外线量最小,对人体基本没有什么影响;

紫外线指数为3,4时,为2级,表示太阳辐射中的紫外线量比较低,对人体的影响比较小;

紫外线指数为5,6时,为3级,表示紫外线辐射为中等强度,对人体皮肤有一定程度的伤害;

紫外线指数为7,8,9时,为4级,表示紫外线辐射较强,对人体危害较大,应注意预防,外出应戴太阳帽、太阳镜或遮阳伞,也可涂擦一些防晒霜(SPF指数应大于15);

当紫外线指数大于等于10时,为5级,表示紫外线辐射最强,对人体危害最大,人们应减少外出时间(特别是中午前后),或采取积极的防护措施。

2. 中波紫外线(UVB)

波长280~320纳米的紫外线被称为中波紫外线。此类紫外线的极大部分被皮肤表皮所吸收,不能再渗入皮肤内部。但由于其阶能较高,对皮肤可产生强烈的光损伤,被照射部位真皮血管扩张,皮肤可出现红肿、水泡等症状。长久照射中波紫外线皮肤会出现红斑、炎症、皮肤老化,严重者可引起皮肤癌。因此,中波紫外线又被称作紫外线的晒伤(红)段,是应重点预防的紫外线波段。所幸,中波紫外线能够被玻璃、遮阳伞、衣物等阻隔。

3. 短波紫外线(UVC)

波长200~28纳米的紫外线被称为短波紫外线。短波紫外线在经过地球表面同温层时被臭氧层吸收,不能达到地球表面,对人体没有产生重要作用。

由此可见,防晒的重点在于防护长波紫外线和中波紫外线。

美白防晒,先要解密两大防晒品

女人在使用防晒产品前,先要弄清楚这些防晒产品的防晒原理。目前的防晒原理主要分为两类:物理防晒和化学防晒。

1. 物理防晒

物理防晒是通过添加一些反射光的微小粒子将紫外线反射出去，避免皮肤接受紫外线而受到伤害。这些微小粒子主要是片状的二氧化钛、氧化锌，当它们在脸上涂开的时候，就像镜子一样能反射阳光。

优点：物理防晒性质稳定，可以长时间反射紫外线，只要不出汗或者擦拭，可以一直保持防晒效果。而且，物理防晒使用的粒子不需要皮肤吸收，不易引发皮肤敏感，尤其适用于那些对化学防晒过敏的女性。

缺点：物理防晒品透明感、透气性略差，涂在皮肤上显得泛白，如果肤色偏暗的话使用起来会不自然。此外，物理防晒品质地偏油腻和厚重，容易堵塞毛孔，因此现有的物理防晒产品在设计时会将物理防晒成分混合在挥发性的溶剂里，所以使用前都要摇一摇以减低油性度。

物理防晒剂：

（1）二氧化钛：俗称钛白粉，是一种允许使用的食用色素。

（2）氧化锌：在皮肤科可用来治疗湿疹、皮炎等疾病，可以用于眼周等皮肤敏感处。以这种防晒剂为主的产品无刺激，适合敏感肤质使用，比较安全。同时它的防晒谱比较广，所以防晒能力比较强。

2. 化学防晒

化学防晒是通过添加 UVA、UVB 的吸收剂先将紫外线吸收，然后将紫外线转化成分子的振动能或热能这样一种较低的能量形态释放出来，避免紫外线对皮肤的直接损伤。化学防晒中，防晒系数（SPF 值）越高，防晒时间越长。

优点：化学防晒品需要皮肤吸收，要涂抹 20 分钟后才能发挥作用，因此一般质地比较清爽，涂抹以后肌肤没有负重感。

缺点：需要定时补涂。因为防晒剂在吸收紫外线的同时也在逐渐被氧化，吸收到一定程度，防晒效果就会变弱，所以要根据紫外线的强度

美丽小课堂

如何为儿童选用防晒品

因为儿童皮肤的屏障功能没有发育完善，缺少黑色素防御紫外线的能力，所以对日晒非常敏感，因此家长也要注意儿童涂抹防晒霜。专业医师推荐为儿童选择大品牌的低敏性的、儿童专用防晒霜，或医学护肤品（药妆）的专用防晒霜，注意在产品说明中应有"物理性防晒剂"标识。因为物理性防晒剂里的二氧化钛和氧化锌比较安全，儿童湿疹时都能使用。而化学性防晒剂往往含有一定的毒性，容易损伤儿童娇嫩的皮肤。

此外，为儿童选购防晒霜时，先要经过儿童皮肤敏感测试。家长可在儿童的前臂、耳内侧试着涂抹，没有发红、刺激的症状出现，才能使用。

和时间及时补涂。使用化学防晒品易过敏，所以最好再涂抹防晒品前先涂抹乳液隔离。此外，如果选择的是含有铅、汞成分的防晒剂，长期使用会造成皮肤的依赖性，对皮肤细胞和结构造成破损。

化学防晒剂

（1）对氨基苯甲酸（PABA）及其脂类以及同系物：吸收 UVB，有刺激性。

（2）邻氨基苯甲酸脂类：吸收 UVA，吸收率低，有刺激性，但价格低廉，我国不少防晒品都采用该制剂。

（3）水杨酸脂类：吸收 UVB，吸收率低，价格低廉。

（4）对甲氧基肉桂酸酯类：吸收 UVB，吸收效果好，美国厂家广泛采用。

（5）二苯酮及其衍生物：对 UVA 和 UVB 都可吸收，吸收率稍差，但该剂渗透性强，无光敏性，毒性低，西欧、美洲产品广泛使用。

（6）甲烷衍生物：是吸收 UVA 是最高效吸收剂，但该剂合成困难，有刺激性与致敏作用，较少使用。

（7）樟脑系列：吸收 UVB，吸收率低，无刺激性，毒性小。

理论上，物理防晒要比化学防晒好，但市场上的防晒品 80% 以上是物理和化学防晒共同作用，只有过敏性皮肤专用的产品，才有可能是纯物理防晒。

需要注意的是，无论是选择物理防晒还是化学防晒，女人都要考虑个人肤质状况来选择防晒品。

美白的关键：看系数，选防晒品

在挑选防晒品时，女人不仅要根据自己的肤质来挑选，还要注意防晒品的系数。只有选择一款防晒指数适合的防晒品，才能够有效抵抗紫外线的侵袭，保持肌肤的白皙。

挑选防晒品的系数时，首先要弄明白防晒品的两大重要指标：

1.SPF

SPF 是 Sun Protection Factor 的缩写，即防晒指数，表明防晒用品所能发挥的防晒效能的高低。它是测量防晒品对阳光中紫外线 UVB 的防御能力的检测指数，根据皮肤的最低红斑剂量来确定系数大小的。SPF= 最低红斑剂量（用防晒用品后）/ 最低红斑剂量（用防晒用品前）。

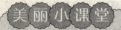

五级防晒指标

一级防护：SPF10~15，是最基础的防晒力，适用于阴天、雨天，让皮肤免受各种光源的伤害，多用作日常防护。

二级防护：SPF15~20、PA+，是初级防晒力，适用于室内工作者和少量户外工作者，多用于夏天多云及晴天的室内，及秋冬阳光天气的户外。

三级防护：SPF20~30、PA++，是中级防晒力，适用于外勤工作者或做大量户外运动时，尤其是夏天阳光天气的室外及靠窗座位的女性。

四级防护：SPF30以上、PA+++，是高级防晒力，适用于强烈日光下的户外活动，如登山、游泳等。

五级防护：SPF50以上、PA+++，是超高级防晒力，多为专业的医护防晒品，适用于刚做完美容激光手术或有严重晒伤的女性。

具体测试方法是：假设紫外线的强度不会因时间改变，一个没有任何防晒措施的女人如果待在阳光下15分钟后皮肤会变红，开始出现红斑；当她采用SPF15的防晒品时，表示可延长15倍的时间，也就是在225分钟后皮肤才会被晒红；如果采用SPF20的防晒品，表示可延长20倍的时间，即她在300分钟后皮肤才会被晒红。以此类推，可知，SPF越高，皮肤对紫外线的抵抗力越强。

注意，SPF的系数越大，防晒效果越好，但其通透性会越差，对皮肤的刺激性也越大。一般来说，女人应根据以下几点来选择合适的SPF值。

（1）一般类型皮肤的人，SPF值以8～12为宜；

（2）对光敏感的人，SPF值以12~20为宜；

（3）只在上下班的路上接触阳光的上班族，SPF值在15以下即可，以脸部的防晒为主；

（4）在野外游玩、海滨游泳时，防晒品的SPF值要在30以上。游泳时最好选用防水的防晒护肤品。

2. PA

PA是Protection of UVA-1的缩写，是测量防晒品对阳光中紫外线UVA的防御能力的检测指数。它是1996年日本化妆品工业联合会公布的"UVA防止效果测定法标准"，是目前日系商品中最广被采用的标准。防御效果被区分为三级，即PA+（有效防护约4小时）、PA++（有效防护约8小时）、PA+++（超强防护）。

注意，SPF是针对UVB的，只能防御占总量1%的紫外线；而PA

是针对 UVA 的，是抵抗紫外线的主力军。没有标识 PA 的，可能不具有防 UVA 的功能。

此外，还应注重防晒品的防水性。因为夏天容易出汗，如果防水性不强的，防晒霜就会随着汗液流失，防晒的效果自然也就没了。测试防晒霜防水性的方法是：将防晒霜涂在手上，然后喷上水，看看水是成什么状态，如果是一颗颗的水珠出现，就说明防水性很好；如果成了一摊水，那防水性则较差。

4 种典型肤质如何挑选防晒品

每个女人的皮肤状况都不一样，女人要根据自身的肤质来使用相应的防晒品，才能获得最好的防晒美白效果。

1. 油性肌肤

（1）选择渗透力较强的水剂型（啫喱、乳液状产品）、无油配方的防晒霜，认清外包装上的 Oil Free（不含油脂）的标志，且千万不要用防晒油，物理性防晒类的产品慎用。可将产品涂在手背或虎口处，若皮肤能很快吸收，无黏腻感、增白感，且无油亮感，就基本符合油性肌肤使用。

（2）挑选防晒产品时应选择带有"Noncomedogenic"字样的产品，这说明防晒品的成分没有造成粉刺的倾向，是油性肌肤的首选。

2. 干性肌肤

（1）因为肌肤缺水，应选择含油脂比较多的霜状防晒品，尤其要选用质地滋润，并有补水功效和抗氧化功能的防晒品。

（2）选择有针对 UVA 射线的隔离功能的防晒品，因为紫外线带走的不仅仅是白皙的肤色，其中的 UVA 射线会损伤皮肤中的胶原蛋白细胞，使肌肤失去弹性，产生皱纹，让肌肤更加干燥。

美丽小课堂

使用防晒霜的 3 个提醒

提醒一：SPF 值不能累加。涂两层 SPF10 的防晒霜，只有一层 SPF10 的保护效果。

提醒二：防晒霜不能在上妆前使用。

提醒三：通常防晒霜在皮肤上涂抹量为每平方厘米 2 毫克时，才能达到应有的防晒效果。

3. 混合性肌肤

混合性肌肤的特殊性决定必须同时使用两款防晒产品。在使用有保湿效果的防晒霜之前，要先在T区使用控油防晒产品，抑制皮脂过度分泌，使防晒霜的效果更持久。T区出油脱妆时，可用防晒粉饼轻轻在肌肤上按压一层，相当于为肌肤加强了防晒效果。

4. 敏感性肌肤

选择专业针对敏感性肤质的防晒品，或产品说明明确标明"通过过敏性测试"，"通过皮肤科医师对幼儿临床测试"，"通过眼科医师测试"，"不含香料、防腐剂"等说明文字。建议使用物理性防晒品。可先在手腕内侧试用，24小时后没有过敏反应才可放心使用。

巧用隔离霜，打造肌肤的美白屏障

为了更好地美白肌肤，女人在为肌肤抵挡紫外线侵害的同时，还要抵挡空气中的污染物和辐射带来的伤害，这就需要涂抹隔离霜。

隔离霜有4大功效：

（1）辅助防晒。防晒霜需要擦到一定的厚度才能起到标示的防晒值作用。而隔离霜由于其修颜的作用，往往涂得很薄，这样就算有较高的防晒值，实际作用也并没有产品宣传所说的那么明显。所以，隔离霜有辅助防晒作用。

（2）修复肌肤。隔离霜可以对肌肤进行补水和修护，让肌肤显得清爽，起到修复肌肤的作用。经常化妆的女人卸了妆会觉得皮肤晦暗，缺乏健康光泽，肤质松弛，很容易滋生暗疮。

（3）延缓衰老。隔离霜中大多含有丰富的抗氧化因子及高浓度的营养滋润成分，如绿茶成分、精纯维生素E等，它们有抑制自由基产生的功能，防止皮肤过早老化。

（4）完善妆容。隔离霜又称"妆前饰底乳"，能够平整毛孔，使肌肤变得平滑滋润，更容易上妆。

隔离霜的颜色

隔离霜的颜色大概可分为紫色、绿色、白色、蓝色、金色、肤色6种，不同的颜色代表不同的修容作用。因此，女人应根据自己的肤色来选择适宜的隔离霜，才能起到最好的美白效果。

（1）紫色。紫色具有中和黄色的作用，能使皮肤呈现健康明亮、白

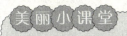

两种不同的隔离霜涂抹手法

1. 调整肤色的隔离霜涂抹手法

（1）使用中指从脸颊中心向外侧滑动涂抹。这样越外侧涂得就越薄，感觉比较自然。

（2）伸直手指，用无名指在脸颊的轮廓线附近均匀涂抹。

（3）额头同样使用中指从下向上涂。最后，用海绵扑轻轻按压，使其更服帖。

（4）眼角等角落用指尖涂抹后，再将化妆棉片对折，用中间立起来的尖角涂匀。

2. 修饰毛孔的隔离霜涂抹手法

（1）指尖取少量隔离霜，如果量不足可再取，但不要一次用太多，半张脸用1粒米的量就够了。

（2）从毛孔比较明显的脸颊三角区开始涂。手指肚贴在肌肤上打转，将隔离霜揉进去。

（3）涂完脸颊余下的量涂在鼻翼和鼻梁上。手指肚依然画圆，从不同的角度涂抹、填平凹凸。

（4）稍微补充一点隔离霜，然后从眉毛向发际线呈放射线状涂抹。

里透红的色彩，适合普通肌肤、稍偏黄的肌肤使用。

（2）绿色。绿色隔离霜可以中和面部过多的红色，使肌肤呈现亮白的完美效果，还可有效减轻痘痕的明显程度，适合偏红肌肤和有痘痕的皮肤。

（3）白色。白色隔离霜能使皮肤明度增加，使肤色看起来干净而有光泽度，适合黝黑、晦暗、不洁净、色素分布不均匀的皮肤。

（4）蓝色。蓝色隔离霜可以较温和地修饰肤色，使皮肤看起来"粉红"得自然、恰当，而且用蓝色修饰能使肌肤显得更加纯净、白皙、动人，适合泛白、缺乏血色、没有光泽度的皮肤。

（5）金色。金色隔离霜可以让皮肤黑里透红，晶莹透亮，适合那些渴望拥有健康的巧克力色皮肤的女人，以及肤色天生较黑的女人。

（6）近肤色。近肤色隔离霜不具调色功能，但具高度的滋润效果，适合皮肤红润、肤色正常的人以及只要求补水防燥、不要求修容的人使用。

（7）其他不常见的隔离霜色彩。粉红色隔离霜：适合脸部肌肤较白皙者，能创造红润感；珠光隔离霜：可拿来作为局部打亮用品，能在整脸聚光，呈现白金光泽的立体感；黄色隔离霜：用来修正不均匀的肤色，可打在眼下修饰咖啡色黑眼圈，可以让黄色肌肤更自然；蜜桃色隔离霜：可修饰脸部及眼周的暗沉。

全年防晒，牢记5条戒律

"没有太阳，不用防晒。""出门几分钟而已，没必要打伞防晒。""反正我已经很黑了，防晒也没有意义了。"如果女人因为这些原因而不采取防晒措施，不仅会为自己的肌肤变黑埋下危机，还面临着肌肤损害的健康问题。

要知道，正确的防晒观念是：要想保持白嫩的肌肤，一定要全年365天天天都防晒。因此，女人要牢记以下5条戒律，树立正确的防晒观。

1. 阴天也要防晒

阴天，太阳被厚厚的云层所遮掩，但太阳中90%的紫外线能够穿透云层，对人体起作用。因此，即便是在阴天出门，也要擦上防晒霜。

2. 室内也要防晒

长波紫外线UVA具有超强的穿透力，可以穿透玻璃。因此，即使在室内，女人也要注意防晒。而且，现代的女人在室内经常受到电脑辐射，或者室内卤素灯的照射，也等同于接受到紫外线照射，也应涂抹防晒霜。

3. 天寒也要防晒

在寒冷的动机，尽管紫外线中的UVB有所减少，但对皮肤伤害较大的UVA基本是全年恒定不变，因此，虽然冬天的阳光让女人少了些晒黑的概率，但受紫外线辐射导致肌肤老化的概率没有降低。因此，即便在冬天，女人也要注意擦防晒霜，尤其要选择有PA系数的防晒品。尤其是在雪地、海边，紫外线会被雪、海水反射，常使女人受到更多的紫外线辐射，因此更要注重擦防晒霜。

美丽小课堂

夏日防晒的三大工具

1. 太阳镜

在炎热的夏季，女人可戴太阳镜，它不仅防晒，为眼睛增添一把保护伞，还能让女人变得酷味十足。

2. 遮阳帽或遮阳伞

在炎热的夏日，一顶遮阳帽或一把遮阳伞是女人必不可少的工具。它在抵挡紫外线的同时，又可为女人增加优雅、美丽的气质。

3. 衣服防晒

所有的衣物都是防晒的，区别只是防晒程度的高低。在炎热的夏日，女人选择那些质地较密较厚、颜色较深的服装，往往有较好的防晒效果。

4. 皮肤黑也要防晒

一般来说，肌肤偏白，对紫外线的抵抗能力较弱，容易被晒伤；而肌肤偏黑，对紫外线的抵抗能力较强，不易晒伤，但易被晒黑。因此，皮肤较黑的女性也要注意防晒。

5. 男女老少都要防晒

紫外线不仅是导致皮肤变黑的凶手，也是加速女人肌肤老化的主因。越是年轻的肌肤越易受到紫外线的伤害，而且随着年龄增长，这种伤害会以皮肤产生色斑、黑斑、松弛、暗沉、皱纹等形式出现。任何年龄阶段的女人如果不注重防晒，都会因过度接受紫外线照射而导致肌肤快速老化。因此，防晒工作越早做越好。

紧急救护晒伤肌肤

女人没做防晒措施，或防晒措施不当，就可能晒伤。而晒伤后处理不当，就会对皮肤造成严重的伤害。要知道紫外线对肌肤的伤害绝不仅仅是晒黑和留下晒斑那么简单，它还会使肌肤变得敏感，出现细纹、过早衰老等问题。

晒伤一般在日晒后4~6小时开始出现反应，12~24小时后达到高峰，主要表现为日晒部位的皮肤出现境界鲜明的红斑、水肿，重者发生水疱、大疱，水疱内为淡黄色的浆液，同时有瘙痒、灼痛或刺痛感。如果晒伤部位太广，晒得太厉害，可形成水泡，并出现全身症状如发热、心慌、头痛、恶心、呕吐等。

晒伤较重需要去医院就医，而针对较为轻微的晒伤，女人一般可采取以下几个晒后修复方法：

1. 为肌肤降温

当肌肤受到紫外线伤害，最要紧的急救措施就是镇定和降温。由于晒后肌肤的肤温偏高，并且会出现泛红热痛的刺激感，所以为肌肤降温是防晒修复的第一步。可将湿毛巾包上冰块冰敷，或是喷上矿泉保湿喷雾快速降温，为肌肤减缓热痛感，避免发炎灾情扩大。

2. 用温水洗脸

日晒回到室内后，尽管很热，女人也不要立即洗脸，而要等皮肤降至正常温度后再洗脸。洗面奶最好采用含有牛奶、蜂蜜等滋润保湿作用的。

3. 补水保湿

清洁过脸部肌肤后，可以在脸上涂一些含水分比较多的护肤品，在涂的时候，不要忘记为脖颈也涂一些。这是因为肌肤被晒伤后保湿能力下降，仅用化妆水保湿是不够的，可借助保湿润肤露，在提高肌肤保湿能力的同时，也能改善皮肤的干涩状态，也可使用保湿面膜来保湿，但不要使用需剥除的面膜，避免对肌肤造成进一步伤害。注意，如果晒后肌肤出现发红或刺痛，不要使用任何化妆品。

还可使用一些补水保湿的小方法做晒后补水保湿工作：

（1）西瓜：可以清热解暑，而西瓜皮则在治疗晒伤上有妙用。

具体方法：将西瓜皮切成小薄片，敷在晒伤处，每 5~10 分钟更换 1 次。如果晒伤较重最好选择冰镇后的西瓜皮，坚持 1 周左右，效果明显。

（2）芦荟：芦荟汁液有立即降热、清凉的功效。

具体方法：将芦荟的汁液涂在被晒伤的皮肤上，让汁液自然干透便可。

（3）维生素 E、润肤膏：晒伤后多涂含维生素 E 的润肤膏，有助加速皮肤的复原及预防瘢痕的出现。

具体方法：准备 1 粒维生素 E 丸、1 汤匙润肤膏。先把维生素 E 丸切开，然后把里面的油状物质倒进润肤膏内拌匀，即成为自制的维生素 E 润肤膏。只要把它涂在晒伤的皮肤上便可。

（4）薰衣草香熏油：不但可舒缓晒伤的痛楚、加速皮肤的康复，更可滋润皮肤。

具体方法：薰衣草香熏油 5 滴、15 毫升底油混合在一起，早晚各一次涂在受伤的皮肤上。

（5）自制祛斑美白面膜：可阻止黑色素向表皮细胞传递。

具体方法：用 1 小匙蜂蜜、适量的面粉或珍珠粉、1 颗维生素 E 胶丸的油体、1 片维生素 B_3 的粉末混合搅拌均匀，敷在脸上和脖颈等处，15~20 分钟后，用清水洗净，涂上含水量较多的护肤品即可。

对不同的晒伤小症状，也要采取不同的方法在处理：

1. 皮肤轻微发红

应立即用化妆水棉片敷面，以脸颊、鼻子等泛红的部位为中心，耐心地仔细冰敷，并不断地替换化妆棉，直到肌肤感到冰凉为止。敷面后以润肤露进行保湿，并依据肌肤的状况涂抹乳液或其他美白护肤品。

2. 肌肤发热

针对肌肤发热这样的晒伤，对于皮肤比较脆弱的人可能会引发更多问题。敏感皮肤会被激发，痘痘皮肤可能长痘。可使用具镇静效果的化妆水进行敷面，最好使用适合自己肤质的化妆水进行冰敷，即将化妆水放入冰箱冷却后冰敷，也可使用含化妆水的敷面膜代替化妆水。如果脸上有妆也可以用防晒喷雾来补水，喷出的水非常细密，不会弄花妆容，喷水后可用纸巾把多余水分按干。

3. 又发热又疼痛

如果肌肤发热又疼痛，这已经是接近轻微烫伤的重度灼伤。唯一的方法就是用冰水敷面，不要抹任何护肤品，将冰块放在手中用纱布沾湿冰水敷脸，不断地沾湿、冰敷，让肌肤感到冰凉。

4. 皮肤发痛蜕皮

皮肤紧绷，手触摸有刺痛，出现细小皲裂甚至出现蜕皮，这时皮脂膜受损，需要及时修护。做好基本清洁、保湿，选用无刺激的保湿护肤品，同时注意防晒，使用防晒品。特别严重的，要用无刺激的保湿面膜敷面，坚持使用一段时间，让皮肤得到休养，几天后根据状况使用修护产品。

此外，女人在保湿修复晒伤肌肤的同时，还要注意在晒伤后较长一段时间里尽量不要熬夜，保持充足睡眠，提高肌肤免疫力，避免黑色素、雀斑以及黑眼圈的形成。

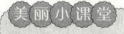

晒伤后不可立即去角质

晒后的肌肤非常脆弱，由于受到大量紫外线伤害，也会变得较为粗糙。在肌肤红肿发炎尚未消退之前，千万不要去角质，也不要马上涂抹美白保养品，以免引发过敏反应。这时要将重点放在舒缓发炎、补充水分和润泽肌肤上，3天至1周后，可视肤况改善程度进行去角质保养。

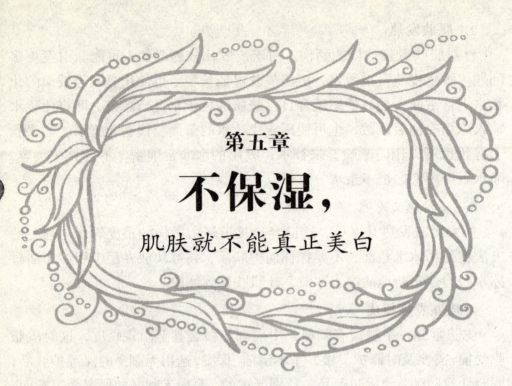

第五章
不保湿，
肌肤就不能真正美白

保湿对美白的意义非凡

皮肤干燥的原因在于皮肤的锁水功能下降，而皮肤内起着锁水功能的成分叫作保湿因子（生物上叫作透明质酸HA，即玻尿酸）。人体内的保湿因子是人体摄入含有丰富黏多糖的食物后合成的。而保湿因子会随着年龄的增大而减少；在电脑紫外光的照射和遇热的情况下，保湿因子会缓慢地分解消耗。因此，女人年龄越大，越容易出现皮肤干燥、肌肤暗沉发黄、皮肤松弛、皱纹增多等肌肤问题。

由此可见，保湿对美白有着极大的影响。这是因为皮肤缺水，易导致角质代谢不良，细胞内杂质及代谢废物不能及时被排出，从而出现皮肤角质肥厚、肤色暗沉，甚至出现黑色素沉着、雀斑、黄褐斑等现象。而随着年龄增长，皮肤新陈代谢变缓，皮脂膜的保护作用变弱或受损，皮肤更易缺水，出现干燥、暗沉、细纹、斑点等现象。因此，女人只有时刻保持肌肤水分充盈，才能让肌肤光泽透亮，凸显亮白光彩。

保湿还有利于皮肤吸收美白成分。美白护理时，若皮肤水分不充沛，角质层处于"干渴"状态，肌肤水分与油分比例严重失衡，皮肤对营养成分的吸收也会大打折扣，就会出现久不见效的美白护理瓶颈问题。相反，如果肌肤能够时刻保持滋润，皮肤就能快速吸收美白产品的营养成

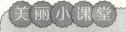

> **飞机上的保湿方**
>
> 许多女人因为工作的原因经常要乘坐飞机，而飞机上的环境往往很干燥，皮肤的脱水现象严重。因此，女人在飞机上也要注意为肌肤保湿，最好的方法就是为肌肤做个面膜来补水，还能顺便打发时间。
>
> 要挑选那种不用洗去、擦去的膏状面膜，高补水、高保湿的那种，最好眼部也可以使用。如果不怕吓到人，当然布膜、纸膜也可以。
>
> 具体使用方法是：先用微湿的纸巾擦去脸上的灰尘，随后将面膜挤在手掌中，涂抹开，均匀地按在脸上，薄薄地涂抹一层即可。随后可以闭上眼睛睡一会儿，让皮肤休息。下飞机前如果觉得有点腻，可以轻轻地将脸上残留未吸收的保湿面膜擦去。

分，快速持久地呈现亮白光彩。

此外，许多美白产品中的美白成分都有一定的吸湿性，因此美白护理常常耗费肌肤中的大量水分，这就需要女人及时为肌肤补水，保护肌肤角质层，才不至于因干燥而引发黑色素沉着等美白问题，也能够使美白成分更快地被肌肤吸收。

那么，女人怎样提高皮肤保湿因子含量呢？一种方法是外涂含有保湿因子的化妆品，另一种是摄入营养学上的专业食物自身合成透明质酸，起到全身保湿的效果。

此外，女人还要在空气湿度降低的时候，配合使用加湿器，使皮肤水分蒸发减少，防止出现干燥性皱纹、黑色素沉着等肌肤问题。这是因为空气湿度降低，皮肤角质层不能及时调节足够的保湿因子，而油脂腺的活跃能力也在降低，脸上的油脂便会减少，因此皮肤就容易绷紧，在眼下及鼻旁更会出现细纹。

全天24小时保湿攻略，美白从不间断

因为环境干燥、电脑辐射等原因，女人肌肤中的保湿因子随时都在分解消耗，如果不及时为肌肤补水，肌肤干燥就容易导致黑色素沉着等美白问题。因此，女人必须要掌握全天24小时保湿攻略。

一般来说，女人全天的保湿功课主要分为4个阶段：

第一阶段：早晨的补水功课

7:00——喝咖啡后喝等量水

许多女人喜欢在早晨起床后喝一杯咖啡提神，且咖啡还有助于缓解水肿。然而，咖啡也会让身体水分过度流失，令肌肤变干燥。因此，女

人应当在喝完咖啡后补充和咖啡同等分量的水分：如饮150毫升咖啡后喝150毫升温水（温水最容易为人体吸收），以恢复肌肤的含水量。

7：30——做好长效保湿准备

为了更好地保湿，女人应当选择具有长效抗氧化功效的保湿日霜，一方面可对抗城市污染，一方面能深入滋润补水。如果感觉肌肤干燥、上妆困难，女人最好在上妆前敷一张具有醒肤、补水功效的保湿面膜，它会让女人的肌肤一整天透出水润光彩。

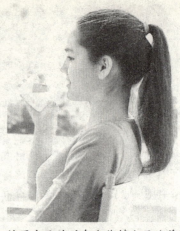

饮用充足的矿泉水能够全面改善身体健康状况，增加活力。

第二阶段：中午的补水功课

11：00——用温泉水喷雾来舒缓肌肤

对于办公室女性来说，办公室生活总是让人精神紧绷，早上还很振奋的精神很可能在开上一个冗长会议后变得倦怠疲劳，加上长时间处在空调环境中，肌肤中的水分流失迅速。此时，不妨使用含有天然温泉水成分的喷雾来减轻紧绷和敏感，喷完后记得用棉片轻按面部，帮助肌肤留住水分。

13：00——泡一壶玫瑰保湿茶

在用完午餐后，女人可在午间小憩时泡一壶玫瑰保湿茶。具体做法是：将玫瑰花、矢车菊或黄金菊各2克、蜂蜜适量以400毫升沸水冲泡，等待3分钟左右，花浸泡出味后饮用，可以调节血液循环，使皮肤更加水嫩滋润。

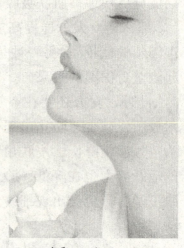

用保湿喷雾可以舒缓肌肤。

此外，还要注意避免空调温度太低，因为过度的冷气会让肌肤干燥。请尽量减小室内外的温差，如果冷气温度可调，请将温度控制在25℃。

第三阶段：下午的补水功课

15：00——注意使用保湿精华液

此时，肌肤处于高度缺水阶段，肌肤的出油量也达到高峰。这时，女人可用吸油纸轻压面部吸走表面油分，然后在面部喷上保湿喷雾，用棉片轻按后，再使用可在妆后使用的便携式保湿精华，用手指轻拍在眼角、嘴角等干燥部位，瞬间改善肌肤状况，调节油水平衡。

17：00——吃一个水果来补水

在结束了一天忙碌紧张的工作之后，女人忙着回家享受晚餐。然而，加班、塞车等种种因素可能让女人的晚餐推迟。为了避免晚餐吃得太晚而感到饥饿，女人应在还未感到饥饿时先吃一个水果（首推苹果和猕猴桃），补充足量的维生素和水分，避免空腹感，同时提振精神。

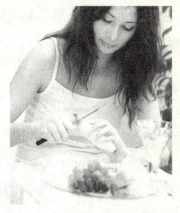

吃水果为肌肤补水是个不错的选择。

第四个阶段：晚上的补水功课

18：30——餐前先喝一碗汤

在进食晚餐时，女人最好先喝点汤，要知道，在空腹情况下，汤水对于肌肤和身体的滋养补水效果最好。

21：00——利用天然谷物去角质

此时，女人开始洗漱为入睡做准备，可利用天然谷物去角质，因为肥厚角质会影响水分的吸收。

22：30——面膜＋肢体伸展动作

洗漱后，为了进一步保湿，女人可涂上护肤后使用的保湿面膜，它比洁面之后使用的面膜更能锁住水分。当然，厚敷能整夜保湿的睡眠面膜更是锁住水分、持续保湿的上佳选择。

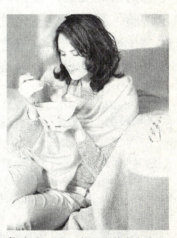

餐前喝汤既可为肌肤补充水分，也可减少食量，利于保持身材。

接下来，女人可花5分钟做一组调节身心的肢体伸展活动。具体做法是：双脚与肩同宽，手慢慢往下垂至碰地，然后下蹲，双手抱腿，将额头靠在膝盖上，彻底松弛身心。当女人做完

美丽小课堂

巧敷保湿凝胶来保湿

（1）洗完脸后，选一款不会导致过敏、成分单纯的保湿凝胶或是芦荟胶，涂满毛孔粗大（凝胶的厚度可涂厚一些）或是需要加强保湿的部位。

（2）用保鲜膜覆盖住，增加吸收的效率，约15分钟后取下。

（3）敷完后，用清水将保湿凝胶洗掉，轻拍上保湿品即可。

这套伸展动作，脸上的保湿面膜也该揭下了。在去除脸上多余的面膜液后，女人即可入睡。

此外，如果不想肌肤中的水分在睡梦中流失掉，可倒一杯清水放在床头柜，这样即便空气干燥，皮肤也不至于缺水。

不同肤质，选择不同的保湿方法

不同肤质的人保湿方法也不同，爱美的女人一定要注意了。只有选择适宜自己肤质的保湿方法，才能真正成就白皙水嫩美人。

1. 干性肌肤的保湿

干性皮肤会使人有紧绷的感觉，易起皮屑，易过敏，还可能伴有细小的皱纹分布在眼周围。这类皮肤的保湿护理尤为重要，除了要以保湿精华露来补充水分之外，还要每周敷一次保湿面膜。

另外，因为干性肌肤本身油脂分泌得就不多，如果频繁洗脸，会让干燥的情况更为严重。因此，每天洗脸最好不要超过两次，且最好以清水洗脸，尽量避免使用洗面皂。洗完脸后应选用含有透明质酸和植物精华等保湿配方的滋润型乳液。干性皮肤随着角质层水分的减少，皮肤易出现细小的裂痕，在给皮肤补水的同时还要适当补充油分，高度补水又

美丽小课堂

春天预防皮肤干燥的饮食方案

（1）多喝水质好的温凉开水，因为皮肤细嫩滋润程度与其水分含量密切相关，当人体水分减少时，会出现皮肤干、皮脂腺分泌减少，从而使皮肤失去弹性，甚至出现皱纹。而且许多女人为求方便而吃很多脱水加工的精致食物，这往往会直接影响水分的吸收，使身体慢慢处于缺水状态，皮肤失去光泽。

（2）增加各种维生素的摄入。维生素对于防止皮肤衰老，保护皮肤细腻滋润起着重要作用。如维生素A缺乏，可导致皮肤弹性下降，变得粗糙；若缺乏维生素B_2时，会出现口唇皮肤干燥、开裂等。维生素E有抗细胞膜氧化的作用，因而对皮肤有抗衰老的作用。

（3）常吃含胶原蛋白和弹性蛋白多的食物。胶原蛋白能使细胞变得丰满，从而使肌肤丰润，皱纹减少。

（4）增加微量元素的摄入。需要供给充足的血液，铁是构成血液中血红素的主要成分之一，多食含铁质丰富的食物，如动物血、蛋黄、肉类等。而缺锌时，会使皮肤干燥粗糙，易长粉刺，因此宜多吃含锌多的食物，如牡蛎、麦芽、核桃、瓜子等。

（5）注意碱性食物摄入。在饮食上要减少动物脂肪、肉类及甜食摄入。这些生理酸性食物在体内经氧化分解后，会使体液和血液中乳酸、尿酸含量增高，使皮肤变得粗糙、油腻，为了中和体内多余的酸性物质，应多吃些生理碱性食物，如新鲜的瓜果蔬菜，以改善皮肤的供养，使肌肤光滑润泽。

不油腻的面霜是不错的选择。

2. 油性肌肤的保湿

许多人认为油性皮肤不会有干燥的问题,其实不然。这样的皮肤即使有天然丰沛的油脂保护,也可能留不住水分,从而导致皮肤干燥和老化。因此,对于这种缺水不缺油的皮肤,彻底地清洁和保湿是肌肤护理最重要的步骤。

油性肌肤在选择保湿护肤品时,最好挑选质地清爽、不含油脂,同时兼具高度保湿效果的产品。使用亲水性强的控油乳液、保湿凝露,配合喷洒矿泉水或化妆水,水分不易蒸发,能保持长时间滋润,同时,也不会给油性的皮肤造成负担。

3. 混合性肌肤的保湿

对于混合性的皮肤,由于出现局部出油而又经常干燥脱皮的现象,不仅要注意为 T 字区控油,还要注意为 U 形区保湿,除了保湿乳液外,保湿面膜也是必不可少的。最好每周使用保湿面膜敷一次脸,或是用化妆棉蘸化妆水,直接敷在干燥部位来保湿。

4. 中性肌肤的保湿

中性皮肤既不干也不油,肤质细腻,恰到好处,只需选择一些与皮肤 pH 值相近的保湿护肤品,配合喷洒适度的脸部矿泉水。尽量不要在晚上睡前使用太过滋润的晚霜,以防止过多的油脂阻塞皮肤的正常呼吸而导致皮肤早衰。

给肌肤解渴,化妆棉 + 化妆水简单搞定

为了保持肌肤时刻水润透白,女人不仅需要使用化妆水、精华液等高度保湿产品,还要在早晚空闲时间为肌肤做好深度补水功课——敷保湿面膜。然而,天天敷保湿面膜,经济成本太高,为了节约保湿成本,女人可改用化妆棉 + 化妆水来湿敷,这样也可以在短时间内让肌肤迅速得到补水滋润。

湿敷的具体步骤:

(1)湿敷前,先要把自己的脸分成 3 大区块:T 字区、两颊以及下巴;

(2)在这 3 个区块分别贴上浸润化妆水的

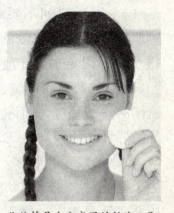

化妆棉是十分实用的护肤工具。

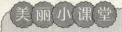

美丽小课堂

如何挑选好的化妆棉

1. 看延展性

如果一张化妆棉延展性高，易于拉展，分层撕开后，单片可以轻易地覆盖半张脸颊面积，那它就是质量优良的化妆棉。

2. 看吸水力

一张化妆棉吸水力强，才可以让化妆水迅速渗透；敷上后以不滴水，才能确保每一分保养因子都进到肌肤里。

3. 看棉质度厚

质量优良的化妆棉大多有一定厚度，这样才能使得抓水力以及延展性都比较强。

化妆棉：额头两枚、鼻梁一枚、两颊各一枚、人中半枚、下巴半枚，共6片化妆棉。如果是质感优秀的化妆棉，丰润厚度可以分6层撕开，因此湿敷时一块就可以覆盖全脸。敷面时注意将化妆棉尽可能地延展伸长，才能够涵盖全脸区域。

（3）注意化妆棉的滋润度务必足够，手捏有轻微的水分跑出来才是最佳的湿润度。如果化妆棉边角因为没有浸润到化妆水而翘起来，可以用矿泉水喷雾补足湿润度。

（4）敷脸时间为5~8分钟，敏弱肌则不超过5分钟。随即将还有6分湿的化妆棉敷在颈部或粗糙的关节肌肤。需要注意的是，在湿敷脸部时，千万不要等到化妆棉干了才拿起来，这会让肌肤水分蒸发更严重。

（5）湿敷完的肌肤嫩白又保湿，请一定要赶紧做后续的保养程序，此时角质层饱水度最高，吸收度最好，最适宜使用高保湿的乳液与精华液来滋润肌肤。

湿敷的注意事项：

（1）湿敷时间不要超过15分钟。尽管化妆水湿敷为干燥肌肤和敏感肌肤解围是很有效的办法，但湿敷的时间不能太久，一般不要超过15分钟，以免水分在蒸发的过程中带走肌肤内部的水分，得不偿失。

（2）避开眼周的敏感肌肤。由于湿敷是借由化妆棉紧贴肌肤，打造密闭的渗透环境，而许多化妆水含有香料以及酒精成分，因此女人应避开敏感纤细的眼周肌肤，以免让化妆水薰眼，造成眼睛过敏。

（3）焕肤系化妆水不适合湿敷。由于湿敷化妆水接触肌肤时间较长，为了避免对肌肤造成刺激或伤害，女人要选用较温和成分者，例如草本植萃、活泉水等。绝对不可选用含水杨酸、果酸成分的化妆水来湿敷，这容易给肌肤造成过大的刺激和负担。酒精成分的化妆水也要慎用。

自制保湿喷雾，让肌肤时刻水润亮白

如果长期处于一个干燥的环境里，肌肤的水分大量流失，且不方便做涂抹保湿面霜、敷保湿面膜等保湿工作，女人就可在身边常备一瓶适合自身肤质的保湿喷雾，只需轻轻一按，就可以舒缓肌肤干燥的问题，让肌肤时刻水润亮白。一般来说，女人最好选择温泉喷雾，不会刺激到敏感皮肤，其中含有的低浓度矿物质及微量元素还能够对皮肤产生舒缓和修护的作用。女人也可选择磁化喷雾，其中含有某些成分的磁化水，能够缓解皮肤的劳累感。

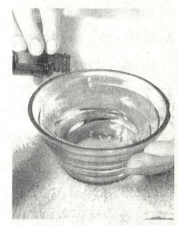

自制保湿喷雾随身携带，随时可为干渴的肌肤补水。

为了更好地节省护肤成本，也为了更好地保证喷雾的安全性，女人可自制保湿喷雾。

1. 玫瑰花水喷雾

做法：普通玫瑰花水以1∶1的比例混入蒸馏水中，要注意千万别用矿泉水。用力摇匀后放置24小时，放入喷瓶中，就可以当喷雾和爽肤水用了。

注意：在购买玫瑰花水的时候，一定要咨询是否为玫瑰饱和纯露，如果是饱和纯露，加入蒸馏水的比例还要加倍。

功效：这种玫瑰花水喷雾可以平衡皮肤的pH值，还有极高的保湿功能。

2. 菊花喷雾

做法：用2茶匙生菊花置入一杯开水中，静静等待开水变凉。冷却后过滤菊花，再加入1杯放有1茶匙食盐的冷开水搅匀，最后灌入有喷头的容器内。

功效：菊花有收敛和镇定皮肤的功效，最适合在夏季使用。

3. 芦荟丝瓜喷雾

做法：芦荟水和丝瓜水各20毫升置入喷雾瓶中，然后向其中滴几滴甘油就可以了。芦荟水和丝瓜水在化妆品店中很好找，价格也实用经济。

功效：有镇定皮肤、保湿滋润、增强皮肤弹性的功效。

4. 竹叶去火保湿喷雾

做法：将500克竹叶（药店有售）剪碎放入1000毫升矿泉水中，文火煮5分钟，冷却后加入甘油充分搅拌即可。

功效：竹叶在中药里是去火的良药，此外还含有大量的天然保湿因子——硅，能非常有效地防止水分流失，在肌肤上形成滋润保护膜，能让水润的肌肤更加内外兼护。

5. 海藻舒缓保湿喷雾

做法：将30克海藻粉和5克甘油充分搅拌均匀，然后把500毫升矿泉水倒入即可。

功效：海藻粉对粗糙干燥的皮肤十分有效，不仅能供给皮肤水分，还能舒缓晒伤皮肤，长期使用，保湿效果非常明显。

6. 绿茶美白喷雾

做法：绿茶泡在矿泉水里5小时左右，然后在水里滴一点柠檬汁和维E，最好把它摇匀，灌在喷雾瓶里就可以马上享用了。但要注意一次不要泡得太多，够3天的量就可以了。

功效：绿茶有抗氧化、美白的效果，夏日使用还能清爽皮肤。

7. 牛奶润肤喷雾

做法：先在喷雾小瓶子里加入3勺脱脂牛奶，然后再加入2倍的矿泉水，最后均匀摇晃几下就可以了。往脸部喷完以后，用干净的纸巾蘸水擦拭一下，再涂上自己的护肤品，就会感觉清爽很多。

功效：美白、保湿。

8. 黑啤补水喷雾

做法：将纯正黑啤500毫升加热2分钟（为去除多余酒精），冷却后加入5克甘油和200毫升矿泉水，充分搅拌即可。

功效：黑啤的原料黑麦有保湿的显著功效，而啤酒中特别加入的蛇麻子是天然的清凉剂。这款自制喷雾不但能补充水分，还能让曝晒红肿的皮肤冰冰凉凉，随时随地都舒适。

9. 葡萄酒玫瑰补水喷雾

做法：将500毫升红葡萄酒用微火加热，慢慢加入10朵洗过的红色玫瑰花，继续用微火烧10分钟左右，放入微量明矾即可。

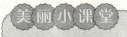

使用保湿喷雾的正确方法

（1）先用吸油面纸吸去多余的皮脂和污垢，将头微抬45度，一手举起喷雾，在距脸部大约20厘米的位置上喷洒，这样能够保证喷雾均匀地到达脸部。

（2）然后用手指像弹钢琴般在肌肤上进行"弹指按摩"；

（3）再喷一次喷雾于脸部，用手轻拍促进肌肤将喷雾完全吸收；

（4）稍等片刻，将一张纸巾盖在脸上，轻轻吸去残余水分，记住一定要吸去，否则脸上残留的水在蒸发的过程中，反而会带走皮肤内部的水分；

（5）立即涂抹些许保湿保养品，这样柔润的效果会特别明显。

功效：红葡萄酒具有非常好的保湿作用，长期使用葡萄酒玫瑰补水露能让皮肤变得水水润润，玫瑰花中的精油除了保湿还能让脸部皮肤变得自然红润白皙。

10．维C美白喷雾

做法：将一片维生素C和水混合，没事的时候就喷喷，有美白的作用。

功效：美白、保湿。

控油＋补水，才能做夏日平衡美人

夏天是皮肤最爱出问题的季节，女人们想尽各种办法进行控油和防晒，而忽略了补水。其实，夏季护肤在控油的同时还要注意补水。

这是因为，大部分的油性肌肤都有缺水的现象，而这种旺盛的油脂量往往会掩盖肌肤缺水的事实，给人造成错觉。如果你只控油、吸油，不补充水分，身体内的平衡系统就会自然启动，不断分泌更多的油脂以补充大量流失的油脂，形成"越控越油"的恶性循环。并且，油脂分泌过程中要消耗肌肤内的大量水分，高温导致的大量流汗，都会使皮肤处于缺水状态。很快，就出现了脸上最严重的水油失衡现象。所以，夏季护肤在控油的同时更要补水。

（1）在夏季，女人的肌肤容易出油，所以应减少使用油性保湿产品，但不可以完全舍弃不用。可以使用油脂比例较低或者水包油剂型的产品，就可以做到肌肤完美保湿却不油腻的效果。

（2）夏季，为了减轻肌肤的负担，女人要按皮肤最舒服的状态去选择护肤品，即注意一个标准——皮肤最好的保湿状态是湿润而不黏腻。如果女人涂完护肤品后，脸上油光满面，一甩头发，都能黏在脸上，就是过度了，就应该相对减少你的保湿产品或使用更轻薄的保湿产品。因

> **美丽小课堂**
>
> **油性肌肤不要使用保湿喷雾**
>
> 　　对于油性肌肤而言，使用保湿喷雾可谓是有害无益。因为，油性皮肤新陈代谢快、油脂分泌旺盛，如果往脸上喷营养水的话，水和油不能相容，不但不利于皮肤的吸收，还可能污染皮肤。

为过度的保湿会让皮肤成为细菌的培养皿，引发痘痘、皮炎等多种问题。

（3）尽管卸妆油卸妆能力比卸妆水强，但在炎热的夏季使用卸妆油，容易因卸妆油在脸上有残留，引发痘痘。而卸妆水不仅更清爽，还具有一定的滋润功效，因此女人可在夏天将卸妆油换为具有滋润效果的卸妆水。

（4）为了缓解肌肤的油腻症状，女人还应注意为肌肤排浊、排毒。

（5）在夏天，不宜天天敷保湿面膜，尤其是一片式的面贴膜。若每天敷给肌肤一个太潮湿的环境，反而会给细菌提供温床，引发小痘痘。一般来说，在夏天，保湿面膜3天一敷最佳。

秋燥渐现，面面俱到为肌肤补水

进入秋季，许多女人本来润润的皮肤常常变得干干涩涩，还会有紧绷的感觉，更糟的是脸上还有脱皮的现象，不但化妆时粉没办法上得均匀，妆也总是浮浮的，最怕的是小细纹利用这个"大好机会"悄悄跑出来。其实，这是季节在提醒你：该好好护肤了！秋天，肌肤的锁水能力大大下降。所以，保湿是最重要的功课。

1. 加强保湿功课

在干燥的秋季，女人一定要加强保湿功课，才能让自己的肌肤远离干燥，水水嫩嫩过秋天。

2. 多吃酸味食物

秋天天气凉爽、气候干燥，人们在食欲大增的同时，便秘、咽喉疼痛等疾病也不断地找上门来，女人的肌肤更会出现痘痘、干燥暗沉等肌肤问题。这时，少吃辛味食物，多吃酸味食物，能防止肺气过盛，有效稳定肌肤状况。

3. 多吃清心补肺的食物

秋季干燥的气候不仅会让女性在情绪上特别容易烦躁不安，还易造成皮肤老化。那就不妨多吃些既可以清心养肺，又可以补水美容的食物，

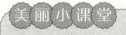

晚上并不是最佳的补水时间

很多女人把晚上当做补水的最佳时段，其实夜间补水的效果不如清晨好。专家表示，晚上12点到凌晨2点期间，是皮肤新陈代谢最旺盛的时候，但并不是补水的最佳时机。因为人在睡眠期间，通常皮肤会蒸发掉约200毫升水分，早上起床时肌肤处于生理缺水的状态，此时补水才最有效。因此，女人应把补水工作放到每天早8点。

如银耳、藕、芝麻、山药、梨、百合等。

4. 多喝水

对秋季护肤来说，多喝水无疑是最好、最简单的方法，不但可以加速新陈代谢的速度，把多余的废物通通排出体外，还能让肌肤随时保持润泽及弹性。

5. 养花、鱼防燥

为了避免身体里的水分在无声无息的空调下流失，女人最好在室内放一个小鱼缸，维持房里的湿度，让空调带走鱼缸里的水，而不是你脸上的水。当然你也可以在桌边放盆小植物，让它充当空气过滤器，这会让你感觉空气更清新。

冬季保湿的6个关键环节

每到冬天，对肌肤都是一段长久的挑战。温度每下降1摄氏度，肌肤水分就随之流失多一点。因此，冬天的皮肤常常因为干燥而变得泛红、粗糙、紧绷、暗沉、脱皮……因此，补水保湿成为冬季护肤的重中之重。下面，我们就来介绍以下常用的冬季补水保湿妙招。

1. 彻底洁肤

冬季天气寒冷、风沙大，淤积在毛孔中的垃圾很多，如果清洁不彻底，很容易产生角质粗厚、粉刺、脂肪粒等问题，既破坏肌肤美观，又影响对保养品的吸收。因此，冬季里清洁皮肤是呵护皮肤的基础步骤。

2. 注重锁水

女人在做冬季补水护肤功课后，还要使用面霜来锁水。不然的话在所有保湿动作做完之后，水嫩的皮肤也只是一时的效果。其实皮肤表面都有一层油脂对皮肤起着天然保护作用，而在寒冷的冬季，油脂分泌本来就会减少，而面霜里面的油脂成分恰恰能形成一个保护层，让滋润皮肤的成分容易被留存下来，不容易被蒸发，维持皮肤的一定含水量，让

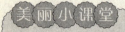

自制黑砂糖保湿面膜

黑砂糖就是红糖，直接用甘蔗煎煮干燥而成，含有丰富的糖分、矿物质和甘醇酸。甘醇酸是一种分子量最小的果酸，能促进肌肤的新陈代谢。糖分和矿物质能吸收水分，保持肌肤的润泽度。由于红糖同时具有促进血液循环的功效，对暗沉的肌肤也有帮助。

具体做法是：直接将红糖加热水溶解，再用一张面膜纸蘸取糖浆湿敷，15~20分钟后用化妆棉蘸取化妆水擦净，或直接用清水冲洗干净。

皮肤真正达到健康水嫩的状态。

3. 热敷

冬天，肌肤问题的根源不仅仅是干燥，温度的降低也令血液循环备受阻碍，即便使用再多的化妆水和精华素，也是收效甚微。冬天的美白措施不妨加一步"热敷"，保湿效果一定会令女人惊讶不已。传统的加热法多为水蒸，但是这种方法耗时长。如果条件允许，可以用微波炉加热湿毛巾。这样不仅更快速，而且也更卫生。此外，女人也可在浴室里敷保湿面膜，因为有蒸汽帮忙，面膜中的成分更能快速被肌肤吸收。

4. 补水

补水是抵御冬季干燥的最好方法。冬日里应当经常喝水，这样皮肤才不会干燥。每日晨起空腹喝一杯温开水，让机体循环系统充分活跃起来。如面部易生斑点或肤色易变黄、变黯淡，就避免喝茶、咖啡等有色饮料，以清水为佳。

人体的储水功能，主要依赖由无机盐所构成的晶体渗透压和由蛋白质所构成的胶体渗透压。所以要注意配置合理的饮食营养结构，多补充富含骨胶原、黏多糖、卵磷脂、维生素、矿物质等多种营养物质的食品，以改善皮肤问题。

5. 涂抹婴儿油

膝盖、关节、嘴角常常会发生干燥脱皮现象，女人可在洗完澡后，用婴儿油涂抹身体的干燥部位以改善脱屑现象。不过专家提醒，如果女人曾患过毛囊角化症（就是皮肤出现一颗颗突起的点点），则不适合用婴儿油，应选用其他成分温和的特效保湿产品。

6. 按摩补"氧"

寒冷的冬天正是肌肤缺氧的主要季节。给皮肤补"氧"的最好方法就属按摩了，相当于给肌肤做有氧运动。

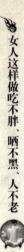

具体方法是：用指腹从额头中央按压至发际，重复5次；用示指和中指沿着眼周，轻柔地画一个大圈，重复5次；放松下巴，以指腹从嘴角按摩至脸颊，直到有温热感为止；以指腹在脖子上由上往下按摩，重复5次。每天坚持做这种给肌肤补养的按摩，就能有效改善肌肤的干枯症状，变得水灵起来。

肌肤补水保湿的10大误区

尽管保湿是女人全年不可间断的美白保养重点，但如果保湿方法不当，不仅起不到美白效果，还容易引发一系列的肌肤问题。下面，我们就来介绍几种常见的补水保湿误区，以帮助女人更好地保湿，从而拥有真正白皙水嫩的肌肤。

误区一：补水、保湿无分别

正解：补水和保湿是两个概念，补水是直接补充肌肤细胞所需的水分，而保湿则是防止肌肤细胞中的水分散失。如果保湿系统不够健全的话，给肌肤补再多的水还是一样缺水。

误区二：一次大量饮水能保湿

正解：科学证明，一下子喝很多水对于肌肤干燥的改善作用微乎其微，因为虽然水分向皮肤细胞输送，但通常是还没有到达肌肤的时候就

美丽小课堂

如何测试皮肤角质层的水分含量

1. 角质层水分低于10%的肌肤

测试方法：女人可摩挲自己的皮肤，如果感觉皮肤干涩，且皮肤看起来松弛暗淡，就可能是10%人群中的严重缺水患者，如果不挽救，皮肤便会演变为敏感型。

保湿策略：女人至少用化妆水和保湿面霜保证日常水分，每2~3天用一次保湿面膜，持续2周，皮肤基本可以提升到下面的阶段。

2. 角质层水分达到20%的肌肤

测试方法：如果女人摩挲自己的皮肤，感觉皮肤细致平滑，轻推脸颊，没有细纹，只是到了下午会出油。皮肤属于健康状态，频繁用面膜只会使肌肤干燥。

保湿策略：只要女人做好日常保湿防晒功课，一周敷1~2次保湿面膜，做一次去角质功课就完美了。

3. 角质层水分达到30%的肌肤

测试方法：如果女人摩挲自己的皮肤，感觉皮肤特别饱满剔透，用手指按压能马上恢复原状，油光不轻易冒出，化了妆依然光泽满满，这就是传说中的无敌美肌。

保湿策略：女人要做的就是保证这个程度的水润。肌肤的清洁工作一定要做好，每天涂抹防晒用品比用保湿面膜必要得多。日常保湿加周护理面膜就可以了。

代谢掉了。一般来说，女人每天饮用 1800 毫升的水就足以提供肌肤每天的水分需求。饮水过多，不但加重肾脏负担，大量排尿还会带走体内很多有用的电解质和矿物质，而这些都是肌肤中重要的锁水元素。

误区三：最有效的补水要用完全不含油分的保养品。

正解：任何肌肤补水的同时都需要适量的油脂来锁住水分，尤其缺水更缺油的特干肌肤，只有先补油、再补水才能达到好的补水效果。因此评判补水有效与否，要看女人是否找到了真正的缺水原因，从而有针对性地补水、锁水。

误区四：油分高的护肤品更加锁水

正解：护肤品中的油分确实能够起到保护皮脂膜的作用，减少水分蒸发，但油腻的保养品不一定更保湿，反而会增加皮肤的负担，产生更多的油脂，堵塞毛孔，导致痘痘、暗疮等的生成，进而阻断肌肤获得空气中水分的机会，减弱肌肤本身的锁水功能。

误区五：保湿面膜敷得越勤、越久越好

正解：许多女人希望通过天天敷面膜来保持肌肤的时刻白皙。其实，这样做滋润的只是角质层细胞，真正的深层细胞并不能被滋润到。另外，如果女人购入的面膜含有刺激性成分，反而会对自己的肌肤造成伤害。还有的女人因为肌肤缺水，在敷面膜的时候往往敷很长时间，希望把面膜上的所有精华液都吸收到细胞里。其实这种做法也是极其错误的，时间长了只会让水分蒸发掉，让肌肤流失更多地养分和水分，适得其反。

误区六：肌肤出油就不用补水面霜了

正解：很多油性肌肤的女人都自以为不缺水，更不需要进行补水。其实不然，出油只是皮肤分泌的油分较多，并不表现皮肤的含水量。一般的皮肤分泌油脂来"锁水"，但若分泌过多的油脂，反而会带走更多的水分，更需要补水和锁水。对于易出油的肌肤，女人应该在定期去角质的基础上选择油水平衡的护肤品，避免刺激肌肤分泌更多的油分而堵塞毛孔。

误区七：频繁使用喷雾能够让肌肤保持水润

正解：许多女性习惯随身携带保湿喷雾，以便随时随地补水。保湿喷雾虽然能够暂时补充肌肤所缺失的水分，但如果过度使用，就可能适得其反，补水不成反缺水。专家指出，喷雾水分和皮肤进行交换的过程只有很短的时间，很快就会挥发，而肌肤表面的水分挥发，会带走肌肤内部的水分，从而使皮肤更加干燥。此外，喷雾中的某些未被皮肤吸收的物质会在水分挥发后继续留在皮肤表面,和女人脸上的化妆品混合,易滋生细菌,形成小的毛囊炎症。

纠正措施:使用保湿喷雾前,最好能够先洗去脸部的脏污,再将喷雾喷到脸上,待水分和肌肤接触1分钟左右后,用棉质面巾纸或化妆棉轻轻吸去,然后用保湿产品敷在肌肤上,将水分牢牢锁住。

误区八:明星保湿成分一定有效

正解:盲目相信明星保湿成分,将其作为肌肤保湿的救命稻草,其实是错误的。诸如胶原蛋白、玻尿酸这些保湿成分,没有一个是十全十美的,都必须要依据每个女人的肌肤状况加以分辨和选择。例如,玻尿酸的分子量有大有小,大分子的能在表皮层吸水锁水,而小分子的则能进入真皮层锁水,如果单纯用大分子或者单纯用小分子,都达不到理想效果。

误区九:蒸面也是一种好的补水方式。

正解:对于皮脂腺分泌本来就过于旺盛的油性肌肤而言,蒸面后新陈代谢加速,只能导致油脂分泌更加旺盛;对干燥、疲劳肌肤而言,如果不配合有效的保湿或者次数过于频繁,蒸面反而容易令肌肤自身的水分流失掉。

误区十:只搽化妆水保湿

正解:许多油性肌肤的女人由于讨厌脸上油乎乎的感觉,常常不碰含油保养品,洗脸后只搽保湿化妆水,以为这样皮肤就会水嫩透亮,却不知如此非但不能吸饱水,反而令肌肤更干。这是因为,如果没有后续的锁水产品,化妆水很快就会蒸发,尤其当外界很干时,蒸发的速度会更快,甚至还会一并带走脸部皮肤原有的水分。

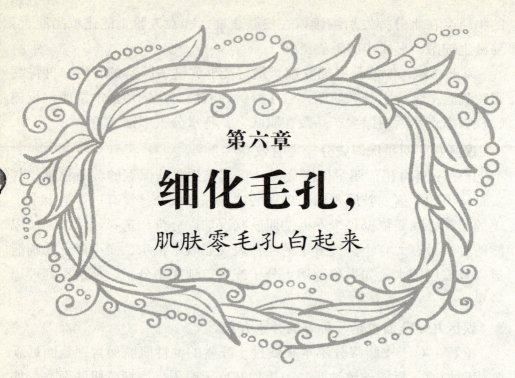

第六章
细化毛孔，
肌肤零毛孔白起来

灰姑娘变白雪公主，关键在细化毛孔

许多女人以为只有油性肌肤的女性会面临毛孔粗大的问题。不可否认，油性肌肤的女性由于油脂分泌过多淤积在毛孔中，如果不及时清洁就会将毛孔撑得越来越大。但这只是女人毛孔粗大的一种原因。其实，毛孔粗大一直是所有女人都无法避免的肌肤问题。随着年纪的增长，当肌肤开始松弛下垂时，毛孔也愈来愈大。尤其是身处亚洲地区的黄种人，比起白种人、黑种人而言更容易出现毛孔粗大的现象。

毛孔粗大后，肌肤就容易遭受外界灰尘的侵袭，致使毛孔内积累过多杂质，使得整个肌肤开始变得黯淡，变黄变黑。对于追求白皙肌肤的女人来说，这简直就是一场噩梦。因此，解决毛孔粗大问题，是每个女人都需要时刻关注的美白问题。

要想解决毛孔粗大的问题，女人首先要了解毛孔粗大的原因。

1. 毛孔阻塞

如果女人肌肤的日常清洁工作没做好，就容易使得毛细孔污物阻塞，引起毛细孔扩大。对于油性肌肤的女人来说，更容易因为油脂分泌旺盛而导致毛孔阻塞。因为皮肤的表皮基底层不断地制造细胞，并输送到上层，待细胞老化之后，一般都会自然脱落，但是毛细孔阻塞者，皮肤新陈代谢不顺利，无法如期脱落，致使毛细孔扩大。

2. 皮肤老化

随着年龄的增长，女人体内血液循环逐渐不顺畅，皮肤的皮下组织脂肪层也因而容易松弛、缺乏弹性，如果再没有给予适当的保养与护理，肌肤就会加速老化，毛细孔自然也越加扩大。

3. 干燥、缺水

角质一旦吸饱了水，就会像吸了水的海绵一样膨胀起来，毛孔周围的细胞吸满了水膨胀起来，毛孔自然就会变得不明显；反之，肌肤表面缺水，角质层就会出现干燥、粗糙的外观，毛孔变得更加明显。不少年轻女人因为忽略这一点，常使得肌肤保水度不佳，除了让肤表看起来粗糙、毛孔粗大之外，还会令肤色暗沉无光。

4. 挤面疱、粉刺过度

当脸上出现了面疱、粉刺，女人常常拼命挤它们，这样往往因为对面疱、粉刺过度刺激引起皮脂囊内积存过多的皮脂，而毛细孔又受污物阻塞时，容易产生化脓菌，毛囊容易发炎，致使粉刺、面疱愈长愈多。如果再过度挤压面疱、粉刺，致使表皮破裂，一旦伤害到真皮，而其皮缺乏再生功能，便难以产生新细胞，就会留下凹凸瘢痕，使毛细孔变得粗大。

此外，涂抹颇具刺激性的化妆品及药霜，长期使用强力性或收敛化妆水、强力药霜、消炎水，也会使毛细孔阻塞更加严重，油脂排泄不出来，毛细孔也会越扩大。

5. 不当的清洁方法

当肌肤油脂分泌过多的时候，许多女人都会采取深层清洁方法，尤其喜欢使用深层清洁面膜，但很多深层面膜首先将毛孔撑大，才能深入毛孔将油分与脏污带出来。如果在深层清洁后不记得及时使用收敛肌肤的护肤品，往往会使得毛孔粗大。因此，毛孔粗大的女人在洗脸之后最好能用冰冻后的毛巾敷一下脸，这个程序能让毛孔收缩，之后再在脸上拍一点收敛水即可。

美丽小课堂

收缩毛孔的3分钟按摩术

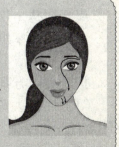

在按摩之前，两手相互摩擦，使双手温暖起来；

将双手四个手指插开，从额头中间往两边按摩；

双手中指和示指并拢按照图片所显示的那样从眉毛处向下至鼻子两侧按摩，在眼角处按压，调整呼吸，来回几次；

张开双手在图片所显示的位置从耳朵后面往前按摩，力度以稍微感到疼痛为止，来回3~4次即可。

6. 角质粗厚

熬夜、生活不规律、换季与受雄激素的影响，使得角质代谢速率不正常，粗厚角质堆积在毛孔周围，也会使女人的毛孔变得粗糙，同时也容易被阻塞，导致形成黑头、白头粉刺，并且逐渐撑大毛孔内部。这种现象最容易出现在女人的额头、鼻翼以及两侧的脸颊部位。

7. 抽烟

女人经常抽烟也会引起毛孔粗大，因为香烟会让人体血管收缩，血液循环减慢，养分无法顺利地送达皮肤细胞，于是肌肤干燥、老化就提早报到，脸部线条自然下垂，毛孔撑大。

8. 酗酒

适度的酒精的确可以加速人体的血液循环，让女人气色红润。但酒精起作用时，毛孔也随之张开，加上喝酒容易造成身体浮肿，毛孔撑开自然在所难免。因此，女人可小口啜饮美酒，绝不可酗酒。

9. 螨虫

皮肤感染螨虫，也会使得女人的毛孔粗大。螨虫感染后，寄生在女人面部皮脂腺丰富的地方，螨虫在晚上暗光下就蠕动爬行到毛囊口来交配产卵，由于螨虫每天进进出出毛囊口，久而久之就把毛孔刺激大了。

为了避免肌肤毛孔粗大，影响肌肤美白，女人除了要规避以上9种情况外，还应注意少吃辛辣、油炸食品，它们易使皮肤燥热，皮脂分泌旺盛。此外，多喝水，多吃新鲜蔬菜、水果，都是不错的选择，可以帮助女人从内到外地改善肌肤。

挖掘毛孔堵塞根源，4大对策各个击破

人体身上的毛孔平均有130万个，脸上大约有20万个，虽然数目不会随时间或年纪而增长，可是大小却会因外界的环境因素而改变。因此，要毛孔快速收细及隐形，女人就必须清楚了解毛孔粗大的成因，并给予相应的对策。

1. 角质型

皮肤症状：角质层堵塞毛孔，有黑头、粉刺现象。

毛孔症状：黑色或米白色的圆形孔状粉刺，有时会有粉刺突出物。

原因：清洁不彻底、毛孔阻塞、压力、紧张、角质增厚，代谢不良。

护肤美白方案：

（1）加强去角质，使用含有果酸、水杨酸、酵素等较温和成分，或是含有去角质微晶颗粒的产品。

（2）去完角质后不要接着使用一些深层洁净式面膜或控油面膜，因

为其中可能也含有一些酸类或酵素成分，同样具有去角质功效，如此一来，反而会造成过度去角质的状况，让肌肤产生发红过敏现象。

具体的护肤流程是：

（1）日间：清洁→角质或果酸化妆水→水杨酸或果酸的乳液（精华液）→防晒乳→毛孔修饰霜。

（2）夜间：卸妆→清洁→角质或果酸化妆水→水杨酸或果酸的乳液（精华液）。

（3）每周：卸妆→清洁→去角质霜→深层清洁面膜→挑粉刺→收敛或消炎化妆水。

日常生活习惯：

（1）去完角质后角质层变薄，比较容易晒黑，因此一定要做好防晒工作，预防紫外线对皮肤的伤害。

（2）认真做好每日的卸妆和清洁工作，定期去除面部角质，在夏天油脂分泌和出汗较多的季节可使用深层清洁面膜。

（3）皮肤的新陈代谢期是28天，所以如果女人的洁肤、润肤品在使用1个月后肌肤没有明显的改善，那就需要更换护肤品品牌了。

2. 油光型

皮肤症状：出油过剩迫使毛孔呈现粗大及油光。特别是T字部位。

毛孔症状：毛孔呈现U形扩大，同时肌肤泛黄、黯沉。

原因：遗传、吃太油或是因为气候太闷热都可能造成，青春期最常出现。

护肤美白方案：

（1）调理肌肤油脂分泌，使用含油脂吸除高分子、吸油粉末、甘草、锯棕榈提取物、金缕梅提取物、番瓜素、ZnPCA（去痘锌盐）等控油成分的护肤品，使用花草魔力平衡调理纯露改善效果也很明显。

（2）维持油水平衡，适时补充清爽保湿品，免得肌肤因缺水而呈现过度出油的补偿作用，让皮脂腺反而分泌更多油脂，因而造成毛孔粗大。

具体的护肤流程是：

（1）日间：清洁→金缕梅收敛水、玫瑰柔润平衡露或角质化妆水

美丽小课堂

为什么早上起床后，毛孔显得特别粗大

每天起床后，许多女人都发现肌肤的毛孔显得特别粗大，这是由于肌肤细胞经过一整夜的修复及更生，刺激了皮脂腺的分泌，所以毛孔变得粗大并油分增多，因此早上的洁面工作不可松懈，条件可以的话，建议快速敷上一个清洁面膜，清除油脂。

→控油乳液（精华液）→清爽防晒乳→T 控油乳液或毛孔修饰霜→蓝色收敛水或其他收敛水。

（2）夜间：卸妆→清洁→金缕梅收敛水或角质化妆水→控油乳液（精华液）。

日常生活习惯：

（1）避免熬夜，睡眠充足，尽量保持心情愉快，因为长时间的生活压力及焦虑、睡眠不足都会导致油脂过度分泌，造成毛孔粗大。

（2）多多补充维生素 B_6 来帮忙调控皮脂分泌，许多食物如香蕉、土豆、燕麦及鸡蛋等，都含有丰富的维生素 B_6。

3. 缺水型

皮肤症状：肌肤缺水、毛孔有如干涸的泥沼般。特别是在飞机机舱内最容易出现肌肤像风干橘子皮般的状况。

毛孔症状：椭圆形毛孔粗大，同时肌肤纹理较明显。

原因：熬夜。

护肤美白方案：

（1）加强保湿，使用含玻尿酸、天然保湿因子 NMF、胶原蛋白、保湿氨基酸、分子钉等成分的护肤品。

（2）针对毛孔进行美白，除美白功效外，还要具有调节皮脂分泌及缩小毛孔的功能。

具体的护肤流程是：

（1）日间：清洁→保湿化妆水→保湿精华液→保湿乳液→保湿防晒乳→保湿隔离霜→毛孔修饰霜。

（2）夜间：卸妆→清洁→保湿化妆水→保湿精华液→保湿乳液。

（3）每周：卸妆→清洁→去角质霜→保湿面膜。

日常生活习惯：

（1）做好防晒工作，不要长时间暴晒阳光下，外出时，一定要使用防晒品，抵御紫外线侵袭。

（2）多吃薏苡仁、白菜、洋葱、草莓、猕猴桃、柠檬等维生素 C 含量丰富的食物。

（3）减少饮用咖啡、茶、酒等具有咖啡因的饮料，以避免黑色素沉淀于肌肤中。

4. 老化型

皮肤症状：肌肤松弛、毛孔（囊）壁缺乏胶原蛋白支撑。

毛孔症状：Y 型毛孔粗大（水滴型），最后毛孔同连接线状排列，呈带状毛孔或线型毛孔。

原因：年龄增长、紫外线造成的老化现象。

护肤美白方案：

（1）做好基础清洁，充分保湿和防晒工作，选择能增生胶原蛋白、弹力纤维及收缩毛孔成分的保养品，尽可能去改善已经形成的粗大毛孔。

（2）加强肌肤紧致，使用含维生素A（A醇）、左旋C、五元胜肽、酵母、大豆等成分的护肤品。

（3）对于讨厌的黑头，可以选择含有硅或一些添加有光线修饰成分，让肌肤看起来平滑柔顺。

具体的护肤流程是：

（1）日间：清洁→紧致化妆水→毛孔紧致精华液→紧致乳液（霜）→防晒乳→毛孔修饰霜。

（2）夜间：卸妆→清洁→紧致化妆水→毛孔紧致精华液→紧致乳液（霜）。

每周：卸妆→清洁→去角质霜→毛孔紧致精华液→毛孔紧致面膜。

日常生活习惯：

（1）多喝水，适度补充细胞内的水分，借此带走体内的毒素，加速体内新陈代谢。

（2）多吃含有胶质的食物，如鸡爪、鱼皮、豆浆等豆类制品，补充胶质以减缓老化。

（3）不要烟，前文说过，香烟中的尼古丁会让血管收缩，血液循环减慢，于是肌肤的干燥、老化都提早报到，脸部线条自然下垂，毛孔撑大。

（4）少喝酒，当身体内的酒精含量超标时，会促使血液循环加速，毛孔也随之张开，加上长期嗜酒，容易造成身体浮肿，被撑粗的毛孔老化在所难免。

1日3次缩孔术，使皮肤光滑如绸缎

随着年龄增加，女人肌肤毛孔周围的胶原蛋白、弹力组织也会跟着逐渐萎缩、失去弹性，当皮肤出现松弛状态，毛孔周遭失去支撑自然也会跟着变大，这种现象在两颊部位特别明显。此外，如果女人长时间待在办公室吹享受空调的冷气，也会因干燥或防晒措施不完善而提前老化松弛，出现毛孔粗大的现象。

想要有效预防或改善因皮肤老化松弛而导致的毛孔粗大症状，女人需要使用1日3次缩孔术，分时分次进行细化毛孔，才能使肌肤光滑如绸缎。

1. 清晨：冰镇缩孔术

原理：热胀冷缩的原理不但让毛孔立刻缩小，还令肌肤表面的温度迅速降下来，出油现象得到有效抑制。

收缩方法：

（1）可依据冰敷的肌肤面积大小，将适量冰块包裹在毛巾内，并将多余部分拧紧。

（2）敷在清洁干净的脸上至少1分钟，因为每个人的肌肤承受力各不相同，所以必须坚持1分钟，才能看到冰块的功效。

（3）冰镇毛孔后要使用收敛水，才会使粗大的毛孔真正得到有效的缩小。

2. 中午：绿茶缩孔术

原理：绿茶中含有的酸性成分，不但能有效杀菌，清爽的触感还能起到不错的紧肤作用。

收缩方法：

（1）将绿茶冲泡开，放凉之后待用。如果选择头次冲泡的绿茶水，效果更佳。也可使用泡了一上午变得淡而无味的绿茶水。

（2）用绿茶水轻拍面颊，用清洁后的手指蘸取茶水，轻拍鼻头等毛孔粗大的区域，能有效紧肤。也可以将绿茶直接冲泡在脸盆里，放凉后用绿茶水直接洗脸，紧致毛孔的作用更加明显。

美丽小课堂

让毛孔隐形的底妆术

当发现脸上肌肤毛孔粗大后，女人除了要采取适宜自己肤质的毛孔收缩方法，还要巧用底妆，让毛孔迅速隐形。完美底妆的具体步骤是：

（1）用刷子取少量光影妆前乳，涂抹在有面部肌肤有黑头和毛孔粗大的部位，注意不可涂得过厚不然会造成反效果。

（2）用面扑轻轻地拍打鼻子，使光影妆前乳更均匀，并且能够吸收多余的油脂和皮脂，达到一举两得的效用。

（3）在脸上涂抹上粉底液后，再用遮瑕刷取少量的粉底液，涂抹在鼻子处，注意要涂得薄且均匀。

（4）选用与肌肤密着度高的粉底，同样地用面扑取少量轻轻地拍打有瑕疵的地方，注意将面扑对折来扑打，比较容易将粉底扑上鼻子。

（5）用手指取专用于毛孔的隔离霜，沿着毛孔的地方，轻轻地涂抹在脸颊上。

（6）在毛孔明显的地方，涂抹上含有微粒子珍珠的隔离霜，同样是沿着毛孔慢慢地涂抹，即使阳光反射，也可以有效地遮掩掉毛孔。

（7）用中指、无名指和小指取粉底液，从脸颊的中间开始往外侧均匀地涂抹开，特别是脸颊的部分，要涂抹得均匀。

（8）用面扑取适量的粉底，从脸颊的中间开始往外侧轻轻地扑上脸颊，使整个面部肌肤的色彩均匀即可。

3. 晚上：蔬果缩孔术

原理：许多新鲜的蔬菜水果都有很好的收敛、柔软毛细孔，抑制油脂分泌及美白等多重功效。

收缩方法：

（1）准备适量的芹菜、油菜、柠檬、橙子，以及1台榨汁机，1块药用纱布，将蔬果切成丁状倒入榨汁机内榨汁。

（2）蔬果汁可饮用，然后用纱布包裹住榨出的蔬果渣，轻轻揉搓毛孔粗大的部位，不但能温和地去除角质，更有神奇的收缩毛孔功效。

可一次性榨取大量蔬果渣，分7个小碗用保鲜膜密封后保存在冰箱里，就能提供1周的蔬果紧肤享受。

女人如果每天做好以上3个毛孔收缩术，就能养护出光滑如绸缎的零毛孔肌肤，重现肌肤的白嫩亮丽。

入秋肌肤调理加减术，赶走粗毛孔黑皮肤

在夏天，天气闷热会导致肌肤出油更多、毛孔张开，皮脂管道内的多余油脂更加容易被氧化、变硬而形成黑头，如果不及时清理，就容易导致毛孔粗大。而当进入秋季后，许多女人只顾着为干燥肌肤补水保湿，常常忽略了油脂阻塞造成的毛孔粗大问题。然而，不解决肌肤毛孔粗大的问题，就无法有效地为肌肤补水保湿，也就造成了肌肤美白的障碍。

因此，女人应学会秋季的肌肤护理加减术，帮助自己快速赶走粗毛孔、黑皮肤，重现肌肤的亮白光彩。

1. 肌肤毛孔变大

加一点：

（1）更认真地做好卸妆工作，卸妆最好用卸妆乳温柔按摩肌肤，按摩后多用清水冲脸（至少2分钟以上），并时刻照镜子，以监督是否留有未冲掉的死角。

（2）洗澡后一定要加用清洁面膜给毛孔做大扫除，通常上妆时间越长、皮肤越油或用的底妆越是遮盖度好，就越应该定期用清洁面膜。如果家有蒸汽机，女人还可以在蒸脸5~8分钟后，用清洁面膜。如果没有，就要在沐浴后，在浴室里就把清洁面膜敷好。

（3）选用含角质分解酶的护肤品，更容易清洁出皮脂污垢。使用含酶类的洗面乳或敷面膏，最好在温暖的环境中，让皮肤和空气都保持温暖，效果才好。

减一点：

（1）减少护肤品的种类，每次护肤，产品的种类控制在3种以内，

美丽小课堂

菊花的3种美颜法

菊花内含有丰富的香精油、菊花素,可有效抑制皮肤黑色素的产生,柔化表皮细胞,细化肌肤毛孔。

具体做法是:

(1)可将菊花制成粥内服。

(2)可捣烂与蛋清拌匀敷面,能美白皮肤。

(3)将菊花瓣装入瓶内,注入医用酒精后密封,1月后,以2倍的冷开水稀释,对皮肤有美白作用,尤其对油性皮肤效果更加。

用量也要减少。因为保养步骤太多、所用产品的总涂抹量太多,毛孔容易在厚重的保养品之下,反而扩张变得更大。

(2)少用厚重、黏稠的粉底、隔离霜、防晒乳,以免堵塞毛孔,把毛孔越撑越大。防晒霜尽量选SPF30/PA+++以下倍数的,因高倍防晒霜会把很多防晒成分叠加到一起,容易对皮肤造成过多的刺激,引发敏感且堵塞毛孔。

2. 肌肤长痘

加一点:

(1)选用含小分子保湿成分的护肤品,比如选用含甘油或萃取自植物的保湿成分,来自植物天然的多醣分子,保湿无负担。注意,凡是含有玻尿酸等大分子保湿成分的护肤品,通常看起来是无油的,如透明胶一样黏,或是涂抹起来滑滑的很像鸡蛋清,用起来就是黏黏腻腻的感觉,最容易闷出痘痘。

(2)多选用含ZnPCA成分的护肤品,能有效减少皮脂分泌,调理面疱内的细菌平衡。

(3)痘痘肌最该用的就是抗自由基、抗氧化的产品,可以帮助痘痘免于扩散恶化,加强肌肤的抵抗能力。

减一点:

(1)少用含合成酯IPM和IPP的护肤品,因为它们都是合成酯中最廉价、使用感较清爽的,但护肤品中的IPM和IPP含量超过10%就容易引发痘痘。

(2)少用皂类或泡沫型洗面奶,容易破坏皮脂膜,导致皮肤以为缺油而分泌更多油脂。所以,要改用温和低泡的清洁品,并定期去角质,每周使用泥膏面膜或含角质分解酶的面膜,帮助清洁毛孔,避免毛孔栓塞。

3. 肤色变黑

加一点:

（1）多用含维生素 C 及其衍生物等温和美白成分的护肤品，它们是强效还原剂，可将黑色素还原成淡色的麦拉宁，抑制酪氨酸酶活化，并有不错的抗氧化作用。所以，只要维生素 C 真的能够渗透到皮肤基底层，就能起到改善暗淡、偏黄、偏黑的肤色并预防黑色素生成的功效。

（2）可局部使用含有对苯二酚的护肤品。对苯二酚是极有效的美白成分，除了能抵制酪氨酸酶活性，还能破坏已形成的黑色素细胞，祛斑效果很好。用后易引起皮肤潮红或过敏，对肌肤来说负担很大，但我国是禁止这个成分的。通常美国和日本的化妆品中能见到它，但也只是作为局部淡斑用，不能大面积使用。

（3）要想使变黄、变黑的肌肤白回来，女人在美白同时还要注意抗氧化，才能抵御自由基的侵袭，让美白成分更有成效。

减一点：

（1）少使用黏稠的美白精华，这些往往是大分子胶比例偏高的精华，无法让美白成分有效接触到皮肤、快速的吸附与渗透。

（2）少用配方复杂的美白品，因为每种美白成分安定的 pH 值范围各不相同，放在一起，无法达到每种成分都安定的状态，也就无法达到最佳的活性和效果。

西红柿是个宝，收缩毛孔效果好

现代医学发现，西红柿中含有丰富的茄红素，它是一种强力抗氧化剂，不仅可以保护植物不受阳光、空气污染的伤害，更神奇的是对于人体的肌肤有防止老化、养颜美白的作用。

西红柿还含有多种维生素、矿物质、微量元素、优质的食物纤维及果胶等高价值的营养成分，具有较高的美容价值。女人常吃西红柿，可补血益神，使皮肤柔嫩生辉，脸色红润亮白。另外，西红柿的外皮和果肉可软化角质层、平衡油脂及美白肌肤。女人可巧用西红柿来自制眼部磨砂和收毛孔面膜，有效维护肌肤的亮白。

1. 番茄汁收毛孔

将西红柿榨成汁后，用化妆棉蘸取抹面，特别注意 T 字位，帮皮肤达至水油平衡，净化肌肤兼收细毛孔。

2. 番茄皮磨砂

市场的磨砂产品大多只针对面部肌肤，照顾不到幼嫩的眼部肌肤，因此，女人可选用温和的西红柿片来自制天然眼部磨砂，定时为眼部肌肤磨砂去死皮，可保护眼部皮肤白净滑溜。

具体做法是：将西红柿平均切成 6 份，用汤匙挖走大部分西红柿肉后，再将茄皮敷于眼肚，或用茄皮按摩眼部周围皮肤，有效清除老化死皮，减淡眼纹及去黄除黯淡。而剩下的西红柿肉可作面部磨砂，清洁功效很明显。

3. 去角质面膜

将西红柿肉挖出，用汤匙捣烂成茄蓉，加入1汤匙砂糖拌匀，敷面15分钟后用温水洗净，可去除面部角质，美白肌肤。

4. 美白面膜

在洗净的脸上涂上护肤霜，然后贴放几片西红柿，30分钟后再用凉牛奶洗脸，这能使脸部皮肤细腻、洁白。

5. 收毛孔面膜

将西红柿肉挖出并捣烂成西红柿蓉后，加入蛋白拌匀，敷面10分钟后清洗。有助平衡肌肤的pH值，能改善过盛的油脂分泌，清除表皮老化角质污垢，而蛋白有助毛孔的收缩。

6. 西红柿橙子面膜

西红柿和橙子中均含有丰富的维生素C，能够减少黑色素沉着，并且有很强的去污能力，能够使脸部毛孔清洁、通畅，从而收缩毛孔。

具体做法：将1个西红柿和1个橙子（去皮、去子）洗净，去蒂，切成两半，将其各取一半放进榨汁机中，榨取汁液；然后用无菌滤布将残渣过滤掉，留取汁液待用；洁面后用干净的脱脂棉将汁液涂抹在脸部，约25分钟后，用清水彻底清洗干净。注意，本款面膜容易变质，最好一次用完。

西红柿的7大美容功效

祛斑	将西红柿切开，涂于有雀斑处，能使雀斑逐渐减少
抗衰老	将鲜熟西红柿捣烂取汁，加少许白糖，每天用来涂面，能使皮肤洁白、细腻、光滑、美容、防衰老效果极佳
美白	西红柿去皮、子，黄瓜洗净，鲜玫瑰花适量。将它们碾碎后过滤，加入柠檬汁、蜂蜜，每日饮用，可促进皮肤代谢，使沉着的色素减退、肌肤细腻白
减肥	西红柿几乎全由水构成，用来减肥比较合适。最好的西红柿减肥法是：早餐同午餐照食并要尽量注意营养，晚餐用1～2个西红柿代替
香体	洗浴后在浴盆中加入500ml番茄汁，然后将两腋在水中浸泡15分钟，每周两次，可消除狐臭
淡化黑眼圈	挑选熟透的西红柿，将柿肉挖出搅拌均匀，敷在眼睛周围约10分钟后，用湿毛巾擦干净，这样不但可以淡化黑眼圈，还可以延缓眼部周围皮肤的老化
去死皮	将西红柿弄碎成酱汁状，用化妆棉蘸取适量，然后涂在洗净的脸上，停留约15分钟，之后用温水洗净便可

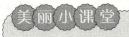

食用西红柿的禁忌

在食用西红柿时，女人要注意以下几点禁忌：

（1）不宜随便生吃。可在盛夏清暑热时生吃，其他时候最好不要生吃，尤其是脾胃虚寒及月经期间的女性最好不要生吃西红柿，因为西红柿含有大量可溶性收敛剂等成分，与胃酸发生反应，凝结成不溶解的块状物，容易引起胃肠胀满、疼痛等不适症状。

（2）不宜空腹吃。空腹时胃酸分泌量增多，因西红柿所含的某种化学物质与胃酸结合易形成不溶于水的块状物，食之往往引起腹痛，造成胃不适、胃胀痛。

（3）不宜吃未成熟的青色西红柿。未成熟的青色西红柿含有毒的龙葵碱，食用后会感到苦涩，多吃了，严重的可导致中毒，出现头晕、恶心、周身不适、呕吐及全身疲乏等症状，甚至会有生命危险。

7. 去油除疮西红柿面膜

西红柿具消炎杀菌及平衡油脂作用，将西红柿弄碎成西红柿蓉，用棉花棒蘸取适量，直接涂于暗疮上，有效缓解暗疮。

也可自制西红柿面膜来祛痘，具体做法是：将2个西红柿洗净，放入食物处理器，捣烂至糊状。洁肤后，将西红柿泥均匀涂在脸上，15分钟后温水洗净。

8. 西红柿美白饮

西红柿去皮、子，黄瓜洗净，鲜玫瑰花适量。将它们碾碎后过滤，加入柠檬汁、蜂蜜，每日饮用，可促进皮肤代谢，使沉着的色素减退，肌肤自然变得细腻白嫩。

收缩毛孔不可不知的9个关键

毛孔问题一直以来都是女人的烦恼，粗大的毛孔让肌肤看上去凹凸不平，缺少了细腻和光滑，因此女人总是想尽办法去缩小毛孔，务求让粗大毛孔消失无踪。但只有女人掌握了正确的收缩毛孔方法，才能有效改善毛孔粗大问题，使肌肤得以顺畅呼吸，从而规避肌肤变黄、变黑、痘痘等多种肌肤问题。同样，如果女人不注意收缩毛孔的一些误区，就会使得收缩毛孔事倍功半。

一般来说，女人在收缩毛孔时需要注意以下9个关键点：

1. 不是只有油性肌肤才需要控油

油脂分泌过多从而阻塞毛孔是导致毛孔最大的重要原因。许多女人认为只有油性肌肤才会导致毛孔粗大。其实不然，虽然油性肌肤因为肌肤油脂分泌过于旺盛而阻塞毛孔，造成毛孔粗大，但并不意味着干性肌肤就不会有此烦恼。如果控油清洁及保养不当的话，也会使毛孔变得明显，因此不可掉以轻心。

2. 不要过于频繁地洗脸

控油并非将油脂全部清洗掉就可以。许多女人在感觉肌肤油腻时，常常忍不住洗脸。事实上，正常肌肤的油脂和水分分泌应处于一种平衡状态，如果只是简单地将肌肤表面的油分洗去或者吸掉，会造成水油分泌不平衡，反而会刺激皮脂腺分泌更多的油脂。

3. 不要过分地相信控油产品

选择控油产品时，一定要了解它的原理是什么。尽管许多产品打着"清爽紧肤水""长效控油收敛水"的广告，但可能它们既不抑制也不吸取，而只是收敛剂，比如含有酒精或有机酸，来收紧毛孔，让油分出不来。表面看来皮肤是干爽了些，但油脂分泌没有少，只是被堵在毛孔中，很容易引发痘痘，一段时间后，油脂撑着皮肤，会把毛孔都变大。

4. 不要频繁使用吸油面纸

吸油纸，顾名思义是可以吸走脸部油脂的纸。为了收缩毛孔而频繁使用吸油面纸吸油，容易使肌肤缺水，导致水油失衡，陷入收缩毛孔的死循环里。另外，肌肤分泌油脂的同时，会消耗掉很多水分，大量使用吸油面纸，不仅使油脂加速了分泌，也加快了水分的耗损。

美丽小课堂

有效收缩毛孔的汤匙拍打术

准备一把大汤匙和一把小汤匙，大汤匙用于脸颊等面积较大的地方，小汤匙用于鼻子，更小的用于眼周等部位。要求汤匙质地坚韧、光滑，汤匙背面的弧度与肌弧线非常吻合。

（1）准备一个与自己脸的尺寸大小差不多的洗脸盆，注入70~80摄氏度的热水，可以滴入一些有助于收缩毛孔的精油，进行芳疗精油熏蒸法，打开肌肤毛孔。此方法仅供家里没有蒸汽机的女性使用。为了不让蒸气流失，可以在头上盖一个大毛巾，并将脸贴近离水面约20厘米的距离，闭上眼睛让蒸气吸收到整脸，蒸1分钟左右即可。

（2）活络淋巴部位的循环将大幅度提升拍打效果，轻柔地按压下巴下方的位置能促进淋巴的流动，从中心点往上至耳朵为止的地方，用大拇指按压。然后使用冰凉的汤匙背面轻轻拍打干净的皮肤，并一边由下往上拉提毛孔，当脸部渐渐感动温热的时候，证明血液循环得到改善的最佳证明；轻压鼻翼周脸上，额头等部位，若用拍打的方式的话可以会疼痛，此时请用轻轻按压的方式替换，一次按压的时间为30秒左右。

（3）用冰汤匙稍微按压毛孔脏得比较明显的部位，然后用汤匙边缘与肌肤呈直角，轻轻地滑过，刮出毛孔里面的油脂和污垢，刮到下巴的部分时，女人需要稍微收紧舌头，此处肌肤中的污垢会较容易排出。

（4）拍打完成后，还要使用冰藏过的化妆水，或者是具有收缩效果的化妆水，然后用冰汤匙稍微按压黑头较明显的部位，紧实效果会更明效。

注意，该法7~10天使用1次，不宜天天使用。

5. 不要粗暴对待黑头

使用磨砂膏去除黑头，常常会损伤肌肤。而使用深层清洁面膜，首先将毛孔撑大，才能深入毛孔将油分与脏污带出来，如果只是把黑头拔出来，却不再进行下一步的收敛保养护理，反而会使毛孔更加粗大。

6. 肌肤保养不要太复杂

许多女人喜欢同时用多种护肤品，认为越多的功效越能全面地保养肌肤。其实不然，复杂的肌肤保养品会增加肌肤的负担，容易引起皮肤红肿、化脓、疼痛的现象。

7. 不要单纯依赖收敛化妆水

为了细化毛孔，女人常常过度依赖收敛化妆水。然而，收敛化妆水或是其他的收敛产品常常含有部分酒精成分。

8. 少用撕拉式面膜

经常使用撕拉型的去油、紧肤面膜或鼻膜，会让女人的肌肤在过度强硬的撕扯下变得更加脆弱而松弛，影响肌肤的正常功能，甚至提前老化。

9. 经常运动可疏通毛孔

在运动过程中，身体的血液循环加快，皮肤新陈代谢也自然加速，身体大量排汗，一些残留在毛孔中的脏污和废物也随之排出，毛孔能得以自由呼吸。同时，经常运动可以使肌肤紧实而富有弹性。

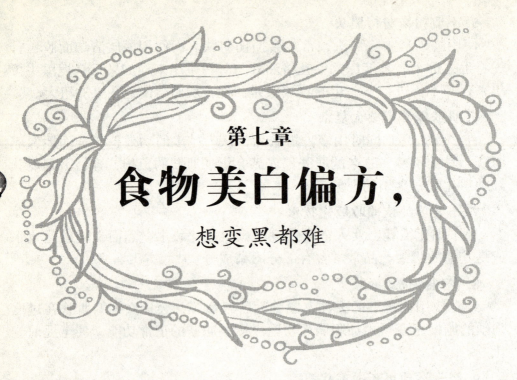

第七章
食物美白偏方，
想变黑都难

多吃美白食物，拯救暗沉肌肤

许多女人尽管才二十多岁，却皮肤黯黄、气色很差，看起来就像三十几岁。有时候，尽管这些女人也使用很多高档的美白产品，也经常做面膜之类的护理，但收效甚微。从中医角度来讲，女人气血不畅、毒素堆积是造成皮肤黯黄的根本原因，身体内部的问题会直接显现在脸上。要解决这一问题，女人光做"表面文章"——涂抹大量美白护肤品是远远不够的，还要从内部调理，尤其是要注意饮食调理。

1. 多吃富含维生素C的食物

内部调理肌肤的第一步，就是要多吃能够让肌肤变白的食物，主要是多吃富含维生素C的食物。维生素C能中断黑色素生成的过程，可阻止已生成的多巴氨进一步氧化而被还原为多巴，并能降低血清铜氧化酶含量，影响酪氨酸酶的活性，从而干扰黑色素的生物合成；维生素C可以使皮肤减少黑色素沉着、减退以至去除皮肤的黑斑和雀斑，加快皮肤的还原变白。常见的西红柿、橘子、柠檬、山楂等水果都是富含维生素C的美白食物。但注意橘子、柠檬为感光性食物，食用后接触阳光中的紫外线容易使皮肤变黑，因此不要在出门前食用，尽量在晚上食用。

2. 多吃鱼

科学家发现，一周吃3次鱼可以保护皮肤免受太阳光紫外线的损害。

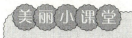

推荐两款美白粥

1. 山莲葡萄粥

材料：生山药（切片）50克，莲子肉50克，葡萄干50克，白糖少许。

做法：将山药、莲子肉、葡萄干一起放入锅中，加适量清水，同煮熬成粥，加糖食用。也可将山药、莲子肉、葡萄干放入蒸锅中蒸烂成泥，加糖食用。

功效：山药、莲子是补益脾气之品，可使皮肤细嫩富有光泽；葡萄干甘平而涩，益气强志，养血红颜，因此此粥可容颜悦色，健美抗衰老，有使皮肤细嫩美白的作用。

2. 芋头白米粥

材料：芋头100克，大米50克，红糖适量。

做法：先将芋头洗净去皮，切成小块，与大米放入锅中，加适量水，同煮做粥。粥成将芋头块捣成泥状，加糖作为早餐食用。

功效：芋头可生肌长肉、益气宽肠、健脾强肾、养颜美白，功似山药。

这是因为鱼肉中富含 ω—3 脂肪酸，它具有防止紫外线辐射的作用，可以降低日晒皮炎的发生率，有效维护肌肤的白皙。

3. 多吃益气补血食物

女人气血不足，就会导致皮肤枯黄黯淡，因此宜多吃益气补血的食物。

4. 多喝开水，防治便秘

便秘是造成女性气色不佳的一大原因。有人甚至说便秘一天等于抽三包烟，虽然有些夸张，但便秘确实会造成人体内毒素的堆积，产生很坏的影响。防治便秘最简便有效的方法就是多喝水，长期坚持下去，可有效地防治便秘，皮肤也会慢慢变白。

此外，要保持肌肤嫩白，女人还应每天坚持运动20~30分钟。因为运动能促进肠胃蠕动，让女人的身体增强活力，还能帮助身体排出废物和毒素，而且没有副作用。

肌肤"杀手"食材黑名单

对于肌肤而言，并非所有的食物都有美白护肤的功效，有些食物也具有妨碍美白护肤的负面作用或潜藏危害。也就是说，在日常生活中，如果女人经常进食富含黑色素代谢必需物质的食物，或不断地补充能增强酪氨酸酶活性的食品，皮肤的颜色往往就较黯黑。反之，若经常摄取能中断黑色素代谢过程的食物，皮肤往往比较白皙。

那么，到底哪些食物会对女人的肌肤美白造成阻碍呢？下面我们就来一一介绍。

1. 容易让肌肤变黄的食物

经常食用南瓜、芒果、木瓜、柑橘、黄甜椒、玉米笋、竹笋、红薯等黄色食物，具有抵抗氧化、延缓肌肤衰老、预防皱纹产生的功效，这是其中的维生素 A 和胡萝卜素在起作用。而且，此类食物还含有丰富的纤维质，能帮助肠胃消化与新陈代谢，因此可保持排便顺畅，防止体内毒素堆积，从而预防青春痘及肤色暗沉等肌肤问题的出现。然而，过多地食用这些富含胡萝卜素的食物也容易导致一个肌肤问题——肌肤发黄，因此女人一定要严格控制好这些食物的摄入量，千万不要过量食用。

2. 容易让肌肤黑色素沉着的食物

芹菜、红豆、韭菜、木瓜、柠檬等食物含有感光物质，吃过这些食物后再经阳光紫外线照射，极容易使肌肤的黑色素沉淀，从而产生色斑。而且，如果将美白食品与含感光物质的食物同时食用，美白的效果往往也会被抵消。为了避免此类原因导致的肌肤问题，女人除了要少吃这些感光食物外，还要在食用该类食物后避免马上晒太阳，或是只在晚餐食用这些食物，以免加速黑色素沉着。

3. 容易让肌肤变黑的食物

动物内脏、蛤、蟹、河螺、牡蛎、乌鱼子、大豆、扁豆、青豆、赤豆、花生、核桃、黑芝麻以及葡萄干等食物含有大量的酪氨酸、锌、铜及铁等，能防止自由基对肌肤的侵害，预防皮肤氧化，从而减少老废角质与皱纹的产生，令肌肤光滑。但医学研究证明，黑色素的形成由一种叫酪氨酸酶的物质控制，酪氨酸酶的活性对色素沉积起着主要作用，而酪氨酸酶的活性与体内的铜、铁、锌等元素密切相关。因此，经常进食富含酪氨酸和稀有元素锌、铜、铁等食物的女人就容易黑色素沉着，导致皮肤变黑。

4. 容易让肌肤变粗糙的食物

如果女人日常饮食中有太多的动物性食物，会让体内血液的酸度升高，导致血液中的尿素与乳酸大量增加，然后再代谢于皮肤表面，特别是乳酸会侵蚀肌肤的表皮细胞，导致皮肤角质层增厚，造成皮肤逐渐失

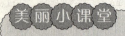

过量吃糖损害肌肤

如果女人过多进食糖类，也会阻碍肌肤美白。现代医学证实，在黑色素的生成过程中，酪氨酸酶遇到糖便会活化生成黑色素，也就是说，摄入糖分等于为黑色素的形成增加"动力"。而且，过多糖分会使体内的胰岛素释放变多，使女人体内雄性激素增多，皮脂分泌会跟着增加，这是造成成人痘的一大潜在因素。

此外，食糖过多还易加速女人的肌肤衰老，这是因为如果糖分摄取过量，无法完全被消化代谢，一部分糖就会附着在真皮层的蛋白质上，使蛋白质变质，这过程被称为"糖化作用"，负责维持肌肤弹力的胶原蛋白首先受害。

去光泽、张力与弹性而变得粗糙，甚至会产生黑斑与雀斑。但为了保持营养均衡，不能完全不吃动物性食物，因此适量食用即可。此外，刺激性食物摄取过量也会导致肌肤粗糙。因此，女人要少进食胡椒、辣椒等刺激性的调料，以及酒、茶、咖啡、可乐等刺激性的饮料。

6. 容易让肌肤长痘痘的食物

女人大量进食肉类食物，容易导致痘痘。这是因为肉类中含有大量的动物性脂肪，无法在人体内完全代谢并消化掉，这样就会增加肝脏的负担，进而会使肌肤泛出较多的油光，造成毛细孔的阻塞，从而形成粉刺与青春痘，也会使毛孔变得粗大。因此，在饮食上，女人要尽量避免摄取过多的动物性脂肪。此外，女人还应少吃花生、蚕豆、桂圆、荔枝等高油及高热量食物，如果过量摄取都会造成皮肤满面油光。

肌肤灰暗无光，不妨吃点紫色食物

中医认为，蔬菜营养的高低遵循着颜色由深到浅的规律，其排列顺序总的趋势为：黑色、紫色、绿色、红色、黄色、白色。在同一种类的蔬菜中，深色品种比浅色品种更有营养，可以抗老化，还有预防高血压，舒缓压力等功效。

仅次于黑色食物养生功效的紫色食物，包括紫茄子、紫玉米、紫洋葱、紫扁豆、紫山药、紫甘蓝、紫辣椒、紫胡萝卜、紫秋葵、紫菊苣、紫芦笋等，它们不仅有着极佳的抗衰效果，还具有极好的美白养颜功效。这是因为紫色蔬果中含有一种特别的物质——花青素。花青素属于类黄酮物质，其抗氧化能力堪比维生素 C 和维生素 E，能有效清除体内有害物质自由基，帮助人体抗氧化，延缓衰老，保持肌肤的白皙水嫩。

此外，紫色食物还富含人体必需的微量元素——硒。硒与人体的健康密切相关，不仅具有强的抗氧化作用，最突出的就是其能有效提高人体的免疫力，而且硒在防癌抗癌方面的功效更是显著。

在众多紫色食物中，蓝莓的花青素含量最高，紫色胡萝卜、紫葡萄位列其后。所以女人在去超市购买酸奶时，最好选用蓝莓果粒的，不仅可以喝出白皙亮丽的肤色，还可以将喝剩下的涂在脸上做面膜，也有很好的美白效果。常见的紫色食物有以下 5 种：

1. 蓝莓

蓝莓被称为"超级水果"，是含有花青素最多的蔬果，除了抗衰老，还可预防结肠癌、改善视力、消除眼部疲劳。

2. 紫葡萄

紫色葡萄是仅次于蓝莓和紫色胡萝卜的富含

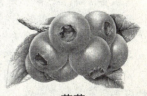

蓝莓

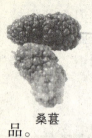

桑葚

花青素水果的食物，其所含的类黄酮也是一种强力抗氧化剂，是抗衰老的绝佳食物。

3. 桑葚

除了延缓衰老的功效外，桑葚还有改善皮肤血液供应、营养美白肌肤、明目乌发的作用，是非常好的女性美容食品。

4. 紫甘蓝

除了花青素，紫甘蓝还含有一定数量的具有重要作用的抗氧化剂：维生素 E 与维生素 A 前身物质。紫甘蓝含有丰富的硫元素，这种元素的主要作用是杀虫止痒，对于各种皮肤瘙痒，湿疹等疾患具有一定疗效。

5. 紫色洋葱

洋葱本身含有的微量元素硒是很强的抗氧化剂，能够增强细胞的活力，延缓衰老。而紫色洋葱的表皮中还含有花青素，具有很好的抗衰老功能。

紫色洋葱

美丽小课堂

推荐的紫色食谱

1. 紫菊苣芒果沙拉

材料：芒果 1/2 个，紫菊苣 1 棵（约 100 克），花叶生菜（或其他小叶生菜）10 克，橄榄油、果醋各适量。

做法：芒果削皮，刨成长条形薄片（越薄越会自然弯曲）；紫菊苣一片片掰下洗净；吸干水分，花叶生菜也洗净吸干；将紫菊苣垫在盘底，新鲜花叶生菜摆在紫菊苣上，放上卷好的芒果卷儿。橄榄油和果醋调匀成油醋汁，浇在菜上，最后可依个人喜好撒些坚果颗粒。

功效：紫菊苣含有一些一般蔬菜中没有的成分，如马栗树皮素、马栗树皮苷、野莴苣苷、山莴苣素和山莴苣苦素等苦味物质，有清肝利胆的功效。另外它还含丰富的维生素 A 及多种微量元素，有很好的护肤养颜功效。

2. 酱虾烤长茄

材料：虾 4 只，长茄 2 个，洋葱 10 克，提子干 15 克，香茅 1 根，海鲜辣酱 2 茶匙，锡纸 2 张。

做法：茄子洗净，擦干水，用锡箔纸包裹结实，入烤箱烤熟，再从中间切开，注意不要切断茄子蒂。将洋葱、香茅切成碎末碎，放入碗中，加入提子干拌匀，浇在茄子上，再淋点海鲜辣酱。将虾入开水锅中煮熟，最后摆在茄子上即可。

功效：茄子中含有大量的维生素 P，100 克紫茄子里的维生素 P 含量高达 720 毫克。维生素 P 是人体必不可少的 14 种维生素之一，它能使血管壁保持弹性和生理功能，防止硬化和破裂，所以经常吃些茄子（连皮），有助于防治高血压、冠心病、动脉硬化、出血性紫癜和老年斑。

简单实用的红糖美白法

红糖通常是指带蜜的甘蔗成品糖，一般是指甘蔗经榨汁，通过简易处理，经浓缩形成的带蜜糖。红糖几乎保留了蔗汁中的全部成分，除了具备糖的功能外，还含有维生素和微量元素，如铁、锌、锰、铬等，营养成分比白砂糖高很多。

红糖的好处在于"温而补之，温而通之，温而散之"，也就是我们俗称的温补。红糖所含有的葡萄糖释放能量快，吸收利用率高，可以快速补充体力。有中气不足、食欲不振、营养不良等问题的儿童，平日可适量饮用红糖水。受寒腹痛、月经来时易感冒的女人，也可用红糖姜汤祛寒。对年老体弱，特别是大病初愈的女人，红糖亦有极佳的疗虚进补作用。且红糖中富含的各种微量元素和维生素有利于改善人体的代谢功能，帮助女人延缓衰老。

近年来，日本美容界发现红糖不仅可以祛斑，还有美白的功效后，更在全世界兴起了一股"红糖美容热潮"。尤其是在日本的一些专售化妆品的商店，处处可见红糖及其作为配方的物品。

其实早在日本江户时代，红糖的美白功效就受到了当时歌女的青睐。据说，当时京都的一名歌女，不仅舞技高超，更因其皮肤细腻、面无瑕

美丽小课堂

推荐红糖美白食谱

1. 红枣木耳汤

取黑木耳50克、红枣10个、红糖100克，煎服，每日2次。经常服用，有除去黑眼圈的作用。

2. 红枣菊花粥

取红枣50克、黑米100克、菊花15克，一同放入锅内，加清水适量，煮粥，待粥煮至浓稠时，放入适量红糖。此方具有健脾补血、清肝明目之功效，常食用可使面部肤色红润，起到保健防病、驻颜美容的作用。

3. 红糖药豆汤

将赤小豆30克、丹参12克加水煎，取汁，加入红糖，吃豆喝汤，坚持一段时间，可使肤色滋润白皙。

4. 燕窝蜜枣汤

将25克燕窝用清水泡开、除去杂质，然后与15克蜜枣（去核）同放入锅内，加水适量，煮至蜜枣烂熟，再加入红糖食用。此方有养颜、去除皱纹的功效，可使肤色滋润有光泽。

5. 滋润茶

取绿茶2克、红糖30克，用沸水冲泡后，加盖焖5分钟，即可饮用。每日1剂，长期坚持下去，能让女人的皮肤变得干净透亮，粗糙的皮肤也会变得细腻顺滑。

疵而名噪一时。后来，同伴们发现，她每天休息时都喝红糖水或用红糖敷面，于是纷纷仿效，不久果然发现身体倍感舒适，皮肤也变得光洁柔嫩了。自此，这一特殊的美容方式在日本女子间不胫而走，并广受欢迎。现在在日本，甚至出现了用红糖美容的专科医院。

为什么红糖日益受到爱美人士的热捧呢？日本女子大学美容营养学科的池作老师曾解释说："在东方国家，红糖排毒滋润的作用妇孺皆知。而至于祛斑、美白的功效，还是来源于它的天然成分——'糖蜜'。解决问题皮肤的关键就是对细胞进行排毒，而'糖蜜'具有强力的解毒功效，能将黑色素从真皮层中导出，从源头阻止黑色素的生成。另外，红糖中蕴含的胡萝卜素、核黄素、烟酸、氨基酸、葡萄糖等成分对细胞具有强效抗氧化及修护作用，做到美白从细胞开始。"因为红糖取法天然，有时候甚至比流行的激光祛斑、的果酸焕肤等方法更有效，疗效也更彻底。这些美容与养生的功效，让红糖一跃成为追求美丽与健康的女人津津乐道、争相食用的新宠。

红糖一般的用法是用水冲服，另外也可以加入白木耳、枸杞、红枣或是红豆一起煮，有利水利尿的功效，月经期间食用则有助子宫废物排出，能缓解腹胀、腰紧症状；红糖加桂圆、姜汁共煮，有补中补血效果；取番薯、红糖、姜汁一同煮，不仅具有养生功效，更是一道别具风味的点心。

除了饮用之外，红糖水也能用于外敷，同样具有排毒、润肤、美白的功效。秋冬季节皮肤因寒冷干燥而瘙痒，也可用红糖水洗擦、清洁，可有效地减轻干痒的感觉。

薏苡仁的神奇美白功效

前文说过，薏苡仁因为性味甘淡微寒，有利水消肿、健脾去湿、舒筋除痹、清热排脓等功效，是女人常用的减重瘦脸食物。

而且，薏苡仁还因为富含维生素 E 而成为备受女人喜爱的美容食物，对于那些被粉刺、雀斑、妊娠斑等色斑问题，以及脱屑、痤疮等肌肤疾病的困扰女人，可通过多吃薏苡仁来保持皮肤光泽细腻，改善肤色。薏苡仁还具有营养头发、防止脱发，并使头发光滑柔软的作用。薏苡仁还对紫外线有吸收能力，其提炼物加入化妆品中还可达到防晒和防紫外线的效果。此外，薏苡仁中含有丰富的蛋白质分解酵素，能使皮肤角质软化，有效解决

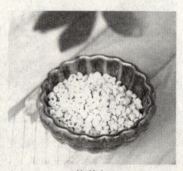

薏苡仁

> **美丽小课堂**
>
> **自制蜂蜜牛奶薏苡仁面膜**
>
> 材料：薏苡仁100克，矿泉水或白开水400克，新鲜牛奶适量（以脱脂牛奶为佳，不宜用酸奶、果奶、奶粉、咖啡伴侣），蜂蜜1勺，纸膜1个，干净瓶子1个。
>
> 做法：把薏苡仁洗干净，放入锅中，加入矿泉水或白开水，浸泡3个小时，然后将其煮沸，再开小火煮10分钟左右，以薏苡仁煮烂为佳。然后将薏米水倒入一个干净的瓶子中，盖好盖子，放入冰箱冷藏。薏米则可以吃掉。
>
> 用法：每天晚上洁面后，可将薏苡仁水从冰箱里取出，找一个干净的小碗，倒一点薏苡仁水，一点牛奶，一勺蜂蜜，搅拌均匀，把面膜纸放到搅拌好的水里浸透，把面膜纸放到脸上敷20分钟后揭掉，即可开始睡觉。女人在敷薏苡仁水面膜的同时，还应用薏苡仁水拍拍脖子。

女人皮肤赘疣、粗糙不光滑的问题。

薏苡仁在我国栽培历史悠久，是我国古老的药食皆佳的粮种之一。由于薏苡仁的营养价值很高，它被誉为"世界禾本科植物之王"；在欧洲，它被称为"生命健康之禾"；在日本最近又被列为防癌食品，因此身价倍增。薏苡仁具有容易消化吸收的特点，不论用于滋补还是用于医疗，作用都很缓和，女人可放心使用。

推荐的薏苡仁美白食谱：

1. 鲜奶薏粉

材料：鲜奶1瓶，薏仁粉5克。

做法：将鲜奶煮沸，加入薏仁粉适量，搅拌均匀后食用。

功效：常食可保持皮肤光泽细腻，消除粉刺、雀斑、老年斑、妊娠斑、蝴蝶斑。

2. 百合薏米粥

材料：薏米50克，百合15克，蜂蜜适量。

做法：将薏米、15克洗净，放入锅中，加水适量，煮至薏米热烂，加入蜂蜜调匀，出锅即成。

功效：此粥甜香，热糯，略有清香味，常吃可健脾益胃，泽肤祛斑，可用于治疗妇女面部雀斑、痤疮、湿疹等症，对青春少女美容有益。

3. 薏米冬瓜排骨汤

材料：薏米30克、排骨250克、冬瓜300克、香菇数朵、盐、鸡精、姜1片。

做法：将薏米、排骨洗净，冬菇泡发，放入瓦煲内，加入适量的水，大火烧开后，撇去浮沫，放入冬瓜、姜，盖上煲盖，水开后关小火，煲50分钟左右，加入盐和鸡精调味即可。

功效：每天早餐后都要喝一杯薏米水，不但能排出多余水分，让脸迅速变小，还兼具美白功效，皮肤水润透亮。而冬瓜含的微量元素，也有使肌肤润白的功效。

需要注意的是，薏米化湿滑利的效果显著，孕妇食用薏米可能会引起流产等意外，遗精、遗尿患者也不宜食用。在选购薏米的时候，以粒大、饱满、色白者为佳。另外薏米较难煮熟，在煮之前需以温水浸泡2～3小时，让它充分吸收水分，在吸收了水分后再与其他米类一起煮就很容易熟了。

用鸡蛋孕育白嫩无瑕的肌肤

鸡蛋不仅可以为身体补充营养，还是美容养颜佳品，它能为女人带来如婴儿般细致嫩滑的肌肤。这是因为蛋黄中含有一定量的磷脂，进入人体后所分离出来的胆碱、具有防止皮肤衰老、使皮肤光滑的作用。鸡蛋中还含有丰富的铁，100克鸡蛋黄含铁150毫克，而铁元素在人体内起造血作用并在血液中运输氧和营养物质。女人的颜面泛出红润之美，

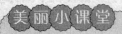

7款自制鸡蛋美白面膜

1. 蜂蜜蛋白膜

新鲜鸡蛋1个，蜂蜜1小汤匙，将两者搅拌均匀，临睡前用干净软刷子将此膜涂刷在面部，其间可进行按摩，刺激皮肤细胞，促进血液循环。待一段时间风干后，用清水洗净，每周2次为宜。这种面膜还可以用水稀释后搓手、足，冬季可防治手足皲裂。

2. 蛋黄面膜

用牛奶掺入鸡蛋清，或配用鸡蛋黄调匀，涂面15分钟，对中性皮肤的保养效果尤佳。只要坚持3个月，女人便会容光焕发。

3. 蛋盐膏

为除去面部死皮，打1只鸡蛋加1小匙细盐，用毛巾蘸之在皮肤上来回轻轻擦磨，犹如使用磨砂膏一般。

4. 杏仁膏

将90克剥去壳的杏仁捣烂如膏，掺入鸡蛋清调匀，每夜涂面，翌日早晨用淘米水洗净。

5. 白酒膜

将鸡蛋3个浸入适量白酒中，密封4~5天后用来涂面，能使黑面渐白，皱纹减少。但过敏性皮肤的女人慎用。

6. 凤衣膜

将蛋壳内的软薄膜（凤衣）粘贴在面部皱纹处或脸颊、下巴等部位，任其风干后再揭下来，用软海绵擦去油性皮肤的死皮；如果是干性皮肤，应涂些动植物油再擦去死皮。

7. 蜂蜜蛋黄浆

用蛋黄加入蜂蜜和面粉调成浓浆，均匀涂在面部，不但能治粉刺，而且可预防秋冬皮肤干燥。如果是油性皮肤，应加1匙柠檬汁于脸上，15～20分钟后用清水洗去。

离不开铁元素。铁质不足可导致缺铁性贫血，女人的脸色就会萎黄，皮肤也就失去了美丽的光泽。因此，女人要注意进食鸡蛋来养护细腻白皙的肌肤。

每天吃白水煮蛋，这是女人吃鸡蛋最好的方式。其他的如煎、炒、炸、腌制等方式都有其弊端，毛蛋、臭蛋更是不能食用。有一些女人喜欢吃生鸡蛋，认为这样比较有营养，其实这种观点是错误的，鸡蛋生吃，不仅使得鸡蛋的营养难以被人体吸收，而且非常不卫生。另外，吃鸡蛋的量，女童和老年女性每天1个，青少年及成年女性每天2个比较适宜，多吃不利于消化，其营养成分也得不到充分的吸收利用。

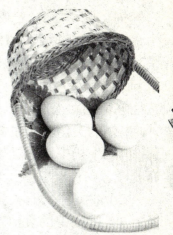
鸡蛋

下面为大家推荐两种鸡蛋食谱：

1. 醋蛋液

材料：新鲜鸡蛋1个，500毫升优质醋。

做法：取1个新鲜鸡蛋，洗净揩干，放入盛有500毫升优质醋的碗或杯中浸泡一个月。当蛋壳溶解于醋液中之后，取一小汤匙溶液掺入一杯开水，搅拌后服用，每天1杯。

功效：长期服用醋蛋液，能使皮肤光滑细腻，扫除面部许多黑斑。

2. 红枣鸡蛋汤

材料：腐竹皮1块，红枣5颗，鸡蛋1个，冰糖适量。

做法：腐竹皮洗净泡水至软，鸡蛋去壳搅匀待用，红枣去核，用4碗水煮滚后，放入腐竹皮、红枣与冰糖，用小火煮30分钟，再加入鸡蛋搅匀即可食用。

功效：鸡蛋、红枣均有补铁、美白的功效。

除了食用鸡蛋来美白肌肤外，女人还可用熟鸡蛋按摩面部肌肤来美白。具体方法是：用温水洁面擦净后，将煮好的鸡蛋趁热剥去皮，在脸上滚动，从两眉开始，沿肌肉走向向上滚动直到发际；眼部嘴部是环形肌，所以要环形滚动；鼻部是自鼻根沿鼻翼向斜上滚动；颊部是自里至外向斜上方滚动，直到鸡蛋完全冷下来。按摩后用冷毛巾敷面几分钟，这样可以收缩面部毛孔，也可彻底清洁皮肤。

拥有清亮肌肤，牛奶功效妙不可言

《本草纲目》中有牛奶可以治反胃热、补益劳损、润大肠、

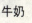
牛奶

治气痫、除黄疸的记载。现代医学也证实，牛奶中含有丰富的钙、维生素 D 等，包括人体生长发育所需的全部氨基酸，消化率可高达 98%，是其他食物无法比拟的。

而对于女人而言，牛奶不仅可以养生，还是女人美白肌肤的法宝：它能够帮助女人润泽肌肤、增加皮肤弹性、缓解皮肤干燥。

牛奶的美白功效主要因为有以下营养：

（1）牛奶中富含维生素 A，可以防止皮肤干燥及暗沉，使皮肤白皙，有光泽。

（2）牛奶中含有大量的维生素 B_2，可以促进皮肤的新陈代谢。

（3）牛奶中的乳清对黑色素有消除作用，可防治多种色素沉着引起的斑痕。

（4）牛奶能为皮肤提供封闭性油脂，形成薄膜以防皮肤水分蒸发，还能暂时提供水分，可保证皮肤的光滑润泽。

因此，女人应该坚持每天饮用 1 杯牛奶，从内在调理出亮白的肌肤。而对于牛奶的饮用量，营养学家建议：成年女性每天可饮用 250 毫升牛奶，儿童、青春发育期的小孩、孕妇、乳母、50 岁以上的中老年女性每天可饮用 500 毫升牛奶。注意，如果女人每天牛奶饮用量达到 500 毫升，最好选择低脂或脱脂牛奶，防止脂肪摄入过多引发肥胖。

美丽小课堂

自制牛奶美白面膜

1. 去皱美白牛奶面膜

（1）将 3 匙牛奶和 3 匙面粉拌匀，调至呈糊状，涂满脸部，待面膜干后，以温水按照洗脸步骤仔细清洗。此面膜 1 星期最多只能敷 2 次，太过频繁对肌肤反而不好。

（2）取 1 汤匙牛奶，加几滴橄榄油和少量面粉拌匀，敷在清洁后的脸上，待干后以温水清洗干净即可。此敷面剂具有减少皱纹、增加皮肤弹性的功效。

（3）将 50 克草莓捣碎，以双层纱布过滤，取汁液调入 1 杯鲜牛奶中，拌匀后取草莓奶液涂于面部及颈部，加以按摩，保留奶液于面、颈部肌肤约 15 分钟后清洗干净。据记载此美容奶液为瑞士护肤古秘方之一，能滋润、清洁皮肤，具温和的收敛毛孔作用，同样有防皱功效。

2. 漂白祛斑牛奶面膜

将一匙牛奶、2 匙双氧水、3 匙面粉及少许水搅拌均匀，然后用软刷子涂匀面部，待面膜完全干后，再以温水清洗掉。加入制面膜的水以不含杂质的蒸馏水为佳，敷用时应避免触及眉毛和眼睛。

3. 燕麦牛奶面膜

将 2 汤匙的燕麦与半杯牛奶调和，置于小火上煮开，关火，将牛奶放置到温热的时候涂抹在脸上，15 分钟用清水洗掉即可。只要女人坚持使用，能有效祛除痤疮、雀斑、黑头、面疱。

下面为大家推荐几款牛奶美白食谱：

1. 牛奶粥

材料：鲜牛奶 250 毫升，大米 60 克，白糖适量。

做法：先将大米煮成半熟，去米汤，加入牛奶，文火煮成粥，加入白糖搅拌，充分溶解即成。早晚温热服食，注意保鲜，勿变质。

功效：补虚损，健脾胃，润五脏，防止皮肤干燥及暗沉。

2. 牛奶大枣汤

材料：牛奶 500 毫升，大枣 25 克，大米 100 克。

做法：先将大米与大枣同煮成粥，然后加入牛奶，烧开即可服用。

功效：补气血、健脾胃，防止皮肤干燥暗沉。

3. 牛奶西红柿

材料：鲜牛奶 200 克，西红柿 2 个，鸡蛋 3 个，淀粉、细盐适量，胡椒粉、绿菜叶、油、白糖备少许。

做法：将西红柿洗净，切成月牙块；淀粉用鲜牛奶调成汁；鸡蛋煎成荷包蛋，待用。锅内放油少许，油热后放入切好的西红柿，翻炒儿下，加细盐适量，随后把调好的奶汁倒入锅内，搅匀。将荷包蛋摊在锅里，加少许白糖、胡椒粉，用小火炖 3 分钟，翻炒一下，出锅装盘。用新鲜的绿色蔬菜叶少许，切碎撒在盘上作为点缀。

功效：防止皮肤干燥暗沉，平衡油脂，清洁肌肤，美白镇静。

4. 牛奶百合炖花胶

材料：鲜牛奶 500 毫升（约 2 碗量），百合 20 克，花胶 60 克，冰糖一大块。

做法：将花胶用冷暖水交替浸发 20 小时以上，置沸水中稍煮片刻，再洗净，或置锅中用少许油慢火稍炒片刻，再用清水洗净；百合浸泡后，先把花胶和百合放进炖盅内，加入冷开水 250 毫升（约 1 碗量），炖煮 2.5 小时，再加入牛奶、冰糖稍炖片刻便可。此量可供 2 人食用。

功效：美白润肤，滋阳固肾。

牛奶除了能内养肌肤外，还能外养肌肤。比如，当女人因为熬夜等原因导致眼部疲劳、浮肿、黑眼圈等肌肤问题时，可用适量牛奶和醋加开水调匀，然后在眼皮上反复轻按 3~5 分钟，再以热毛巾敷片刻，就可以缓解眼部疲劳，还能瞬时消除眼部浮肿。

女人还可在干燥的秋冬季节用牛奶洗手，能有效滋润手部肌肤。尤其在忙完家务后，女人的双手往往会变得粗糙、油腻，女人这时使用牛奶洗手，不但能除去油腻，还能滋养手部肌肤，让双手白皙水嫩。

此外，女人的肌肤晒伤红肿时，也可将牛奶冰冻，来为肌肤做晒后修复美白。这是因为牛奶中的酵素有消炎、消肿及缓和皮肤紧张的功效。具体方法是：先以冰牛奶来洗脸，然后在整张面敷上浸过冰牛奶的化妆棉，或以薄毛巾蘸上冰牛奶敷在发烫的患处。假使全身都有疼痛感觉，不妨浸一浸牛奶浴，这样，便能使受日光所损伤的皮肤得以舒缓，减少痛楚及防止炎症的产生。

而且，过期时间不长的牛奶也同样可以用来护肤。因为过期牛奶会产生乳酸，可以软化角质。不过如果牛奶已经结块就不要再使用了。

白领一族自制柠檬水，美白又防辐射

柠檬可以说是天然美容品中名气最大、最深入人心的。柠檬生食味极酸，口感不佳，但若用得好，实用价值极大。作为日常生活中随处可见的美容水果，柠檬受到越来越多美女的关注，其美容作用可以概括为以下几方面：

（1）减少色素生成，使皮肤白皙；
（2）营养护肤作用；
（3）消毒去垢、清洁皮肤。

不过，柠檬的美容功效主要集中在皮肤美白上。柠檬是美白的圣品。它含有丰富的维生素C，可有效帮助肌肤美白，延缓皮肤老化症状，对消除疲劳也很有帮助。柠檬蕴涵的柠檬酸成分不但能防止和消除色素在皮肤内的沉着，而且能软化皮肤的角质层，令肌肤变得白净有光泽。

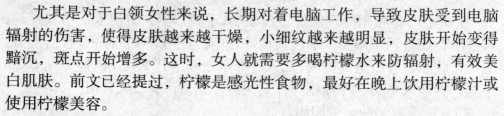
常喝柠檬水有助于皮肤美白。

尤其是对于白领女性来说，长期对着电脑工作，导致皮肤受到电脑辐射的伤害，使得皮肤越来越干燥，小细纹越来越明显，皮肤开始变得黯沉，斑点开始增多。这时，女人就需要多喝柠檬水来防辐射，有效美白肌肤。前文已经提过，柠檬是感光性食物，最好在晚上饮用柠檬汁或使用柠檬美容。

推荐的柠檬美白食谱：

1. 柠檬汁

材料：柠檬1个，冰糖适量。

做法：将新鲜的柠檬榨汁，加冰糖饮用。

功效：常饮柠檬汁，不仅可以白嫩皮肤，防止皮肤血管老化，消除面部色素斑，而且还具有防治动脉硬化的作用。但是柠檬汁的酸度都很高，空腹喝太多会伤胃，宜少量饮用。

2. 蜂蜜柠檬水

材料：柠檬1个，食盐、蜂蜜适量。

做法：将一个柠檬用水打湿，表面抹上一层食盐，轻轻摩擦片刻，用水冲洗干净，并切去柠檬两头。然后将柠檬切成两半，再切成薄片，以一层柠檬，一层蜂蜜的方式放入干净的玻璃瓶或者是密封瓶中，拧紧瓶盖，放入冰箱中冷藏5~7天即可冲水服用。注意，不要用热水，因为蜂蜜中含有酵素，遇上热水会释放过量的羟甲基糖酸，使蜂蜜中的营养成分被破坏。

功效：柠檬酸可防止和消除皮肤色素沉着，滋润、美白肌肤，还可以防止电脑辐射；蜂蜜能起到滋润和营养作用，使皮肤细腻、光滑、富有弹性。

3. 柠檬鸭

材料：光鸭1只（约750克），上汤750克，柠檬1个，精盐、味精、芝麻油各适量。

制法：将光鸭剖腹取出内脏，用开水烫过，洗去血水污物，再用清水漂凉，捞起，装入炖盅，加入精盐、上汤，放入蒸笼隔水炖50分钟后，加入柠檬（要去掉内核），再炖10分钟，加入味精，淋上芝麻油即成。

功效：柠檬酸可防止和消除皮肤色素沉着，滋润、美白肌肤，还可以防止电脑辐射；蜂鸭肉富含维生素E，是人体多余自由基的清除剂，在抗衰老过程中起着重要的作用。

柠檬的美白法：

（1）挑选1个新鲜的柠檬，将其洗净，整个去皮（包括内层的白皮），然后切下一半，用手挤出纯果肉原汁，其余切成柠檬片。果肉原汁、柠檬片、柠檬皮都留着备用。

（2）取1小汤匙柠檬汁，以及1勺乳酪、1勺暖蜜糖，在手肘、膝盖、脚跟部轻擦，有软化死皮作用，时间维持10~15分钟，然后用温水洗净。

（3）洗脸后，滴3滴柠檬汁在有化妆水的化妆棉上，轻拍面部，可有效改善黄黄的肤色及化解化妆水的化学物质。注意，柠檬中含大量有机酸，对皮肤有刺激性，因此切莫将柠檬原汁直接涂面，一定要稀释后或按比例配用其他天然美容品才能敷面。

（4）再以2大勺酸乳酪、半勺蜜糖混合2小汤匙柠檬汁制成面膜，避开眼部轻敷在脸上15~20分钟，跟着用温水清洗，即可以清洁油垢。

（5）取一大半削下来的柠檬皮浸泡在浴缸的水中，可用来浸浴、洗头发，有滋润的功能。洗柠檬浴则可使毛孔处于通畅状态，利于排汗，对粉刺患者有很好的治疗效果。

（6）将剩余的柠檬皮切成细丝，加入适量的清水，放在香薰炉中，然后加热，就能成为不错的香薰。

（7）将柠檬片泡水饮用，可依个人口味添加冰糖。柠檬里含丰富的维生素C，此外还含有钙、磷、铁和B族维生素等，会让肌肤恢复光泽与弹性。但柠檬属于高酸食物，因此饮用柠檬水后一定要立刻刷牙。

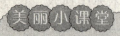

3款自制柠檬美白面膜

1. 柠檬美白面膜

将1只鲜柠檬洗净去皮切片，放入一只广口瓶内，加入白酒浸没柠檬，浸液1夜。次日用消毒脱脂棉蘸浸泡酒液涂面，15分钟后用温水洗净，1周后可见面容光滑洁白。

2. 柠檬紧肤润肤面膜

取1汤匙鲜柠檬汁，放入杯中，加入鲜鸡黄1个，混合搅拌均匀。再加入2汤匙燕麦粉、2汤匙橄榄油或花生油，一起搅拌均匀成糊状。每晚洗脸后敷面形成面膜，20分钟后取下，再用温水洗净。每晚1次，连续1周后，可使干性、松弛、多皱的面容，变得白皙亮丽。

3. 柠檬清爽肌肤面膜

将柠檬放入搅拌器榨汁，然后加入100毫升清水和粉搅匀调成膏状，敷于脸上15~20分钟，然后洗净即可。每星期可敷2~3次，有助肌肤更清爽、润泽以及细致，有效淡化黑斑、雀斑。

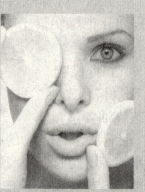

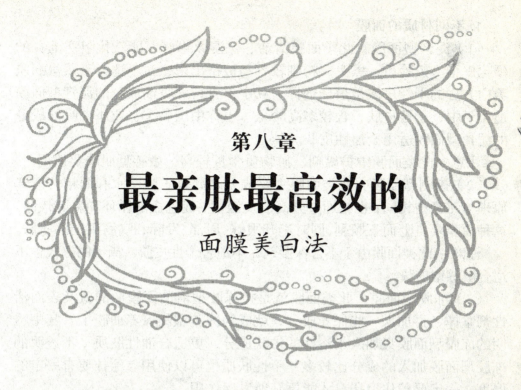

第八章
最亲肤最高效的
面膜美白法

敷面膜，让你获得没有任何挑剔的美白

肌肤要美白，不仅需要多吃美白食物，注意防晒，做好肌肤基础护理，还要懂得选用专用的美白护肤品。而在所有的美白护肤品中，面膜是最快获得白皙肌肤的方法。传说，举世闻名的埃及艳后克丽奥佩托拉七世晚上常常在脸上涂抹鸡蛋清，蛋清干了便形成紧绷在脸上的一层膜，早上起来用清水洗掉，可令脸上的肌肤柔滑、娇嫩、紧致，保持青春的光彩。据说，这就是现代流行面膜的起源。

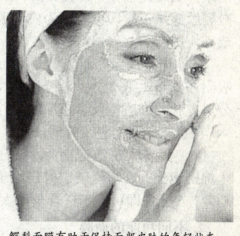

鳄梨面膜有助于保持面部皮肤的年轻状态。

面膜的原理，就是利用覆盖在脸部的短暂时间，暂时隔离外界的空气与污染，提高肌肤温度，使得皮肤的毛孔扩张，促进汗腺分泌与新陈代谢，使肌肤的含氧量上升，有利于肌肤排除表皮细胞新陈代谢的产物和累积的油脂类物质。此外，面膜中的水分渗入肌肤表皮的角质层，可使皮肤变得柔软有弹性，呈现白里透红的好气色。

1. 不同材质的面膜

（1）泥膏型面膜。此类面膜清洁、保湿效果好，能软化阻塞毛孔的硬化皮脂。敷脸后，黑头、粉刺较容易被挤出来，对不适合于蒸汽润肤美白方法的干性皮肤是最佳选择。其中不含特殊吸油成分的泥膏型面膜适用于中、干性皮肤，含较多高岭土（也称中国黏土）或添加吸油成分的泥膏型面膜适用于油性皮肤。

注意：此类面膜中护腐剂、矿物质含量较高，敏感型肌肤要慎用。

（2）撕剥型面膜。此类面膜主要成分是高分子胶、水和酒精，清洁原理与泥膏型相同，也是通过升高表皮温度、促进血液循环和新陈代谢。这种面膜要自上而下撕剥，同时避开眼眶、眉部、发际和嘴唇周围的肌肤。

注意：此类面膜由于不含保湿剂，不适合干性皮肤，撕剥的方式也不适合敏感型皮肤。

（3）冻胶型面膜。此类面膜就是把冻胶型清洁面膜中的碱及表面活性剂拿掉，再加入一些保养成分，就成为冻胶型的保养面膜了。其中透明的冻胶型面膜只加入水溶性的护肤成分，更适合油性肤质；不透明的冻胶型面膜加入的成分比较多，干性肤质也可以使用。涂抹要有一定的厚度，一定要盖住毛孔，才能更好地发挥作用。

（4）乳霜型面膜。此类面膜效果与一般晚霜的效果差不了多少，质地跟护肤霜差不多，具有美白、保湿、舒缓等效果的面膜大多属于此类。敷完后擦拭干净即可。因为质地温和，适应面比较广，敏感性肌肤也能放心使用。

（5）棉布式保养面膜。此类面膜就是将调配好的高浓度保养精华液吸附在棉布（纸）上。成分易于控制并可添加多种养分，能提高护肤成分对皮肤的渗透量及渗透深度，并能迅速改变皮肤含水量。

注意：此类面膜没有清洁效果，不适合需要深层洁肤的皮肤。

（6）美容大王泡泡面膜。涂于面部后，通过酵母作用30秒瞬间产生绵密泡泡，在泡泡破裂时候给予肌肤有氧保养，瞬间达到美白补水的功效，5分钟即可，不适合敷用太久。

2. 不同功能的面膜

（1）清洁面膜。清洁面膜多半以泥状面膜出现，成分包括高岭土、绿陶土、酵素、水杨酸等，有些品牌还会标榜采用天然火山泥、死海泥、温泉泥等，含有丰富的矿物质、微量元素等护肤成分，能有效清除毛孔内的脏东西和多余的油脂，并去除老化角质，使肌肤清爽、干净。

（2）保湿面膜。保湿面膜多为膜状面膜，每片面膜的精华液中一般会含有玻尿酸、丙二醇、甘油、氨基酸、胶原蛋白、维生素 B_5 或油脂类等保湿成分，能迅速舒缓肌肤，消除疲劳感，恢复肌肤的光泽和弹性，

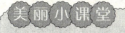

敷面膜的最佳次数

除了补水类面膜可天天敷用外,其他面膜都不宜天天敷用,以免增加肌肤负担。而且,不同的面膜,可敷用的最佳次数也不一样。

(1)保湿面膜可天天使用。

(2)美白面膜每周1~2次。

(3)抗皱面膜每周1~2次。

(4)深层清洁面膜,油性肌肤每周大约1次;感觉特别油可以每周1~2次;中性肌肤每周大约1次;干性肌肤大约两周1次。

在肌肤状况较差、气候环境较差时,女人可适当增加面膜次数,甚至也可以天天敷用美白、抗皱等深层滋养的面膜,但关键要看皮肤是否接受,只要皮肤感觉很舒服,没有任何症状就没有问题。

适用于敏感性肌肤。

注意:敷完保湿面膜之后,一定要擦上乳液来防止水分蒸发、留住滋润效果,不然,脸部肌肤会很快变得干燥。

(3)美白面膜。美白面膜也是以膜状形态居多,面膜精华液中多含有果酸、维生素C、熊果苷、胎盘素、桑葚萃取液、鞣酸等美白成分,利用面膜的密封、微温性质,加速让皮肤吸收美白成分,达到快速淡化黑色素的效果。

此类面膜能彻底清除死皮细胞,兼具清洁、美白双重功效,使肌肤重现幼嫩光滑,白皙透明;且其含保湿剂,将水分锁在膜内,软化角质层,并帮助肌肤吸收营养,适合各类肌肤。尤其是含有二氧化钛的美白面膜,在敷完之后可以获得暂时性的美白效果。

此外,还有具有提升紧致功效、针对松弛或初现老化的肌肤的提升紧致面膜,对抗老化、可淡化脸部细纹或幼纹的抗皱面膜,有效去除堆积在皮肤表面的老化角质、促进细胞更新,改善暗沉、提亮肤色的焕肤面膜,能够吸除毛孔油脂、收缩毛孔的紧致毛孔面膜,以及针对局部黑头、眼部、颈部等肌肤的局部面膜。总之,面膜的功能日益多样化、细微化,女人应根据自己的皮肤状况来选择相应的面膜,才能更快更好地养护出白皙亮丽的肌肤。

面膜中的6大美白成分,用对才美白

尽管不同年龄段的女人都渴望美白肌肤,也都喜欢通过使用面膜的方法来美白肌肤,然而,大多数女人对面膜中的美白成分并不了解,因此常常选择了不适宜自己皮肤的美白成分,也就常常使得美白效果大打折扣。

目前医学美容界只认可6种有效美白成分，这6种成分都是经实验室验证，可以在一定时间内淡化、分解黑色素，或者促进皮肤角质代谢，从而达到真正美白效果的。但即使是这些成分，也要正确使用才有效。因此，女人在购买面膜时，最好看看面膜中的美白成分，并根据自己的肌肤状况来选择适宜的美白成分，才能更好地成就白皙美人。

下面，我们就来分别介绍一下在面膜中最有效的6种美白成分：

1. 左旋维生素C

25岁以后的女人肌肤内胶原蛋白流失比较多，这时应选择能够促进胶原蛋白合成的左旋维生素C类面膜来护肤。而且，左旋维生素C还有抗氧化、美白的功效，因此它是应用最广泛、时间最长并且安全温和的美白成分。但因为左旋维生素C有一定的感光性，最好在晚上使用此类面膜；如果在白天使用，一定要避免出门晒太阳，否则反而会更黑。

2. 维生素C及其衍生物

维生素C虽然抗氧化，但它本身又很容易被氧化，很不稳定，被氧化后活性丧失，效果大打折扣，所以一般用在精华中或者很短时间用量的护肤品中。而维生素C的衍生物往往是既能美白还很稳定的成分，因此被广泛应用于大容量的乳液、乳霜中。

3. 洋甘菊

许多美白面膜都容易导致过敏现象，这主要是因为有一类美白面膜是靠促进角质层代谢来达到美白效果的，所以对于角质层薄的敏感皮肤来说，是雪上加霜。但是洋甘菊（德国甘菊）既有舒缓镇静作用又可以美白，可以说是敏感皮肤的最佳选择。

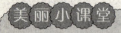

睡眠面膜的使用方法

睡眠面膜，是指专用于女人在晚上做完基础护肤之后，入睡前涂抹在脸上、无需清洗，只需要第二天早上正常洁面的一种面膜。一般睡眠面膜都是啫喱或乳霜质地，涂上之后就像涂了一层护肤品，不会像普通面膜一样感觉糊了一层东西。

睡眠面膜的正确使用方法是：
（1）照平常的保养顺序，搭配按摩擦上保养品；
（2）擦完保养品后，以手掌温敷全脸帮助吸收；
（3）避开眼周，由下往上轻柔涂抹面膜，顺便上提肌肤，脖子也要记得涂抹；
（4）隔天早上用温水充分洗净面膜，最好用洗面乳再次清洁。

4. 鞣花酸

鞣花酸不仅可以阻止色素形成，还能够淡化已经形成的斑点，是有斑一族的最佳选择。

5. 传明酸、鞠酸

和鞣花酸一样，传明酸、鞠酸这种名字带酸的，都属于果酸类成分，它们主要能够促进角质层的代谢。传明酸也能抑制黑色素的形成和扩散，但易引起敏感，因此敏感皮肤的女性要慎用。

6. 熊果苷

熊果苷不仅能够抑制色素的形成，还能有效分解色素，但是它的感光性特别强，所以只能在晚上使用，白天用了皮肤会更黑。

美白肌肤必知的面膜使用流程

想要通过敷面膜来美白肌肤，除了要选对适合自身肤质的面膜外，女人还要知道正确的面膜使用流程，才能顺利获得面膜的护肤美白功效。

一般来说，敷面膜包括以下 6 个步骤：

1. 试敏

使用面膜前，女人一定要先做过敏试验，具体方法是：先将少许面膜敷料抹在手背火手肘内侧肌肤上，20~30 分钟后若无红痒、刺痛等过敏反应，即可抹在脸上。特别是对于自制的面膜，更应该坚持先做过敏测试。

2. 清洁

涂面膜前，应先卸妆，并用温水洗脸，必要时还要先去角质，让毛孔打开，排出皮脂和污垢。干净的面部有利于面膜中的营养被肌肤吸收，也避免污垢、灰尘进入毛孔。

3. 热敷

在洗完脸后、敷上面膜前，可先用热毛巾湿敷在脸部 3 分钟，然后在面部各处按摩 3~5 分钟，以进一步打开毛孔，利于肌肤吸收面膜中的营养成分。

注意，干性皮肤或气候干燥时，可以先拍点柔肤水。注意清洁面膜应敷在爽肤水、柔肤水前面，用后需要清洗；滋润面膜则应用在爽肤水、柔肤水后；棉布型面膜用在爽肤水后、润肤乳液前，用后通常无须清洗。

4. 涂抹面膜

涂抹面膜的顺序，应从颈部、下颌、两颊、鼻、唇、额头，由下往上均匀涂抹，最好先从容易干燥的 T 字部位涂起，最后是 U 区。注意，

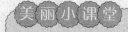

美丽小课堂

神奇的红酒面膜

红酒一直是女性美容的佳品，长期使用红酒浸泡的面膜能达到润肤、美白、除皱的功效。各大护肤品牌也纷纷推出了红酒面膜产品。女人也可以自己动手，尝试一下自制红酒面膜，效果绝不亚于柜台上价格不菲的红酒面膜。具体做法是：在碗中倒入适量红酒，浸泡一个压缩面膜纸，然后将其敷在脸上，30分钟除去面膜，用温水洗净即可。

红酒面膜要使用纯天然的红酒，在酒精作用下可扩张血管、改善皮肤微循环和加快皮肤代谢，其主要的功效是增加皮肤光泽，使皮肤看起来很红润。建议每周在家里做1~2次，每次30分钟，以补充皮肤营养。

眼睛周围、眉毛、上下唇部位不宜涂面膜，且面膜必须距离眼睛和口周0.5厘米左右，以防眼睛和嘴唇涂上面膜而受到刺激，引起不良反应。与发髻也应保持一定的距离。

注意，使用面膜时有轻微的、一次性的刺痛感是正常的，而含有补水成分的面膜在脸极度缺水的状态下使用会有刺痛感。此外，敷面后脸部最好不要作大表情或扯动，以免影响效果。

5. 去除面膜

对于敷面膜的时间，除了遵照说明书，还可以根据不同的面膜做一个大概的估算：水分含量适中的面膜，大约15分钟就卸掉，以免面膜干后反从肌肤吸收水分；水分含量高的面膜，可以多敷一会儿，但最多30分钟就要卸掉。

一般来说，女人应在面膜涂敷约15分钟后用手指轻触，若不觉黏手，即可从薄膜边缘开始，自下而上缓慢揭去。面膜干燥后会促使皮肤紧缩，出现皱纹，所以面膜干燥时要立刻去掉，切勿长时间停留在皮肤上，更不能让面膜留在脸上过夜。

6. 冷敷

取掉面膜后，应用干净温水将脸上残留物洗净，然后用化妆水及乳液轻拍脸部，再以冷毛巾敷面片刻，以促使毛孔收缩，最后涂上有收敛、润肤功效的护肤品。如果是纸膜类面膜，则应在揭去纸膜后用手按摩面部肌肤2~3分钟，这样可以使刚刚从面膜中得到的营养充分吸收。

蔬菜美白面膜，让黑色素完全无机可乘

多吃新鲜蔬菜能够帮助女人从内部调养身体健康，将新鲜蔬菜做成美白面膜还能外养肌肤，让女人呈现从内而外的健康美白。

下面，我们就来介绍一下常见的蔬菜美白面膜：

1. 黄瓜面膜

材料：维生素 C 1 片，黄瓜半根，橄榄油 1 小匙。

做法：将黄瓜洗净、去皮，放入搅拌机中搅拌成泥状，然后将维生素 C 片放入研钵中研磨成细粉，将其倒入黄瓜泥中，加入橄榄油，搅拌均匀成泥状；洁面后，将面膜泥均匀地涂抹在脸上，注意避开眼部及唇部。约 15 分钟后，用清水洗净。如果肌肤比较粗糙，可以先按摩肌肤再敷面膜。

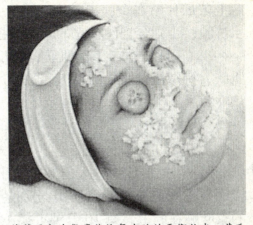

蔬菜面部涂敷膏能恢复皮肤的平衡状态，黄瓜能消除面部水肿，做面膜时，身心要放松。

功效：此面膜适合混合性肌肤，能收缩毛孔，控制肌肤出油，有效滋润、美白肌肤。

2. 胡萝卜面膜

材料：胡萝卜 1 根，鸡黄 1 个，蜂蜜 2 茶匙。

做法：将胡萝卜洗净去皮后磨碎，加入蜂蜜 2 茶匙、蛋黄，调成糊状的面膜；将面膜敷在脸上，小心避开眼睛和嘴巴，敷脸 10~15 分钟后，用温水将脸洗净。

功效：胡萝卜中所含的 β-胡萝卜素可以抗氧化和美白肌肤，还可以清除肌肤的多余角质，对油腻痘痘肌肤也有镇静舒缓的功效；蛋黄和蜂蜜有保湿的润肤效果。

3. 生菜面膜

材料：生菜适量。

做法：将生菜叶子捣碎，加少量水，煮 5 分钟左右，将生菜叶子捞出，包入纱布，趁热敷脸，剩下的汤汁可用来擦脸。

功效：此法可治疗皮肤刺激、阳光灼伤、粉刺、毛细血管扩张等症状。

4. 丝瓜眼膜

材料：未成熟的丝瓜 1/3 根。

做法：将丝瓜去皮、去子，捣成泥后涂于眼部。

功效：此法可抗过敏、增白肌肤。

5. 苦瓜面膜

材料：苦瓜 1 根。

做法：将苦瓜切成厚度约为 2 毫米的薄片，放在水中泡 5 分钟；然后把苦瓜片贴在全脸,敷 15 分钟后取下,用纸巾把脸擦干净,不能用水洗脸,否则会把刚补充的营养洗掉。

功效:此法适合干性肌肤,苦瓜能滋润白皙皮肤,还能镇静和保湿肌肤,特别是在燥热的夏天,敷上冰过的苦瓜片,能立即解除肌肤的燥热症状。

6. 白菜面膜

材料:大白菜叶 4 片。

做法:把整片新鲜大白菜叶取下来洗净,在干净的菜板上摊平,用擀面杖或啤酒瓶轻轻碾压 10 分钟左右,直到叶片呈网糊状;将网糊状的菜叶贴在脸上,每 10 分钟更换 1 片菜叶,连用 4 片。

功效:此法能有效治疗青春痘,嫩白皮肤,因为大白菜中富含维生素等营养,而且能去油脂,还有独特的清热解毒作用。

7. 芹菜汁面膜

材料:芹菜 50 克,柠檬半个,柚子 50 克。

做法:芹菜洗净,切段,与柚子肉一同放入榨汁机中,榨取汁液,倒入面膜碗中,挤入柠檬汁;洁面后,用热毛巾敷脸 2 分钟,将面膜纸放入芹菜柚子汁中浸湿,取出敷于脸部,约 20 分钟后,揭下面膜纸,用温水洗净即可。每周 2 次。

功效:能清洁净化肌肤,因为芹菜、柠檬和柚子含有丰富的维生素,可补充皮肤水分,对雀斑皮肤有不错的脱色效果。

8. 冬瓜核桃面膜

材料:100 克冬瓜泥,20 克核桃仁粉,10 克蜂蜜。

做法:玻璃器皿或碗中倒入冬瓜泥、核桃仁粉、蜂蜜,搅拌成糊状,在脸上静敷 20 分钟后用温水洗净即可。

功效:冬瓜有淡化色素的功效;核桃仁富含的维生素能帮助肌肤抗氧化,还能减少紫外线的伤害;蜂蜜有保湿作用,让这个面膜的润肤美白效果更好。

水果美白面膜,实现最让人心动的白皙

许多新鲜水果都含有丰富的维生素 C,女人可以自制水果面膜,让自己更快地拥有让人心动的白皙肌肤。

下面,我们就来介绍常见的自制水果美白面膜:

1. 西瓜面膜

材料:西瓜、牛奶、面粉各适量。

做法:将西瓜榨汁,加入牛奶和面粉,涂匀整个面部,20 分钟后洗净,

每周 1～2 次。

功效：可使较黑的皮肤变白，并有效收缩较粗的毛孔。此法对日光晒黑的皮肤效果较好。

2. 苹果面膜

材料：苹果、鲜牛奶或植物油或蛋清各适量。

做法：将苹果去皮后捣成泥，然后涂于脸部。干性、过敏性皮肤，可加适量鲜牛奶或植物油；油性皮肤宜加些蛋清。15～20 分钟后用热毛巾洗干净即可。隔天 1 次，1 个疗程为 20 天。

功效：此法可使皮肤细滑、滋润、白嫩，还可消除皮肤暗疮、雀斑、黑斑等症状。

3. 苹果燕麦去角质面膜

材料：苹果半个，燕麦片 2 汤匙，蜂蜜 2 茶匙，蛋清 1 个，奶酪 1 小片，水适量。

做法：将燕麦片放入沸水中拌匀，用大火煮至糊状；苹果洗净，去皮，去核，切成小块放到榨汁机中榨汁，然后将苹果汁、蛋清、奶酪、蜂蜜加入燕麦糊中，调匀；洁面后将面膜均匀地涂在脸上，避开眼部及唇部，15 分钟后用清水洗净。

功效：此法适合角质比较粗的油性肌肤和混合性肌肤，面膜中的燕麦能够很好地去角质、淡化黑色素、深层清洁和排毒，同时还有很好的保湿功效。

4. 苹果眼膜

材料：苹果适量。

做法：将苹果切薄片敷在眼部下方，如果先将苹果在冰箱里冷藏效果会更好。

功效：此法可祛除黑眼圈。

5. 香蕉面膜

材料：香蕉适量。

做法：将香蕉去皮捣烂成糊状后敷面，15～20 分钟后洗去。

功效：此法可使皮肤清爽滑润，并可去除脸部痤疮及雀斑。

6. 木瓜面膜

材料：木瓜半个，燕麦片约 50 克，脱脂牛奶 3 茶匙。

做法：将燕麦片放入水中泡 6～8 小时，木瓜榨汁，加牛奶搅拌；燕麦滤干后，倒入木瓜牛奶搅拌，敷于脸上 10～20 分钟，清水洗净即可。

功效：此法可以改善粗糙肌肤，去除死皮，使肌肤光滑。

7. 菠萝木瓜深层清洁面膜

材料：面粉 2 汤匙，菠萝 1 小块，木瓜 1 小块（约小核桃大小），蛋白 1 个。

做法：将菠萝和木瓜放在碗中捣成果泥，再与面粉和蛋清搅拌均匀。用指腹先在脸上轻轻按摩，加速血液循环，之后将面膜敷在脸上 15 分钟后，清水冲洗干净。

功效：此法适合任何需要去除老化角质的肌肤。菠萝含有菠萝蛋白酶，具有很好的去除肌肤死细胞、防止毛孔堵塞的功效；木瓜含有木瓜蛋白酶，同样有去除老化角质的功效。用这两种水果榨出的汁调制成面膜，清除老化角质的功效更好。

8. 杏、桃面膜

材料：杏或桃适量。

做法：将杏或桃洗净，然后去皮去核，捣成泥状，将其敷于面部，保持 30 分钟后洗去。可常用。

功效：此法能解毒，使皮肤红润，消除皮肤皱纹，适用于过敏性皮肤和阳光灼伤的皮肤。

9. 樱桃汁面膜

材料：樱桃数粒，酸奶、面粉各适量。

做法：将樱桃去核榨汁，加入少量酸奶搅拌，然后混入少量面粉，搅拌至糊状敷面即可。

功效：含有丰富的维生素，可使皮肤色泽红润，舒展皱纹，适用于面色憔悴干枯的皮肤及衰老性皮肤。

10. 橘子面膜

材料：酸奶、蜂蜜、橘子汁各 100 毫克，维生素 E5 粒。

做法：将所有材料混合在一起调匀，敷面保留 15 分钟后洗净。

功效：能有效祛除表皮上的死细胞，促进新细胞生长，尤其适合经常使用电脑的白领女性。

11. 提子面膜

材料：新鲜提子 10 颗。

做法：将新鲜提子洗净，连核一起捣烂，用手指将提子汁涂匀整脸，并轻轻按压帮助肌肤吸收，20 分钟后用温水冲洗干净即可。

功效：提子的皮及核有很好的抗氧化作用，用提子敷面可以延缓皮肤衰老，而且提子中含丰富的维生素 C，对肌肤有很好的美白效果。

12. 香瓜面膜

材料：香瓜 1 个，植物油 1 匙，生蛋黄 1 个。

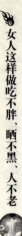

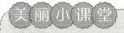

自制水果面膜的注意事项

（1）敷脸前，必须了解敷脸水果的特质是否适合自己的肤质，会不会引起过敏，具体方法是：将配制好的果汁滴到手腕上（2～3滴即可），观察10分钟，如果无痒、肿等不良反应，就可以放心使用。

（2）敷脸时，先敷几分钟，有刺激感或不舒服就立刻停止。

（3）再怎么勤于敷脸，每周都不要超过3次，以天然物制成的水果面膜，最好是每周1次。

（4）肌肤易敏感的女人千万不要使用酸性过强的水果面膜，以免损伤肌肤。

做法：把香瓜揉碎，加入生蛋黄和植物油，混合拌匀后敷脸30分钟，用温水洗去。

功效：此面膜适用于中性皮肤，有保湿、增加皮肤光泽的功效。

13. 酪梨柠檬水润面膜

材料：酪梨1个，蜂蜜2茶匙，柠檬1个，鸡蛋1个。

做法：将酪梨捣成果泥状，放在碗中备用；柠檬切半待用；鸡蛋取出蛋黄；将蜂蜜、蛋黄倒入碗中，滴入4滴柠檬汁，与酪梨果泥充分地混合均匀，然后将其均匀涂满全脸，注意避开眼睛周围细致的部位，15分钟后用清水洗净。

功效：可有效收敛毛孔，还可以柔嫩、美白肌肤，增加肌肤的自然光泽。

14. 猕猴桃奇效细肤面膜

材料：猕猴桃1个，蜂蜜2茶匙。

做法：将猕猴桃果肉挖出，捣成果泥状，加入蜂蜜2小匙，调成糊状的面膜；将面膜敷在脸上，小心避开眼睛和嘴巴，敷脸约10分钟后，用温水将脸洗净。

功效：猕猴桃含有丰富的维生素C和其他水果少有的矿物质如钾等，可以提供肌肤更多养分，还有清洁、活肤、去角质的功用。

花草美白面膜，让肌肤重现白嫩光彩

自古以来，女人的美貌都似乎与花草有关系，比如人们常常用"面若桃花"、"貌美如花"这些摇曳着花香气息的优美词语来称赞女人。可以说，女性的美貌皆和花草有关。一个善于给自己补充花草营养的女人，才能有活力，让自己变得更加美丽、动人。女人不仅可以通过喝花草茶来调节神经、促进新陈代谢、维护身体健康，进而美容护肤，还可将多种花草制成美白面膜，帮助自己拥有白嫩光滑的肌肤。

下面，我们就来介绍一些常见的自制花草美白面膜：

1. 玫瑰面膜

材料：玫瑰花瓣25~50克，水100毫升。

做法：将玫瑰花瓣浸入水中，2个小时后捣成糊，浸泡纸膜敷在脸上。

功效：此法适用于干性皮肤，过敏性皮肤慎用。玫瑰花能调节内分泌，活血散滞，将毒素排出体外，消除色素沉着，滋润皮肤，达到美白护肤的目的。

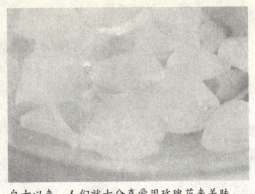

自古以来，人们就十分喜爱用玫瑰花来美肤。

2. 甘菊嫩肤面膜

材料：柑橘精油1滴，柠檬精油1滴，薏苡仁粉2匙，甘油1/2匙，矿泉水少许。

做法：将薏苡仁粉、甘油及水放入碗中调成糊状，滴入精油搅拌均匀即可，然后将做好的面膜均匀地敷在脸上，注意避开眼、唇部，静置15分钟后用温水洗净。

功效：此法能美白肌肤，使肌肤亮丽零负担，不易老化。

3. 桃子香面膜

材料：采含苞待放的桃花100克，鲜冬瓜子100克（干品30克），白丁香10粒，蜂蜜100克。

做法：将桃花与冬瓜子一起捣烂如泥；将白丁香研成粉末，与白蜂蜜调入桃花、冬瓜子泥中，早晚用其涂抹面部，20~30分钟后用清水洗去。

功效：此法能祛除痤疮、消斑痕。因为桃花能活血化瘀、消斑痕，冬瓜子美白皮肤，白丁香杀菌消炎，蜂蜜营养皮肤并助消炎抗菌。

4. 桃杏花面膜

材料：鲜桃花360克，鲜杏花360克，清水500毫升。

做法：采鲜花洗净，沥干水汽，将鲜花在冷开水中浸泡7天即成。每天取50毫升桃杏花水，加温水250毫升，搅匀后洗脸早晚各1次。

功效：此法能消除痤疮引起面部黑斑，因为桃花、杏花都富含氨基酸、维生素C，有营养皮肤、美白皮肤的功效。

5. 椴树花面膜

材料：椴树花适量。

做法：将椴树花磨碎，加入冷开水调成粥状，加热到60~70摄氏度后凉置，待温度降到37~40摄氏度时，将面膜涂在脸上，加盖面帖膜，保持15~20分钟后清洗干净。

功效：此法可滋润干性皮肤，使皮肤细滑而富有弹性。

6. 天竺葵平衡面膜

材料：依兰精油1滴，天竺葵精油1滴，绿豆粉2匙，甘油1/2匙，矿泉水少许。

做法：将绿豆粉、甘油及水放入碗中调成糊状，滴入精油即可，再将做好的面膜均匀地敷在脸上，注意避开眼、唇部，静置15分钟后以温水洗净。

功效：此法能深层清洁肌肤，延缓肌肤衰老，调理肌肤水分油分，使肌肤呈现水油平衡的健康活力。

7. 橙花焕颜面膜

材料：橙花精油2滴，玫瑰精油1滴，甘油1/2匙，燕麦2匙，矿泉水少许。

做法：将燕麦研磨成粉，随后将所有材料充分混合，搅拌成糊状的面膜，将调好的面膜均匀涂在脸上，静置15分钟，然后用温水将脸洗净。

功效：此法可舒缓肌肤压力，深层滋养肌肤，延缓肌肤老化。

美丽小课堂

常见的自制蜂蜜面膜

1. 蜂蜜鸡蛋面膜

取鸡蛋清1个放碗中搅动至起泡，然后加入蜂蜜20克调匀，洗浴后将其均匀涂抹在面部和手上，使其自然风干，30分钟后用清水洗净，每周2次。此面膜能润肤除皱，驻颜美容，有营养增白皮肤功效。

2. 蜂蜜柠檬面膜

取蜂蜜10克隔水加热至60摄氏度，加入柠檬汁10毫升调匀，洗脸后均匀涂于面部，20~30分钟后洗去，每日1次。此面膜可促使皮肤白嫩。

3. 蜂蜜橄榄油面膜

取蜂蜜100克和橄榄油50克混合，加热至40摄氏度，搅拌，使之充分混合均匀，用时将混合膏涂到纱布上，覆盖于面部，20分钟后揭去洗净，每周2~3次。此面膜能防止皮肤衰老、消除皱纹、润肤祛斑，皮肤干燥者尤为适宜。

4. 蜂蜜葡萄汁面膜

取蜂蜜20克，加入葡萄汁20克，加搅拌边加入淀粉10克，搅匀，洗脸后敷于面部，10分钟后用清水洗去。此面膜适合油性皮肤使用，常用可使皮肤滑润、柔嫩。

5. 蜂蜜牛奶面膜

取蜂蜜10克，鲜牛奶10毫升，蛋黄1个搅拌均匀，调制成膏状，洗脸后涂于面部，20分钟后洗去，每日1次。此面膜能营养皮肤，防止脸面皱纹，促使皮肤白嫩。

6. 蜂蜜玫瑰面膜

取蜂蜜60克、玫瑰汁10毫升、燕麦粉30克，混合调匀，洗脸后敷于脸上，30分钟后洗去，早晚各1次。此面膜适用于面部黑斑。

8. 薄荷深层清洁面膜

材料：尤加利精油1滴，薄荷精油1滴，绿豆粉2匙，甘油1/2匙，矿泉水少许。

做法：将绿豆粉、甘油及水放入碗中调成糊状，最后滴入精油搅拌均匀，再将调好的面膜均匀地敷在脸上，注意避开眼、唇部，静置15分钟后用温水洗净。

功效：此法能深层清洁肌肤，加速肌肤新陈代谢，改善毛孔粗大及肌肤粗糙现象。

9. 芦荟绿茶面膜

材料：芦荟叶、甘菊花、维生素E油、薄荷油各适量。

做法：将芦荟的胶汁和干燥的甘菊花以3：1的比例加水用小火加热，水不能煮沸，待甘菊花成散状，关火冷却，滤掉汤汁中的固体物质，取一勺维生素E油和3滴薄荷油混合搅拌均匀，倒入容器内冷藏，然后涂抹在脸上15分钟后用温水洗去。

功效：此法对修复晒后肌肤有很好功效。

10. 奶酪加薰衣草面膜

材料：奶酪适量，薰衣草精油2滴。

做法：在适量的奶酪中滴入2滴薰衣草精油，充分调匀，再将面膜直接涂于面部，30分钟后洗去。

功效：此面膜可以有效治疗晒伤肌肤的粗糙，因为薰衣草精油本身具有安抚、稳定、消炎皮肤的作用，配合奶酪可以促进皮肤的光滑细腻。

11. 薄荷橄榄油清洁面膜

材料：蛋清1个，橄榄油10克，蜂蜜15克，薄荷粉1茶匙。

做法：将所有材料混合，搅拌均匀，最好在洗澡时涂在脸上，洗澡后清洗掉，前后大约15分钟。注意时间一定不可过长，否则面膜过干，皮肤会有不舒服的感觉。

功效：此法适合油性和混合性肌肤，或是很长时间没有去角质的肌肤。其中的薄荷具有镇静舒缓、消除红肿的功效，尤其对日晒后脸部和身体肌肤出现的红肿现象很有帮助。而橄榄油是众所周知的美容佳品，含有丰富的脂溶性维生素，优质橄榄油中的不饱和脂肪酸含量高达88%，能轻易被皮肤吸收，具有保湿、抗氧化、防感、防紫外线和抑菌等众多美白功效。

中药美白面膜，把"黑肉底"变成"透白肌"

经常使用面膜的女人会发现：目前市场上标着含甘草、当归、灵芝等中药美白成分的面膜越来越多,以中药为主要成分的"汉方美白"俨然已成为了面膜界的流行词。现代医学证实,由中草药研发出来的汉方面膜确实具有纯天然、作用快的特点,且能有选择性地渗透到肌肤内层,更好地达到清洁皮肤、滋养美白的功效。

下面,我们就来介绍一些常见的自制中草药美白面膜:

1. 当归面膜

材料:当归尾 50 克,500 毫升水。

做法:将当归尾加水煎煮,滤汁待用;洗净面部后,用脱脂棉蘸少许当归液,在面部色素沉着的地方不断涂擦,使皮肤吸收当归液中的有效成分,达到治疗色素性皮肤病的效果。

功效:当归粉加到任何面膜里,都有美白祛斑的效果。

2. 白芷面膜

材料:白芷 6 克,蛋黄 1 个,蜂蜜 1 大匙,小黄瓜汁 1 小匙,橄榄油 3 小匙。

做法:先将白芷粉末装在一个碗中,加入蛋黄搅均匀;再加入蜂蜜和小黄瓜汁,调匀后涂抹于脸上,约 20 分钟后,再用清水冲洗干净;脸洗净后,用化妆棉蘸取橄榄油敷于脸上,约 5 分钟;然后再以热毛巾覆盖在脸上,此时化妆棉不需拿掉,等毛巾冷却后,再把毛巾和化妆棉取下,洗净脸部即可。

功效:白芷具有祛风止痒、润泽美白肌肤的功效。

3. 白及面膜

材料:白及粉 1 大匙,白茯苓粉 1 大匙,当归粉 1 大匙,珍珠粉 1 小匙,蜂蜜适量。

做法:将白及粉、白茯苓粉、当归粉、珍珠粉及蜂蜜一同倒在面膜碗中,用筷子充分搅拌搅拌,调和成稀薄适中、易于敷用的面膜糊状,待用;温水洁面后,再以热毛巾敷脸 3~5 分钟,然后取适量白芨面膜涂抹在脸部肌肤上,静敷 25~30 分钟,或待面膜干至八成时,以温水彻底洗净面部,并进行肌肤的日常保养。每个星期使用 2~3 次。

功效:白及富含淀粉、葡萄糖、挥发油、黏液质等,外用涂擦,可消除脸上痤疮留下的痕迹,让肌肤光滑无痕。

4. 白术面膜

材料:白术粉 10 克,蜂蜜适量。

做法:将白术粉用醋调匀,均匀涂抹脸上,20~30 分钟后洗去。

功效:可治雀斑和黑斑。

5. 白芍面膜

材料：白芍 10 克，水适量。

做法：将白芍粉以水调匀，均匀涂于面部，20~30 分钟后洗去。

功效：可增白祛斑。白芍有养血的作用，可以治疗面色萎黄、面部色斑、无光泽。

6. 三七粉面膜

材料：三七粉 20 克，蜂蜜或橄榄油适量。

做法：将三七粉加入适量蜂蜜或橄榄油，用温水调成糊状，直接敷于面部，15~30 分钟后洗净。每周 2 次。

功效：三七粉可补血养颜，对祛斑、淡化色斑都有非常好的效果。

7. 甘草面膜

材料：甘草粉 1 小匙，薏苡仁粉 1 小匙，牛奶 3 小匙

做法：将甘草粉、薏苡仁粉一同置于面膜碗中，加入牛奶，用搅拌筷充分搅拌，调和成稀薄适中、易于敷用的面膜糊状；温水洁面后，再以热毛巾敷脸 3~5 分钟，接着将甘草糊仔细地涂抹在脸部及颈部上，静敷 10~15 分钟，或待面膜干至八成时，以清水彻底洗净面部，并进行肌肤的日常保养。每星期 2 次。

功效：甘草中含有甘草甜素、甘露醇及甘草黄酮等特异性美容成分，能抑制毛细血管的通透性与酪氨酸酶的活性，帮助清除氧自由基，具有极佳的滋养保湿、美白祛斑的功效，能有效对抗多种肌肤问题。

8. 黄连面膜

材料：黄连 5 克，小黄瓜 2 条。

做法：小黄瓜洗净，切成段，置于果汁机中，榨取黄瓜汁，再将黄连研成极细药粉，与榨好的黄瓜汁一同倒在面膜碗中，用搅拌筷充分搅拌，调和成稀薄适中、易于敷用的面膜糊状；温水洁面后，以热毛巾敷脸 3~5 分钟，再将面膜涂抹在脸部及颈部上。静敷 15~20 分钟，或待面膜干至八成时，以清水彻底洗净面部，并进行肌肤的日常保养。每周使用 1~3 次。

功效：黄连含有生物碱、黄连碱及木兰花碱等成分，具有极佳的清

美丽小课堂

古代美人的"三白"美容方

取白芷粉 1 茶匙，白茯苓 2 茶匙，白芨粉 1 茶匙，蜂蜜或蛋清适量。先将 3 种粉末都放入调制面膜的容器中，加入蜂蜜或蛋清调和均匀，再将其涂抹在脸上，20 分钟后用清水洗去，再用润肤水、润肤乳等进行基础保养。可改善皮肤粗糙、萎黄、黄褐斑、色素沉着等。

热凉血、清火解毒功效，能有效杀灭引起痘痘的细菌，预防并抑制痘痘的生成，并能淡化色斑，令肌肤变得白皙。

9. 黄芪面膜

材料：黄芪 10 克，赤芍药 10 克，纯净水 100 毫升，压缩面膜 1 粒。

做法：黄芪、赤芍药、纯净水一同入锅，先以大火煮沸，再以小火续煮约 5 分钟，滤渣取汁，倒在面膜碗中，晾至温凉，将压缩面膜浸泡入中药汁中，令其充分浸泡涨开；温水洁面，热毛巾敷脸 3～5 分钟，然后将面膜贴敷在面部肌肤上，轻轻挤净面膜与肌肤之间的小气泡，抚平面膜，静敷 10～15 分钟，由下往上轻轻揭下面膜，以清水彻底洗净面部，并进行肌肤的日常保养。每周使用 1～2 次。

功效：此方含有丰富的黏液质、维生素、氨基酸、叶酸及挥发油等有效成分，能补充肌肤细胞所需的营养元素，增强肌肤的抵抗力，延缓肌肤衰老，令肌肤变得嫩白润泽。

10. 葛根面膜

材料：葛根粉 10 克，珍珠粉 50 克，蜂蜜 500 毫升，蛋清 1 个。

做法：将葛根粉与珍珠粉混合在一起，和匀，每次取 15 克葛根珍珠粉，加入蜂蜜、蛋清，用小勺搅匀，初成糊状；将其均匀地涂抹脸部，40 分钟后洗净，每周 3 次。

功效：能有效预防黑斑、祛除青春痘。

11. 珍珠薏苡仁粉面膜

材料：珍珠粉 0.1 克，薏苡仁粉 10 克。

做法：将珍珠粉和薏苡仁粉混合，加水调成糊状，清洁面部后均匀涂在脸上，20～30 分钟后将其洗掉。

功效：此面膜能消除色素斑点，美白肌肤。

让女人悄悄变黑的敷面膜 9 大误区

许多女人尽管天天敷面膜，皮肤也没有变白嫩，反倒出现了以前没怎么出现过的肌肤问题。这可能是因为女人走入了敷面膜的误区，才使皮肤越敷越差。

一般来说，女人在敷面膜时容易走入以下一些误区：

误区一：做面膜前一定要去角质

正解：在做面膜前一定要保持肌肤的清洁，但并不需要每次敷面膜前都去角质。要知道，皮肤的角质层是皮肤天然的屏障，具有防止肌肤水分流失、中和酸碱度等作用。角质层的代谢周期为 28 天，即每 28 天角质层代谢一些枯死的细胞，因此去角质最多 1 个月做 1 次，过于频繁地去角质，会损伤角质层。

误区二：油性肌肤用清洁面膜即可

正解：不要以为油质分泌过多的油性肌肤就不会出现肌肤干燥问题，因此，油性肌肤的女人不仅要使用清洁面膜，还要搭配使用控油面膜和保湿面膜。一般来说，女人可以在每星期中选1天做控油和保湿面膜，隔1星期做深层清洁和保湿面膜。

误区三：千万不能使用撕拉式面膜

正解：撕拉式面膜是利用面膜和皮肤的充分接触和黏合，在面膜被撕拉而离开皮肤时，将皮肤上的黑头，老化角质和油脂通通"剥"下，因此它的清洁能力最强，但对皮肤的伤害也最大，使用不当可能造成皮肤松弛、毛孔粗大和皮肤过敏，因此女人宜小心使用，但不是不能使用。切记涂抹撕拉式面膜时要避开眼周及眉毛，并且使用频率不能太高，通常1周1次即可。

误区四：边泡澡边敷面膜

正解：尽管一边泡澡一边敷面膜实在是一个很省时的聪明做法，但要视你所选择的面膜而定。泡澡时可使用湿敷型的面膜，但不宜使用撕拉式与果冻式面膜，因为水汽将导致面膜不容易与肌肤密合，如果是需要干透的面膜，水蒸气就会影响到面膜的效果。

误区五：长期使用自制面膜

正解：尽管自制面膜经济实惠，且成分天然，但是这些面膜中的天然成分因为没有经过一些科学技术的处理，往往分子太大，不能被肌肤吸收，效果不明显。

误区六：面膜不要太厚

正解：使用泥状面膜时，就是需要涂抹厚厚的一层面膜。因为厚厚的面膜敷在脸部时，肌肤温度上升，促进血液循环，会使渗入的养分在细胞间更好地扩散开来。肌肤表面那些无法蒸发的水分则会留存在表皮层，让皮肤光滑紧绷。温热效果还会使角质软化，毛细孔扩张，让堆积在里面的污垢乘机排出。

误区七：不需要特别使用眼膜

正解：眼部肌肤的厚度只有正常肌肤的1/4，所以它需要更加特别呵护。很多面膜，特别是清洁滋润类的，里面的成分对眼部薄弱的肌肤会造成刺激，应避开眼周使用。因此若想加强护理眼部的肌肤，眼膜的使用还是有必要的，以1周2次为宜，最好配合眼霜使用。特别是在眼周肌肤大量缺水、缺乏营养的情况下进行密集式保养，效果比较理想。

误区八：等面膜干了再揭

正解：大多数面膜都要求在脸上敷 15～20 分钟后取下，但是不少女人为了让面膜上所有的精华都能被脸部吸收，恨不能让它干在脸上才取下来，这种做法是不科学的。15～20 分钟的敷膜时间足以让面膜上的营养物质被脸部皮肤吸收，如果等干透了才揭下来，或者是敷着它入睡，那么在缺少水分的情况下，营养物质是无法被皮肤吸收的，而且变干的面膜会带走皮肤本身的水分，使它呼吸不畅，反而会造成损害。

误区九：面膜宜存放在湿润的地方

正解：面膜存放要远离潮湿，尤其是瓶罐包装的面膜，不可放在湿度较大的地方，如浴室或卫生间，以防止水蒸气渗入滋生细菌而影响产品品质。记住，每次使用面膜后都要把盖子拧紧并带离浴室。

美丽小课堂

两款自制咖啡面膜

1. 咖啡美白面膜

材料：杏仁、咖啡粉各适量，蛋白 1 个。

做法：将杏仁用热水泡软，捣成泥；将杏仁泥和咖啡粉、蛋白均匀搅拌，放入密闭瓶中；每晚睡觉前，均匀涂于脸部，隔天醒来，再用温水洗净。

功效：润肤除皱，使松弛皮肤紧绷，淡化黑斑，让肌肤白皙亮丽。

2. 咖啡除皱面膜

材料：蛋黄 1 个，蜂蜜 1 匙，面粉 1 匙半，咖啡粉 6 克。

做法：将脸部清洁干净；将上述材料充分搅拌均匀，敷于脸部；静敷 10~15 分钟后，用温水洗净，然后轻轻按摩脸庞，使脸部微热，以化妆水轻拍即可。

功效：让肌肤更富有弹性、更光滑，还有除皱功效。

第九章

抗斑不停步，美白长留存

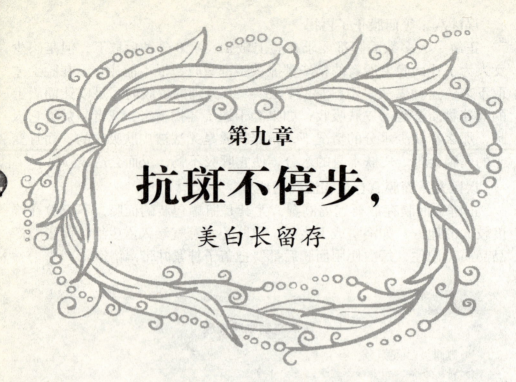

美白先祛斑，让肌肤色度连级跳

很多女性过了30岁，就发现两颊渐渐飞上了"蝴蝶"：黑色或者褐色的斑点密布脸颊，看起来就像蝴蝶的翅膀，这就是我们所说的黄褐斑，也叫蝴蝶斑。只可惜这只"蝴蝶"带来的不是美丽，而是让女人焦虑的烦闷。很多女性还发现，这些斑点随着年纪的增大而增多，颜色也越发深，如果不做处理，女人的美丽就会逐渐被这些斑点给淹没。因此，女人要拯救自己的美丽，恢复肌肤的白皙亮丽，就要祛斑，让肌肤色度连级跳。

在祛斑前，女人首先要了解肌肤上的斑点形成的原因。一般来说，斑纹的形成原因主要有以下几个方面：

1. 紫外线照射

照射紫外线的时候，人体为了保护皮肤，会在基底层（表皮的最下层）产生很多麦拉宁色素，在肌肤的敏感部位会聚集更多的色素，长此以往，肌肤就容易出现黑斑、雀斑等色素沉着的皮肤疾患。

2. 不良的清洁习惯

女人如果过于频繁或强力地清洗肌肤，就容易刺激皮肤。而当皮肤敏感时，人体为了保护皮肤，黑色素细胞会分泌很多麦拉宁色素，当色素过剩时就出现了斑、瑕疵等皮肤色素沉着问题。

3. 错误地使用化妆品

如果女人使用了不适合自己皮肤的化妆品，导致皮肤过敏，在治疗的过程中如过量照射到紫外线，皮肤会为了抵御外界的侵害，在有炎症的部位聚集麦拉宁色素，这样会出现色素沉着问题。

4. 压力

如果女人长期受到压力，肾上腺素分泌过多，人体新陈代谢的平衡就会遭到破坏，皮肤所需的营养供应趋于缓慢，色素母细胞就会变得很活跃，就容易在脸颊两侧和额头处形成色斑。

5. 激素分泌紊乱

如果女人体内激素分泌紊乱，会在眉毛附近出现色斑，而眼眶发黑则是子宫功能减弱的表现。尤其是避孕药里所含的雌激素，会刺激麦拉宁细胞的分泌而形成不均匀的斑点因避孕药而形成的斑点。虽然在服药中断后会停止，但仍会在皮肤上停留很长一段时间。怀孕中因雌激素的增加，从怀孕 4~5 个月开始会容易出现斑，这时候出现的斑在产后大部分会消失。

6. 新陈代谢缓慢

肝的新陈代谢功能不正常或卵巢功能减退时也会使得肌肤上出现斑点。这是因为新陈代谢不顺畅、或内分泌失调会使得身体处于敏感状态下，从而使色素问题加剧。便秘会形成斑，其实就是内分泌失调导致过敏体质而形成的。

7. 遗传基因

父母中有长斑的，则子女长斑的概率也很高，这种情况在一定程度上就可判定是遗传基因的作用。所以家人特别是长辈有长斑的女人，要注重预防皮肤长斑，尤其要注意防晒。

要想快速祛斑，女人不仅要了解色斑形成的原因，还要了解色斑的分类，再根据其各自的特点来进行针对性的祛斑美白。一般来说，色斑分为定性斑和活性斑两大类。

1. 定性斑

定性斑是指那些性质稳定、不受外界因素影响而变化、一旦去除原有部分不会再长出来的斑纹，常见的有雀斑、老年斑和色素痣。

（1）雀斑

雀斑 99% 来自遗传，在女人 5 ~ 7 岁间形成，颜色为棕色、淡褐色，严重的呈浅黑色，呈芝麻大小的圆形或者卵圆形颗粒状分布，表面光滑，不高于皮肤表面。其大小、数目及色素深度在夏季加重，在冬季转好。

（2）老年斑

老年斑学名是脂漏性角化症，中年之后的女人不只在晒太阳的部位（脸、手、小腿）甚至头皮、背部、胸腹部都可能产生老年斑，但是数目多寡与个人体质有关，一般说来，日晒量大的女人较容易产生较多的老年斑。

（3）色素痣

色素痣是指体内黑色素细胞引发的先天性黑色素细胞痣，从出生就有，有些表面长毛，从0.5厘米到几十厘米都有。最好趁早借助外科手术切除，因为此种痣细胞深及脂肪层，因此电烧或镭射无法完全去除，徒留瘢痕与恶性病变的危险。

2. 活性斑

活性斑是指那些性质不稳定、受外界光照和内分泌等因素影响、颜色深浅会变化的斑纹，常见的有黄褐斑、日晒斑、黑斑、妊娠斑、汞斑等。

（1）黄褐斑

黄褐斑又称蝴蝶斑、肝斑，呈现淡褐色，呈片状，斑片大小不等，边界清晰，形状不规则，不高出皮肤，常见于面部，对称于两颊，主要原因跟内分泌、雌激素失调有关。

（2）日晒斑

日晒斑是晒太阳引起的，是境界分明的褐黑色斑点，病灶可由芝麻粒大至1元硬币大小。好发部位是脸部、手背、背部、胸前、上下肢，但以脸部病灶较大且较明显。此斑好发于四五十岁的中年女性，但也有二三十岁的年轻女人出现日晒斑。

（3）黑斑

黑斑是中年女性最常见的美容问题。通常在两颊、额头、上唇部及

美丽小课堂

祛斑的4个基本步骤

1. 抑斑

通过减少黑色素产生，从而中断色斑形成链条，抑制新斑产生，防止东边祛斑、西边长斑这种屡祛不止的状况。

2. 除斑

草本精华有效地渗入皮肤基底层，快速分解细胞内沉积的黑色素，清除脂质过氧化物，并配合各种营养物质的超强恢复能力，根除斑点不留痕。

3. 防斑

清除肌肤修复障碍，配合草本植物精华内含有的抗紫外线因子，在肌肤表层形成锁水屏障，筑造起防止斑点再生的围墙，使祛斑效果更持久，斑点不再来。

4. 护理

祛斑后需要注意肌肤护理，保证肌肤的水分，防晒得当。

下巴，产生一整片赭棕色的斑，因为颜色的关系又俗称肝斑。皮肤较薄、较干的女人较容易出现黑斑，多是因为她们对皮肤疏于保养、防晒工作做得不全面，使黑色素容易浮到皮肤的表层造成。绝大多数的女人一旦产生黑斑就很难自然消退。

（4）妊娠斑

在女人怀孕时出现的斑称为妊娠斑，多会在产后自行褪去。由于黑斑形成的时间与怀孕时的年纪很接近，因此有些女人会在妊娠斑出现的同时出现黑斑，这常常使得许多女人误以为怀孕生产后所产生的黑斑是妊娠斑。

（5）汞斑

有些女人皮肤产生了黑斑，而不懂如何保护，道听途说地使用了一些可以变白的产品，但这些产品没经过化验是否含有汞的成分，它虽然可以暂时美白，残留的汞及毒素却会使皮肤受到更大的伤害，甚至会伤害到肾脏。有些不良的厂商会将汞加在美白霜里面，短时间漂白效果会很明显，然而若长期使用，汞元素会沉淀在皮肤里，使黑斑更黑，也就是俗称的"汞斑"。

在了解了斑点的形成原因以及不同斑点的特点之后，女人就能针对自己肌肤上的色斑进行有针对性的祛斑美白方法，让肌肤色度连级跳，快速重焕亮白光彩。

美白祛斑，要从饮食内养做起

容易长斑的女人，饮食上要应经常食用富含维生素C、维生素A、维生素E的食物，这些食物包括香菜、油菜、柿子椒、苋菜、芹菜、白萝卜、黄豆、豌豆、鲜枣、芒果、刺梨、杏、牛奶等。此外，一定要少喝含有色素的饮料，如浓茶、咖啡等，因为这些饮料都可增加皮肤色素沉着，让女人的斑点问题越来越严重。

下面为大家推荐几款美容祛斑食谱：

1. 枸杞酒酿蛋

材料：酒酿200克，枸杞5克，鹌鹑蛋液50克，冰糖适量。

做法：先将酒酿煮开，然后依次加入枸杞、适量冰糖和搅拌均匀的鹌鹑蛋蛋液，最后大火煮开即可。

功效：每天1碗，让女人的皮肤细嫩有光泽，而且能达到祛斑的功效。鹌鹑蛋中含有丰富的蛋白质、B族维生素和维生素A、维生素E等，与酒酿一起煮，它还会产生有利于女性皮肤的酶类与活性物质。枸杞子则是滋补肝肾的佳品，也是美容药膳中常用的原料之一，维生素A的含量也特别丰富。这些食物加在一起后，更能促进营养成分的吸收，女性食用后脸色更加滋润动人，而且还达到了祛斑的效果。

2. 花生芝麻糊

材料：花生仁 250 克，黑芝麻 110 克，色拉油 20 克，白砂糖 45 克，牛奶 30 克，淀粉（豌豆）3 克。

做法：盘中放色拉油，以高火炸花生仁 4 分钟，待花生仁呈金黄色时取出晾凉，去皮备用；将黑芝麻置于搅碎机中打碎，放入锅中，加热水、白糖、牛奶，加盖，以高火煮 8 分钟，取出后加入湿淀粉（淀粉 3 克加水）调匀，加盖，再以高火煮 2 分钟，撒上花生仁即可。

功效：花生与黑芝麻富含维生素 E，同时还有防止褐素沉着于皮肤的作用，可有效避免色斑、蝴蝶斑的形成。

3. 桃仁牛奶芝麻糊

材料：核桃仁 30 克，牛奶 300 毫升，豆浆 200 毫升，黑芝麻 20 克。

做法：先将核桃仁、黑芝麻放小磨中磨碎，与牛奶、豆浆调匀，放入锅中煮沸，再加白糖适量，每日早晚各吃 1 小碗。

功效：刺激皮肤新陈代谢、保持皮肤润泽细嫩。

4. 黑木耳红枣汤

材料：黑木耳 30 克，红枣 20 枚。

做法：将黑木耳洗净，红枣去核，加水适量，煮半个小时左右。每日早、晚餐后各食 1 次。

功效：黑木耳可祛面上黑斑；大枣和中益气，健脾润肤，有助于黑木耳祛除黑斑。经常服食，可以驻颜祛斑、健美丰肌。

5. 黄瓜粥

材料：大米 100 克，黄瓜 300 克，精盐 2 克，姜 10 克。

做法：将黄瓜洗净，去皮去心后切成薄片；将大米淘洗干净，生姜洗净拍碎后待用；锅内加水约 1000 毫升，将大米和姜末加入，大火烧开后，改用文火慢慢煮至米烂时下入黄瓜片，再煮至汤稠，入精盐调味即可。每天 2 次温服。

功效：可以润泽皮肤、祛斑、减肥。

6. 红绿豆百合汤

材料：绿豆 25 克，赤小豆 25 克，百合 25 克

做法：将绿豆、赤小豆、百合洗净，用适量清水浸泡半小时，然后大火煮滚后，改以小火煮到豆熟；依个人喜好加盐或糖调味即可。

功效：绿豆、红豆、百合都含淀粉、脂肪、蛋白质、钙、磷、铁、多种维生素等人体必需物质，能清热解毒，利尿消肿，祛面斑。三者合

服能使黑色素还原而起美白作用。

7. 猪肾山药汤

材料：猪肾 2 只，淮山药 60 克，鲜百合 60 克，山萸肉 50 克，芡实 50 克，盐少许。

做法：将猪肾纵向切开，除去筋膜，放冷水中浸泡，每 15 分钟换水 1 次，连换 3 次，切成小片；淮山药去皮洗净，切成小丁块；百合、山萸肉、芡实洗净，先将各药同放入锅中，加水适量，大火煮沸，改用小火炖煮 1 小时，再加入猪肾片，煮至肾片熟，加少许食盐调味即可，饮汤吃猪肾及用料，每天 1 料。

功效：补肾健脾，有效祛除面部黄褐斑。

8. 猪肾薏苡仁粥：

材料：猪肾 1 对，山药 100 克，粳米 200 克，薏苡仁 50 克。

做法：将猪肾洗净、切碎，与去皮切碎的山药、粳米、薏苡仁一起放入锅中，加水适量，用小火煮成粥，加调料调味分顿吃。

功效：具有补肾益肤功效，适用于色斑、黑斑皮肤。

9. 地黄老鸭煲

材料：生地黄 50 克，山药 30 克，枸杞子 20 克，老鸭 1 只，葱、姜、黄酒、盐、味精各少许。

做法：将老鸭洗净切成小块，入沸水焯去血水；将生地黄、山药、枸杞子洗净，同鸭肉一起放锅内，加水、盐，煮至鸭熟，加味精调味即可食用。

功效：可用于肝肾亏虚、色素沉积引起的黄褐斑，经育肝肾、健脾胃及补充蛋白质后，能祛斑养颜。

10. 七宝祛斑饮

材料：山药 30 克，薏苡仁 10 克，生芡实 10 克，莲子 15 克，白扁

美丽小课堂

女人不同部位长斑的健康警示

（1）发际线：妇科疾病、人工流产、卵巢激素分泌异常等。
（2）额部：自主神经紊乱、妇科疾病、肾上腺分泌异常、肝胆肾机能弱等。
（3）鼻子：胃肠机能不好、妊娠期受到强烈的刺激等。
（4）眼睛周围：子宫肌瘤、流产、肾虚、内分泌失调等。
（5）下巴：妇科疾病、胃肠机能不好，少数则由于肝脏机能弱。
（6）颧骨两侧：妊娠期、流产、早产、避孕药子宫卵巢炎、月经不调等。
（7）面颊两侧：避孕药、精神药、减肥药、肝脾肾的慢性病等。
（8）唇周围：卵巢炎、白带多、脾胃机能弱、慢性结肠炎，少数由于肝脏机能弱。

豆 10 克，赤小豆 15 克，大枣 10 克。

做法：将山药、薏苡仁、芡实、莲子、扁豆、赤豆、大枣 7 味药洗净，入锅，加水 2000 毫升，煎 1~2 小时，即可食用，同时喝汤。

功效：适用于脾虚湿盛，湿郁瘀阻，中焦失运，久遏化热而致的黄褐斑。

美白祛斑酒，内服外用双效美白

酒，素有"百药之长"之称，将强身健体的中药与酒搭配成为药酒，药借酒力、酒助药势而充分发挥其效力，不仅能够强筋健骨，调整身体内部循环，还能美容祛斑，更好地帮助女人养出白里透红的健康肌肤。

下面，我们就来介绍一些常见的美白祛斑酒：

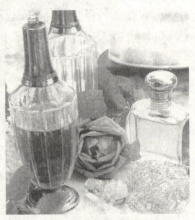
美白祛斑酒简单易做，可自行操作。

1. 桃花白芷酒

材料：白芷 30 克，桃花 25 克，白酒 500~1000 毫升。

做法：将白芷和桃花置于一个容器中，加入白酒，密封，浸泡 30 天后，过滤去除白芷和桃花，即成。每次服 10~20 毫升，日服 2 次。同时可外用：取桃花白芷酒少许，置于手掌中，双手合擦至热时，来回擦面部斑点处。

功效：引自《浙江中医杂志》，能活血通络、润肤祛斑，主治面色晦暗、黄褐斑，或妊娠产后面黯等症。注意，孕妇乳母患者只可外用，忌内服。桃花应采集农历 3 月 3 日或清明前后的桃树东南方向枝条上花苞初放及开放不久的桃花。

2. 杏仁酒

材料：杏仁、白酒各适量。

做法：将杏仁浸泡在白酒中，然后脱皮、捣烂，放入一个棉布袋中，在晚上用布袋擦拭脸上的斑点处。

功效：引自《太平圣惠方》，能润肤祛斑，主治面墨點黑、肝色粗陋、皮厚状丑、面皯。

3. 槟榔露酒

材料：槟榔、桂皮各 20 克，青皮、玫瑰花各 10 克，砂仁 5 克，黄酒 1500 毫升，冰糖适量。

做法：将槟榔、桂皮、青皮、玫瑰花、砂仁一起研磨为粉末，放入一个布袋，置容器中，加入黄酒，密封，再隔水煮 30 分钟，待冷，埋入土中3日以去火毒，然后取出过滤去渣，加入冰糖，即可服用。每次服20毫升，日服2次。

功效：引自《药酒汇编》，疏肝解郁，主治黄褐斑（气郁型）。但孕妇忌服。

4. 归元酒

材料：当归、桂圆肉各15克，白酒55毫升。

做法：将当归、桂圆肉置容器中，加入白酒，密封，浸泡7天后，过滤去渣，即成。口服，每晚睡前服20毫升。

功效：引自《民间百病良方》，可养血益颜，主治黑色素沉着、皮肤老化等。

5. 玫瑰陈皮酒

材料：玫瑰花、青皮各10克，槟榔、陈皮各20克，砂仁3克，冰糖5克，黄酒1000毫升。

做法：将所有药物和冰糖一起放入黄酒中，加热后密封浸泡7日即可。每日早晚各饮用15毫升。

功效：有效祛除面部黄褐斑。

6. 紫草酒

材料：紫草20克，低度白酒500毫升。

美丽小课堂

使用药酒的注意事项

1. 注意药酒的使用方法

药酒分内服和外用。有的药酒，既可内服，也可外用；但有的药酒只能外用不能内服。外用法，一般按要求使用即可；内服法要特别注意，以免误服对身体造成伤害。

2. 服用量要适度

口服药酒，要根据个人的耐受力，一般每次可饮用10~30毫升，每日早、晚各饮1次。或根据病情及所用药物的性质和浓度而调整，但要掌握分寸，不能过度。尤其是不习惯饮酒的女人服用药酒时则应从小剂量开始，逐步过渡到需要服用的剂量，也可以用冷开水稀释后服用。

3. 药酒服用时间

药酒应在饭前或睡前服用，一般佐膳饮用，以便药性迅速吸收，较快地发挥治疗作用。同时药酒以温饮为佳，以便更好地发挥药性的温通补益作用，迅速发挥药效。

4. 病愈即止

对于治疗疾病的药酒，女人应病愈即停止饮用该药酒；对于补养身体的药酒，也要根据自己的身体状况，适宜饮用，不可过量。

5. 不要同时饮用多种药酒

饮用药酒时，应避免不同治疗作用的药酒交叉使用，以免影响治疗效果。

做法：将紫草放入白酒中，密封浸泡 7 日即可。每日早晚各饮用 10 毫升。

功效：润肤祛斑，活血平疣。

7. 茵陈酒

材料：茵陈 20 克，低度白酒 500 毫升。

做法：将茵陈放入白酒中，密封浸泡 7 日即可。每日早晚各饮用 10 毫升。

功效：活血化瘀，润肤化斑。

8. 五味子酒

材料：五味子 15 克，低度白酒 500 毫升。

做法：将五味子放入白酒中，密封浸泡 7 日即可。每日早晚各饮用 10 毫升。

功效：乌发润发，养颜祛斑。

9. 蜂蜜柚子酒

材料：蜂蜜 20 毫升，地黄、当归、芍药各 9 克，小柚子 100 克，低度白酒 800 毫升。

做法：将所有材料一同放入白酒中，密封浸泡 2 个月即可。每日早晚各饮用 15 毫升。

功效：养血润眼，有效治疗皮肤老化、面部痤疮、黑色素沉着。

10. 柴胡酒

材料：柴胡 10 克，黄酒 500 毫升。

做法：将柴胡放入黄酒中，密封浸泡 7 日即可。每日早晚各饮用 10 毫升。

功效：红润肌肤，消除色斑。

中药祛斑的小验方大集合

中医认为，女人肌肤色斑多是因的火郁于细小脉络的血分中，又受风邪侵袭，风火之邪相而引起；也可能是因为禀赋不足，肾水不能荣华于面，浮火结滞而形成。因此，中医的典籍中不乏中药祛斑的小验方。

下面，我们就来介绍一些常见的中药祛斑小验方：

1. 枸杞生地黄美白方

材料：枸杞子 500 克，生地黄 150 克。

做法：将上述 2 味药材研为末，调匀即可。每次服用 10 克，每日 3 次。

功效：引自《太平圣惠方》，治疗雀斑、蝴蝶斑和面色黧黑。

2. 阿胶核桃仁滋养粉

材料：阿胶 150 克，核桃仁 100 克。

做法：将上述 2 味药材研为末，混匀。早晚空腹各服 1 匙。

功效：祛雀斑、黄褐斑。但脾胃虚弱及阴虚火旺者忌用。

3. 薏苡仁醋方

材料：薏苡仁 300 克，优质米醋 500 毫升。

做法：将薏苡仁浸于米醋中，密封 10 天后即成，每日服薏醋液 15 克。

功效：治面部皮肤色素沉着、扁平疣。

4. 藏红花去晦暗方

材料：藏红花 1 克，生晒参 10 克，灵芝 15 克。

做法：每日 1 剂代茶饮，每日饮时，可加蜂蜜少许，热服。

功效：活血祛斑。但月经过多女性及孕妇禁服。

5. 隋炀帝后宫面白散

材料：橘皮 30 克，白瓜子 30 克，桃花 40 克。

做法：将上述药物捣成细粉，过箩即成。每日 3 次饭后服，每次用酒送服 1 汤匙（约 1 克）。

功效：引自《医心方》，祛黄褐斑，使面部增白。

6. 水牛角升麻汤

材料：水牛角 60 克，升麻、羌活、防风各 30 克，白附子、白芷各 15 克，生地 30 克，川芎、红花、黄芩各 15 克，生甘草 6 克。

做法：将各药研成细末，蒸熟，做成小丸，每晚服 10 克，温开水送服。

功效：祛风清热，凉血散血，对治疗雀斑有效。

7. 苍耳子粉

材料：苍耳子若干。

做法：将苍耳子磨成粉，洗净，焙干，研成细粉，装瓶备用。每次饭后服 3 克，米汤送下，每日 3 次。

功效：适用于因风邪袭面、气血失和而致的雀斑。

8. 茯苓山药汤

材料：熟地 15 克，山茱萸、炒丹皮各 10 克，茯苓 12 克，山药 30 克，升麻、白附子、细辛、巴戟天各 3 克，甘草 10 克。

做法：将所有材料加水煎服，1 日 1 剂，分 2 次服。

功效：适用于因肾阴亏损而引发的雀斑。

9. 茵陈汤

材料：茵陈 20 克，生地榆、老紫草各 15 克，赤芍 10 克，地肤子、土茯苓各 15 克。

美丽小课堂

祛除雀斑的 5 大疗法

1. 茄子疗法

把 1 个茄子洗净切成片状，然后用茄子片在肌肤斑纹处轻擦，到茄子肉干了再换，一直擦到斑出现的地方有轻微发红、发热的症状为止。每天 1 次，10 天见效。这是因为茄子里含有褪黑的激素，在按摩的时候可促进局部血液循环，加快黑色素的吸收，从而让皮肤恢复美白，长期下去效果更明显。

2. 柠檬疗法

柠檬 30 克，研碎，加入硼砂末、白砂糖各 15 克，拌匀后入瓶封存，3 日后启用。每天早晚用此药少许冲温水适量，洗患处 1 次约 5 分钟，数日后雀斑自然隐退，连续用一段时间，可彻底治愈。无雀斑者用此药，可使皮肤红润娇嫩。

3. 干姜疗法

干姜 25 克(鲜姜加倍)洗净，晾干后装入瓶中加入白酒或浓度为 50% 酒精 500 毫升，密封浸泡 15 天后使用。将局部用温水洗净擦干，用消毒棉蘸上生姜酒擦患处，每天早晚各 1 次，治疗期间忌食辛辣。

4. 檀香浆水疗法

白檀香、浆水适量。将白檀香捣磨成汁。浆水制法是：将煮熟的小米浸泡在冰水中 5~6 天，至生出白色泡沫时，滤出备用。每晚用温浆水洗脸，毛巾擦干，然后在雀斑局部涂上檀香汁，第二天晨起擦去。

5. 冬瓜瓤疗法

冬瓜瓤捣烂取汁，涂患处，1 日数次。

做法：将所有材料加水煎服，每日 1 剂。

功效：清热凉血，消斑美容，适用于雀斑。

10. 醋柴胡汤

材料：醋柴胡 12 克，当归、白芍各 10 克，丹参 15 克，茯苓 12 克，白术 10 克，青橘叶 6 克，制香附 10 克，薄荷 3 克（后下）。

做法：将所有材料加水煎服，1 日 1 剂，分 2 次服。

功效：疏肝解郁，适用于因肝郁气滞而导致的黄褐斑。

11. 党参黄芪汤

材料：党参 12 克，黄芪 15 克，白术 10 克，淮山药 15 克，扁豆、茯苓各 12 克，黄檗、黄芩、泽泻各 10 克，六一散 6 克。

做法：将所有材料加水煎服，1 日 1 剂，早或晚服。

功效：健脾利湿清热，适用于因脾虚湿热而导致的黄褐斑。

12. 生熟地汤

材料：生、熟地黄各 15 克，玄参、天花粉、知母、黄檗、炙龟板、茯苓、山栀、柴胡、丹皮各 10 克。

做法：将所有材料加水煎服，1 日 1 剂，分 2 次服。

功效：用于因肾虚蕴热而导致的黄褐斑。

自制美白祛斑面膜，亮白肌肤敷出来

肌肤想要实现最让人心动的白皙，当然需要花费一些时日。虽说天生的白皙肌肤固然让人艳羡不已，但凭借后天的努力，把"黑肉底"变成"透白肌"，却更值得自豪。想要焕白变身，事半功倍的秘诀当然要数美白面膜。

然而，许多美白效果良好的美白面膜价格都较为昂贵，如果每天使用，难免会让一些经济并不富裕的女性吃不消。但那些价格低廉的美白面膜大多美白效果不明显，而且有些美白面膜是因为添加了超标的铅、汞等对人体皮肤、神经系统有毒的物质，铅、

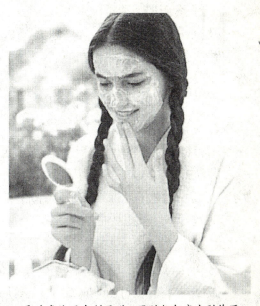

不要过多使用自制面膜，否则也会产生副作用。

汞等重金属离子能作用于黑色素生成过程中的酪氨酸酶，使其失去活性，从而阻止了色斑的形成，让皮肤变白，但这一作用是短暂的，最终造成的后果是酪氨酸酶还是无限制地催化黑色素的生成，使皮肤变黑，色素反弹，甚至出现重金属中毒斑。

因此，为了更经济安全地祛斑，女人不妨选用常用的美白材料，来自制美白祛斑面膜。

下面，我们就来介绍一些常见的美白祛斑面膜：

1. 珍珠粉美白面膜

材料：珍珠粉、牛奶、蜂蜜各适量。

做法：先倒一些珍珠粉在干净的容器里，再配以少量牛奶，混合调匀。为了使敷在面上的珍珠粉不脱落，可在其中加一点蜂蜜，量不要太多，否则会使珍珠粉在脸上涂抹不均匀。然后，用温水清洗面部，将调好的珍珠粉混合物均匀地敷在脸上，雀斑处多按摩一会儿，以促进血液循环，20分钟之后用温水洗掉。临睡前做为宜。

功效：祛斑、美白、减少过敏症状。

2. 蜂蜜美白面膜

材料：2勺麦粉，1勺蜂蜜。

做法：将麦粉、蜂蜜搅成糊状，敷面，20分钟后用纯净水洗净即可。然后，用适量蜂蜜加婴儿油按摩肌肤。

功效：使肌肤细腻白嫩。

3. 红茶面膜

材料：红茶2汤匙，红糖2汤匙，面粉少许，水适量。

做法：将红茶与红糖加水煎煮片刻，冷却至37～40℃；加入面粉调匀，涂于脸上，15分钟后洗净。

功效：使皮肤白皙、滋润。

4. 豆腐蜂蜜面膜

用料：豆腐1块，蜂蜜5克，面粉15克。

做法：将1块豆腐捣碎，用纱布滤干水分，加入面粉和蜂蜜后搅拌均匀，涂于脸上，保留20分钟后洗干净。

功效：使皮肤白而透明。

5. 李仁面膜

材料：李子仁15克，鸡蛋清1个。

做法：将李子仁研成细末，然后将鸡蛋清调入李子仁末即成。每晚睡前敷脸，第二天早晨用清水洗去。

功效：有祛除黄褐斑及其他黑斑的功效。李子仁含果酸和维生素E，有祛斑和养颜的作用。

6. 红酒蜂蜜面膜

材料：红酒1小杯，蜂蜜2～3匙。

做法：将1小杯红酒加2～3匙的蜂蜜调至浓稠状，均匀敷在脸上，

美丽小课堂

增白美容要防中毒

汞对人体有害，长期接触会导致中枢神经系统损伤，患者大多出现不同程度的神经衰弱，严重者可以造成性格改变、口腔炎和双手震颤等症状。

美容化妆品如果含有汞，再同时使用其他脂溶性物质，可加速皮肤和呼吸道对汞的吸收，在较长时间内对人体造成伤害。

所以在做增白美容时，女人一定要对产品和场所进行选择，防止出现汞中毒。一般来说，化妆品汞中毒患者具有下列共同特点：

（1）接触汞时间长，接受定期美容服务在3～6个月。

（2）临床症状不显著，较轻的患者仅表现有乏力、多梦等症状，随病情发展逐渐出现头晕、失眠、多梦、性情烦躁、记忆力减退等症状。

（3）由于没有意识到汞危害的存在，患者往往经历了曲折的就医过程，从接受美容服务到确定汞危害的存在经过了半年到一年的时间，延误了治疗时机。因此女人在决定进行增白美容时，应当谨防汞对健康造成伤害。

八分干之后，用温水冲洗干净。

功效：红酒中的葡萄酒酸就是果酸，能够促进角质新陈代谢，淡化色素，让皮肤更白皙、光滑。蜂蜜具有保湿和滋养肌肤的功能。但此法不适合容易对酒精过敏的女人。

7. 白醋冬瓜祛斑面膜

材料：冬瓜汁1匙，白醋1匙。

做法：将材料混合后，调匀面部，或使用面膜纸浸泡后敷脸，1日2～3次，涂后过10分钟洗去。

功效：可消除黄褐斑。

8. 芦荟祛斑面膜

材料：芦荟叶1片，面粉1大匙，蜂蜜1大匙。

做法：将芦荟叶去皮、取叶肉捣成汁，加入面粉与蜂蜜，调匀，静敷10分钟后洗净即可。

功效：持之以恒地使用芦荟汁面膜，脸上的斑点将会被淡化。

9. 玫瑰桃仁祛斑面膜

材料：核桃仁10克，干玫瑰花10克，面粉10克。

做法：将核桃仁打磨成粉，加入面粉，再调入水，充分混合，然后在桃仁糊中加入玫瑰花瓣，放在炉火上以小火煮至玫瑰软化，面糊呈粉红色。放凉后将面膜均匀涂在脸部，30分钟后洗干净。

功效：美颜淡斑。玫瑰具有活血的作用，能够有效抑制黑色素的产生。

新奇的真空吸管祛斑法

要想祛除色斑，恢复肌肤白皙，女人不仅可以使用祛斑产品、食物、中药、按摩等传统祛斑方法，还可以尝试一种新奇的祛斑法——真空吸管祛斑法。此法是当前美容院里十分热门的祛斑项目，它是利用真空吸管加速肌肤吸收，疏通淋巴系统，加快新陈代谢，可消除斑点。整个疗程为5次，每星期做1次，每次约1小时。

真空吸管祛斑法的具体步骤是：

（1）用含杏仁精华的洁面乳清洁面部；由额头开始，然后于面颊打圈；在下巴位置，用双手交替轻擦下巴；用中指轻擦鼻翼位置；

（2）用柔软面纸印掉面部的洗面奶；

（3）用温水浸过的柔软棉花清洁面部；

（4）将有清洁毛孔作用的洁面霜涂满整个面部及颈部；

（5）蒸面10分钟；

（6）敷上去角质面膜；

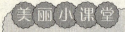

按摩祛斑复苏术

（1）端坐，手肘置于膝盖上，脸朝下，将整个头部的重量置于双手的手掌中（这有助于将脸部的淋巴毒素集中到中线位置，借助按摩加以排出）；

（2）将额头置于掌心，并用掌心按压额头；

（3）双手掌心朝上，掌心完全覆盖住眼睛与眼睛四周，手指盖住额头；

（4）双手避开鼻子部位，滑至双颊，按压；

（5）双手张开，手指指向两耳，由下往上托住（或者说"握"住）下颌；

（6）双手略微往上，示指插入耳后，中指按住耳中（穴位），双手其余部分按住脸颊。

以上每个动作都保持10~15秒。

（7）轻轻打圈磨走死皮；

（8）将含祛斑作用的精华油加入面霜，涂满面部及颈部；

（9）用专业的真空吸管刺激颈部肌肉，刺激淋巴流的运作，有助排毒；

（10）下巴位置向外移动；

（11）面颊位置由鼻梁开始奇效真空吸管祛斑法，由内向外；

（12）在额头位置向外推，重复12~15次，约18分钟；

（13）在面部轻按5分钟，让面霜完全吸收；

（14）敷滋润面膜，15分钟后去除，记得收敛毛孔，然后再做常规的肌肤护理。

避开祛斑4大误区，让美白更长久

对于致力于追求美白的女人来说，脸上长斑真是件令人无比郁闷的事，于是女人开始尝试各种祛斑方法，力图把脸上的斑赶走。但是，在祛斑的过程中，如果方法不当，不仅不能祛斑，还可能加速斑点的生长。

一般来说，女人在祛斑时需要注意以下4大误区：

1. 长斑初期，盲目祛斑

很多女性在面部刚刚出现斑点，还不是很严重的时候，在没有专业人员的指导下，很随意地去使用具有祛斑功能的化妆品，自行祛斑。结果是斑越来越严重，治疗难度越来越大，耽误了祛斑的最好时机。其实斑点越在早期越容易治疗，当然，要选用正确的祛斑方法，否则不仅没有解决问题，反而会加重斑点，增加治疗的时间和经济成本。

2. 分斑不分治

每种类型的肌肤都可能出现长斑的现象，但每种肌肤产生斑的原因不尽相同，治疗方法也要不同。所以祛斑一定要分肤质，才能达到真正的美白效果最大化。

3. 只顾"效果"不顾后果

许多女人对祛斑怀有一种急切的心情,总是希望一两天之内让自己的面部白皙如初。正是这种急功近利的心情,使得不少女人选择了"见效快"的剥脱祛斑法或短期漂白肌肤祛斑法。这些方法看起来好像有立竿见影的祛斑效果,却是通过损伤皮肤表层来达到祛斑的目的,使得肌肤的免疫力大大减弱,经太阳一晒,很容易转化为晒斑、真皮斑等更顽固的斑点,更为后期治疗增添难度。

4. 认为色斑不可治

许多在美容院有过多次祛斑经历的女人都很容易对祛除色斑失去信心。其实,色斑是可以治愈的。只有针对不同肤质,根据色斑产生的不同原因,提出针对性的祛斑方案,才能达到祛除色斑的效果。

美丽小课堂

最易长斑的6种女人

(1)长期面对电脑、脸上有色斑的女性。
(2)工作压力大、睡眠不好、脸色灰暗的女性。
(3)吸烟、喝酒导致皮肤粗糙、产生色斑的女性。
(4)内分泌失调、月经不调导致面色枯黄、长斑的女性。
(5)生完小孩面黄有斑的女性。
(6)因更年期而出现乏力、易怒、情绪不稳、皮肤灰黄暗淡的女性。

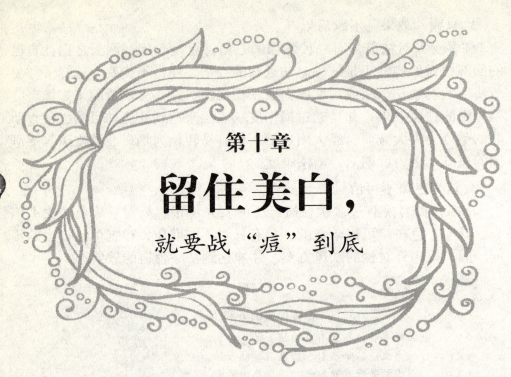

第十章
留住美白，
就要战"痘"到底

肌肤要白皙无暇，必须拒绝痘痘

许多女人经常会发现脸上出现一些痘痘。痘痘是痤疮的俗称，因其常见于青年男女身上，因此又叫"青春痘"，也称"暗疮"或"粉刺"，是由于毛囊及皮脂腺阻塞、发炎所引发的一种皮肤病。

说得具体一点，痘痘就是女人因为某种原因比如处于青春期，而导致体内的激素过多，从而促进皮脂腺分泌更多油脂，毛发和皮脂腺因此堆积许多物质，使油脂和细菌附着，引发皮肤红肿的反应，破坏了皮肤的白皙光滑度。不及时治疗，痘痘就会恶化，出现白色的脓包，脓包挤破后会进一步加剧皮肤感染，脓包消除后也会留下或深或浅的红色痘疤、痘印，极大地影响美观。

一般来说，痘形成的原因不同，防治方法也不同：

1. 油脂分泌过多

如果女人的肌肤油脂分泌过多，就容易导致油脂堵塞毛孔，引发痘痘，这在油性肌肤的女性中极为常见。因此，油性肌肤的女人要注意平时的清洁控油，保证肌肤的洁净、清爽。

2. 内分泌失衡

女人内分泌失衡也容易引发痘痘，尤其是女人进入青春期时，体内雌性激素激增，往往导致皮脂腺过度分泌，堵塞毛囊，引发痘痘。此外，女性经前一周，体内黄体素增加，内分泌的改变也会引发痘痘。生理周期痘痘在月经过后会自动消失，只需搽一些消炎镇定的保养品防止痘痘恶化即可。如果痘痘常在下颚和两鬓持续出现，就该调理内分泌了，最好采用内服外用的祛痘法。

3. 消化系统紊乱

如果女人经常出现便秘、习惯性腹泻、胃酸过多、溃疡等消化系统问题，就会使体内毒素堆积，代谢废物无法正常排出，此时嘴周、法令纹两侧会出现热毒型痤疮。这时，女人就要调整自身的饮食习惯，多摄取高纤维的蔬菜水果，改善消化系统问题，痘痘自然会消失。

4. 药物刺激

如果女人经常服用避孕药、减肥药、催经药或含有溴化物、碘化物的药品，就容易导致内分泌的失衡或引发毒素堆积而形成所谓的"毒性暗疮"。因此，女人要尽量避免服用以上会刺激内分泌失衡的药物。

5. 压力过大

如果女人长期在紧张、压抑的环境中生活，比如面临考试、工作面试、婚礼等重大事情时，常常会因为精神紧张而导致生理功能失调，最终引发痘痘。这时，女人除了要加强皮肤的清洁、吃好睡好外，还要注意缓解心理压力，严重者应向专业的心理医生求助。

6. 不良生活方式

如果女人饮食不规律，还爱吃垃圾食品；喜欢熬夜，且睡眠质量不高；经常吸烟、酗酒，就很容易诱发痘痘。因此，女人平时要注意养成良好的生活习惯，才能保证身体内部循环的正常运行，从而保持肌肤的光滑亮白。

7. 季节变化

从冬天进入春天，或从春天进入夏天时，因为温度骤然升高，女人皮脂腺分泌的传导密码一时调节失灵，也会造成短发性青春痘。但只要女人能及时根据季节变化调整护理措施及更换护肤品，几天后痘痘便会消失。

美丽小课堂

防痘祛痘的基本步骤

（1）清洁皮肤，减少皮肤分泌。
（2）祛除表皮的坏死细胞及老化角质，保持毛囊皮脂腺导管通畅。
（3）抑制或杀灭痤疮丙酸杆菌。
（4）及时清除痘痘。
（5）修复受损肌肤，恢复肌肤的弹性与光泽。
（6）淡化暗疮印，改善痘痘瘢痕。

8. 环境变化

当女人从一个低温的环境进入一个高温或湿度高的环境时，会使皮肤出现不适应或肤质暂时改变的状况，尤其会使皮肤油质分泌增多，容易产生湿毒痘痘。这时，女人就要根据肤质变化做好调理工作，随身携带吸油面纸，使用水质保养品。只要女人保证肌肤的水、油平衡，就能有效预防及祛除痘痘。

此外，痘痘也与家庭遗传有关，一般个体痘痘病发情况会与其家族成员的情况相似，这只能尽量保持肌肤清洁，并听取专业皮肤科医生的建议来缓解。

体内过热、过湿，就容易长痘痘

中医认为，痘痘多因肺经热盛，或脾胃湿热，加之食肥腻食物，或因不良情绪、内分泌失调导致血热毒盛，湿郁颜面而成。也就是说，如果女人体内过于湿热，就容易长痘痘。

一般来说，易引发痘痘的体内过热、过湿现象主要有以下4种：

1. 肺经热盛

如果女人肺经热盛，就容易长丘疹状的痘痘，也就是面部有一个一个的小疱。而且，肺热的女人还容易口干、心烦、舌苔黄、上火，因此宜注意清肺解毒，可以多喝些菊花茶，也可配合喝点枇杷膏，饮食一定要忌荤腥。

2. 脾胃湿热

如果女人脾胃湿热，就容易长脓包形的痘痘，容易流脓、流水，而且有痛感，还伴有便秘等症状。这时，女人就要注意排出内毒，可以多吃萝卜等。每天早上起来喝一杯蜂蜜水，也能够润肠通便。

3. 痰瘀

如果女人体内痰瘀过多，就容易长硬的、囊肿形的痘痘。而且，痰瘀的女人喜欢流汗，怕热，大便经常不成形，久消不灭的痘痘可能预示着有一定的妇科疾病,最好去医院具体咨询。此外,平时可以多吃点海带，因为《本草纲目》中说海带"治水病瘿瘤，功同海藻、昆布下气，久服瘦人"。

4. 上火下寒

上火下寒即中医所说的上焦、中焦（头面、上肢、胸、胃部有火气），出现口干舌燥、手汗、烦渴、目赤肿痛、头痛、口腔溃疡等症状，同时兼有下半身（小腹、子宫部位、外生殖器及肛门周围、腿、脚）的寒证情况，比如怕冷、腹泻、白带淋漓、痛经、月经愆期、不孕、脚冰凉、抽筋、水肿等，就容易脸上长痘痘，四肢却经常冰凉，平时容易疲倦。这就既需要治寒又需要治火，可用人参、黄芪一起治，人参治寒，黄芪治火。平时一定要忌口，绝对不要吃海鲜。

女人平时要多喝水，多吃些新鲜蔬菜水果，还应多吃苦瓜、杏仁、芹菜等苦味食物来去火，以及多吃红小豆、绿豆、芹菜、黄瓜、冬瓜、藕等甘寒、甘平的食物来祛除湿热。此外，女人还要注意少吃辛辣食物

美丽小课堂

青春痘对肌肤的伤害

1. 粉刺

粉刺分为白头粉刺和黑头粉刺，是最基本的痘痘伤害。白头粉刺是毛囊皮脂腺口被角质细胞堵塞，角化物和皮脂充塞其中，与外界不相通，形成闭合性粉刺，看起来为稍稍突起的白头；黑头粉刺也是毛囊皮脂腺内被角化物和皮脂堵塞，但其开口处与外界相通，形成开放性粉刺，表面看起来是或大或小的黑点。

2. 丘疹

丘疹大多由粉刺发展而来，是对肌肤的浅表性炎症性皮损。当女人肌肤在毛囊皮脂腺口堵塞的情况下，就会形成毛囊皮脂腺内低氧的环境，厌氧性的痤疮丙酸杆菌大量繁殖，分解皮脂，产生化学趋化因子，白细胞聚集而发生炎症性丘疹。

3. 脓疱

脓疱由丘疹发展而来，依旧是浅表性炎症性皮损，但比丘疹对肌肤的损害大一些。当女人肌肤的毛囊皮脂腺内大量中性粒细胞聚集，吞噬痤疮丙酸杆菌发生炎症反应，大量脓细胞堆积形成脓疱。而且，这种情况愈后易形成疤痕，主要为凹陷性疤痕。

4. 结节

结节属于深在性炎症性皮损，它是在脓疱的基础上，毛囊皮脂腺内大量的角质物、皮脂、脓细胞存贮，使毛囊皮脂腺结构破坏而形成高出于皮肤表面的红色结节，基底有明显的浸润、潮红，触之有压痛。若胡乱挑刺，就容易留下疤痕。但此痘男性较为多发，女性较为少见。

5. 囊肿

囊肿也属于深在性炎症性皮损，它是在结节的基础上，毛囊皮脂腺结构内大量脓细胞的聚集，既有脓液、细菌残体、皮脂和角化物，又有炎症浸润，把毛囊皮脂腺结构完全破坏，触摸起来有囊肿样感觉，挤压之可有脓、血溢出，愈后有明显的疤痕，严重者还会生成毁容性的橘皮脸。

6. 粉瘤

在囊肿的基础上，毛囊皮脂腺内的所有内容物逐渐干燥，炎症减轻，形成油腻性豆渣样物质，当囊内压力过大时会在表面形成小孔，从该处可挤出豆渣样或干酪样物质，触摸之为囊样肿瘤。愈后有明显的疤痕。

7. 痘疤

痘疤是痘痘对肌肤最严重的损害。它是银真皮组织遭到破坏，愈后结缔组织修补从而形成疤痕。疤痕是机体对于组织损伤产生的一种修复反应，当皮肤的损伤深及真皮，使大面积的表皮缺损，该部位的表皮不能再生，将由真皮的纤维细胞、胶原以及增生的血管所取代，这样就出现了疤痕。疤痕一旦形成，不易自行消退。因此，女人一定要注意痘痘治疗过程中的护理，以免遗留痘疤，影响肌肤美白。

及刺激性食物；保持心情愉快，学会自我调节，快乐生活；戒掉不良习惯，如抽烟、喝酒、熬夜等；养成每天排大便的习惯。只有这样，才能保证身体的平衡，不给痘痘滋生的机会。

肠胃调理好，让痘痘一扫而光

女人都希望自己的肌肤光滑白皙，然而时不时出现的痘痘破坏了肌肤的美丽，这主要是因为女性的身体内分泌很容易发生紊乱，肌肤又极其敏感，所以一出现身体内部的错乱，就会让小痘痘出现在面部，而且还常常伴随出现大便干燥、口舌生疮、牙龈肿痛、皮肤油腻等症状。

中医认为这些症状都是肠胃的功能出现异常而引发的结果。女人可以通过疏通胃经来降胃火、调胃气、通肠，从而让肌肤光滑无痘，白皙无瑕疵。

下面，我们就来介绍一些胃经上常用的祛痘穴位：

1. 天枢穴

天枢穴是胃经的一个重要穴位，可以治疗多种胃部疾病，同时它还是大肠经的募穴，对于肠胃的经气都可以通过天枢来调整，所以称它为控制人体肠胃的总开关一点也不为过。用拇指指腹按压在穴位处，以稍重的力度进行旋转按揉，能够感到酸胀并带有微痛的感觉，每日在饭后半小时的时候按摩天枢穴效果最佳。

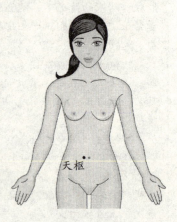

这样可以纠正肠胃的生理功能异常，促进排便顺畅，使青春痘以及大便干燥等症状完全消失。经常按摩这个穴位还能带来意想不到的好处，让女人因为痘痘而产生的色素沉着逐渐变淡，甚至完全无影无踪。

2. 内庭穴

内庭穴是足阳明胃经的荥穴，是经气流注的部位，属于五俞穴之一。所以按摩内庭穴能够泄胃火，只要每天用手指指腹朝向足趾骨缝的方向用力按揉，每次点揉100次以上，感到微痛能够忍受的程度就可以达到效果。清晨早起是最佳的按摩时间，所以爱美的女人在早起之后首先用拇指去按压内庭，就能让自己一天心情舒畅，抑制痘痘在脸上出现。

3. 三焦穴位

有很多女性反复出现痤疮，多是因胃肠机能失调而引起的。这时就要用手掌或毛刷沿足部阳明胃经，由上而下沿经络推擦10遍，并在足三里穴按揉半分钟，以酸胀为度；用手指从腕至指端，沿手大肠经、手三焦经、手小肠经做按揉摩擦5～10遍；用毛刷垂直地刷腕外侧5遍。

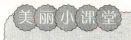

痘痘的4个等级

（1）轻度痘痘：以粉刺为主，伴随少量丘疹、脓包，且总皮损不超过30个。

（2）中度痘痘：粉刺、丘疹、脓包的数量相当，总皮损数30~50个。

（3）中重度痘痘：大量丘疹、脓包，总皮损50~100个，结节数少于3个。

（4）重度痘痘：大量结节/囊肿性痘痘或聚合性痘痘，总皮损超过100个。结节/囊肿超过3个。

对于轻度、中度痘痘，女人可根据痘痘成因来进行正确的日常保养，并适当进行美容院养护，往往能有效祛除痘痘。

对于中重度、重度痘痘，女人除了要做好日常肌肤护理外，还必须到皮肤专科咨询确诊和治疗，同时搭配适当的美容院肌肤养护，才能有效祛除痘痘。而且，此类痘痘治愈后也多有痘疤，女人应对痘疤进行专业的后续治疗。

如果是属于青春期的痤疮，女人可以在足阳明胃经的足部做由下而上轻快的擦法，并揉太溪、三阴交、郄门诸穴各1分钟，按揉肾俞、命门穴各1分钟，均以酸胀为度，擦涌泉穴至热为佳。

最经典的中医药膳祛痘方

中医认为皮肤是五脏的镜子，痘痘的产生与五脏六腑关系密切。研究表明，痤疮虽生长在皮肤表面，但与脏腑功能失调息息相关。中医认为引起痤疮的原因分别是肺热、血热、胃热、热毒、湿毒血瘀等。

下面，我们就来介绍每种痤疮的中医药膳治疗方法。

1. 肺热痤疮

肺热引起痤疮，宜用清泄肺热法。肺热痤疮，多由肺有宿热，复感风邪，遂使肺热不得外泄引起。具体症状是面部出现丘疹，形状如粟米，可挤出白粉色油状物，皮疹以鼻周围为多，也可见于前额，间或有黑头粉刺，且伴口鼻干燥、大便干结、苔黄、舌红、脉数等症状。治疗应该清泄肺热，宜用泻白散（桑皮、地骨皮、粳米、甘草）合枇杷清肺饮（人参、枇杷叶、黄连、黄檗、桑皮、甘草）化裁治之。可配合外用药治疗，以龙胆泻肝汤和百肤乐痤疮灵配合使用。

2. 血热痤疮

血热引起痤疮，宜用凉血清热法。血热痤疮，多由情志内伤，气分郁滞，日久化热，热伏营血所致。血热痤疮的症状是，颜面丘疹以口鼻及两眉间的部位较多，面部潮热明显，女性还有月经前后丘疹增多、舌红、脉细数等症状。治疗应该凉血清热。可配合外用药治疗。外用纯中药百肤乐痤疮灵，内服凉血五花汤（红花、玫瑰花、鸡冠花、野菊花、凌霄花）合桃红四物汤（桃仁、红花、当归、生地、赤芍、川芎）加减治之，

美丽小课堂

大国医颜德馨教授推荐的祛痘方

1. 治痤汤

材料：白芷5克，连翘20克，苦草15克，元芩20克，翠衣20克，桔梗20克，五味子15克，生地20克，薏米15克，柴胡15克，大力子25克，胆草15克，元参15克，首乌20克，元柏10克，防风15克。

做法：将所有材料加水煎服。

功效：清热凉血，除湿消肿，主治痤疮。

2. 消痤饮

材料：防风、刺蒺藜、白鲜皮、苦参、蒲公英、土茯苓、薏苡仁、赤芍各10克。

做法：将所有材料加水煎服，每日1剂。或按以上比例配方，煎汁过滤浓缩，配入雪花膏等基质，制成消痤膏，清洁皮肤后外擦，每日3次。

功效：祛风凉血，杀虫止痒，主治痤疮、湿疹、皮肤瘙痒。

3. 消痤汤（膏）

材料：桑皮20克，当归15克，川芎10克，赤芍15克，栀子10克，丹皮10克，桃仁15克，红花10克，茜草15克。

做法：将所有材料加水煎服，每日1剂，分2次服，早晚餐后服下。服药期间，严忌辛腥油腻饮食，局部禁用手挤压，慎用化妆品，孕妇禁用。

注意：皮疹有脓头、红肿痒痛者加连翘20克、白花蛇舌草20～50克；有结节者加夏枯草15～25克、陈皮15克；皮表油腻，皮疹渗水者加薏米20克、茯苓15克；大便秘结者加大黄10～15克。

功效：宣肺清热凉血，化瘀行气解毒，主治肺经风热型痤疮。

效果会很好。

3. 胃热痤疮

胃热引起痤疮，宜用清泻胃肠法。胃热痤疮，多是因为饮食不节，过食肥甘之物，使肠胃燥结，中焦积热，郁于面部皮肤而致。胃热痤疮的症状可见面部丘疹，状如粟米，能挤出白粉样油状物，间有黑头粉刺，以口周为多，亦可见于背部与前胸，且常伴有口干、口臭、饮食较多、舌燥、喜冷饮、大便秘结、脉沉实有力等症状。最适合的治疗方法是清泻胃肠。用清胃散（黄连、升麻、当归、生地、丹皮、石膏）加减治之，效果会很好。

4. 热毒痤疮

热毒引起的痤疮，宜用清热解毒法。此痤疮多由肺胃蕴热上炎，复感外界毒邪，热毒相结，蕴于面部皮肤引起。热毒痤疮的症状为面部有散在丘疹，以小脓疱为主，周围常有红晕，自觉疼痛，严重时可红肿疼痛，伴有发热、舌红苔燥、脉实数等症状。治疗时应采用清热解毒法。常用智逗祛痘黄金组合（主要成分有大黄、当归、苍术、葛根、大青叶、刺五加、生甘草、75%乙醇、冰片、氮酮等）和五味消毒饮（金银花、野菊花、蒲公英、紫花地丁、紫背天葵子）随症加减，有很好的效果。

5. 湿毒血瘀痤疮

湿毒血瘀引起痤疮，宜用除湿化瘀法。这种类型的痤疮多由素体蕴湿，郁于肌肤，复感外界毒邪，致湿毒凝聚，阻滞经络，气血不和而成。湿毒血瘀痤疮的症状除了丘疹、脓疱外，常以结节囊肿为主，皮肤出油较多。

最宜用除湿化瘀的方法治疗。用除湿解毒汤（土茯苓、薏苡仁、萆薢、车前子、大豆黄卷、泽泻、板蓝根、赤芍）加减治之，会收到很好的治疗效果。

面膜DIY，全面扑杀痘痘

女人脸上出现了痘痘，除了要多吃泻火祛湿的食物外，还可以自制天然的祛痘面膜，往往能快速祛痘，并养护出白皙亮丽的肌肤。

下面，我们就来介绍一些常用的祛痘面膜：

1. 薏苡仁祛痘面膜

材料：薏苡仁100克，甜杏仁9克，海带10克，海藻10克。

做法：将海带、海藻洗净后切细；将薏苡仁、甜杏仁淘净；再将所有材料一同放入锅中，加水煮成粥。每晚睡前食用，并用粥涂抹脸部，30分钟后洗去即可。

功效：有清热解毒、软坚散结的功效，主治脸部及全身囊性痤疮和瘢痕疙瘩。

2. 丹参栀面膜

材料：丹参10克，黄芩15克，栀子15克，银花15克，蜂蜜适量。

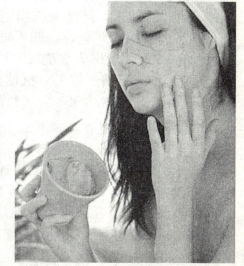

经常试验，配制适合你的面膜。

做法：将丹参、黄芩、栀子、银花用清水浸泡2个小时后，连同浸泡的水入砂锅煮沸，再小火煮半个小时，滤去药渣，将滤液再加热浓缩，调入蜂蜜成稀糊状；先用温水洁面，除去面部油脂、尘垢，再敷涂丹芩栀面膜，30分钟清水洗去。每天早晚各1次。

功效：有效治疗青春痘化脓、囊肿性痤疮。黄芩、栀子、银花有清热解毒、抗菌消炎的作用，可抑灭多种引起青春痘的病菌；丹参活血化瘀，一助黄芩等清热解毒，二除囊肿消瘢痕。

3. 白芷白藓面膜

材料：白芷 50 克，白藓皮 20 克，硫黄粉 10 克。

做法：将白芷、白藓皮洗净烘干，研成极细粉，再将其与硫黄粉混合均匀，用凉开水调成糊，睡前涂于脸部患处，第二天早晨洗去。

功效：本面膜有活血祛风、解毒杀虫、清除油脂、治疗青春痘或酒糟鼻合并痤疮的功效。

4. 蒲公英面膜

材料：蒲公英 100 克（干品 30 克），绿豆 50 克，蜂蜜 10 克。

做法：将蒲公英加水煎煮开，取净汁 500 毫升，再加入绿豆 50 克，煮至绿豆开花，调入蜂蜜 10 克即成。吃绿豆喝汤，1 天分多次吃完。同时将余汤涂脸，30 分钟后洗去。连续内吃外用 1 周以上。

功效：有清热解毒、广谱抗菌的功效，有效治疗皮肤脓疱疮、毛囊炎。

5. 重楼丹面膜

材料：重楼 15 克，丹参 30 克，蜂蜜 10 克。

做法：将重楼、丹参洗净，切片，加水 500 毫升，加入蜂蜜，大火煮沸后小火再煮 20 分钟，滤出药液。将剩余药渣加水在煮，取药液，合并两次滤液约 300 毫升，调入蜂蜜即成。每日分 3 次饮完，同时用此液涂脸，15 分钟后用清水洗去。连续饮用并涂脸半个月。

功效：本方以清热解毒、抗菌消炎的重楼为主，配活血化瘀的丹参，专治顽固性痤疮，对脓疱性、囊肿性痤疮有很好疗效。

6. 紫罗兰面膜

材料：紫罗兰花 30 克。

做法：将鲜紫罗兰花瓣放入 1000 毫升清水中，煮沸 10 分钟，滤出约 800 毫升液体，当茶饮用；剩下的再浓煎成 80 毫升左右，冷却取消毒棉球蘸此浓缩液轻涂脸上青春痘处，1 日 4 次，睡前必搽 1 次。

功效：对前述方法都不能治愈的顽固性青春痘最有效。

7. 鱼腥草面膜

材料：鱼腥草 30 克。

做法：将鲜鱼腥草洗净后放入砂锅，加入 600 毫升清水，煮沸后，小火煮 20 分钟，取滤液当茶喝。同时用鲜鱼腥草茎叶 200 克，榨取汁

美丽小课堂

正确使用痘痘药膏

外用的抗生素药膏一般都是用来对付已有脓包的青春痘，它一样可以帮助青春痘消除红肿。这种药膏药性较强，原理在破坏伤口，加速之后的复原，所以在涂抹时可以用化妆棉蘸取药膏，湿敷在皮肤上，而不要直接涂擦，如此才不会过度刺激伤口。另外可以用来快速祛痘的还有中药性的三色堇，它可以消退红肿、抑制发炎，药效较为温和，可以直接涂擦，不必湿敷。

液涂脸，30分钟后用清水洗去。每天1~2次。

功效：鱼腥草有抗菌消炎、治疗青春痘的功效。

8. 芦荟面膜

材料：鲜芦荟100克，蜂蜜10克。

做法：取鲜芦荟叶1片（约100克），洗净切成小片。将芦荟片放入锅中，加水500毫升煮沸后再小火煮15分钟，滤去芦荟渣，取滤液，加入蜂蜜即成。饮用，同时用鲜芦荟切片涂抹青春痘，每日1次

功效：芦荟有抗菌、消炎和缓泻的作用，可以排毒养颜，对青春痘有较好的疗效。但如果女人对芦荟过敏，则不要使用此法。慢性腹泻患者也应禁用此法。

9. 羊牛胆面膜

材料：公羊胆1个，牛胆1个，白酒200毫升。

做法：取羊、牛胆与高度白酒混匀，瓶装备用。用此汁酒搽患处，30分钟后洗去，每日2次

功效：牛、羊胆汁有清热解毒、抗菌消炎的功效，适用于痤疮初起或脓性痤疮。

10. 大黄紫草面膜

材料：生大黄15克，紫草15克，玉米油100毫升。

做法：将生大黄、紫草、料研成细末，将细末浸入玉米油中，浸泡3~6天，睡前用温水洗脸后，用药油涂脸，翌晨洗去。

功效：本涂剂有清热解毒、抗菌消炎、凉血活血的功效，能有效治疗青春痘红色丘疹、青春痘瘢痕。

11. 山慈姑面膜

材料：山慈姑50克，白米醋100毫升。

做法：将山慈姑洗净后晒干，研成极细末，加入白米醋，调成糊状，用药糊涂抹患处，30分钟后用清水洗去。上、下午各涂1次。

功效：消肿解毒，抗菌消炎，对脓性、囊肿性青春痘有很好的疗效。

常做祛痘按摩，痘痘消失无影踪

按摩是一种强弱适宜的刺激，它可以促进血液循环，使皮脂和汗液分泌正常，因此具有较好的防痘、抗痘效果。

按摩之前，女人先要熟悉按摩的基本动作："搓""敲""捏"。

搓，须按肌肉的方向和血液的流向进行，要点是在眼睛周围成圆圈状擦搓，鼻梁两侧上下动，其余部分从中间向外搓。

敲是用手指肚敲击，它比搓更简便，最适用于预防眼角的皱纹。

捏是当女人想加速两颊血液循环时使用的手法，用拇指和示指捏很有效。

这三种手法可以单独使用,但最好配合使用,注意手法一定要轻柔,以脸部感到有压力为宜。

下面,我们就为爱美的女性介绍一些行之有效的按摩祛痘法:

1. 面部按摩法

(1)将两手掌置于左右颊部后方,然后从后向前,自下而上推揉面部,用力要轻柔而均匀,速度由慢渐快,反复操作2~3分钟;改用双手掌自下而上摩擦面部2~3分钟,注意颊部、鼻侧、额部都要推揉、摩擦到,以整个面部有温热感为宜。

(2)面部静脉按摩

①由额头中心开始往左右两侧按压,将左右手四指并拢,从脸部的中心处往外侧滑动,最后再按压两侧太阳穴;

②顺两颊静脉方向,往斜下方按摩,在鼻子前端双手合十往斜下方移动,慢慢移动双手并施压;

③到下方的位置后,双手稍为按压耳后,由两颊往斜下方移动时,直接用手按压两侧耳后位置;

④指压颧骨下方部位,在颧骨下方四指并拢深深按压,不移动手指位置,逆时针或顺时针画圈5~10圈;

⑤按摩下巴部位,用两手大拇指按住下巴下方,并用示指、中指由嘴唇下方朝下巴下方位置往下捏就可以了。

(3)面部淋巴按摩

①中指和无名指往外侧成螺旋状按摩,从下巴中央到耳部下方,从嘴角到耳部中央,从鼻翼往太阳穴,从额头中央到太阳穴各按摩4次;

②以中指轻轻按压眼睑,由内眼角开始轻轻地在眼周画圈;

③同样利用中指,在鼻翼处上下推动;

④肌肤镇静15分钟后,轻压耳垂背后的凹处——耳下腺,按摩1下,刺激淋巴,可使肌肤的毒素和垃圾较快地排出。

美丽小课堂

气功祛痘法

(1)姿势站、坐、卧均可,双眼微闭,舌抵上腭,从头面、上肢、胸、背、腰、腹、大小腿、足部全放松;

(2)呼吸为鼻吸鼻呼,缓、细、匀、静、绵、深、长;

(3)意念先意头部,然后意念脸面十分光滑,痤疮已经消失,反复默念10~15分钟;

(4)每日早、午、晚各练1次,每次练10~15分钟。如痤疮不严重,可于收功后干浴面36~100次。

练功1月,痤疮状况可得到有效改善。

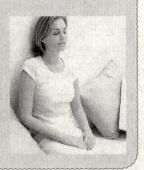

2. 手部按摩法

（1）对消化系统做刺激，能消除痤疮。最有效的是按压合谷穴（管上肢和头面），每天3~5遍，每遍10~15次，只需3~4个星期就几乎能完全治好。

（2）同时刺激胃、脾、大肠区，每天3~5遍，每遍8~10次，对爱吃鸡鸭鱼肉、油腻食物、常饮酒所致的脾胃湿热的女人尤为适宜。

3. 足部按摩法

（1）搓热双脚，刺激肾上腺、垂体、生殖腺、脾、胸部淋巴结、上身淋巴结、下身淋巴结各2分钟。

（2）涌泉穴按摩。将手掌置于足心涌泉穴，用力沿脚尖向脚跟方向摩擦1~2分钟，以足心有温热感为宜。然后将大拇指置于然谷穴（内踝前下方，足弓凹陷处），适当用力搓揉半分钟，再边搓揉边移向内踝尖下的照海穴（在足内侧面，当内踝直下凹陷中取穴），向上沿下肢内侧缘到腘窝内侧的阴谷穴（腘横纹内侧端，半腱与半膜肌腱之间的凹陷处），在以上穴位均着力揉按，使局部产生酸胀感。反复操作5分钟。左右交替进行。

身体不同部位痘痘的祛除方法

激素分泌过多、饮食不当、睡眠不足等种种原因，都可能扰乱女人身体内部的正常循环，进而导致身体机能的紊乱。而内部的这种紊乱往往会透过皮肤显现出来，痘痘就是机体功能紊乱的一种外在表现。而且，机体内不同部位的功能紊乱，也会导致痘痘出现在外在肌肤的不同部位。因此，女人可以根据身体不同部位的痘痘，来分析身体内部机能的故障，才能从根本上祛除痘痘、美白肌肤。

下面，我们就来具体介绍一些身体常见部位痘痘的祛除方法：

1. 印堂长痘痘

痘因：乳沟痘痘不小心出现在了两眉的正中间，这说明女人现在有胸闷、心律不齐、心悸等毛病。

祛痘方法：这时候最好不要做太过于刺激的运动，也不要接触烟、酒等刺激性的食品。

2. 发髻边上长痘痘

痘因：这很可能是没有卸干净妆造成的毛孔堵塞，容易在比较闷的发髻或眉间出现痘痘。

祛痘方法：卸妆和清洁的工作一定要做好，每星期要给肌肤做1次去角质工作，保持皮质的顺畅。

3. 眼头区域长痘痘

痘因：靠近鼻子和眼头位置出现的痘痘，往往是由于女人肝机能不

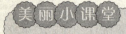

3种特性痘痘的祛痘方法

1. 激素敏感性痘痘

（1）洗脸不易太频繁，每日2次即可，注意不要用力擦拭皮肤，这样会更容易刺激痘痘的形成。

（2）最好准备2套不同类别的护肤品，温和/中性的护肤品在皮肤"正常"的状态时使用，油性/暗疮护肤品在长痘痘时使用。

（3）选用含有少量果酸成分的洁面产品使用，这样可以预防月经期长痘痘，定期使用具有深层清洁作用的面膜。

2. 压力反应性痘痘

（1）此类型的痘痘肌肤一般肤色比较黯淡，缺乏生气，因此需使用高营养或者是可以为肌肤补充氧份的净化面膜，这样会令肌肤容光焕发。

（2）不要使用含有皂质的洁面产品，这样会令肌肤更干燥，不利于暗疮的恢复。

3. 环境过敏性痘痘

（1）适宜使用温和的洁面产品，避免使用含有香料及防腐剂的护肤品，以便对敏感的肌肤造成刺激。

（2）应尽量避免使用自制类的护肤面膜，以及容易对肌肤造成刺激的产品。

好所引起的。

祛痘方法：生活作息时间要维持正常，尽可能不要熬夜，在晚上10点以前上床睡觉是最好的。

4. 鼻头长痘痘

痘因：鼻子上的痘痘往往是因为胃火过大造成的，这时候消化系统有些紊乱。

祛痘方法：最好少吃冰冷的食物，因为寒性的食物容易加快胃酸的分泌，从而让胃火过大。

5. 鼻翼两侧长痘痘

痘因：突然在鼻翼两侧位置冒出肿肿的、大大的痘痘，可能是女人卵巢机能或生殖系统出了问题。

祛痘方法：一旦出现这种情况，最好不要过度纵欲或禁欲，尽量走出户外，享受健康自然环境的熏陶。

6. 左侧脸颊长痘痘

痘因：肝功能不顺畅，就可能会让这个地方出现痘痘，比如说肝的分泌、解毒或造血等功能出了状况。

祛痘方法：要保持正常的作息时间，保持心情的愉快，尽可能不让身体处于过度的闷热环境中。

7. 右边脸颊长痘痘

痘因：如果右脸颊出现痘痘，可能是女人肝功能失常、手脚冰冷或是容易过敏的体质所致，也可能是快感冒了的症状。

祛痘方法：平时要多注意呼吸道的保养，尽量不要食用芋头、海鲜类易过敏的食物。

8. 侧面下颌骨长痘痘

痘因：在脖子和脸交界的皮肤位置上如果出现了痘痘，一般都是由于女人淋巴排毒不畅造成的。

祛痘方法：针对这个部位的痘痘，女人在擦护肤品的时候，不妨用手指刮刮淋巴区域，几分钟就能把毒排出去的。另外，可用刮痧方法让身体快速地排毒。

9. 胸部及背后长痘痘

痘因：在胸前与背后长痘痘，多与任脉失调有关，女人要注意泌尿与生殖系统问题。

祛痘方法：多吃祛痘食物，适当使用祛痘药膏，并注意衣物的洁净与透气性。

消除痘痘的"后遗症"——痘疤

肌肤长了痘痘后，如果未能给予及时且正确的治疗措施，就可能在肌肤上留下痘印、痘疤，损害肌肤的美白。

痘印属于较为轻微的皮肤损害，可通过采用一些适当的治疗方法来祛除，且随着皮肤的新陈代谢，痘印也会慢慢淡化、变浅。而痘疤则是对深层皮肤的伤害，属于永久性的损伤，很难消除，因此重在预防。

一般来说，常见的痘疤分为假疤和真疤两种：

1. 假疤

（1）红色斑痕。当肌肤上的痘痘发炎后，血管就会扩张；但当痘痘发炎症状减轻后，血管并不会马上缩下去，就形成了一个一个平平红红的暂时性红斑。一般来说，这样的红斑平均约半年会自动消失。

（2）发炎后色素沉着。发炎后的色素沉淀会使长过痘痘的地方留下黑黑脏脏的颜色。这些颜色其实会慢慢自行消失。如果采取了错误的治痘方法，或是护理不当，比如暴晒太阳，就可能演变成难以消除的色斑、痘印。

2. 真疤

（1）凹洞。如果痘痘发炎情况太严重，就可能伤及真皮的胶原蛋白，导致真皮肤的塌陷而留下凹洞。凹洞一旦生成就不会自动消失，必须要靠激光磨皮等医疗手段来祛除。

（2）蟹足肿。一些女人因为体质特殊，会使得真皮层的纤维母细胞太过活跃。这类肌肤一旦长痘痘，真皮发炎的情况会较常人更为严重，即皮肤不但不往下凹，反而会凸起呈肥厚的蟹足肿。

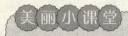

常见的祛痘疤医疗法

1. 果酸换肤法

适用于治疗浅表性痘印，只能辅助治疗凹陷性痘疤及肥厚性痘疤。

2. 光子嫩肤法

光子嫩肤是利用强脉冲光作用于皮肤后产生的光化学作用，使真皮层的胶原纤维和弹力纤维内部产生分子结构的化学变化，恢复原有弹性。其所产生的光热作用，可增强血管功能，使循环改善，从而达到消除皱纹，缩小毛孔的治疗效果。

3. 化学去皮法

化学去皮法是指使用三氯乙酸或者 α-羟基酸处理轻度或表面去皮的方法，适用于坑状疤痕。对于严重的粉刺疤痕，则需要配合全身麻醉用苯酚去皮法。

4. 擦皮法

擦皮法是将清凉剂涂在痤疮疤痕处，达到皮肤麻木、表面固定的目的，然后用一可旋转的镶有细小工业用钻石的不锈钢轮对痘疤处进行打磨，使得疤痕边缘被磨光，而疤痕底部也被打磨了，中央部位就增多了，于是凹陷性疤痕会相应地变平，适用于凹陷性疤痕。

5. 激光擦皮法

激光擦皮法是使用二氧化碳激光器来打磨肌肤，相对来说不会出血，但是如果使用不当，容易产生新的疤痕，或者产生色斑。

6. 蛋白质注射法

通过注射从皮肤的真皮层中产生的蛋白质（胶原蛋白）来填补肌肤的坑洞，适用于凹陷性疤痕。由于人体可以轻易地就溶解胶原蛋白，每3~9个月就需要注射一次蛋白质。

7. 脂肪注射法

脂肪注射法是从身体其他部位获取脂肪，然后清洗干净，注入疤痕处来治疗疤痕，一般效果可持续半年到1年，适用于由于脂肪损失造成的深疤痕。

8. 打孔凿切除法

打孔凿切除法是使用圆形包干成型切割刀状的凿子将痤疮疤痕切除，然后将边缘缝合起来，适用于又窄又深的像碎冰锥一样的疤痕。

在了解了痘疤的类型后，女人除了要根据不同痘疤的特点来实行针对性治疗外，还需要注意以下几点，才能更好地淡化甚至祛除痘疤。

（1）镇静、舒缓肌肤。痘痘消退后，痘痘处的肌肤还很敏感，易受细菌感染，因此要注意镇静、舒缓肌肤，即使用有镇静、舒缓作用的保养品，以避免刺激肌肤。此外，还要注意调养好肌肤油水状态和调理好身体内部状况，少用含油量多的润肤品，注意防晒，才能有效避免痘痘再度滋生，或避免痘印加深。

（2）促进肌肤的新陈代谢。轻微的痘印会随着人体的新陈代谢而日益变淡，最后消退。因此，要注意促进肌肤新陈代谢，最好每周做1~2次去角质或深层清洁面膜护理，可软化肌肤老废角质，促进皮肤新陈代谢，改善肤色暗沉，有效淡化、祛除痘印。

（3）注意使用美白护肤品。痘痘消退后，要注意早晚涂抹适量的美白护肤品或祛痘印的药膏在痘印上，能有效淡化、祛除痘印。但要注意选用不含刺激皮肤成分的美白护肤品，以免痘痘再发。

（4）多吃新鲜蔬果。痘痘消退后，要多吃富含维生素C的新鲜蔬菜和水果，它们能有效还原黑色素，恢复肌肤的光洁。此外，还要尽量避免吃含人工添加剂的食物，这类食物会加重内脏负担，造成黑色素沉着。

另外，还要多饮水和保证充足的睡眠，这样才能快速消除痘印痘疤。

祛除痘印的12个小偏方

长了痘痘，需要根据痘痘类型及自身肤质来选用正确的治痘方法，才能避免肌肤留下痘印，破坏肌肤的白皙。而当痘印不可避免地出现时，女人还可采取以下一些小偏方来淡化痘印，甚至最终消除痘印。

1. 酸奶祛痘印法

每天晚上，女人喝完酸奶后，可将剩余的酸奶涂在痘印处，第二天洗掉。只要长期坚持，就能有效淡化痘印。

注意，尽量选用低脂或脱脂酸奶，以避免给肌肤过多养分而产生脂肪粒。

2. 维生素E祛痘印

把维生素E胶囊用针戳破，取其内的液体涂抹在疤痕上，轻轻揉按5~10分钟，每天2次，持之以恒就会有比较好的祛痘印效果。

3. 珍珠粉+维生素E祛痘印法

把珍珠粉和维生素E混合，将其轻轻地涂抹在脸上，并按摩15~20分钟，用清水洗去即可。

注意，此法只能用于祛痘印，不能用于祛痘，更不能整个脸部涂，以免发炎。

4. 珍珠粉+鸡蛋清祛痘印法

取一个生鸡蛋，将蛋清沥出，放入一个小碗，加入1小勺药用珍珠粉混合，避开眼部和唇部，均匀且厚厚地涂在脸上。15~20分钟后洗掉。只要长期坚持，痘痘的痕迹也能慢慢变淡。

注意，此面膜不太适合干性肌肤的女人使用。

5. 苹果祛痘印法

先将沸水倒在一片新鲜的苹果上，等几分钟直至苹果片变软，再将其从水中取出，待其冷却至温热时，贴于痘痘印上，保持20分钟后取下，用清水洗净即可。1周使用2次，能有效淡化痘印，尤其能预防痘印。当脸上痘痘刚发的时候，用此方法祛痘，能使痘痘迅速成熟不留痘印。

6. 白芷粉+绿豆粉消痘印法

将白芷粉和绿豆粉按1∶1的比例,加温水混合调匀,然后敷在脸上,15~20分钟后洗净即可,能迅速淡化痘印,还能美白肌肤。

7. 土豆片祛痘印法

将1个土豆洗净,切下薄薄的几片贴于痘印处,大约15分钟后取下,用清水冲净脸部肌肤即可。

注意,此方法只适合痘印的初发期,或者本身较小、较浅的痘印。

8. 姜片祛痘印法

生姜切片后,轻轻擦揉痘印疤痕处,可以抑制肉芽组织继续生长,有效淡化痘印。

9. 海藻面膜去痘印法

取海藻颗粒面膜粉20克,溶到适量纯净水中,再敷在干净的脸上,10分钟后洗净即可。1周3次。

10. 仙人掌祛痘印法

用刀把仙人掌切开取其汁液涂在脸上,15分钟后用水洗净,长期坚持使用该法,能看到不错的祛痘印效果。

11. 按摩祛痘印法

用手掌根部揉按痘印处,每天3次,每次5~10分钟,对于刚脱痂的痘印效果最佳,对于形成时间较久的痘印效果比较弱。

12. 桑白皮祛痘印法

可选择含有桑白皮成分的祛疤膏药,将其均匀涂抹于痘印处,轻拍按摩使其吸收,每天使用数次,能有效淡化痘印,还能美白肌肤。

美丽小课堂

刺络拔罐祛痘法

湿热体质的女人祛痘,一般采取的是刺络拔罐法,方法如下:

取穴:大椎、肺月俞、脾俞等穴位。

TP 大椎、肺俞、脾俞穴

治疗方法:先用三棱针快速点刺各穴,至微出血为止,然后针对这三个穴位进行拔罐,留罐15~20分钟,起罐后,用酒精棉球在针刺处消毒。

疗程:3天1次,7次为一个疗程。

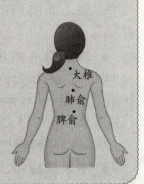

第十一章
年龄段美白法，
打造专属你的美白方案

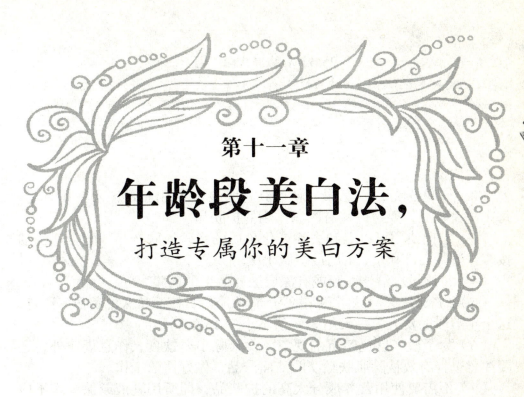

20岁女人的美白重点：注重清洁，防晒为主

当女人处于20多岁的年龄段时，皮肤的新陈代谢良好，很少存在黑色素积聚沉淀的问题。然而，这个年龄段的女人常常仗着自己年轻，时不时地熬夜，且多不注重肌肤基础护理，就容易使得肌肤表皮老化角质、黑色素和毛孔污垢得不到及时清理，从而导致肤色暗沉。要知道，黑色素是用于阻隔紫外线才会出现的，可算是保护女人肌肤受损的一个自然的生理现象。而且，黑色素会被角质蛋白细胞吸收，于细胞更生时逐渐浮上皮肤表面，如果这时未能把它排走，久而久之就会形成黑斑。

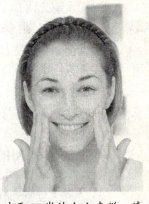

对于20岁的女人来说，清洁是最好的美白方法。

此外，这个年龄段的女人大多油脂分泌旺盛，因此常常因油脂分泌过盛而堵塞毛孔，也会使得面部看起来暗淡无光。

1. 焦点问题

（1）细纹开始出现，脸上有一些小斑点或痘印。

（2）T区较为油腻，鼻头毛孔较为粗大。

2. 美白方案

（1）注意多摄入蛋白质、脂肪酸、多种维生素等，并多饮水，保证

美丽小课堂

巧妙抓住皮肤代谢周期

7、28、42这三个数字在皮肤护理中，是非常重要的三个数字。7天是皮肤美白所需要的周期；28天是皮肤代谢的一个周期；42天是一个美丽肌肤再生的周期。只要抓住这三个周期，并按照这三个周期护理、滋养皮肤，将会取到事半功倍的效果。

营养的均衡。

（2）早、晚各洗1次脸，最好使用具有保湿功能的洗面奶，不要用香皂。每次洗完脸后，要抹一些有滋润作用的护肤品。

（3）定期使用可以温和去除老化角质的磨砂焕肤产品，配合适当的按摩，清除面部死皮，1周最多做1次。

（4）每周做次清洁面膜或有深层滋养效果的面膜。

（5）要养成每天涂抹防晒霜的习惯，才能最直接而持久的美白。注意，这个年龄段的女人应每天用SPF值不小于15的防晒品。

（6）为了改变肤色暗沉的现象，女人除了要饮食、作息规律外，还要注意选择有效祛除肌肤黯淡的洁面产品，做好清洁工作。

（7）不需要使用营养成分太高的护肤品，即所用乳液或保湿霜不应含有生物活性成分，以免刺激肌肤新陈代谢过于旺盛，导致年龄大一些时不好选择美白护肤产品。

（8）25岁之后，应开始考虑眼部皮肤的护理：卸妆要用专门的清洁乳液，然后搽上眼霜，以防过早出现鱼尾纹。

（9）这个年龄段的女人最好选用无任何副作用的面霜，而且为了防止皮肤早熟，精华液只能根据情况点到为止。

（10）这个年龄段的女人睡前要使用补水保湿乳液，才能保证第二天早上的肤色清透有光泽。

30岁女人的美白重点：美白同时，兼顾减压舒缓

女人进入30岁后，往往承受着来自家庭和工作的双重压力，这常常刺激女人体内过多分泌激素，从而产生黑色素，这就是这个年龄段的女人脸上的色斑容易加深的主要原因。近年的美白研究报告也显示，压力往往是加深脸上黑色素的元凶之一。

1. 焦点问题

（1）肌肤衰老的迹象开始出现，肌肤更新的速度开始变缓。

（2）面部出现斑点，眼部周围形成细纹，皮肤开始缺乏紧致，毛孔开始变大。

（3）工作和生活的压力造成的细胞功能紊乱、色素积聚，同时刺激

激素产生黑色素。

2. 美白方案

（1）多饮水及摄入富含维生素的新鲜蔬菜、水果，以及含胶原蛋白的动物蛋白质，比如猪蹄、肉皮、鱼、瘦肉等食物。

（2）注意调节心理压力，可多和朋友聊天，或外出郊游、旅游等，使自己拥有一个好心情，肤色也就会变得明亮起来。

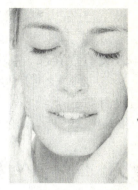

30多岁的女性要注意舒缓压力，以增加日常护肤和美白的效果。

（3）这个年龄段的女人肌肤油脂分泌较少，因此除非万不得已，不可用香皂洗脸，最好选用较为温和的洁肤用品，且洗后要使用有防晒功能的保湿产品护理。

（4）每周做1次面膜。若是油性皮肤，则使用泥面膜；干性皮肤则应选用保湿面膜。

（5）每晚睡够8小时，且睡前用营养丰富的晚霜滋润皮肤，还应使用眼霜来帮助自己减少眼袋和黑眼圈。

（6）选用那些针对"压力"及"炎症"带来的色素问题的美白产品，这些产品一般都能够达到抗氧化及消炎的效果，以平衡皮层内的各种干扰。

（7）所用的护肤品除了含有维生素A、维生素C、维生素E及防晒因子外，还应含有果酸成分。

（8）适当采用香薰减压法，可泡一个香薰浴，也可选用那些加入香薰护肤概念的护肤品，天然香薰成分可预防那些因内在压力所形成的黑色素，直接透过气味帮女人减压。

（9）多做面部按摩，有助于舒缓压力，提亮肤色。

（10）在使用美白面霜的基础上，可适当减少去角质的功课。因为30岁的女人新陈代谢在逐渐减弱，角质层堆积速度也明显减慢，最好

美丽小课堂

维生素的美白意义

1. 维生素C

维生素C就可促进血管微循环，而皮肤下都是微细血管，好看的肤色也是皮肤微细血管反射阳光的反映，所以充足的维生素C促进血管微循环，能进一步改善肤色。

2. 维生素E

维生素E具有超强的抗氧化作用，更是皮肤抵抗自由基伤害的有效武器；维生素A则可以保护皮肤的上皮组织，使皮肤保持一定的水分。

3. 维生素A

如果维生素A缺乏，则容易导致皮肤干燥，角质代谢失常，从而引起角质堆积肥厚，肤色黯淡没有光泽。

根据自己的肤质状况,有针对性地减少去角质的次数。

(11)随身携带淡斑笔、便携式面膜、喷雾等美白护肤品,乃至口服美白营养品,都是保持肌肤时刻亮白的最佳道具。

(12)根据自身的肤质使用专业的美白精华素,因为好的精华素不仅有对症下药和立竿见影的作用,更重要的是,它代表了一种女人对护肤美白效果的信心。

40岁女人的美白重点:重锤打击黑斑,抗皱提亮肤色

女人从30多岁迈入40岁后,皮肤的代谢能力会随着年龄的增长更快地下降,会陆续出现皮肤松弛、皱纹等困扰,这会使产生皮肤黯沉的视觉错觉。如果女人之前没有预防黑斑的意识,这时皮肤黑斑极易成为脸上的瑕疵。因此,对于这个年龄段的女人来说,祛斑、抗皱就是美白的主打旋律。

1. 焦点问题

(1)细纹和皱纹开始真正出现,肌肤中的胶原蛋白纤维开始减少、衰退,皮肤逐渐失去往昔的弹性。

(2)由于肌肤代谢能力较差,已形成的斑点和色素沉积不容易被排出,即便使用了一些美白产品,依然有可能处于"美白停滞"的状态。

(3)因肌肤老化产生的肌肤结构性不紧实、斑点深沉、质地粗糙甚至凸起等问题,皮肤不会有很好的美白效果。

2. 美白方案

(1)多吃新鲜蔬菜水果,以补充维生素,如白菜、油菜、雪里红、西红柿、荠菜、山楂、酸枣、柠檬等。

(2)选择具有高效、深层保湿作用的化妆水。

(3)选用适合东方人肤质的淡斑产品,这些产品不仅有美白淡斑的功效,还具有抗衰老的作用,同时起到防止色斑、淡斑、修护细胞、滋润的多种效果。

(4)使用水果汁类物质或果酸类化妆品,以消除皮肤表面死细胞,促进新生细胞的生长。

(5)开始使用含维生素A和果酸的更有效的保湿产品,帮助改善肌肤品质。

(6)由于激素平衡失调,皮肤脱水,面部开始松弛,所以要及时补充水分和养料。即便以前是油性皮肤,这个时候也要用保湿产品,且早晚都应使用防皱、补水和再生类面霜,尤其要选用优质防皱霜和能增强皮肤新陈代谢的抗衰老类化妆品。

(7)为了防止眼角和嘴角鱼尾纹的产生,宜选用维生素E面膜和胶质蛋白类面膜,并定期做按摩。

（8）尽量避免阳光。即使用了防晒产品，外出时也要戴帽子和头巾。

（9）定期去美容院做肌肤的保湿、美白护理，并适当做一些激光祛斑灯的医疗美白护理。

（10）如果要获得即时性的美白效果，可使用一些有调色功效的打底霜和防晒霜，着重处理黯淡的唇角、眼角及鼻侧位置，能从整体上提升肌肤的美白度。

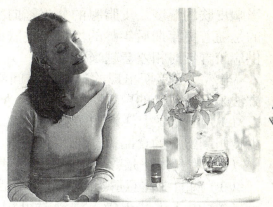

40多岁的女人想要美白，要格外重视淡化和消除斑点。

美丽小课堂

推荐一款香油美白面膜

材料：香油600毫克，食醋500毫克，生大蒜200克，鸡蛋2个，红糖150克，小麦粉100克。

做法：将香油与食醋按3∶2的比例调成混合液，装入缸中，再加入200克生大蒜，存放3个月后取上清液装瓶备用。用食醋泡2个鲜鸡蛋，1周后去蛋壳备用。取食醋蒜清液500毫克加入醋蛋、红糖、小麦粉充分搅拌成糊状即成。

功效：本面膜有使皮肤洁白光滑，消退雀斑、蝴蝶斑，祛皱纹，除粉刺，使晒黑皮肤老化脱落等多种功效。

在恼人的更年期，肌肤依旧亮白的秘诀

更年期是女性生殖功能由旺盛到衰退的一个过渡阶段，这是雌激素水平下降的阶段，是女人由生育期向老年期的过渡期。更年期妇女由于卵巢功能减退，垂体功能亢进，分泌过多的促性腺激素，引起自主神经功能紊乱，会出现月经变化、生殖器官萎缩、骨质疏松、心悸、失眠、乏力、抑郁、多虑、情绪不稳定、易激动等症状，称为更年期综合征。这个年龄段的女人因为身体各个器官都在快速衰老，皮肤问题也层出不穷。

皮肤是第二性征的表现，也是雌激素的重要器官之一。随着年龄的增长，卵巢功能的衰退，雌激素的缺乏，妇女皮肤、毛发均发生明显变化，皮肤干燥，弹性逐渐消失，时有瘙痒，出现皱纹，特别是暴露处如面、颈、手等部位，口周围与两眼外角的皱纹更为明显。手背皮肤变薄，使皮下静脉清楚可见。

另外，皮肤的水分也比年轻女人减少，如青年时人的体液为人体总重量的60%，而到老年时只有40%。因而更年期及老年期女性的皮肤易干燥。皮肤原有的两三亿小汗腺到更年期后也逐渐萎缩，分泌减少，

影响皮肤的湿度。皮脂腺的分泌趋向减少，也使皮肤失去滋润，更重要的是随着更年期后年龄的增长，皮肤血管收缩，对皮肤各种营养物质的供应较青年时相差会越来越远。

当然，更年期出现的这种肌肤问题并非不能解决，女人可采用以下方法来保持肌肤的白皙、嫩滑：

（1）首先要生活规律，精神愉快，多食高蛋白及高维生素的食物，少食胆固醇高的食品。

（2）为身体补充适量雌激素，使表皮增加厚度。

（3）每日要注意适当地进行户外活动及身体锻炼，以保持皮肤健康。

（4）由于皮肤干燥，洗澡时可用41～42℃温水，选用中性香皂，冬季面部应涂擦一些甘油水等保护性油膏。

（5）每日还可进行皮肤按摩，按皮肤血管走向进行自我按摩，特别是面颈部皮肤，可防止皮肤弹性减低、眼睑下垂、皱纹增多以及颈部皮肤松弛。

此外，更年期女性还易出现脏燥。这是因为肾功能下降，肾水不足，导致体燥。在治疗上可以选择用五行经络刷，在后背上沿着三条路线刮痧：中间督脉一条，两边膀胱经各一条。每次刮痧30分钟为宜，刮时不要太使劲。因为肝、心、脾、肺、肾五脏都在背部有相应的腧穴，也就是说后背是一个独立的五行区域，在后背刮痧，可以把五脏的五行关系全部调理和谐。只要五脏调和，女人的肌肤自然白皙红润。

美丽小课堂

6种针对更年期皮肤问题的护理方法

（1）为防止或消除已存在的水平方向、眉梢间及眼外角处的皱纹，应在前额部涂面霜后，将双手四指平放于前额部，行上下垂直方向及左右水平方向的按摩。

（2）如果口周出现一对括号形皱纹，应尽量鼓起双颊，保持吹气时口形，同时将双手四指按于双颊，行水平方向按摩。

（3）为改善眼周肌肉的活力及张力，减轻下眼睑的袋状隆起，可将双侧示指紧压双侧太阳穴，同时紧闭双眼，维持数秒钟，然后放松。每日早晚重复下述动作各5次左右，将会奏效。

（4）为了促使下颌部的松弛组织变得坚实，先将口角尽量歪向左侧，维持约5秒钟；然后再尽量歪向右侧，维持约5秒钟。每天重复这个动作5次左右。

（5）为了加强面颊部肌肉的张力，保持年轻的面容，可张口，上下牙齿略微分开，使口形保持"O"形，维持5秒钟；然后用力龇牙，上下牙仍略微分开，发出"啊"声，维持5秒钟。每日重复此动作至少5次。

（6）为了保持下颌线紧实，将双手拇指指腹顶住下颌下部，拉紧下颌点皮肤，用力向上方压迫3秒钟，同时下颌部向下方用力，然后放松。如为预防性措施，每日早晚重复上述动作5次；若为治疗，每日早晚应重复10次。

50岁女人的美白重点：紧致肌肤，集中护理

当女人进入50岁后，皮肤的衰老速度明显加快，其内部诱因主要在于皮肤的胶质和弹性蛋白质逐渐减退，皮肤逐渐失去坚实性。与此同时，老人斑和皱纹都明显地出现在身体和面部。因此，对于这个年龄段的女人来说，肌肤美白的护理重点在于给予肌肤充分的滋养和保湿。

1. 焦点问题

（1）有些50岁左右的女性由于脾胃两虚、内分泌失调等原因，皮肤很容易干涩多皱。

（2）50岁左右的女性一般已进入更年期，卵巢功能减退，易于激动或忧郁，皮肤粗糙无光泽，眼睑容易出现黑色的晕圈。

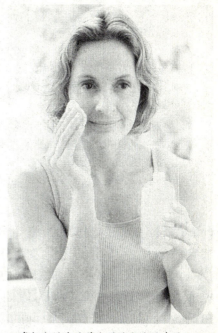

50多数女性皮肤美白的重点应放在紧致上。

2. 美白方案

（1）饮食中增加优质蛋白质的摄入，多吃瘦肉、牛奶、禽蛋和水产等，保证氨基酸的供给，以补充皮脂腺的分泌。

（2）增加维生素A、维生素E的摄入量。

（3）多吃些富含维生素C和B族维生素的食品，如新鲜蔬菜、豌豆、木耳、牛奶等。

（4）不要吃易于消耗体内水分的煎炸食物，也不要饮酒、抽烟，否则会使嘴角与眼四周过早出现皱纹。

（5）多食补脾益肾、补肺益肾、润燥健脑、补气养血的食物，如干果、山药、桃仁、土豆、红枣、山楂、蜂蜜等。

（6）多吃些滋阴养血、清热祛火的食物，可以让皮肤变得水嫩、有光泽，如竹笋、海参、瘦肉等。

（7）多补充胶原蛋白。

（8）一定要保证充足的睡眠，这不仅有利于防止黑眼圈的出现，更有利于身心健康。

（9）尽量用温水洁面，如果需要使用洗面产品，推荐洗颜摩丝。

（10）去角质的护理是必需的，每10天到半个月做1次。

（11）选用有针对性功能型化妆水。比如娇兰、迪奥等就有专供50岁以上女性使用的化妆水系列，虽然有点贵，但确实物有所值。

（12）多使用一些对皮肤有较高渗透力、滋养性强的护肤霜，里面

> **美丽小课堂**
>
> **两款美白抗皱食谱**
>
> 1. 鲜奶鲤鱼
> 材料：鲤鱼肉250克，牛奶200毫升，黄酒、葱、姜、精盐各适量。
> 做法：鱼肉用黄酒、姜丝、葱末、盐腌15分钟，倒上牛奶，隔水蒸30分钟。
> 功效：养颜益虚、防衰去皱。
>
> 2. 桑葚葡萄粥
> 材料：桑葚、白糖各30克，葡萄干10克，薏苡仁20克，粳米50克。
> 做法：将桑葚、薏苡仁洗净，用冷水浸泡数小时。淘洗净粳米，置锅中，加桑葚、薏苡仁及浸泡水，加葡萄干，先用旺火煮开，再改用小火煨粥，粥成时加入白糖。
> 功效：滋阴补肾、健脾利湿、丰肌泽肤。

含有的具有抗氧化作用的维生素E能有效抵制外界空气中的污染，延缓细胞因氧化所产生的老化，增加皮肤的保湿和平滑。

（13）针对50岁的肌肤细胞特点，有方向性地选用精华液。注意用里面含有"骨胶原""弹力蛋白""透明质酸"等成分的精华素，有不明白的，可以向护肤品专柜询问。

（14）定期做保湿面膜是护理中必不可少的步骤。

（15）这个年纪容易流眼泪，所以在卸妆的时候，要先用成分温和的卸妆产品，小心地卸除眼部、唇部等重点部位的妆容，然后再用卸妆产品卸掉其他部位的妆。

（16）初春（2、3月）、初夏（5、6月）、秋天（10月），在三个季节转换的时候，要为肌肤做三次集中护理。

老年女性肌肤亮白的秘密：选对营养性护肤品

女人进入老年后，身体的衰老不可避免，脸上的斑点会越来越多，眼尾的皱纹也会越来越多，头发也逐渐变得稀疏和灰白。但女人如果能更加注重肌肤的保养，就能有效延缓衰老，不仅不显老态，反而会呈现出一种历经岁月沉淀的雍容、高雅之美。

这时，老年女性除了要保证补充足量的钙外（因为40岁以后，人体内的骨质开始流失，牙齿易脱落，而没有了牙齿，脸的轮廓会变老），还要特别注意肌肤的保湿，比如要用特别柔和的洁面液或洁面膏洗脸和手，然后抹上浓一些的护肤乳、霜，以保持面部皮肤湿润；

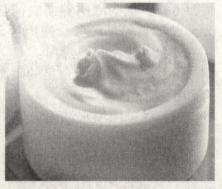

根据自己肤质特点，选择添加了不同营养成份的晚霜。

晚上睡觉前，在眼睛和嘴角周围一定要抹上防皱膏；每周要使用一次滋润面膜，给皮肤提供足够的水分；如果不用口红，要时常使用润唇膏以防嘴唇干裂或出现皱纹。

而且，据有关美容学界和生理学专家介绍，老年女人的皮肤与年轻女人的皮肤不同，她们的皮肤松弛而有皱纹，皮下脂肪减少甚至消失，汗腺及皮脂腺萎缩，皮肤干燥、变硬变薄、防御功能下降。因此，老年女性宜选择适合自身肤质的营养性护肤品，给肌肤补充充足的营养，方可延缓皮肤老化，保持肌肤活力，有效恢复肌肤的白皙光彩。

一般来说，老年女性常用的营养性护肤品有以下几种：

1. 珍珠霜：抗衰老

珍珠霜是指那些添加了一部分珍珠粉或珍珠层粉的护肤品。珍珠中含有 24 种微量元素及角蛋白肽类等多种成分，能参与人体酶的代谢，能有效促进组织再生，起到护肤、养颜、延衰老的作用。

2. 人参霜：调理皮肤

许多抗衰老的护肤品都喜欢加入一部分人参成分，因为人参含有多种维生素、激素和酶，能促进蛋白质合成和毛细血管血液循环、刺激神经、活化皮肤，起到滋润和更好调理皮肤的作用。

3. 蜂乳霜：细嫩皮肤

蜂乳霜中含有大量蜂乳成分，而一般蜂乳中所含的烟酸较高，能起到防止皮肤变得更为粗糙的作用。另外，蜂乳还含有蛋白质、糖、脂类及多种人体需要的生物活性物质，从而滋润皮肤。

美丽小课堂

老年女性的化妆术

1. 一定要用粉底霜

随着年龄的增长，老年女性的脸色不再那么红润，多为枯黄、黝黑，而抹了粉底霜之后，可以掩盖住脸上深浅不一的斑迹和"菜"色，使皮肤显得细腻柔滑。但粉底霜颜色一定要和脖子颜色接近，以免脸部和颈部颜色差异太大。而且，由于老年女性的皮肤越来越干，因此不宜用干湿两用的粉饼类粉底霜，而应用湿的粉底霜。

2. 一定要抹口红

为了转移视线，老年女性应提亮唇部的颜色，即将口红作为面部颜色的亮点，即使别的部位都不化妆，口红也可使整个面部增加光彩。口红颜色深浅完全取决于个人爱好，但以较深一些的颜色为宜。如果使用胭脂，则不要用太重的颜色。

3. 眼部妆容多选咖啡色

老年女性用咖啡色眼线笔眼线，如果出现眼袋，画下眼线时一定要画在睫毛根下面些，这样看上去可以减轻眼袋；应在整个眼睑上抹些浅咖啡色的眼影粉，不能用荧光眼影粉。因为年龄会使女人的眼睑浮肿和下垂，浅咖啡色眼影粉则可以使眼睑看上去有凹凸感。

4. 花粉霜：除斑

如果老年女性脸上斑点很多，可选用有除斑功效的花粉霜，因为大多数花粉都含有许多种氨基酸、维生素和人体需要的多种微元素，能促进皮肤的新陈代谢，使皮肤柔软、增加弹性，对减轻面部色斑及小皱纹有良好的效果。

5. 维生素霜：延缓衰老

许多护肤品中都加入了维生素成分。一般维生素 C 可以减弱皮肤的色素，使皮肤变得白净；而维生素 A 又可以防止皮肤干燥、脱屑；维生素 E 能延缓皮肤衰老、舒展皱纹。

6. 蛋白霜：防皱

如果老年女性经常使用蛋白霜，就能有效预防皱纹。因为一般水解蛋白霜与皮肤能产生较好的相溶性和黏性，能使一些营养物质更好地渗透到皮肤中，并形成一层保护膜，使皮肤细腻光滑，皱纹减少。

7. 黄芪霜：增强皮肤抗病能力

一般黄芪中含有许多种氨基酸，它能更好地促进皮肤的新陈代谢，增加血液循环，提高皮肤的抗病能力，还能使皮肤变得更细嫩、健美。

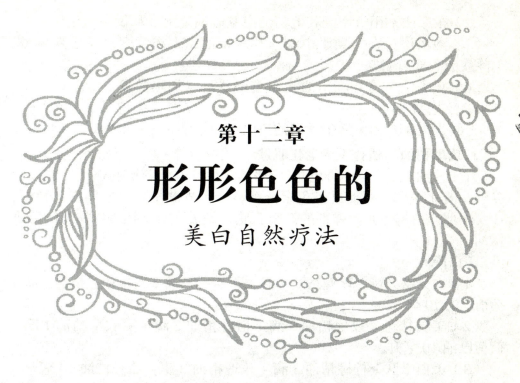

第十二章
形形色色的
美白自然疗法

精油美白：肌肤白得更健康更持久

纯植物精油是从植物的花、叶、茎、根或果实中，通过水蒸气蒸馏法、挤压法、冷浸法或溶剂提取法提炼萃取的挥发性芳香物质。它不仅能带给女人大自然花草气息的芳香，让女人心情愉悦，还具有美白肌肤、滋养容颜的功效。

精油之所以有很好的美肤功效，是因为它非常容易溶于酒精、乳化剂，尤其易溶于脂肪，这使得它们极易渗透于皮肤，且借着与脂肪纤维的混合而进入体内。

尤其是在配合按摩、外敷等肌肤护理方法时，纯天然植物精油的细小分子能够迅速深入人体皮肤，促进细胞新陈代谢及再生功能，并作用于循环系统，使体液循环更畅通，及时排出体内毒素、废物及杂质等，净化细胞，从而在一定程度上美白肌肤。

此外，精油中自然的芳香经由嗅觉神经进入脑部后，可刺激大脑前叶分泌出内啡汰及脑啡肽两种激素，使精神呈现最舒适的状态，也就会使肌肤显现出亮丽光彩。而且不同的精油可互相组合，调配出自己喜欢的香味，不会破坏精油的特质，反而使精油的功能更强大。以下是常用的精油美白方法：

（1）护肤品调配法：按一定比例调和基础油后直接使用（2毫升基础油＋1滴单方精油）或滴入适量到面霜、爽肤水、按摩霜、面膜中使用。

（2）按摩法：用于调配其他精油或基础油复配稀释做按摩使用。

（3）泡浴法：在洗澡水中滴入几滴精油，入浴浸泡，可松弛神经、消除疲劳、润滑肌肤。

（4）熏香法：将几滴精油滴入熏香器具以加热散发，可净化环境、舒缓、放松精神。

下面为大家介绍生活中常用的三大美白精油：

1. 玫瑰精油：适合干燥老化肌肤

有"精油之后"美誉的玫瑰精油具有很好的美容护肤作用，能以内养外，淡化斑点，可促进黑色素分解，改善皮肤干燥，恢复皮肤弹性，让女性拥有白皙、充满弹性的健康肌肤，是最适宜女性美白祛斑的芳香精油。

美白配方：

（1）内分泌失调：玫瑰精油2滴+天竺葵精油2滴+依兰精油2滴+荷荷巴油10毫升。

（2）美白祛斑：玫瑰精油3滴+檀香精油2滴+薰衣草精油1滴+荷荷巴油10毫升。

（3）美白嫩肤：柠檬精油3滴+玫瑰精油2滴+甜杏仁油10毫升。

2. 橙花精油：适合敏感性及干性肌肤

橙花精油是以苦柑橘树上的白色蜡质小花为原料，采用蒸汽蒸馏法提取，出油率在0.8%~1%之间。橙花精油富含多种美白活性成分，在芳香因子的疏导下，能将肌肤内已经形成的黑色素层层导出，并随着老化角质的代谢而排出，黑色素不再沉积，肌肤逐渐恢复白皙，同时还能排出肌肤内聚集的浊质及因污染而产生的有害物质，使肌肤呈现零负担、零压力的状态。

具体来说，橙花精油不仅能增强细胞活力、帮助细胞再生、增加皮肤弹性，还能美白、保湿、淡斑，适合干性、敏感及其他问题皮肤，特别是螺旋状的静脉曲张、疤痕及妊娠纹。在照X光时，亦可用来保护皮肤。

美白配方：

（1）调理干性、敏感性皮肤，祛除妊娠纹：乳液50毫升+橙花精油4滴+乳香精油4滴+罗马洋甘菊精油3滴。

（2）抗敏增强肌肤耐受力：橙花精油3滴+茉莉精油2滴+洋甘菊精油1滴+甜杏仁油10毫升。

（3）淡化黑色素：橙花精油1滴+玫瑰精油1滴+玫瑰果油10毫升。

（4）保湿：基础油10毫升+橙花精油4滴+玫瑰精油2滴。

（5）对抗老化、皱纹：橙花精油3滴+乳香精油2滴+甜杏仁油5毫升。

3. 柠檬精油：适合油性肌肤

柠檬精油中含丰富的维生素C，有助软化老化角质，收敛毛孔，改

> **美丽小课堂**
>
> **其他美白精油**
>
> 胡萝卜子精油：适合有斑点瑕疵及老化性肌肤。
> 洋甘菊精油：适合干性及敏感性肌肤。
> 快乐鼠尾草精油：适合油性及黯黄无光泽的肌肤。
> 茉莉精油：适合敏感性、干燥或疤痕肌肤。
> 薰衣草精油：适合油性、粉刺或黯沉肌肤。
> 玫瑰精油：适合各种肌肤。
> 苦橙叶精油：适合油性肌肤。
> 安息香精油：适合干燥老化、皲裂肌肤。
> 月桂精油：适合油性肌肤。
> 玫瑰草精油：适合干燥老化肌肤。
> 榄香脂精油：适合老化肌肤。
> 柠檬香茅精油：适合各种肌肤。
> 绿花白千层精油：适合各种肌肤。
> 檀香精油：适合干性、湿疹及老化缺水肌肤。
> 罗勒精油：适合油性、阻塞性肌肤，敏感性皮肤者及怀孕者禁用。
> 天竺葵精油：适合油性、老化或发炎的肌肤。
> 香蜂草精油：适合油性肌肤。

善暗沉的肤色，淡化色素及痘印，对润白肌肤有着极佳的效果；还能平衡油脂分泌，治疗青春痘，全面调理油性肌肤症状。

美白配方：

（1）去除死皮，明亮肤色：芦荟胶 50 毫升 + 柠檬精油 3 滴 + 橙花 2 滴 + 薰衣草精油 3 滴。

（2）收敛毛孔，调理油性肌肤：柠檬精油 1 滴 + 茶树精油 1 滴 + 水洗面膜，敷面 15 分钟。

（3）美白防皱：柠檬精油 1~2 滴 + 天竺葵精油 2 滴 + 牛奶 3 毫升，加入 35 摄氏度的热洗澡水，浸泡 20~30 分钟。

（4）排毒：甜杏仁油 20 毫升 + 柠檬精油 7 滴 + 芫荽（香菜）精油 2 滴 + 豆蔻精油 3 滴。

果酸美白：让陶瓷肌肤轻松显现

果酸简称 AHA，是指由多种天然蔬果或酸奶等天然物质中提炼出来的有机氢氧基酸。果酸包含葡萄酸、苹果酸、柑橘酸及乳酸等，其中以自甘蔗中提炼的甘醇酸运用最广。对于肌肤又黄又黯、没有丝毫光泽的女人来说，果酸可是美白嫩肤的圣品。

果酸的美白主要体现在它的换肤功效。在年轻的时候，女人皮肤的新陈代谢较快，皮肤也就比较细嫩；而随着年龄增加，皮肤的新陈代谢减弱，老化的角质层未能及时脱落，造成角质的堆积，皮肤就变得黯淡、粗糙，并产生皱纹。而果酸作为一种酸，当它作用于皮肤时，就会有一定的腐蚀性，从而使表皮发生不同程度的剥落。而表皮剥落了，新的表皮又必然要长出。也就是说，果酸能将一些老化的角质层剥落，使皮肤的新陈代谢增加，皮肤也就变得细一点，同时也把肌肤浅层的一些黑斑及青春痘的色素沉淀一并去除，皮肤自然就变得白皙了。此外，果酸还能让毛孔周围的角化栓塞易于脱落，并畅通毛囊管，有效防止毛孔阻塞，也就能有效维护肌肤的白皙。

正因为果酸是一种酸，它的浓度就显得十分重要。一般来说，极低浓度的果酸只有保湿效果。浓度稍微提高时，才有去角质的作用，可以破坏角质层细胞间的连接，促进皮肤的新陈代谢。在更高浓度下，它的破坏力就比较大，效果达到真皮组织，可用来做化学换肤。一般而言，浓度越高效果越明显，但是发生副作用的机会也相对增大。

1. 果酸的浓度与功效

（1）低浓度果酸（浓度小于10%）：能降低表皮角质细胞间的凝结力，可以去除老化角质，改善粗糙、黯沉，调理肤质。

（2）中浓度果酸（浓度10%~20%）：效果可以到达真皮组织，对于青春痘、淡化黑斑、抚平皱纹的效果良好。

（3）高浓度果酸（浓度大于20%）：具有相当强的渗透力，可将老化角质一次剥落，加速祛斑除皱的效果。但是高浓度果酸属换肤性质，不宜自己尝试，而要寻求专业医师的帮助，以免灼伤肌肤。

注意，目前化妆品专柜的保养品，果酸的浓度都在5%以下，pH值都在3以上，功效只能着重在去角质及保湿作用，对于除皱美白没有明显疗效。

对于肌肤晦黯、蜡黄无光的女人，那些有黑斑、雀斑、黄褐斑等色斑问题的女人，那些有暗疮痕迹、表浅性疤痕或色素沉着者的女人，那些有日晒斑的女人，为了让黯淡肌肤重返白皙光彩，可在家里使用中低浓度的果酸产品来美白肌肤，最好从低浓度（1%~10%）开始尝试。

2. 果酸美白的具体步骤

（1）用毛巾包好头，将耳朵也包起来，防止果酸流入耳朵里，然后用温和无刺激的洁面产品清洗面部肌肤；

（2）用大小不同的棉片分别盖住眼、嘴唇及颈部，接着用消毒过的纱布蘸透果酸美白液，均匀涂抹并覆盖面部肌肤，注意先擦T形区，再延展至面部，从角质层厚的地方涂至薄的地方，眼部和唇周放在最后，停留5~9分钟，便于果酸充分发挥剥脱更新的作用；

（3）待果酸液停留足够的时间后，使用果酸活化素（即中和液）涂抹于纱布上，这时会出现泡沫沸腾的现象，这是果酸中甘醇酸被中和的正常反应；

（4）用棉片清洁面部，使用果酸按摩产品进行短暂轻柔的按摩，舒缓滋润肌肤，激活肌肤细胞的活力；

（5）用果酸美白面膜涂于面部肌肤上，以补充肌肤养分，10分钟后卸去面膜，清洁面部，此时，面部肌肤会倍感清新透气、舒爽细滑；

（6）最后，使用柔肤水、眼霜、润肤乳等保养品进行基础保养。

一般需要8~10次的果酸护理才能达到比较理想的美白疗效，但是具体的效果因人而异。每次护理的间隔周期应视自己的肌肤状况和果酸产品而定，一般为1~3周。有严重过敏的皮肤和在接受皮肤科治疗的女性不宜使用果酸美白法。

3.家庭果酸美白的注意事项

（1）要针对自身肤质来使用果酸产品。一般来说，干性肤质的女人宜用面霜或乳液类的果酸产品，油性痘痘肌肤的女人宜用凝胶类果酸产品，敏感性肌肤的女人宜用较不刺激的新型温和果酸配方的产品。

（2）如果女人的肌肤受损严重，如晒伤或者过敏等，需要给肌肤一个修复过程，可以持续使用3天的舒缓保湿面膜，将肌肤调整至较为健

美丽小课堂

果酸换肤前后要注意什么

如果想要获得更好的美白效果，女人可选择去正规的美容医院接受专业的高浓度美容换肤术，但在换肤前后需要改变每天的护肤方案：

1.果酸换肤前的准备工作

（1）在换肤前1~2周，应开始使用果酸护肤品，晚上洗脸后使用1次，使女人的脸部肌肤适应果酸。

（2）有黑斑问题的在每天早上使用防晒乳液（SPF15及以上），以避免日晒伤害。

（3）换肤前1周，应停止做脸、烫发、染发、刮脸、脱毛、使用磨砂膏、使用A酸产品，并防止游泳过度、晒伤脸部等情况发生。

（4）如果在换肤前，女人发现自己有这些情况：过敏性皮肤或免疫性疾病、脸部皮肤病（如湿疹、过敏性皮肤炎）、对阳光过度敏感、抽烟、脸部受伤、病毒感染（如唇疱疹、扁平疣）、正在服用药物、对酒精过敏，则不宜使用果酸换肤。

（5）在换肤的当天，女人只做简单的洁面，不要化妆、使用香水。

2.果酸换肤后的肌肤护理

（1）在换肤后1~7天内，每天只用温水洗脸，以毛巾拍干（避免用力搓揉皮肤），并在洗脸后依医师指示使用药膏或营养面霜（早晚各1次），直至皮肤恢复正常。

（2）1~7天后，皮肤就能恢复正常，应停用药膏或营养面霜，开始轻轻地使用清洁用品清洗脸部（勿用海绵或毛巾用力擦拭，以免刺激皮肤），并可恢复使用原来用的果酸保养面霜、果酸乳液或果酸凝胶，每晚1次。

（3）为避免产生疤痕，在皮肤恢复正常前，请勿刮毛、剥除结痂、抓皮肤瘙痒处、敷脸等。

（4）在皮肤恢复正常前，绝对避免日晒，但不要使用防晒乳液以免造成更多的皮肤刺激，也不要戴帽子以避免帽檐产生疤痕。恢复正常后也应注意防晒，以免紫外线造成色素沉着。

康状态，再使用果酸美白。

（3）在开始使用果酸美白的3~7天内，有些女人会出现轻微的脱皮、出油严重等现象，不用担心，等肌肤适应后会使肌肤的储水能力更强。

（4）皮肤敏感的女人使用果酸前，可以先做贴布试验，或是涂抹在手臂内侧，无刺激反应再考虑使用。且使用时应该避开黏膜及眼睛周围，口唇附近因为皮肤薄弱，使用时也应该减量。

（5）皮肤敏感的女人在使用果酸产品时，还应搭配其他保湿产品，增加皮肤的含水量，可有效降低肌肤敏感程度。或是在洗脸20~30分钟后，等脸上保护膜——皮脂膜形成后再使用果酸产品。

（6）皮肤如果出现刺痛、发红、发痒、脱皮等不适的症状，应该立刻停用果酸，可用冷水敷脸10~20分钟，加以镇静，并使用修复乳霜增加滋润保养，严重时可以到医院让医生用修护药膏处理。再次使用时，还是要从低浓度用起，再慢慢增加浓度及使用次数，通过一段时间后会因为耐受性增加而逐渐适应。

（7）使用果酸护肤时，不宜再使用其他去角质产品，也不能随意揉搓肌肤，还要避免使用A酸、水杨酸等酸性成分的化妆品。

（8）冬季和夏季过后是使用果酸的最佳时期，但使用果酸美白时一定要注意防晒。

按摩美白：动动手指，肌肤就变白

在美容院中，经穴按摩是一种常用的美白方法，这种按摩又以中医美容的经穴按摩术为代表，它以独特的按摩技巧刺激面部经穴和皮肤组织，通过迅速改善皮肤气血运行状况，加速细胞中毒素、杂质等代谢废物的排泄，从而预防色素沉着，达到润泽、嫩白肌肤的作用。此外，通过按摩也能使皮肤细胞的吸收能力增强，充分地从美白产品中吸收养分，让女人从内至外透出白皙亮丽的光彩。

1. 美白按摩术一

（1）仰卧位，用推法或大鱼际揉法在额部、眼周、颧部、鼻旁部、颊部等黄褐斑好

发部位操作5分钟，随即点按地仓、迎香、瞳子髎、承泣穴各30秒；

（2）用掌擦法横向推擦两胁部30秒，再用掌擦法纵向推擦两胁部30秒（从两腋推至两髂嵴），操作时掌下压力不可过大，对体瘦者手法更应轻柔；

（3）用掌摩法顺时针方向摩腹5分钟，点按气海、关元穴各30秒；

（4）用掌或指推法从阴廉处起，沿足厥阴肝经（下肢内侧）推至三阴交3~5遍，最后点按章门、期门、血海、足三里、三阴交及阳陵泉穴各30秒。

美丽小课堂

面部常用美容穴

1. 四白穴
位置：在面部，瞳孔直下，当眶下孔凹陷处。
按摩方法：每天坚持用手指按压它，然后轻轻地揉3分钟左右。
功效：四白穴也叫"美白穴""养颜穴"，经常按摩能疏经活络，使脸上的皮肤开始变得细腻，美白的效果非常不错，主治面瘫、面部色素沉着、三叉神经痛、白内障、近视等。

2. 攒竹穴
位置：在面部，眉头陷中，眶上切迹处。
按摩方法：每天坚持用手指按压它，然后轻轻地揉3分钟左右。
功效：可疏经活络，明目，主治眼睑下垂、近视、斜视、呃逆、头痛、眼疾等。

3. 鱼腰穴
位置：位于额部，瞳孔直上，眉毛中。
按摩方法：每天坚持用手指按压它，然后轻轻地揉3分钟左右。
功用：可疏经活络，主治上睑下垂、脱眉、鱼尾纹、近视、斜视等。

4. 丝竹空穴
位置：在眉梢凹陷处。又名巨窌穴、目窌穴。
按摩方法：每天坚持用手指按压它，然后轻轻地揉3分钟左右。
功效：可祛风明目，除皱美颜，主治面瘫、眉毛脱落、鱼尾纹、近视、斜视、目赤肿痛、眼睑跳动、眩晕、头痛等。

5. 太阳穴
位置：在耳郭前面，前额两侧，外眼角延长线的上方。
按摩方法：每天坚持用手指按压它，然后轻轻地揉3分钟左右。
功效：可疏风清热，解痉止痛，主治面瘫、鱼尾纹、上睑下垂、湿疹、头痛、牙痛等。

6. 睛明穴
位置：位于面部，目内眦角稍上方凹陷处。
按摩方法：每天坚持用手指按压它，然后轻轻地揉3分钟左右。
功效：可明目消皱，主治眼睑跳动、各种目疾、浮肿等。

7. 承泣穴
位置：位于面部，瞳孔直下，当眼球与眶下缘之间。
按摩方法：每天坚持用手指按压它，然后轻轻地揉3分钟左右。
功效：可疏经活络，美目养颜，主治眼睛浮肿、眼袋、面瘫、近视、远视、斜视等。

8. 瞳子髎
位置：位于面部，目外眦旁，当眶外侧缘处。
按摩方法：每天坚持用手指按压它，然后轻轻地揉3分钟左右。
功效：可疏风散热，明目除皱，主治眼角皱纹、面肌痉挛、近视、斜视、头痛等。

9. 颧髎穴
位置：在面部，当目外眦直下，颧骨下缘凹陷处。
按摩方法：每天坚持用手指按压它，然后轻轻地揉3分钟左右。
功效：可疏经活络，美颜消皱，主治口眼歪斜、眼睑跳动、三叉神经痛、皱纹等。

2. 美白按摩术二

仰卧位，按揉脾俞、胃俞、肾俞、关元穴各50次，再捏脊6次。

3. 美白按摩术三

（1）俯卧位，用掌推法在背部足太阳膀胱经自上而下操作3～5遍，点按肝俞、脾俞、三焦俞、肾俞等穴各30秒；

（2）用掌擦大椎穴，以热透为度，再用掌推或指推法从阴谷起，沿足少阴肾经（下肢内后侧）推至三阴交穴3~5遍，最后点按然谷、水泉穴各20秒。

对于性皮肤或面色黯淡、萎黄者，可在基础按摩方法上加用具有补益肝肾功效的手法。

4. 美白按摩术四

仰卧位，用单指推法在气海、关元、中极穴操作5分钟，再用掌擦法逆时针方向摩擦神阙穴3分钟。

5. 四大美白指压方

（1）减退天生深肤色指压法。用手掌或海绵沿小腿外侧打圈，左右脚重复交替做，用力一点效果更好；然后在距离脚踝内侧7厘米位置，用大拇指按压5秒。每天各重复6次即可。

（2）减退晒黑肤色指压法。用示指及中指的第二节位在耳背的凹下位置按压每次按三秒，做5次。

（3）去汗斑指压法。用双手中指指腹放在眼头位置指压，每次6秒；再用示指及无名指按眼肚位；然后把手指转向掩双眼轻按，同样是每次六秒；最后再轻按眉尾至太阳穴位置。每天重复10次即可。

（4）去斑点指压法。用左手示指腹按右手肩与臂之间的凹点，按3秒停1秒。左右手交替做，重复6次。

足疗美白：每天足疗10分钟，祛斑美白焕容颜

足疗在中国有着悠久的历史。中医认为，人体的五脏六腑在脚上都有相应的投影；连接人体脏腑的12条经脉，其中有6条起于足部；脚是足三阴之始、足三阳之终，双脚分布有60多个穴位与内外环境相通。女人如果能每天刺激这些穴位，促进气血运行、调节内脏功能、舒通全身经络，能够达到祛病驱邪、益气化瘀、滋补元气的目的。

现代医学认为，脚是人体的"第二心脏"，脚有无数的神经末梢与大脑紧密相连，与人体健康息息相关。因此，女人经常按摩刺激胶布肌肤，能增强机体免疫力和抵抗力，具有强身健体、延年益寿的功效。

对于爱美的女人来说，足疗则是养肤美白的法宝。要知道，脚在人体中距心脏最远，如果脚部末梢循环产生障碍，很容易导致血液循环不畅，进而导致新陈代谢不畅，就容易出现痤疮、黄褐斑、脂溢性

> **美丽小课堂**
>
> **斑面活血按摩4法**
>
> 1. 斑面指按法
>
> 将拇指伸直，其余四指握起，用拇指端点压斑面中心，按压方向要垂直，用力由轻到重，稳而持续，使刺激充分透达表皮与真皮之间，切忌猛然发力及发力后摇动。按压点要由中心向外做周围扩展，达到斑的边缘。
>
> 2. 斑面指揉法
>
> 用拇指肚在面部斑点的位置上，画圆圈转动，用力轻柔缓和，每分钟50~60圈次，动作协调有节奏，作用部位为表皮与真皮之间，在每一个斑点位置上操作半分钟左右，目的是让按压后的色素在小范围内松动。
>
> 3. 斑面指抹法
>
> 用拇指侧部和示指端部，在面部斑点的部位由内向外做直线抹动，压力应均衡，抹动速度宜缓慢，操作时用力要轻而不浮，重而不滞，才将揉松动的黑色素向四周小范围扩散。
>
> 4. 斑面掌摩法
>
> 用两手掌心对擦，产生热量，将掌面放在斑点较多的面部皮肤上，做环行而有节奏的摩动，顺、逆时针均可，频率每分钟50~60次，将已局部扩散的色素向更广泛的范围扩散，有利于快速吸收。

脱发、白发、湿疹、神经性皮炎、牛皮癣、斑秃、带状疱疹等肌肤问题。而通过刺激足部穴位，可使足部的血液循环顺畅，促进全身血液循环，加速机体新陈代谢、补充营养，使机体健康、正常地运转，也就能使肌肤恢复亮白光彩。

1. 足疗美白的基本手法

手法1：大拇指的第一指关节、示指的第二指关节弯曲，呈"C"形，利用弯曲的关节来按摩比较细小的部位。

手法2：除大拇指以外的手指握拳，竖起大拇指，用大拇指的指腹来按摩穴位，这种手法适用于面积比较大的穴位。

手法3：用除大拇指以外其余四指的第一关节到第二关节之间的手指背侧来按摩，此手法适用于对整个足底的按摩与捶打。

注意，按摩力度由轻至重，循序渐进。

2. 足疗美白的四大方法

（1）肤色黯沉

①用手法3在脚掌下方偏内侧的十二指肠穴进行从上至下的按压，这样可促进激素分泌；

②用手法1按摩肾上腺穴，这样做可以刺激肾上腺源源不断地释放激素；

③用手法3按摩小肠穴，刺激此穴可促进消化与吸收；

④用手法2按摩淋巴结穴，可促进淋巴循环，排出废物。

（2）肌肤干燥

①用手法2仔细按摩头部（大脑）穴，若大脑与身体不协调，此穴会浮肿；

②用手法3从脚掌正下方一直滚动按摩到脚后跟处，此处包括十二指肠、横结肠、降结肠、乙状结肠及直肠、小肠、输尿管、膀胱、肛门等穴位，滚动按摩可调整个消化排泄系统，对促进消化吸收很有帮助。

（3）黑眼圈

用手法2按摩头部（大脑）穴，再用手法2按摩位于左脚的心脏穴，按摩时要一下一下地进行。使用此法可让全身的血液都循环起来，还女人一双明亮的双眼。

（4）青春痘

用手法2按摩位于脚外侧脚踝骨下半部的卵巢穴，手可以在骨面上左右来回按摩促进循环，使卵巢机能得到恢复，有效调整内分泌，即可缓解、祛除那些因内分泌失调而引发的痘痘。

吹氧焕肤美白：肌肤多"氧"多亮白

人类生命的基础是氧气，皮肤健康的基础也是氧气。有研究证实，活性成分和氧气的流动可以跨越细胞之间的天然空隙，这样有利于更新细胞和体内循环系统，促进皮层再生。

而如果皮肤缺氧，则容易使细胞活性变弱，自我更新能力变差，血液循环减慢，皮肤毒素也得不到顺畅的排泄，导致色斑、黑眼圈、脸色发黄、暗淡无光、毛孔变大、手感粗糙、长细纹，甚至失去弹性乃至早衰等问题。

此外，由于表皮是皮肤的一个最活跃的部分，尤其是处于表皮最底层的基底层，这里是细胞发生分裂的区域，皮肤中的黑色素也是由这里的黑色素细胞所产生。表皮深处的这些组织要正常工作需要大量的能量，而氧气能将各种养分转化成能量，满足其需求，一定程度上加速黑色素的代谢，避免色素沉积。

一般来说，女人年龄越大，肌肤越易缺氧。因为随着年龄增长，人体的微血管逐渐老化，新陈代谢减慢，就不能再为肌肤提供充足的氧，从而使得皮肤细胞活性变小，其分裂速度就会明显放慢，胶原及弹力纤维日渐减少，皮肤就易变得单薄、干燥，出现皱纹和色斑。此外，如果女人长期受压力刺激、生活不规律、生活方式不健康、环境污染、情绪不佳等因素也易令皮肤缺氧，导致皮肤出现干涩发黄、无光泽、色斑、黑眼圈甚至提早老化等问题。

在氧气影响肌肤美白的理论基础上，吹氧焕肤美白应运而生：借助专门的氧气仪或工具，施以适当及限定压力，将纯氧"注"入皮肤表层，同时配合使用含活性成分的营养产品，二者发挥协同作用，有效预防皮肤细胞过早损坏，促进新陈代谢和血液循环，增强细胞活性，将沉积下的有害物质及毒素从细胞内迅速排出，提高皮肤的水分含量及血液中的氧气含量，从而达到改善肌肤暗淡状况，具有美白祛斑、延缓衰老、健美皮肤的效果。

1. 吹氧焕肤美白的3大方法

（1）氧气机注氧。氧气机注氧是最有效的肌肤美白方法，它主要是利用专门的氧气机，通过高压注氧，结合活氧类美肤产品如精华液、霜等，为皮肤补充营养物质和新鲜氧气，激活皮肤基底层细胞的活性，增强细胞的吸收能力，加速肌肤深层血液循环、细胞新陈代谢及杂质等毒素废物的排出，从而美白净化肌肤，同时还可延缓肌肤衰老。此法操作难度大，需要由专业的美容师操作，自己不宜操作。

（2）活氧喷雾。活氧喷雾是女人较为常用的肌肤美白方法，它主要是利用喷雾仪及活氧美肤产品如纯氧喷雾、精华液等，为肌肤补充水分和氧分，增强细胞的活力，加速新陈代谢，促进血液循环，增强细胞抵抗自由基破坏的能力。需要注意的是，针对不同肌肤所配合使用的活氧产品其功效各有侧重，如有的重在美白淡斑，有的重在补水抗皱，有的重在抗敏修复等，一定要根据自己肤质需求来选择。

（3）闻氧。女人可定期通过嗅闻方式直接吸入高纯度的氧气，为身体提供充足的氧分，改善因身体慢性低氧导致的末端血管循环不良、内分泌失调等亚健康状态，有效防止黑斑、黑眼圈、暗疮、色素沉着、皮肤黯淡等皮肤问题的出现。此外，还可以放松神经，缓解疲劳及因低氧引起的头晕，改善睡眠质量，减轻感冒、鼻炎、哮喘引起的呼吸道不适症状。

此外，女人还可将氧气运用到芳香疗法中，利用氧气与植物芳香精油产生的协同作用，更快提亮肤色。

2. 吹氧焕肤的基本步骤

（1）卸去面部妆容后，用洗面奶清洁面部肌肤，再通过去角质乳进行深度清洁，然后将稀释酶滴在纱布上敷于面部，用手轻拍，帮助其快

美丽小课堂

吹氧焕肤美白的注意事项

（1）不要过于频繁地给肌肤注氧，要保持一个适当的周期。喷氧的时间不宜太长，通常为5 10分钟（如有多余精华液，可喷于颈部；敏感皮肤为3~5分钟）。

（2）在吹氧焕肤美白后2小时内，不要用手去接触皮肤。

（3）在吹氧焕肤美白后，不要立刻使用任何粉质类产品。

（4）避免太阳暴晒，做好防晒工作。

速吸收，增强肌肤细胞活性。

（2）用高压脉冲护理和活氧喷雾组合护理两种方式进行吹氧：

①高压脉冲护理的步骤

第一步：基础清洁护理结束后，将面部擦拭干净，使用弹力胶原面膜贴敷面部；

第二步：打开活氧美肤仪，流量调到3升，关闭喷雾组合或吸氧管，把高压注氧枪接到输氧管接口上；

第三步：5分钟后，右手持高压注氧枪用6帕压力加在面膜的表面，用打圆圈的手法均匀地由右面颊的额头顺次向眼部、面部、下颌移动（2~3遍），同样的手法在面颊另一侧进行操作（2~3遍）

第四步：脉冲结束后停留5分钟，揭掉面膜贴；

第五步：另取面膜25克，用纯净水调和，敷面25分钟。

②活氧喷雾组合护理的步骤

第一步：接着上面的步骤，将面膜清洗掉后，把活氧喷雾接在压力最高的输氧管接口上；

第二步：将具有美白功能的精华素倒入喷壶中约3升，打开活氧美肤仪，将流量调到1~2升；

第三步：一只手用提升的手法将下颌肌肤向上提升，另一只手持喷氧组合雾柱，与肌肤成45度角，距离2~3厘米，由下往上打小圈喷氧，然后用同样的方法从嘴角向鼻翼、眼睑、眼角、上额操作，做2遍；

第四步：喷氧结束后，等待5~8分钟，以待肌肤吸收。

（3）最后，用营养水、眼霜、润肤霜、防晒霜等为肌肤做基础保养。

下篇 女人这样做人不老

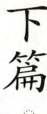

每个女人都不希望衰老,但女人从25岁开始,衰老就不知不觉地侵入到肌肤和身体,甚至侵入到心理。尤其是当前环境污染日益严重,使得皮肤的损害也日益加重,女人衰老的脚步也在逐渐加快。衰老是不可避免的,但可以让它的脚步放慢些。如果女人懂得关爱五脏六腑、卵巢、子宫的健康,多吃滋阴、抗衰食物,注意舒筋活络、经穴按摩、运动、睡眠,并及时缓解不良情绪,就能延缓衰老的脚步,留住青春的美丽。

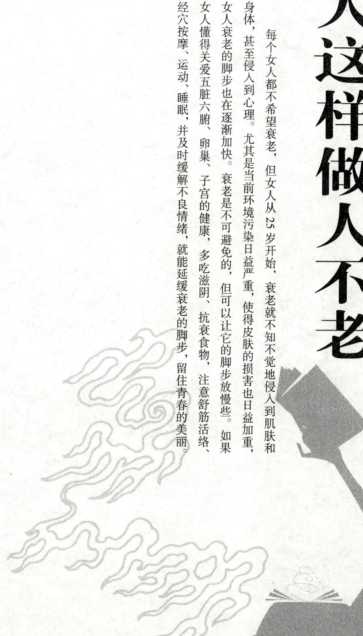

下篇 文人畫家評傳人小本

第一章
了解衰老真相，掌握不老规律

测一测你的衰老速度

想知道自己的身体衰老的速度，可做一做美国健康专家马克·里伯尼斯博士设计的 21 道衰老速度测试题。

1. 你需要减肥 4.5 千克吗？

A．体重身高正好合适。B．需要减肥 4.5 千克。C．需要减肥 4.5 千克以上。

2. 你吸烟吗？

A．不吸烟，几乎不闻香烟。B．每天闻到二手烟，但自己不吸。C．与吸烟者生活，自己不吸。D．吸烟。

3. 你在城市居住或工作吗？

A．住在乡村。B．往返于城市和农村之间。C．居住在城里。

4. 你进行过大汗淋漓的运动吗？

A．每周至少 4 天。B．每周至少 2 次。C．很少做出汗运动。

5. 你的出生体重如何？

A．3.8～4.5 千克。B．3.2~3.8 千克。C．不足 3.2 千克或超过 4.5 千克。

6. 你出生于什么季节？

A．春天。B．冬天或夏天。C．秋天。

7．过去一年中服用过抗生素吗？

A．记不清上次是什么时候服用过。B．一生中服用抗生素不超过10次。C．经常服用抗生素。

8．你有年纪大的兄弟姐妹吗？

A．有。B．没有。

9．你的腰臀比如何？

A．臀围大于腰围。B．腰围和臀围一样大。C．腰围大于臀围。

10．今天用牙线清洁过牙齿吗？

A．是的。B．经常用牙线清洁牙齿，但今天没有。C．很少或从来不用牙线清洁牙齿。

11．最近一个星期做过爱吗？

A．性生活很好。B．性生活还可以。C．性爱受挫。

12．今天给朋友讲过笑话，让他们捧腹大笑吗？

A．让人大笑过。B．别人让我大笑过。C．记不得大笑过。

13．你养过宠物狗吗？

A．养过。B．养过宠物。C．从来没养过宠物。

14．近一个月做过按摩吗？

A．做过按摩。B．给别人按摩过。C．没做过按摩，也不帮别人按。

15．每天进食超过3次吗？

A．从不过量进食。B．有时错过一顿饭，但是经常一日三餐，不经常过量进食。C．饥一顿饱一顿，暴饮暴食。

16．你补充维生素吗？

A．正餐前服用复合维生素。B．每天补充复合维生素，但不是在正餐前。C．不补充复合维生素。

17．过去24小时有没有愤怒得大声吼叫？

A．很少生气。B．感觉生气，但没有大声叫喊。C．今天生气且大声叫喊过。

18．你感觉忧虑吗？

A．偶尔会。B．几乎总是很忧虑。C．从来不忧虑。

19．你感觉忧郁、伤心、绝望吗？

A．通常积极乐观。B．一个月来感觉抑郁至少一次。C．经常感觉抑郁。

20．昨晚睡得好吗？

A．几乎总是睡得像个婴儿。B．通常睡得像个婴儿。C．经常睡眠不足。D．总感觉疲倦，感觉睡眠不足。

21．你唱歌、哼小曲儿、用脚打拍子、或者脑子里似乎总有歌曲吗？

A．每天演奏乐器或唱歌。B．经常听家庭音响或MP3。C．没音乐细胞，音乐对自己没用。

【评分标准】

1. A、B、C选项分别得10、5、0分
2. A、B、C、D选项分别得10、5、2、0分
3. A、B、C选项分别得5、2、0分
4. A、B、C选项分别得10、5、0分
5. A、B、C选项分别得4、2、0分
6. A、B、C选项分别得2、1、0分
7. A、B、C选项分别得4、2、0分
8. A、B选项分别得4、0分
9. A、B、C选项分别得10、2、0分
10. A、B、C选项分别得2、1、0分
11. A、B、C选项分别得5、3、1分
12. A、B、C选项分别得2、1、0分
13. A、B、C选项分别得2、1、0分
14. A、B、C选项分别得2、1、0分
15. A、B、C选项分别得5、3、0分
16. A、B、C选项分别得4、2、0分
17. A、B、C选项分别得5、1、0分
18. A、B、C选项分别得2、0、0分
19. A、B、C选项分别得5、2、0分
20. A、B、C、D选项分别得5、2、1、0分
21. A、B、C选项分别得2、1、0分

【总得分】

80~100分：属于"不老松型"。衰老缓慢，生活和谐，心情平静，免疫力强。但仍然有缓解衰老速度的空间。

60~79分：属于"寿龟型"。有望成功改进生活方式，改善免疫系统，可采取措施缓解衰老进程，健康长寿。

40~59分：属于"大众型"。尽管还算不错，但是可进一步采取措施

美丽小课堂

睡前弹拨腋窝可抗衰

每晚睡觉前，女人可轻轻弹拨腋窝，刺激此处丰富的神经、血管和淋巴结，促进神经体液的调节，从而促进机体分泌一些有益于身体健康的激素、酶和乙酰胆碱等，能有效消除疲劳感，提高免疫力。

弹拨方法是：抬高一侧手臂，把另一只手的拇指放在肩关节处，用中指轻弹腋窝底，可时快时慢地变换节奏，并且可以左右交替进行。

此外，若用手触摸他人的腋窝，被触者就会大笑，而笑不仅能减轻疲劳和紧张感，还能提高机体的免疫力，此运动被专家称为"腋窝运动"。夫妻间做此运动，更加简便可行。一方可趁另一方不注意时，轻触其腋窝，使其发笑，或经常轻抚、轻挠对方的腋窝部，以使其笑口常开。

缓解衰老，同时减少疾病危险。目前要采取的抗衰老措施很多，应增强自信，能够改善健康，降低衰老速度。

20~39 分：属于"飞弹型"。可能有大病降临。应该立即采取措施，遏制衰老。

1~19 分：属于"恐龙型"。身体已经开始衰老，需要立即进行全方位改善，拯救健康。

人体衰老的根源——自由基

1956 年，英国的 Harman 率先提出自由基与机体衰老和疾病有关。自由基是指人类在吸收氧气、消耗热量或者分解葡萄糖时产生的活性氧或游离基。我们都知道，铁在空气中会生锈、银器在空气中会变黑，这是一种氧化作用，而人的新陈代谢也像是氧化作用，也就是说，我们人体每天也都在生锈，人体内所产生的"铁锈"在医学里就叫作自由基。

适量的自由基对人体是有好处的，它可以帮助人体传递维持生命活力的能量，抑制并消灭人体内的细菌、寄生虫，排出毒素等。但是，身体内的自由基一旦过量，多余的自由基就会时刻伺机寻找可结合分子并造成损害；或者转化为毒素渗透到细胞内部，甚至到达 DNA 所在的部位并毁坏。

越来越多的研究表明，自由基在人类的衰老及许多疾病的发生、发展中起着十分重要的作用，如自由基使胶原蛋白和弹性蛋白分解，导致皮肤松弛，出现皱纹，同时可以氧化皮下不饱和脂肪酸形成类脂褐色素，使皮肤出现晒斑、黄褐斑、老年斑等；细胞膜被自由基氧化后会引起血小板凝集，这是脑血栓、心肌梗死形成的第一步；自由基引起脂质过氧化，导致动脉粥样硬化，这是心血管疾病发生的基础；自由基可以损伤遗传物质 DNA，并对所有继承了受损 DNA 的细胞产生更大破坏，引发癌症。总之，无论身体的哪一部分受到了自由基的侵害，都会被破坏，并有可能发展成慢性疾病。

人体内每时每刻都会受到自由基的攻击，除了人体内的正常反应，许多自由基往往来自于其他因素，比如不健康的饮食、过量运动、压力过大、饮酒、吸烟、接触污染物、紫外线、辐射等。

那么，女人应该怎样清除体内过多的自由基呢？一般来说，女人需要做到以下几点：

1. 科学地限制食量

如果能科学地限制饮食，就能有效减少自由基生成和线粒体衰老。这是因为摄取饮食，其消化吸收的代谢需要在线粒体内进行氧化磷酸化，然后以 ATP 形式来供给机体活动所需的能量。在产生 ATP 的过程中有自由基生成。这些内源性自由基会在细胞内抗氧化防御体系不足的情况

美丽小课堂

人体衰老的其他理论

1. 遗传论

有的人活了 60 岁，有的人活了 100 岁，这主要是由遗传因子控制的。长寿物种在细胞核 DNA 分子上的基因有较多的重复做储备，可形成物种的长寿。随着年龄的增长，DNA 分子不断地有所损伤，于是不断动用储备的基因，当储备消耗殆尽时，衰老来临，直至死亡。

2. 端粒论

身体像被编了程序一样一步步接近死亡。我们的基因规定了细胞分裂的一定次数，一旦达到细胞分裂的最大值，身体就开始衰老，这就是所谓的端粒理论（端粒是指每次细胞分裂丢失 DNA——脱氧核糖核酸的基因成分）。

3. 免疫论

免疫是指抗体细胞与致病因子进行"斗争"过程中所产生的一种抵抗疾病的能力。这种能力主要淋巴细胞：来源于骨髓的 B 细胞和来源于胸腺的 T 细胞。B 细胞负责地域有毒物质的入侵，T 细胞负责抵御细菌、病毒的入侵。有研究表明，随着人体的衰老，T 细胞繁殖缓慢，数量也下降，60 岁老人的 T 细胞数是年轻人的 70%。同时，B 细胞制造抗体的活性也随着人体的衰老而下降。

4. 消耗论

人体如同机器一样，在代谢过程中细胞会因为受到某种损伤或自身结构发生故障，或差错突变，无法修复而死亡。有人发现，小动物代谢旺盛，成长快而寿命短，大动物则相反，成长缓慢，寿命也长。由此可见，生命物质消耗速度越快，寿命就越短，反之就越长。

下对线粒体产生积累性损伤，从而导致线粒体衰老。

2. 降低基础代谢

氧化过程是机体能量代谢和基础代谢的基本过程，氧是人体新陈代谢所必需的物质。人体 90% 的耗氧量在线粒体。线粒体的能量代谢的主要产物是 ATP，ATP 形成过程是需氧的，同时有超氧阴离子等自由基形成。实验证实，机体每克组织中线粒体耗氧量越高寿命越短。即哺育动物最大预期寿命和基础代谢成正比，即基础代谢越高，衰老越快。

因此，女人要尽量避免在高温环境中生活，因为在气温高的地区生活的人基础代谢较高，发育较快，故其衰老期到来也较早，最长寿限一般也在缩短。而根据调查长寿老人生活的情况也表明，长寿老人多生活在气温较低的山区。

3. 多做有氧运动

如果女人长期坚持进行适量的有氧运动，就有利于促进自由基的消除，抑制增龄引起的抗氧化能力降低，调节机体氧化和抗氧化系统的平衡，对机体产生有益影响，这是运动延缓衰老的主要机制之一。

此外，女人还要尽量减少自由基的产生，比如，不在受污染的环境中生活，少吃煎炸食品，不抽烟喝酒等。总之，女人只有掌握好体内自由基数量的平衡，就能使身体走向健康，走向青春和美丽。

令细胞重获新生的抗氧化剂

前文提到，人的新陈代谢像是氧化作用，亦即人体每天都在生锈，所产生的"铁锈"在医学里就叫"自由基"。如果不对自由基加以控制，它们就会随意与健康细胞结合而阻碍细胞正常的生长及活动，就会引起机体的早衰。

可以说，氧化是女人衰老的最大威胁。饮食不健康、日晒、压力、环境污染等，都是身体产生氧化的"罪魁祸首"。所以无论从健康层面还是从护肤层面，女人都需要在日常生活中注意抗氧化。

要组织身体的氧化，女人需要为身体提供足够的抗氧化剂。抗氧化剂是一种能清除自由基和抑制自由基活动的物质，能够预防自由基的形成，或是在自由基形成之后，防止它们与其他的细胞分子结合，从而阻止自由基造成细胞的衰老。

一般来说，常见的抗氧化物质主要有以下几种：

1. β-胡萝卜素

维生素A的前体β-胡萝卜素具有清除自由基的功能，对运动时的氧化应激有保护作用。推荐的β-胡萝卜素补充量是每天25000~100000国际单位。

2. 维生素C

维生素C缺乏可大大降低耐力运动能力，因此补充维生素C可明显降低运动诱导的氧化应激。补充维生素C的安全剂量是每天0.5～3克。

3. 维生素E

维生素E是细胞膜内重要的抗氧化物和膜稳定剂，它对维持肌肉组织的正常机构和代谢，特别是对肌肉收缩期间的能量供给和钙离子摄取和释放有着重要的作用。推荐每天补充维生素E的剂量为400～800国际单位。

4. 生物类黄酮

生物类黄酮能够有效清除体内的自由基及毒素，稳定体内维生素C，预防、减少疾病的发生，还具有清热解毒、祛风湿、强筋骨、抗妇女更年期综合征等功效。

5. 硒

硒是机体抗氧化系统组成成分谷胱甘肽过氧化物酶的必需成分，适当补硒可提高谷胱甘肽过氧化物酶活力，从而提高机体的抗氧化能力。

美丽小课堂

蔬菜水果抗衰老排行榜

36种蔬菜抗衰老指数排行榜（从强到弱）：

藕4.57，姜2.24，油菜1.55，豇豆1.43，芋头1.03，大蒜0.87，菠菜0.84，甜椒0.82，豆角0.75，西蓝花0.71，青毛豆0.71，大葱0.69，白萝卜0.60，香菜0.59，胡萝卜0.55，卷心菜0.49，土豆0.46，韭菜0.44，洋葱0.41，西红柿0.40，茄子0.39，黄瓜0.36，菜花0.31，大白菜0.30，豌豆0.30，蘑菇0.28，冬瓜0.27，丝瓜0.24，蒜薹0.20，莴苣0.19，绿豆芽0.14，韭黄0.12，南瓜0.12，芹菜0.12，山药0.08，生菜0.06。

30种水果抗衰老排行榜（从强到弱）：

山楂13.42，冬枣6.98，番石榴6.07，猕猴桃4.38，桑葚4.11，草莓3.29，玛瑙石榴3.10，芦柑2.29，无子青皮橘子2.19，橙子1.89，柠檬1.43，樱桃0.99，龙眼0.94，菠萝果0.87，红蕉苹果0.80，菠萝0.80，香蕉0.73，李子0.71，荔枝0.59，金橘0.50，玫瑰葡萄0.49，柚子0.39，芒果0.38，久保桃0.38，杏子0.34，哈密瓜0.24，水晶梨0.22，白兰瓜0.19，西瓜0.16，柿子0.14。

建议的补硒剂量为每天 100 ~ 250 微克。

6. 辅酶 Q10

辅酶 Q10 是机体中要使用氧的所有细胞的必需成分，因为它是物质氧化产生能量的过程中的氧化磷酸化呼吸链的电子传递体。运动中能量的需求大大增加，所以辅酶 Q10 可减少人心脏和肌肉自由基生成。对于要维持身体健康的人来说，辅酶 Q10 的推荐摄入量为每天 30 毫克。

7. 番茄红素

番茄红素是近几年国际上最新发现的一种更强有力的抗氧化剂。它如同 β－胡萝卜素，属胡萝卜素类物质，在大多数水果和蔬菜中可以找到，是一种天然的生物色素。它具有独特的化学结构，可以消除自由基，尤其是氧自由基。番茄红素提高机体免疫机能的作用比维生素 E 强 100 倍。

8. SOD

SOD 是 Super Oxide Dimutese 缩写，中文名称超氧化物歧化酶，是生物体内重要的抗氧化酶，广泛分布于各种生物体内，如动物、植物、微生物等。SOD 具有特殊的生理活性，是生物体内清除自由基的首要物质。它可对抗与阻断氧自由基对细胞造成的损害，并及时修复受损细胞。可以说，SOD 在生物体内的水平高低意味着衰老与死亡的直观指标。

9. 茶多酚

茶叶中茶多酚类的抗氧化作用因为能够消除活性氧，进而抑制维生素 C 的消耗，所以可以保持肌肤细致美白。

10. 天然虾青素

天然虾青素是类胡萝卜素合成的最高级别产物，是迄今为止人类发现的自然界中的最强的抗氧化剂，其抗氧化活性远远超过现有的抗氧化剂。其清除自由基的能力是天然维生素 E 的 1000 倍，天然 β－胡萝卜素的 10 倍，葡萄籽的 17 倍，黄体素的 200 倍，花青素 OPC 的 150 倍，硫辛酸的 75 倍，辅酶 Q10 的 60 倍。注意，只有藻类和酵母菌和细菌等可以产生虾青素，更高等的动物不能转化出这种化学结构。

大部分抗氧化剂可以从食物中获得，但女人日常所吃的食物往往不足以为人体提供足够的抗氧化剂、维生素与矿物质，来击退所有自由基带来的负面效果。这是因为现在的食物大多在种植、包装、加工、烹煮的过程中损失了大量的维生素和矿物质，使得食物中所含的抗氧化剂含量所剩不多。因此，女人可在饮食均衡并多补充富含抗氧化剂的食物基础上，听取营养医生的建议适当补充一些抗氧化剂营养品，才能更好地抵抗体内自由基的破坏，更好地延缓衰老，永久地散发青春光彩。

导致衰老的神秘物质——过氧脂质

导致过早衰老的原因除了恶劣的生活环境、长期情绪不佳、缺少运动等外，还有饮食因素。

自古以来中餐讲究色香味俱全，中医也讲究食疗、食补、食养，重视以饮食来养生强身，但我们的烹调术却正好反其道而行之，很多的美味食品都经过煎炸。食物中的不饱和脂肪酸在被高温、日照、腌渍等过程氧化后，就由原来的瘦身营养素变成了导致女人衰老的杀手——过氧脂质。那些炸过鱼、虾、肉等的废油，放置久后即会生成过氧脂质；长期存放的饼干、糕点、油茶面、油脂等，特别是容易产生哈喇味的油脂酸败后会产生过氧脂质；长期晒在阳光下的鱼干、腌肉、饼干、糕点、油茶面、油脂以及含油脂多的食品，在空气中都会逐渐变质而产生过氧脂质，这些恰恰是许多女人最爱吃的食物，却也是导致女人衰老的杀手。

有研究发现，过氧脂质进入人体后会对人体内重要的酶系有所破坏，长期摄入过氧脂质的食品可直接导致人的衰老，还可能致癌。

女人要想防止食品中产生过氧脂质，在饮食上一定要做到：吃新鲜食品；尽量少吃或不吃废油；贮存的米、面、花生、大豆等要放在风凉处，不能曝晒；不吃过期食品。总之，女人只有保持健康的饮食习惯，才能避免摄入过氧脂质而导致早衰。

此外，中国人喜欢用高温食用油来烹调菜肴，灶台温度比西方家庭的灶台温度高出约50%。通常食用油在高温的催化下，会释放出含有

美丽小课堂

油瓶别放在灶台上

食用油在阳光、氧气、水分等的作用下会分解成甘油二酯、甘油一酯及相关的脂肪酸，这个过程也称为油脂的酸败。灶台旁的温度高，如果长期把油瓶放在那里，烟熏火燎的高温环境会加速食用油的酸败进程，使油脂的品质下降。

长期食用这样的油，人体需要的营养得不到补充，有害物质会大量蓄积，出现"蓄积中毒效应"。油脂酸败产物对人体多种酶有损害作用会影响正常代谢，甚至可能导致肝脏肿大和生长发育障碍等。所以，最好把油瓶放在远离灶台的地方。同样的道理，油瓶长期受阳光直射也容易出问题。

丁二烯成分的烟雾，而长期大量吸入这种物质不仅会改变人的遗传免疫功能，而且易患肺癌：研究报告表明，菜籽油比花生油的致癌危险性更大，因在高温下的菜籽油比花生油释放的丁二烯成分要高出 22 倍。为避免这种危害，制作菜肴时食油加热最好不超过油的沸点，以热油为宜，这样可避免烟熏火燎损害健康，使面部生成皱纹。

女性衰老与激素分泌的关系

女性从青春走向成熟、走向衰老的过程中，一直有一只神秘的手掌控着女性的健康和容颜，它就是激素。激素是人体内分泌系统分泌的能调节生理平衡的化学物质的总称，它对人体新陈代谢内环境的恒定、器官之间的协调以及生长发育、生殖等起调节作用。有研究证实，体内激素浓度高的女性比激素浓度低的同龄女性可以年轻 8 岁之多。

在一份医学的研究报告中，美国反老化医学院院长朗诺·克兹博士曾说道："人类在 21~22 岁是青春的巅峰时期，也是分泌系统功能最顶峰的时期，之后激素分泌以每 10 年下降 15% 的速度逐年减少。激素的减少影响到其他系统的运作，使身体所有器官的功能下降。30 岁之前，人体内分泌系统可以自动调节，激素的微量减少不足以影响到其他生理机能。但到 30 岁左右时，体内激素的分泌量只有巅峰期的 85%，缺失 15% 的激素分泌量引起其他器官功能衰退，人体各器官组织开始老化萎缩，皮肤明显黯淡、精神不佳，生理机能的缺失会引起容颜上的衰老及心理失落。50 岁时，已经大约有 40% 的功能丧失了。到 60 岁时，激素分泌量只有年轻人的 1/4 左右。到 80 岁时，只余下 1/5 不到了。"由此可见，激素浓度决定女性的青春。以下是激素的几种自测法：

1. 目测法

女性体内女性激素分泌量不足，就容易出现以下症状：

（1）面色黯淡无光；

（2）脸上爱长痘痘、色斑；

（3）全身发痒、起屑；

（4）指甲上没有"小太阳"了；

（5）指甲上有竖棱；

（6）脱发很严重；

（7）人看起来精力不充沛。

> **美丽小课堂**
>
> ### 如何保持体内激素平衡
>
> **1. 不盲目节食**
>
> 许多女人为了瘦身而节食,往往容易造成体内激素分泌不足。因为脂肪是制造一切激素的原材料。而且,过分勉强自己节食会引起体内压力激素(皮质醇)的上升,这样就此直接破坏了激素大环境的平衡。美国的调查发现,在长期减肥节食的女性人群中,激素水平降低的现象尤其明显。因此,女人不要再过度节食,以免扰乱体内激素分泌平衡而加速衰老。
>
> **2. 多吃黄色食物健脾**
>
> 中医认为,维持体内激素分泌平衡重在补脾。与脾相对应的是黄色,且有自然甜味的食物,如豆腐、南瓜、夏橘、柠檬、玉米、香蕉和鹌鹑蛋等。黄色食物可以健脾,增强胃肠功能,恢复精力,补充元气,进而缓解女性激素分泌衰弱的症状。黄色食物对消化系统很有疗效,同时,也对记忆力衰退有帮助。女人应多注意补充健脾的黄色食物,并适当补充养肾的黑色食物和养肝的绿色食物,才能保证体内激素分泌的平衡。
>
> **3. 适当运动**
>
> 女人适当运动会促进好的激素生成:生长激素会升高,胰岛素会升高,而压力激素会减低。
>
> **4. 及时减压**
>
> 当女人长期生活在压力状态下,体内的压力激素就会失衡,机体的生殖系统——卵巢便会自动放弃功能,并进而导致体内的性激素,包括雌激素、孕激素、雄激素和脱氢表雄酮(DHEA)的含量下降,于是压力导致的疲劳、血糖不稳、肌肉疲软、免疫系统功能减退、心血管疾病、骨质疏松等现象就出现了。据研究表明,脾气暴躁、紧紧张张、压力大的女性要比具有健康肾上腺、性格温柔、懂得放松、压力小的女性衰老得更快。因此,女人一定要及时减压,以保证体内激素分泌的平衡。

2. 自我感觉测法

如果女人自我感觉身体有以下情况,大多是体内女性激素不足:

(1)白天也容易犯困;

(2)四肢易发酸、无力;

(3)肌肤快速松弛、下垂;

(4)生活、饮食稍不注意就发胖;

(5)不愿意多活动,变得比以前懒了;

(6)以前做工作挺轻松的,现在做同样的工作却觉得很累。

3. 手测法

找一个自己认为最放松、最舒服的姿势,拿起右脚踝,将左手的四根手指横放在脚踝内侧,在第四根手指处用力按压。如果疼痛难忍,就说明雌性激素分泌量减少了。

女性在缺乏激素后,身体主要会表现出以下几种衰老症状:

4. 失眠头痛

表现为血管痉挛性头痛、忧郁不安、心悸失眠、易惊醒、表情淡漠、易疲劳、记忆力衰退、阵发性潮热、精神过敏等症状,严重影响日常生活。

5. 烦躁胸闷

表现为心慌气急、易激动、紧张、多疑,甚至狂躁,可因一件小事与同事或家人争吵得面红耳赤,难以控制自己的情绪。夜间睡眠时易胸闷憋醒,严重者出现一次性血压升高。

6. 月经不调

表现为月经紊乱、无规律或月经量多,经常有大血块,或月经淋漓不断,严重者导致失血性贫血。

7. 皮肤衰老

表现为皮肤松弛、皱纹、色斑、黯淡无光泽、毛孔粗大。

当女人发现自己经常出现以上症状,就可能是体内激素缺乏,就应该适当调养身体,刺激体内激素的分泌,从而维持身体的正常运转。

让女人永葆青春的5个好习惯

要想延缓衰老,更好地养护自己的健康和美丽,女人可以尝试美国健康专家马克·里伯尼斯博士提出的5个习惯建议。

1. 慢吸快呼

马克·里伯尼斯博士认为,慢吸快呼不仅能帮助女人控制吸烟的欲望和预防哮喘,也会影响到身体的其他生理功能,比如血压、心率、血液循环、体温等。而学会呼吸的第一步就是放松腹部的肌肉。当腹部肌肉放松之后,最重要的就是给自己足够的时间,以恰当的方式把气体呼出来。注意,吸气的时间长度应该是呼气时间长度的2倍。

2. 学会加餐

暴饮暴食容易损害肠胃健康,因此女人应少量多餐,即女人要学会在三餐之外加餐。如何让加餐只营养身体而不引发肥胖,女人首先要了解自己的饥饿状态,每2~3个小时就要吃一小顿饭。如果是外出吃晚餐,那么就吃一半,把剩下的带回家,作为稍后的夜宵。

3. 该睡就睡

许多女人以为每天8小时睡眠才是对身体最好的。但马克·里伯尼斯博士却认为睡眠质量比睡眠时间长度更重要。如果女人需要闹钟才能起床；每天白天都需要打个盹；看书或看电影时会睡着或打瞌睡，都可能表明女人没有高质量的睡眠。这时，女人可以选择沉思、瑜伽等呼吸运动帮助入睡。同时，保持睡眠环境黑暗而安静。此外，女人要认真感觉自己的身体状况，当身体发出需要休息的信号时，一定要上床睡觉。

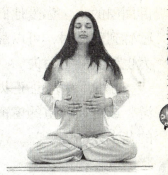

慢吸快呼对机体有益。

4. 随音乐起舞

马克·里伯尼斯博士认为，有节奏的运动比随意的运动对身体更有益处。当女人的身体按照音乐节奏运动时，女人的心跳、呼吸也都能在优美的韵律中得到统一。这并不是要求女人去报个舞蹈班，而是要求女人把跳舞自然地融入生活中去，比如女人可以随着音乐锻炼身体，或者配合着音乐在卧室中扭动身体。注意，像这样的"跳舞"每周至少需要两次，才有运动抗衰的效果。

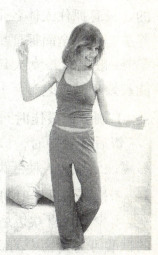

随音乐起舞可让你放松身心延缓衰老。

5. 感情交流

人类是社会性动物，每个人都不是单独存在的，所以我们需要社会接触和交流。这种交流既包括和朋友的，也包括与亲人的。马克·里伯尼斯博士认为，女人要多关注自己的情绪健康，有效缓解内心的压力，这是抗衰的重要方式。这种抗衰方法最重要的一点，就是女人要学会如何表达自己的感情，告

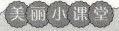

冬季洗头时间不对加速衰老

在如今这个快节奏的时代，许多女人为了节省时间，喜欢在晚上临睡前或早晨出门前洗头，因此常常在头发没干的情况下就睡觉或出门，对健康损害极大。尤其是在寒冷的冬季，这样洗头更容易遭受风寒的侵袭，使寒邪和湿气乘虚而入，轻者会感冒头痛，严重者还会引发颈、腰、背等部位的病症，长此以往，就容易导致背部经络的阻塞，影响体内气血流通，进而加速身体的衰老。因此，女人要尽量避免在入睡前和早晨出门前洗头，如果一定要洗，也一定要等头发全干之后再睡觉或出门。

诉周围的人：你爱他们。同时，女人可订阅一本有关爱心的杂志，当自己感到悲伤时，可以翻开这本书看看，就会觉得事物变得美好起来，压力也就会随之消失。

此外，女人也可以通过改变环境来达到缓解压力的效果，如外出旅游，或更换卧室的窗帘，在房间放一些漂亮的植物，在墙上挂自己喜欢的艺术作品等。

注意人体的 10 大黄金保健时间

与日升月落一样，在一昼夜之间，人的机体能力也是不断变化循环的。只有抓住人体各个机体运行的规律，才能给予身体最及时的补给和养护，从而全面保证身体健康，保持永久的青春活力。

一般来说，女人只要做好人体 10 大黄金保健时间的保养工作，就能有效延缓衰老。

1.刷牙的最佳时间：饭后 3 分钟

饭后 3 分钟时，口腔的细菌开始分解食物残渣，其产生的酸性物质易腐蚀牙釉质，使牙齿受到损害。

2.饮茶的最佳时间：用餐 1 小时后

不少女人喜欢饭后立即喝一杯热茶，这是很不科学的。因为茶叶中的鞣酸可与食物中的铁结合成不溶性的铁盐，干扰人体对铁的吸收，时间一长可诱发贫血。

3.喝牛奶的最佳时间：睡前

中老年女性睡觉前饮用一杯牛奶，不仅可补偿夜间血钙的低落状态而保护骨骼，还有催眠作用。

4.吃水果的最佳时间：饭前 1 小时

水果属生食，吃生食后再吃熟食，体内白细胞就不会增多，有利于保护人体免疫系统。

5.晒太阳的最佳时间：上午 8：00~10：00 点和下午 16：00~19：00

此时日光以有益的紫外线 A 光束为主，可使人体产生维生素 D，从而增强人体免疫系统的抗病能力和防止骨质疏松的能力，并减少动脉硬化的发病率。

6.美容的最佳时间：睡前

皮肤的新陈代谢在 24：00 至次日凌晨 6：00 最为旺盛，因此晚上

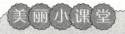

> **饭后不应立即吃水果**
>
> 食物进入胃以后,必须经过一到两个小时的消化过程,才能缓慢排出。如果在饭后立即吃水果,就会被先到达而又不易消化的脂肪、蛋白质"堵"在胃里,水果在胃里"驻扎"时间过长,就会影响消化功能。所以,饭后立即吃水果是不明智的,要吃也要在两小时以后再吃,把水果作为两餐之间的零食才是最佳的做法。

睡前使用化妆品进行美容护肤效果最佳,能起到促进新陈代谢和保护皮肤健康的功效。

7. 散步的最佳时间:饭后 45 60 分钟

每餐结束后,女人应以每小时 4.8 千米的速度散步 20 分钟,热量消耗最大,最有利于减肥。

8. 洗澡的最佳时间:睡前

每晚睡觉前来一个温水浴(35 45℃),能使全身肌肉、关节松弛,血液循环加快,帮女人安然入睡。

9. 睡觉的最佳时间:下午 13:00 点开始,晚上 22:00~23:00 点开始

午睡要从下午 13:00 时开始,以 15 30 分钟最恰当,最长不要超过 1 小时。晚上则以 22:00 前上床为佳,因为人的深睡时间在 23:00 至次日凌晨 2:00,而人在睡后一个半小时即进入深睡状态。

10. 锻炼的最佳时间:傍晚

人类的体力发挥或身体的适应能力,均以下午或接近黄昏时分为最佳。此时,人的味觉、视觉、听觉等感觉最敏感,全身协调能力最强,尤其是心律与血压都较平稳,最适宜锻炼。

女人养生抗衰,把握 8 个黄金阶段

"女七男八"是中医学界关于男女生长周期的一种说法,源于《黄帝内经》,即女性的生命周期数是 7,每 7 年体现一次大变化;男性的成长周期是 8,也就是每 8 年有一次生长变化。因此,女人应在熟知女性生长周期的基础上,根据不同年龄的身体变化来调节营养、养生、保健,让身体按照自然规律更好地生长变化,也能在一定程度上延缓衰老。

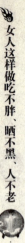

1. 第一阶段：7 岁

《黄帝内经》上说："女子七岁，肾气盛，齿更发长。"是说，女子七岁时肾气足，生长发育开始出现显著变化，如女孩比男孩先换乳牙，头发不再稀疏等。若肾气不足，则藏不住，如出现尿床现象等。这时就需要补养肾气，首先是少吃甜食，因为甜食对肾气充盈有抑制作用，同时多吃些补肾的食物，比如有补漏作用的糯米和面筋等黏性食物等；还可以将炒制过的杜仲当补肾药吃，益智仁也有充盈精血和益智作用。

2. 第二阶段：14 岁

《黄帝内经》上说："二七而天癸至，任脉通，太冲脉盛，月事以时下，故有子。"是说，女孩一般到二七即 14 岁时会来月经，就有生育能力了。但条件就是天癸至，即体内的激素开始发挥作用；任脉通，不通则无例假，任脉气血不足则唇色发白，任脉气血不通则唇色发紫；太冲脉盛，太冲脉也是起于丹田，傍着任脉往上行，经过女性胸部，所以此脉盛可促进女性第二性征发育，让女性变得丰乳肥臀，为将来孕育孩子作准备。

但如今，女孩的月经初潮普遍提前至十一二岁，这多是因为外来的食物、药物以及环境因素使她们的生理、心理都提前成熟。人的肾精是有限的，提前来例假意味着早熟，而早熟必定早衰。因此，女孩在 14 岁前要少吃含激素的食物，以免早熟。

3. 第三阶段：21 岁

《黄帝内经》上说："三七，肾气平均，故真牙生而长极。"14～21 岁，是女人第二性发育成熟的时期，盆骨变宽，乳房变得更为丰满，皮肤润泽有弹性，是女人一生中最美的时刻。虽然可以"有子"，但中医认为此时的女性还没有"长极"，所以暂不宜结婚生子。最佳的生育年龄应是"长极"后，即发育到极致后。

这个年龄段的女人应注意含胸拔背，有助于太冲脉畅通。因为太冲脉是沿腹部往上走，散布于胸中，挺胸就意味着太冲脉要"爬坡"，会妨碍其通行。故女性在 21 岁前让太冲脉气血充盈、通畅，最好含胸（但不驼背），且多吃"苦"少吃甜。

4. 第四阶段：28 岁

《黄帝内经》上说："四七，筋骨坚，发长极，身体盛壮。"女人到了四七，也就是 21～28 岁时女人的生理达到了最高峰，筋骨坚，头发长到了最佳状态。头发脱落过多说明气血不足或气血消耗太多，头发浓密且长则表示气血充足身体盛壮。此时是女性生孩子的最佳年龄,可让母肥子壮。这个时期生孩子精力充足,带孩子也不累。

5. 第五阶段:35岁

《黄帝内经》上说:"五七,阳明脉衰,面始焦,发始堕。"阳明脉衰,意即胃肠功能开始衰退,表现在外就是面色不好;面始焦,发始堕,意即颜面变黑、干燥,头发开始变干、脱落。这表明女人内部的脏腑进入快速衰老的阶段。

中医认为,六腑对五官和颜面的影响很大,因为六腑经络的起止点都在人的脸上,其中覆于大半脸的就是阳明脉,这条脉气血不足,就出现黑眼圈和眼袋,也就昭示着胃寒。因此,这个年龄段的女人应多吃些温暖的食材、多喝热水,都有利于养胃。尤其是要常喝姜枣茶来暖胃。脾胃寒的人、喜食生冷食物的人、已出现面焦或发堕的人,常喝此茶可让阳明脉盛,面不焦,发不堕。姜枣茶的做法是:将5~8片姜和12颗枣与水一起烧开,先大火,后小火,煮15~20分钟后关火,待其变温时喝。

6. 第六阶段:42岁

《黄帝内经》上说:"六七,三阳脉衰于上,面始焦,发始白。"女人在六七前,已开始出现黑眼圈、眼袋和鱼尾纹等,此时则脸变黑,皮肤干燥,出现脱发和白发。这是因为面部六条经络全部都气血衰弱了,也就是五脏六腑里的六腑功能都衰退了,包括膀胱经、胆经、三焦经、小肠经、大肠经、胃经,导致面焦、发白。头发脱,血不够;头发白,精不够。不够、不足者都需要对症调养。

这个年龄段的女人不仅要多吃姜枣茶等暖胃食物,还要注意补肾养发。头发已经变白者,通过调养也可以转黑。何首乌既能补肾气,又能

美丽小课堂

长时间看电视容易血虚

在中医学里,有"五劳七伤"之说,用来形容人身体虚弱多病。"久视伤血"就是"五劳"中的一劳。"久视伤血",是指如果一个人长时间用眼视物,不但会使其视力下降,还会导致人体"血"的损伤。因为肝主血,人的视力有赖于肝气疏泄和肝血滋养,故有"肝开窍于目"的说法,所以眼睛过度劳累会损伤肝脏,进而影响血的调节。如果女人看书或盯着电视、电脑太长时间,不但会损伤肝脏,还会消耗体内的血,容易出现面白无华或萎黄或头晕眼花等血虚证。

补精血，还可以使头发变黑，可炮制加蜜后服用。如果用首乌不方便，可用由何首乌和菟丝子等七味中药组成的七宝美髯丹。

7. 第七阶段：49岁

《黄帝内经》上说："七七，任脉虚，太冲脉衰少，天癸竭，地道不通，故形坏而无子也。"这个年龄段的女性往往任脉虚弱，具体表现为：唇色发白、干燥甚至枯裂，内分泌激素相应变少或没有；阴道变得干涩，月经紊乱甚至闭经。过度消耗自己的肾气，尤其是"白骨精"女性会早衰，在六七前就提前闭经。这时尤其是要在补肾的基础上全面补养五脏六腑，重返健康活力。

8. 第八阶段：56岁

女性在八七也就是56岁之后，一般会由阴转阳，变得精力旺盛。这时，如果女人能够全面补充身体所需营养，保证身体的正常运转，就能保证拥有一个健康快乐的晚年。

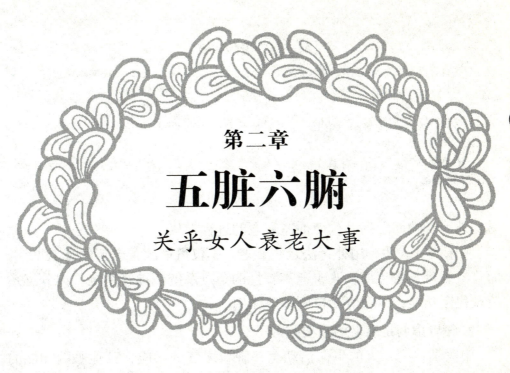

第二章
五脏六腑
关乎女人衰老大事

女人衰老的根源：脏腑功能在退化

衰老是每个女人都在经历的过程。从生物学上讲，衰老是生物随着时间的推移，自发的必然过程，它是复杂的自然现象，表现为结构和机能衰退，适应性和抵抗力减退。可以说，衰老的实质是身体各部分器官系统的功能逐渐衰退的过程，主要是五脏逐渐衰退的过程。

1. 肾虚是人体衰老的重要原因

中医认为，人体生长、发育、衰老的过程取决于肾。肾藏精，精化气，内含"肾阴""肾阳"（亦称元阴、元阳），为人体阴阳之根本，对全身各脏腑、组织起着温润滋养和温煦生化的作用。肾中精气亏虚，发失所养则枯槁变白、脱落，骨失所养则骨质疏松、齿槁齿脱、腰膝酸软、步履艰难，髓海空虚则失眠、健忘、反应迟钝、智力减退，上窍失养则目不明、耳不聪，下窍失养则二便失常。这些都是女人步入老年时期的自然症状。

肾中阴或阳的偏亏不仅是肾脏本身的阴阳平衡失调，而且进一步会影响到机体整体的综合平衡，出现一系列阴阳失衡的病理变化，使机体自身的稳定性降低。随之，机体对外界环境变化的适应能力也相应降低，

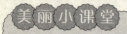

每天做一做强心操

（1）自然站立，双手前后摆动 20 次，之后双手拍打双侧大腿及双侧环跳穴；

（2）做跳绳动作 20~30 次，拇指甲抵中指端或无名指端随跳弹动 20~30 次（弹动时要用力）；

（3）以左掌按虚里（心前区），右掌按膻中（两乳中间），同时顺时针方向按摩 30 次结束。

该操可预防心脏病，有益于修复心血管系统。如果在做强心操时配合做下蹲运动 10~20 次，养心效果会更好。

易受外因影响而发病，从而加速衰老的进程。

临床研究表明，用补肾法延缓衰老，不仅可以改善老年的衰老见症，而且具有延长生存期，改善老年女性的免疫系统、神经系统、内分泌系统及代谢功能，以及清除自由基等作用。

2. 脾胃虚弱是衰老的重要信号

中医学认为，人的生命活动全赖脾胃之气的供应，其他脏腑功能的开展也受脾胃的调节，中医学称之为"以脾胃为枢轴"。脾胃虚弱，纳运失调，升降失常，可致目无所见、耳无所闻、鼻不闻香、舌不知味等老化表现。

而且，脾与肾有着密切的联系，因此脾虚则导致肾虚，肾脾虚衰直接导致了心、肺、肝以及机体一切组织器官的衰老；而心、肺、肝诸脏器的衰变又从不同的方面加速了整个机体的衰老过程。

而瘀血阻滞是导致脏腑衰退的重要原因，因为瘀血停滞，血行不畅，不仅使脏腑得不到正常的滋养，功能减退，而且使代谢废物堆积体内，毒害机体。所以瘀血既是衰老的病理产物，又是衰老的病理因素。老年女性常见的皮肤色素沉着、老年斑、巩膜混浊、舌下脉络粗长、舌紫、脉涩结代等皆为血瘀征象；老年期心脑血管硬化、血压升高及呼吸泌尿等多系统的衰退现象也多以血瘀为主要特征。

此外，情志失调也容易加速女人体内脏腑的衰老。因为情志失调可使女人的五脏功能紊乱，失去协调平衡，即所谓"心动则五脏六腑皆摇"以及"喜伤心""怒伤肝""思伤脾""悲伤肺""恐伤肾"。而且，情志失调可致气机失调、血行不畅，甚至出现癥瘤积聚，这也会加速脏腑功能的衰退。

因此，女人要想永葆青春和美丽，首要任务就是养护体内脏腑健康，从而保证身体的正常运行。

女人身体器官衰老排行榜

许多女人以为，白发和皱纹才是衰老的早期迹象，其实不然，早在女人刚进入青年期时，体内的一些器官就已经开始衰老退化了。

下面，我们就来看一看女人身体器官衰老的排行榜：

1. 脸部皮肤

女性往往在 19 岁半就开始长出第一条皱纹，25 岁后脸部皮肤开始出现干燥、粗糙、松弛等问题。

2. 肺

20 岁开始衰老。肺活量从 20 岁起开始缓慢下降，到了 40 岁，一些女人就开始气喘吁吁。

3. 大脑和神经系统

22 岁开始衰老，大脑中的神经细胞会慢慢减少。40 岁后，神经细胞将以每天 1 万个的速度递减，从而对记忆力及大脑功能造成影响。

4. 肌肉

30 岁开始衰老。肌肉一直在生长，衰竭；再生长，再衰竭。30 岁后，肌肉衰竭速度大于生长速度。过了 40 岁，女人的肌肉开始以每年 0.5%～2% 的速度减少。

5. 乳房、头发、骨骼

35 岁，随着女性体内雌、孕激素水平减少，乳房逐渐衰老、下垂。40 岁后，乳晕会急剧收缩。

35 岁左右，女人头发开始变白。60 岁以后毛囊变少，头发变稀。头发乌黑是因为头发里含有一种黑色素，人体没有统一分泌黑色素的腺体，黑色素在每根头发中分别产生，所以头发总是一根一根变白。

35 岁，女人的骨骼开始衰老。25 岁前，女人的骨密度一直在增加，但到了 35 岁，女人的骨质开始流失，进入自然老化过程。80 岁时，女人的身高大多会降低 5 厘米。

6. 心脏、牙齿、眼睛

40 岁，女人的心脏开始衰老。随着身体日益变老，心脏向全身输送血液的效率也开始降低。55 岁以上的女性心脏病发作的概率较大。

40 岁，女人的牙齿开始衰老。40 岁以上成年女人唾液的分泌量会减少。唾液可冲走细菌，唾液减少，牙齿和牙龈更易腐烂。牙周的牙龈组织流失后，牙龈会萎缩。

40岁，女人的眼睛开始衰老。近距离观察事物会非常费劲。接着，眼睛适应不同强度光的能力降低，对闪耀光更敏感，不适宜夜晚开车。

7. 肾、尿道旁腺

50岁，女人的肾开始衰老。肾滤过率从50岁开始减少，后果是女人失去了夜间憋尿的功能，需要多次跑卫生间。75岁老年女性的肾滤过率是30岁时的一半。

50岁，尿道旁腺开始衰老，引发了包括尿频在内的一系列问题。

8. 耳朵、肠道、性器官

55岁左右，女人的耳朵开始衰老。60岁以上的女人半数会因为老化导致听力受损，这多是老年性耳聋的典型症状。老人的耳道壁变薄、

美丽小课堂

常搓8个部位，养生抗衰老

1. 搓手
双手先对搓手背50下，然后再对搓手掌50下。经常搓手可以促进大脑和全身的兴奋枢纽，增加双手的灵活性、柔韧性和抗寒性，还可以延缓双手的衰老。

2. 搓额
左右轮流上下搓额头50下。经常搓额可以清醒大脑，还可以延缓皱纹的产生。

3. 搓鼻
用双手示指搓鼻梁的两侧。经常搓鼻可以使鼻腔畅通，并可起到防治感冒和鼻炎的作用。

4. 搓目
用手掌来回搓耳朵50下。通过刺激耳朵上的穴位来促进全身的健康，并可以增强听力。

5. 搓胸
先左手后右手在两肋中间"胸腺"穴位轮流各搓50下。经常搓胸能起到安抚心脏的作用。

6. 搓腹
先左手后右手，先顺时针后逆时针地轮流搓腹部各50下。可促进消化，防止积食和便秘。

7. 搓腰
左右手掌在腰部搓50下。可补肾壮腰和加固元气，还可以防治腰酸。

8. 搓足
先用左手搓右足底50下，再用右手搓左足底50下。足部是人的"第二心脏"，可以促进血液的循环，激化和增强内分泌系统机能，加强人体的免疫和抗病的能力，并可增加足部的抗寒性。

耳膜增厚、听高频度声音变得吃力，所以在人多嘈杂的地方，交流十分困难。

55岁，女人的肠道开始衰老。健康的肠道可以在有害和"友好"细菌之间找到良好的平衡。肠内"友好"细菌的数量在55岁后开始大幅减少，这一幕尤其会在大肠内上演。结果，人体消化功能下降，肠道疾病风险增大。

55岁，女性的阴道萎缩、干燥，阴道壁丧失弹性，性交越来越疼痛。

9. 舌头和鼻子

60岁，女人的舌头和鼻子开始退化。一生中最初舌头上分布有大约1万个味蕾。60岁后，味蕾的数量往往减半，味觉和嗅觉逐渐衰退。

10. 声带、膀胱

65岁，女人的声带开始衰老。随着年龄的增长，我们的声音会变得轻声细气，且越来越沙哑。这是因为喉咙里的软组织弱化，影响声音的响亮程度。女人的声音变得越来越沙哑，音质越来越低。

65岁，女人的膀胱开始衰老。65岁时，我们更有可能丧失对排尿的控制。如果说30岁时膀胱能容纳2杯尿液，那么70岁时只能容纳1杯。膀胱肌肉的伸缩性下降，使得其中的尿液不能彻底排空，反过来导致尿道感染。

11. 肝脏

70岁，女人的肝脏开始衰老。肝脏似乎是体内唯一能挑战衰老进程的器官。肝细胞的再生能力非常强大。手术切除部分肝后，3~4个月之内往往就能再长成一个完整的肝。

女人只有熟知身体器官的衰老时间，才能有针对性地保养身体各器官，全面维护身体健康，有效延缓衰老。

女人以肝为天，养肝最当先

10个女性中至少有7个女人的肝脏有问题。许多女人都有这样的经历：突然无缘无故地脸色发黄，心情郁闷，看谁都不顺眼，总想找碴儿吵架，这其实就是肝脏出了问题。

中医理论认为，肝主要有两大功能，即主藏血和主疏泄。

肝主藏血，一部分是滋养肝脏自身，一部分是调节全身血量。血液分布全身，且肝脏自身功能的发挥，也要有充足的血液滋养。如果滋养

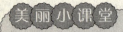

推荐养肝粥

1. 决明子粥

材料：炒决明子10克，大米60克，冰糖少量。

做法：先将决明子加水煎煮，取汁适量，然后将其汁和大米同煮，成粥后加入冰糖即成。

功效：《本草纲目》记载，决明子具有明目安神、清热醒脑、清肝益肾、降压通便、降脂瘦身的功效。

2. 桑葚粥

材料：桑葚30克（鲜桑葚60克），糯米60克，冰糖适量。

做法：将桑葚洗干净，与糯米同煮，待煮熟后加入冰糖即可。

功效：该粥可以滋补肝阴、养血明目。《本草纲目》载，桑葚能"安魂镇神，令人聪明"。

肝脏的血液不足，女人就会感觉头晕目眩、视力减退。另外，肝脉与冲脉相连，冲为血海，主月经，当肝血不足时，冲脉就会受损，于是女子容易出现月经不准、经血量少色淡，甚至闭经的情况。肝调节血量的功能主要体现在：肝根据人体的不同状态，分配全身血液。当女人的身体从安静状态转为活动状态时，肝就会将更多的血液运送到全身各组织器官，以供所需。当肝的藏血功能出现问题时，则可能导致女人体内的血液逆流外溢，并出现呕血、衄血、月经过多、崩漏等病症。

肝主疏泄。疏泄，即传输、疏通、发泄。肝脏属木，主生发。它把人体内部的气机生发、疏泄出来，使气息畅通无阻。气机如果得不到疏泄，就是"气闭"，气闭就会引起很多的病理变化，譬如出现水肿、瘀血、女子闭经等。肝就是起到疏泄气机的功能。如果肝气郁结，全身各组织器官必然长期供血不足，影响其生长和营运功能，这样，体内毒素和产生的废物不能排出，长期堆积在体内，就会发展成恶性肿瘤，也就是人们闻之色变的"癌"。

另外，肝还与女人的心情有很大关系，肝的疏泄功能正常，女人的心情则舒畅；肝的疏泄功能太过，女人则会出现急躁易怒、心烦不寐、多梦、头痛等肝气上亢的症状；肝的疏泄功能不足，女人则会出现情绪低落、郁闷等症状。因此，养肝护肝是女人不容马虎的抗衰老大计。

一般来说，女人要养护肝脏健康，需要做到以下几点：

1. 饮食要清淡

饮食要清淡，少食油腻、辛辣等刺激性强的食物，如肥肉、猪油、辣椒、油炸食品等上火食物；不能暴饮暴食，并注意食物禁忌，如不能饮酒，忌吃雄鸡、鲤鱼、牛、羊、狗肉等发物；要做到不偏食，注意五谷为养、五果为助、五荤为充，合理均衡地搭配饮食。

《本草纲目》记载了很多养肝的东西，主要有蛋类、瘦肉、鱼类、豆制品、牛奶等，它们不但能保持肝脏所需的营养，而且能够减少有毒物质对肝脏的损伤，有助于肝细胞的再生和修复。

2. 保证睡眠时间

《黄帝内经》记载"卧则血归于肝"，也就是说，当女人睡着时，体内的血就会归到肝里。肝的功能之一就是藏血，所以女人要养好肝就要卧下休息，要有好的睡眠。那什么时候睡觉对养护肝脏是最好的呢？答案就是丑时一定要处于熟睡的状态。丑时是凌晨1：00 3：00这段时间，此时是肝经当令，也就是肝的气血最旺的时候，这时人体内部阴气下降，阳气继续上升，所以女人应该安静地休息，以顺应自然。

3. 配合肝经的工作

肝经起于大脚趾内侧的指甲缘，向上到脚踝，然后沿着腿的内侧向上，在肾经和脾经中间，绕过生殖器，最后到达肋骨边缘止。女人除了要在肝经当值的时间保持深度睡眠外，还应经常按摩肝经，尤其是按摩肝经上最重要的穴位——太冲穴，它是治疗各种肝病的特效穴位，能够降血压、平肝清热、清利头目，与菊花的功效很相似，而且对女性的月经不调也很有效。

太冲穴的位置在脚背上大脚趾和第二趾结合的地方，足背最高点前的凹陷处。那些平时容易发火着急、脾气比较暴躁的女人尤其要重视这个穴位，每天坚持用手指按摩太冲穴2分钟，直到产生明显的酸胀感，用不了1个月，就能感觉到体质有明显的好转。

此外，女人可以在晚上19：00 21：00时候按摩心包经，因为心包经和肝经属于同名经，所以在晚上19：00~21：00时按摩心包经也能起到刺激肝经的作用。

4. 少生气

怒伤肝，保护肝脏就要少生气。中医里有"悲胜怒"一说，就是用悲伤来战胜大怒，金克木，肝主怒，大怒则肝火不能收敛，因此用肺金收敛的方法来降肝火。这就是说，女人在生气的时候，可以想想悲伤的事情，这样就可以把怒火熄灭。

5.春季要特别注意养肝

在阴阳五行中，肝属木，春季也属木，因而春气通肝。因此，在春天，肝气旺盛而升发，女人的精神焕发。可如果肝气升发太过或是肝气郁结，都易损伤肝脏，使得女人到夏季就会发生寒性病变。因此，女人在春季时宜保持柔和、舒畅、升发、条达，既不抑郁也不亢奋的冲和之象，才能维持正常的疏泄功能。也就是说，女人在春季可多参加一些户外活动，如散步、踏青、打球、打太极拳等既能使人体气血通畅，促进吐故纳新、强身健体，又能怡情养肝，达到护肝保健的效果。女人的服饰还要尽量宽松，头发尽量披散下来，才能使形体得以舒展，气血不致淤积，肝气顺畅，身体自然强健。

此外，要养肝脏，最好找个好的环境居住，居住在蓝天白云之下、青山绿水之间最好。如果住在城市中，可以多去公园转转，那里有草有木，环境幽雅，空气新鲜，对健康有益。

如果做好上述几点，并持之以恒，女人就可以养好肝脏，生化体内气血，有效延缓衰老。

把心养好，才能拥有形神兼备的美

俗话说"貌由心生"，女人养颜就要先养心。古语说心是"君主之官"，也就是说心在五脏中处于最重要的地位。为什么这么说呢？因为心掌管着人体中最重要的东西——"神明"。"神明"指精神、思维和意识活动。心主神明的功能正常，则精神健旺，神志清楚；反之，则可致精神异常，出现惊悸、健忘、失眠、癫狂等症，也可引起其他脏腑的功能紊乱。

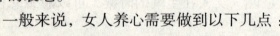
——内关

心的另外一个功能是主管血脉。人的血和经脉都是由心来主导的，心就像一个泵，把血液送往身体的各个器官。心的正常工作是靠心气的作用。如果一个女人的心气旺盛，血液就能流注并营养全身，面色也会变得红润有光泽；如果一个女人的心气不足，则血行不畅或血脉空虚，就会出现心悸气短的现象，就容易加速身体的衰老。

一般来说，女人养心需要做到以下几点：

1. 保持好心情

中医认为"心在志为喜",指心的生理功能与七情中的"喜"关系密切。喜即高兴愉快的情绪,对机体的精神状态是一种良好的刺激,有益于心脏,也有益于身心健康。现代医学研究也证明,性格开朗、精神愉快、对人生充满乐观情绪的女人多能健康长寿,其心血管病的发病率也明显降低;而情绪急躁、精神抑郁、对人生充满悲观情绪的女人则体弱多病,其心血管病的发病率也明显升高。因此,善于调整自己的情绪,使自己总是处于乐观愉快的好心情,是女人养护心脏的最好方法。

2. 通过饮食来保护心脏

合理的饮食能预防冠心病、心绞痛和心肌梗死等疾病的发病。这就需要女人平时的饮食要清淡,因为盐分过多会加重心脏的负担;不要暴饮暴食,戒烟限酒;多吃一些养心的食物,如杏仁、莲子、黄豆、黑芝麻、木耳、红枣等。

此外,女人养心还要多吃一些红色食物。中医认为,红色食品补心。日常生活中常见的红色食物有胡萝卜、红辣椒、番茄、西瓜、山楂、红枣、草莓、红薯、红苹果等。

3. 通过穴位按摩护心

内关是冠心病的日常保健穴位之一,女人经常按揉该穴位,可以增加心脏的无氧代谢,增强其功能。女人平时既可以边走边按揉,也可以在工作之余,每天花两分钟左右按揉,有酸胀感即可。

内关穴的具体位置在前臂内侧,腕横纹上2寸,两筋间。

4. 夏季尤其要注意保护心脏

按照中医理论,季节和五行五脏是相对应的。夏季属火,对应的脏腑为心,所以养心也成为夏季保健的一大关键点。这就要求女人在生活

美丽小课堂

透明的食物能养心

保养心脏的食物,不仅能从其粗糙程度上来辨别其对心脏的好处有多大,而且还能从颜色上看出来,不仅是红色的食物能养心,那些看起来透明的食物也是补养心脏的佳品。

透明的食物非常常见,比如夏天吃的凉粉。凉粉的品种很多,比如绿豆凉粉、蚕豆凉粉、红薯凉粉等,既可凉拌,又可清炒,是夏日养心不可缺少的美味佳肴。

藕粉和何首乌粉也是不错的补心食物。可取适量的藕粉放在碗里,加少许水调和,然后用开水冲即可。

透明的食品还有西米,可经常煮食,常见的消夏美食就有椰汁西米。

中要注意戒烟限酒，不要饮浓茶，保证充足的睡眠；要多喝水、多补水，因为夏季出汗较多，如不注意及时补充水分，会引起血液中水分减少，血液黏稠度增加，致使血流缓慢，造成血管栓塞，极易引发急性心肌梗死和心脏猝死。

女人美丽的根本，在于养肺润燥

女人要想有好气色，就要内养五脏，尤其是养好肺。肺在五脏六腑的地位很高，《黄帝内经》中说："肺者，相傅之官，治节出焉。"也就是说肺相当于一个王朝的宰相，一人之下，万人之上。宰相的职责是什么？他了解百官、协调百官，事无巨细都要管。

中医认为，肺主皮毛，皮肤的状况取决于肺。如果肺经气机太足，血液循环就会加快，导致皮肤发红、怕热、容易过敏；如果肺经气机长期虚弱，皮肤血液循环不足，就会失去光泽，肤色比较黯淡。这时，女人只用化妆品并不能达到美容目的，而要首先将肺经的气机养起来，这样内外兼修，效果才会好。所以，女性要想皮肤白里透红、健康有光泽，首先要把肺养好。

女人要养肺，需要做到以下几点：

1. 呼吸清新的空气

要养肺，女人首先要保持周围空气的清新，因为肺的主要生理功能是进行体内外气体交换，吸清呼浊，即吸入氧气，呼出二氧化碳，保证机体对氧的需求。因此，不管是家里还是单位，都要多开窗通风，保持干净，不要让空气里的垃圾长时间在屋里滞留。

2. 大笑清肺

中医提出"笑能清肺"，因为笑能使胸廓扩张，肺活量增大，胸肌伸展，笑能宣发肺气、调节人体气机的升降、消除疲劳、驱除抑郁、解除胸闷、恢复体力，使肺气下降、与肾气相通，并增加食欲。清晨锻炼若能开怀大笑，可使肺吸入足量的大自然中的"清气"，呼出废气，

美丽小课堂

推荐养肺银耳红枣汤

材料：银耳50克，红枣数枚，冰糖少许。

做法：将银耳泡发去蒂后加水，小火炖2个小时，然后将洗净的红枣以及少许冰糖放入，继续熬煮半小时，放温后即可食用。

加快血液循环，从而达到调和心肺气血的作用，保持女人的情绪稳定。

3. 不要过度悲伤

中医认为，肺主悲，当女人悲伤过度时常会有喘不过气来的感觉，这就是太过悲伤使肺气受损了。反过来，肺气虚时，女人也会变得多愁善感；肺气太盛时，女人则容易骄傲自大。所以说，女人要想使肺机条达，让皮肤健康有光泽，一定要注意防止有过悲情绪。

4. 饮食养肺

养肺还要从饮食着手起，可多吃玉米、黄豆、黑豆、冬瓜、西红柿、藕、甘薯、猪皮、梨等养肺食物，但要按照个人体质、肠胃功能酌量选用。

养肺食物中，燕窝润肺的功效最佳。《本草纲目》里说："燕窝甘淡平，大养肺阴，化痰止咳，补而能清，为调理虚劳之圣药，一切病之由于肺虚，而不能肃清下行者，用此皆可治之。"

此外，银耳也有同等功效，被称为"穷人的燕窝"。银耳能润肺止咳、益气和血，再加上它的滋阴作用，长期服用可以润肤，并有祛除脸部黄褐斑、雀斑的功效。如果和红枣一起熬成汤，食用起来效果更好。

5. 喝水养肺

肺是一个开放的系统，从鼻腔到气管再到肺，构成了气的通路。肺部的水分可以随着气的排出而散失，特别是秋冬干燥的空气更容易带走水分，造成肺黏膜和呼吸道的损伤。这就是中医所说的燥邪容易伤肺。因此，及时补充水分，是肺部保养的重要措施。

此外，凌晨3:00~5:00是肺经当令的时间，肺负责将气血传给全身，这个时候恰恰是人体气血由静转动的过程，它是通过深度睡眠来完成的，所以这时候女人往往睡得最死。如果女人这时候偏偏不睡，就是在硬往上调体内的阳气，这对身体的伤害非常大。因此，女人要养好肺，一定不能熬夜，尤其是熬通宵。

养好肾，就是对女人的青春负责

很多人都认为肾虚是男人的"专利"，实际上，女性受生理、病理因素影响也容易发生肾虚，而且女性肾虚的比例相当高，并不低于男性。女性跟男性比较，阳气较弱，如果工作与家庭的压力过大，饮食不注意预防寒凉，或是长期处在冷气设备的工作环境中，更容易患肾虚，致使过早衰老。肾虚一般多见于更年期女性，表现为失眠多梦、烦躁易怒、脱发、口干咽燥、黑眼圈与黄褐斑等"肾阴虚"的症状。

中医认为，肾藏精，主生长发育和生殖。肾精充盈、肾气旺盛时，五脏功能也会正常运行，气血旺盛，容貌不衰；当肾气虚衰时，人的容颜暗沉，鬓发斑白，齿摇发落，皱纹满面，未老先衰。

那么，女人要怎样养肾来延缓衰老呢？一般需要做到以下几点：

1. 生活起居有规律

古人提出"春夏养阳，秋冬养阴"的护肾法则。阳者肾气也，阴者肾精也，所以在春季，应该是"夜卧早起，广庭于步"，以畅养阳气；在夏季应该是"夜卧早起，无厌于日"，以温养阳气；在秋季，应该是"早卧早起，与鸡俱兴"，以收敛阴气；在冬季，应该是"早卧晚起，必待正光"，以护养阴气。若能做到起居有常，自然精气盛、肾气旺，就能够达到抗衰老、保健康的目的。

2. 多吃补肾食物

中医认为肾为先天之本，通过以"黑补肾"可达到强身健体、补脑益精、防老抗衰的作用。那么，什么是"黑色食品"呢？在国外，"黑色食品"包括两方面的内容：一是具有黑颜色的食品，二是粗纤维含量较高的食品。常见的黑色食品有黑芝麻、黑豆、黑米、黑荞麦、黑枣、黑葡萄、黑松子、黑香菇、黑木耳、海带、乌鸡、黑鱼、甲鱼等。

此外，《本草纲目》里记载，板栗可治疗肾虚、腰腿无力；枸杞子味甘而润注，滋而补，可补肾润肺、生精益气、明目；狗肉性温味咸，除有补中益气的作用外，还能温肾助阳。

3. 按摩养肾

中医认为，脚心的涌泉穴是浊气下降的地方。经常按摩涌泉穴，可益精补肾。按摩脚心对大脑皮层能够产生良性刺激，调节中枢神经的兴奋与抑制过程，对神经衰弱有良好的作用。方法是：两手对掌握热后，以左手擦右脚心，以右手擦左脚心。每日早晚各1次，每次搓300下。女人还可以通过按摩腰部来养肾：两手掌对搓至手心热后，分别放至腰部，手掌向皮肤，上下按摩腰部，至有热感为止。早晚各1次，每次约200下。这些运动可以健运命门，补肾纳气。

4. 适当的运动

肢体功能活动包括关节、筋等组织运动，由肝肾所支配，因而有肝肾同源之说。善于养生的女人，在冬季更注重锻炼身体，以取得养筋健骨、

美丽小课堂

强肾操和缩肛功

1. 强肾操

端坐，两腿自然分开，与肩同宽，双手屈肘侧举，手指伸向上，与两耳平。然后，双手上举，以两肋部感觉有所牵动为度，随后复原。可连续做3~5次为1遍，每日可酌情做3~5遍。做动作前，全身宜放松。双手上举时吸气，复原时呼气，用力不宜过大、过猛。这种动作可活动筋骨、畅达经脉，同时使气归于丹田，对年老、体弱、气短的女人有明显的缓解作用。

2. 缩肛功

平卧或直立，全身放松，自然呼吸。呼气时，做排便时的缩肛动作，吸气时放松，反复进行30次左右。早晚均可进行。

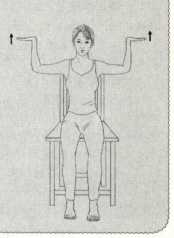

舒筋活络、畅通血脉、增强自身抵抗力之效。锻炼时运动量要适当，散步、慢跑、做健身、打太极拳都是很好的运动方式，只要持之以恒，定能达到健肾强体之目的。

5. 适当节制性生活

《寿世保元》云："精乃肾之主，冬季养生，应适当节制性生活，不能恣其情欲，伤其肾精。"这提示女人，精气是构成人体的基本物质，精的充盈与否，也是决定女人延缓衰老的关键。精气流失过多，会有碍"天命"。冬属水，其气寒，主藏，故冬天宜养精气，对性生活有节制，有利于女人抗衰。此外，因为冬天气温较低，肾又喜温，因此女人要注意保暖，并多吃温性食物来暖身补肾，比如核桃、枸杞、狗肉、羊肉、黑芝麻、龙眼肉等。注意，肾虚有阴虚、阳虚之分，进补时对症用膳，方可取得显著效果。肾阳虚可选服羊肉粥、鹿肾粥、韭菜粥等温肾壮阳之物，肾阴虚宜选服海参粥、地黄粥、枸杞粥等滋补肾精之品。总之，女人要注意保养自己的肾，这是拥有健康和青春的最基本的保障。会保养的女人一定都是懂得好好养"肾"的女人，这样的女人才能由内而外散发自然的美丽光彩。

花容月貌都来自胃的摄取

《黄帝内经》中说："有胃气则生。无胃气则死。"也就是说，胃气决定人的生死。所谓"胃气"，中医泛指胃肠为主的消化功能。对正常

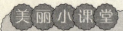

养胃就用滋胃饮

材料：乌梅肉6克，炒白芍10克，炙甘草3克，北沙参10克，大麦冬10克，金钗石斛10克，丹参10克，炙鸡内金5克，生麦芽10克，玫瑰花3克。

用法：将所有药材放入容器内，加冷水浸过药面，15分钟后即行煎煮，煮沸后改用微火，再煎20分钟。滤取药液约300毫升服之。

功效：滋养胃阴，疏肝柔肝。

加减：口渴较严重的女人，阴虚甚者加大生地（根茎肥大、体重的干生地）10克；伴有郁火、脘中烧灼热辣疼痛、痛势急迫、口苦而燥、渴而多饮的女人，加黑山栀6克、黄连3克；舌苔厚腻而黄、呕恶频作、湿热留滞在胃的女人，加黄连3克、厚朴花3克、佛手3克；津虚不能化气或气虚不能生津、津气两虚兼见神疲、气短、头昏、肢软、大便不畅或便溏的女人，加太子参10克、山药10克。

人来说，胃气充足是机体健康的体现；对病人而言，胃气则影响到康复能力。可见，胃气是人赖以生存的根气，胃气强壮，则气血冲旺，五脏和调，精力充沛，容颜润泽，因此，女人一定要注意调养胃气。

现代医学认为，胃部疾病往往与人的情绪、心态密切相关，因此胃被称作人体的第二张脸，它每时每刻都反映着女人的情绪变化。当女人处于兴奋、愉悦、高兴的情绪状态时，胃的各种功能发挥正常甚至超常，消化液分泌增加、胃肠运动加强、食欲大增；如果女人处于生气、忧伤、精神压力很大的消极情绪状态，就会使胃液酸度和胃蛋白酶含量增高，胃黏膜充血、糜烂并形成溃疡；在女人悲伤或恐惧的时刻，胃的情形更糟——胃黏膜会变白、胃液分泌量减少、胃液酸度和胃蛋白酶含量下降，导致消化不良。所以，爱美的女人一定要保持心情愉快，保护好自己的"第二张脸"。

此外，女人养胃护胃还需要做到以下几点：

1. 多吃有营养的食物

女人养胃，就要多吃些高蛋白食物及高维生素食物，保证机体的各种营养素充足，防止贫血和营养不良。

2. 早餐吃热食

调摄胃气最重要的一点就是早餐应该吃"热食"。有些女人贪图凉爽，尤其是夏天，早餐喝蔬果汁代替热乎乎的豆浆、稀粥，这在短时间内也许不会对女人的身体造成什么不利的影响，但长此以往会伤害"胃气"。

从中医角度看，吃早餐时是不宜先喝蔬果汁、冰咖啡、冰果汁、冰红茶、冰牛奶的。早餐应该吃"热食"，才能保护"胃气"。因为早晨的时候，身体各个系统还未走出睡眠状态，假如这时候女人食冰冷的食物，必定使体内各个系统出现挛缩、血流不畅的现象。也许女人刚开始食冰冷食物的时候，不会觉得胃肠有什么不舒服，但日子一久或年龄渐长，女人往往会发现皮肤越来越差，喉咙老是隐隐有痰不清爽，或是时常感冒，小毛病不断。这就是伤了胃气、降低了身体抵抗力的缘故。

3. 多做摇摆运动

摇摆运动也可以健胃增强胃功能，具体方法如下：

（1）仰卧式。去掉枕头，平躺在硬床上，身体成一条直线。双脚尖并拢，并尽力向膝盖方向勾起。双手十指交叉，掌心向上，放于颈后，两肘部支撑床面。身体模仿金鱼游泳的动作，快速地向左右两侧做水平扭摆。如果身体难以协调，可以用双肘与足跟支撑，帮助用力，练习协调之后，可以逐渐加快速度。每次练3～5分钟，每天练习2次。

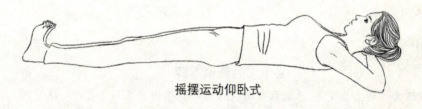

摇摆运动仰卧式

（2）俯卧式。身体俯卧，伸成直线。两手掌十指交叉，掌心向下，垫于前额下。以双手掌支撑，做迅速而协调的左右水平摆动。

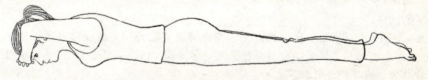

摇摆运动俯卧式

（3）屈膝式。仰卧，双手十指交叉，掌心向上，垫在颈后。两腿并拢屈膝，脚跟靠近臀部。摆动时以双膝的左右摇动来带动身体的活动，向左右两侧交替扭转。开始时幅度可小，熟练后即可加大幅度，加快频率。

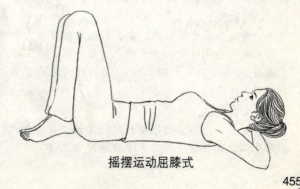

摇摆运动屈膝式

嘴唇干瘪＋腹部肥胖，女人该养脾了

如果女人发现自己的嘴唇总是很干，而且腹部的赘肉也越来越多，这往往是脾出了问题。

脾在人体中的地位非常重要。中医认为"肾是先天之本，脾为后天之本"，脾属土，是人体存活下去的根本。脾主运化，把水谷化成精微并吸收，转换成气血津液，传输至全身，保证人体的正常运行。没有脾的运化作用，人体就不能得到能源，也就不能生存下去。

脾还有统血的作用，就是统摄、约束血液行于脉内而不外溢。如果脾气虚弱，失去了约束血的力量，就会出现一些出血病症，如皮肤紫癜、产后出血不止、呕血、便血、尿血等。

此外，脾还主肌肉，肌肉的营养是从脾的运化吸收而来的。一般而言，脾气健运，营养充足，则肌肉丰盈。中医认为"脾开窍于口，其华在唇，

美丽小课堂

夏季尤其注重养脾

中医认为"脾主长夏"，长夏指阴历六月这个夏季的最后一个月份，这时的天气往往炎热又多雨，湿为阴邪，好伤人阳气，尤其是脾阳。由于脾脏喜燥而恶湿，一旦受损，则导致脾气不能正常运化，而使气机不畅，表现为消化吸收功能低下，比如脘腹胀满、食欲不振、胸闷想吐等。所以女人在长夏一定要注意饮食（少吃生冷食物）、起居的应时应季变化，以预防疾病发生。

长夏调养脾可运用以下几种方法：

1. 醒脾法

生蒜泥10克、糖醋少许，饭前食，有醒脾健胃之功，并能预防肠道病症；山楂条20克、生姜丝5克拌食，有消食开胃之功；香菜125克、海蜇丝50克，食盐、糖醋少许拌食，有芳香开胃健脾之功。

2. 护脾法

选用各种药粥护脾益胃：银耳20克、百合10克、绿豆20克，加入糯米100克煮粥食；山药50克、茯苓50克、炒焦粳米250克，煮粥食；山药250克、莲子20克，先用清水泡透，加水煮烂食用。

3. 温脾法

夏天贪食冷的食物，容易引起寒积脾胃，影响人体的功能。可用较厚的纱布袋装炒热的食盐100克，置于脐上3横指处，有温中散寒止痛之功；或用肉桂粉3克、荜拨粉10克、高良姜粉10克，装入纱布袋内，夜间置于脐上，能起到温脾胃、止吐泻之功。

4. 健脾法

夏天一般不宜进行较剧烈的运动。老年女性则宜用摩腹功，即仰卧于床上，以脐为中心，顺时针方向用手掌旋转按摩20次。

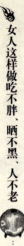

在液为涎",因此,要观察脾的运化功能是否正常,很简单,看嘴唇就行了。脾的运化功能好,嘴唇就会滋润、丰满,否则就比较干瘪。身体出现莫名的消瘦、流口水、湿肿等症状,都是属于脾病,从脾上治肯定是没错的。由此可见,女人想要抗衰,也不能忽略了养脾。

女人要想养好脾,需要做到以下几个方面:

1. 避免太大的压力

中医有"思虑伤脾"之说,思虑过多就会影响脾的运化功能,导致脾胃呆滞、运化失常、消化吸收功能障碍,而出现食欲不振、脘腹胀闷、头晕目眩等症状。可见,缓解压力就能健脾,因此女人心情不畅时要及时发泄出来,避免郁结于内,伤害脾脏。

2. 食不可过饱

脾的主要功能是运化水谷,为后天之本。因此女人的养脾之道在于饮食不过饱,进食有规律,不吃损伤脾胃的食品,如过辣、过甜、过咸、过辛、过苦的食物。

3. 多吃养脾食物

脾是人体纳运食物及化生气血最重要的脏腑之一。当脾不好时,会出现精神疲倦、少气懒言、疲乏无力,食后困倦、食欲不振等临床表现。这时,女人可多吃补脾养脾的食物,比如糯米、红薯、粳米、薏苡仁、山药、白扁豆、牛肚、牛肉、西国米、饭豇豆、鲫鱼、白鲞(大黄鱼或者小黄鱼的干制品)等。

4. 养脾按摩术

按揉脾经是最有效的养脾健脾方法。按摩脾经最佳时间是巳时,在上午9:00 11:00点,按摩(或拍打)后喝1杯温开水。脾在五行属土,春夏秋冬四个季节的最后18天为脾所主,如不能坚持每天按摩,就选择在每季的最后这18天来按摩。(春季在谷雨前三天起至立夏;夏季在大暑前三天起至立秋,秋季在霜降前三天起至立冬,冬季在大寒前三日起至立春。)

日常养脾健脾的时候,穴位要选择:太白穴(治脾虚,控血糖)、大都穴(补钙大穴)、公孙穴(运血、通气、活血、解瘀)、商丘穴(最善消炎)、三阴交穴(妇科病万灵丹)、地机穴(糖尿病必选)、阴陵泉穴(祛湿毒,消痰)、血海穴(调血液,治血症)。每个穴位由轻到重,按摩3分钟以上。

总之，女人只要多吃补脾食物、经常做运动，而且不要对自己要求过于苛刻，学会放松，一切顺其自然，就能养好脾，生化体内气血，做个永葆青春的美丽女人。

壮"胆"，启动健康美丽的"枢纽"

《黄帝内经》里说："胆者，中正之官，决断出焉。凡十一脏，取决于胆也。"什么是"中正"呢？比如说，左是阴右是阳，胆就在中间，它就是交通阴阳的枢纽，保持着人体内部的平衡。胆功能正常，女人的身体就健康；胆功能出了问题，女人就显得虚弱不堪了，会出现黄疸、皮疹、皮肤粗糙等症状。由此可见，养好胆是女人美容抗衰的重要功课。

为什么又说"凡十一脏，取决于胆"呢？这是因为胆的好坏影响到胆汁的分泌疏泄，而胆汁的分泌疏泄又会影响到食物的分解；食物分解的好坏影响到食物营养成分的吸收与转化，而营养成分的吸收转化又直接影响到人体能量的补充供给；能量补充供给又影响到其他脏腑的能量需求（五谷、五味、五畜、五禽、五色等入五脏）。也就是说，即便女人吃了足够的食物，但如果没有胆囊疏泄的胆汁参与，或胆汁分泌疏泄不足，人体是吸收不到足够的养分的。

胆的功能失调一般表现在胆汁的分泌排泄障碍。通常胆功能失调是由于情志所伤、肝失疏泄而引起，肝胆燥热火重，使胆汁排泄失调。胆气上逆会形成口苦；肝胆气流不畅，经脉阻滞，气血流通不利，则会有胁痛症状；胆液逆流于血脉，泛溢于肌肤则形成黄疸。

一般来说，女人养胆需要做到以下几点：

（1）保持心情舒畅，有利于疏肝利胆。

（2）可食用一些疏肝胆的食物，如萝卜、青菜、水果等，少吃油腻食物，中药中的加味逍遥丸也有很好的疏肝胆作用。

（3）可做一些肝胆拍打动作。肝胆均位于右肋下，早晚用手掌同时拍打两肋下30次有养肝胆的作用。

最重要的是，女人要养成良好的生活习惯，因为不良的生活习惯是导致女人胆部疾病（主要是胆囊炎和胆结石）的重要原因。比如，女人经常不吃早餐，会使胆汁中胆酸含量减少，胆汁浓缩，胆囊中就易形成结石。另外，女人晚饭后常躺着看电视、报刊，饭后立即睡觉，晚餐摄入高脂肪等，也会使胃内食物消化和排空缓慢。食物的不断刺激又引起胆汁大量分泌，这时由于体位处于仰卧或半仰卧，便会发生胆汁引流不

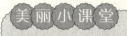

养胆，就要晚上 11 点前入睡

　　胆经是人体循行线路最长的一条经脉，它从人的外眼角开始，沿着头部两侧，顺着人体的侧面向下，到达脚的第四、五趾，几乎贯穿全身。胆经的当令时间在子时，也就是夜里的 23:00~凌晨 1:00 这段时间。经常熬夜的女人会有体会，到夜里 11 点钟的时候，觉得很有精神，还经常会觉得饿，这就是胆经当令，阳气开始生发了。但要注意，不要觉得这个时候精神好就继续工作或者娱乐，最好在晚上 23:00 前就入睡，这样才能把阳气养起来。

畅，在胆管内淤积，可能导致形成结石。如果女人经常吃甜食，过量的糖分会刺激胰岛素的分泌，使糖原和脂肪合成增加，同时胆固醇合成与积累也增加，造成胆汁内胆固醇增加，易导致胆结石。

　　尤其是当女人进入中年以后，身体基础代谢平均以每年 0.5% 的速度下降，控制胆道系统排出胆汁的神经功能也日趋衰退；胆囊、胆管的收缩力减弱，容易使胆汁淤滞，导致其中的胆固醇或胆色素等成分淤积而形成结石，这是主要原因。其次，中年女性容易身体发胖，体内脂肪代谢紊乱，造成胆汁内促成结石形成的物质（主要是胆固醇和胆色素）增加，尤其是女性，因此中年妇女是胆石症的高危人群。

　　女人一定要在生活习惯上严格要求自己，不要随心所欲，起居要有常，饮食要科学合理，睡眠要充足，才能真正养护胆部健康，让人体得到充分的滋养，有效延缓衰老。

年轻美丽要从"肠"计议

　　如果女人发现自己的身体出现了这些症状：口臭；经常莫名其妙地腹痛、腹胀；习惯性失眠；早已过了青春的年纪，脸上的痘痘仍然层出不穷；皮肤黯淡、无光，小肚子总鼓鼓的，还在不断发胖；等等，多是肠道不健康的表现。

　　《黄帝内经》中讲道："肠常清，人长寿；肠无渣，人无病。"意思是说：只要肠胃里没有毒素，常常保持清洁，人就能长寿。肠胃里保持通畅，没有食物残渣停留，人也就不会生病了。现代医学专家更指出，人体 90% 的疾病与肠道不洁有关。所以，女人要想永葆健康美丽，一定要保持肠道里面干干净净。

　　一般来说，女人养护肠道需要注意以下几点：

1. 多吃富含膳食纤维的食物

肠道每天不停地消化、吸收食物，以保证身体养分充足，是身体最劳累的器官。此外，它还是人体内最大的微生态系统，共有400多种菌群，掌管着人体70%以上的免疫功能，成为维护人体健康的天然屏障。微生态学家指出，保持肠道年轻的一个关键因素就在于保持肠道清洁，大便畅通。而膳食纤维就能促进肠道蠕动，加快粪便排出，从而抑制肠道内有害细菌的活动，维护肠内微生态环境平衡。

因此，女人的日常饮食中要多吃粗粮，有意识地增加膳食纤维的摄入量。另外，黄豆、黑豆、红豆、绿豆等豆类及豆制品对维护肠道微生态环境平衡起着至关重要的作用。但油炸豆腐、熏豆腐、卤制豆腐等加工食品营养物质遭到破坏较多，女人应少吃。蔬菜与水果也都含有丰富的维生素、矿物质及膳食纤维，成人应每天都摄取。除此之外，花生、腰果、开心果等坚果类，瓜子、芝麻等种子类，食物膳食纤维的含量也都较高。

同时，女人还要严格控制某些食物的摄取量。例如，肉类如果没有充分咀嚼就不易消化，容易成为肠内腐败的元凶；主要存在于动物脂肪和人造奶油中的饱和脂肪，如果聚集会打破肠道内的菌群平衡，增加那些促使胆汁酸盐变为致癌物的细菌含量；白糖有利于细菌，特别是大肠杆菌在肠道内的迅速繁殖，摄入过量的白糖将对肠道微生态环境平衡产生致命的危害。

2. 养护肠道的指压按摩术

女人每天做10分钟简单的指压按摩，就能让自己从内到外的美丽，成为真正的健康美人。

（1）腹部按摩：双手叠加，以肚脐为中心，顺时针按摩15秒；从上往下推压5～10次；在大便容易滞留的地方——乙状结肠附近用拇指按压。

（2）敲打腹部：单手握拳，按照从右到左的方向轻轻敲打腹部；换另外一只手再做1次；一共敲打3组。

此按摩对消化不良、便秘、胃肠障碍有很大帮助，在早晨去厕所前做1次，效果显著。

（3）腰部、背部指压法：找到便秘点，在背部肋骨最下方两拇指往下的地方，用拇指轻轻按压，同时扭转腰部。大肠腧这个穴位在腰部，脊椎往外2指远的地方，用大拇指按住这个点，左右同时按压，或者借

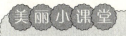

肠道健康的守卫兵——屁

"肠气"的俗称就是人人为之掩鼻的"屁",它是经由肛门排出体外的一种人体废气。健康人每天都要有不等次数的放屁现象,其频率一般为6～20个/天。肠道里细菌分解残留食物后产生的氮、硫化氢、氨等废气主要都靠放屁排出体外,这对人体是有好处的,也是人体自我调节的一个法宝。医学证明,通过放屁能够了解肠胃的情况,无屁、多屁、臭屁都体现了身体不同的状况。

1. 无屁不一定健康

如果连续几天都不放屁、不拉屎,并有阵阵腹痛,就要考虑是不是肠梗阻的前兆。特别是春节过后的一段时间里这种症状比较常见。

另外,"忍屁"也是不可取的。因为忍下来的气体会积存在大肠里,与来到肠黏膜的血液进行气体交换,并随血液流动。这样不但增加了身体负担,还可能会造成机体慢性中毒,引起腹部鼓胀、肠吟声声、精神不振、消化不良、头晕目眩,甚至产生腹膜炎、肠梗阻等疾病。

2. 多屁也要注意

多屁指的是肛门排气量大大地超过平时,出现这种情况的原因有很多,如消化不良、胃炎、消化性溃疡等胃部疾病,以及肝、胆、胰疾病等。

另外,多屁也可能是由于摄入的淀粉类、蛋白质类的食物,如豆类、土豆、蛋类等过多,或狼吞虎咽、习惯性吞咽动作过多,经常吞咽口水而摄入较多的空气等造成的。

3. 臭屁要找原因

屁的主要成分是咽下的空气中所含的氮及肠内细菌制造的氢、甲烷、二氧化碳等气体。一般情况下,屁是不会特别臭的。如果屁奇臭难闻,原因可能有:

(1)消化不良或进食过多肉食的结果。细菌分解肉制品时能产生硫化氢、吲哚、粪臭素等恶臭气体。

(2)患有晚期肠道恶性肿瘤时,由于癌肿组织糜烂,细菌在捣鬼,蛋白质腐败,经肛门排出的气体也可出现腐肉样奇臭。

(3)消化道出血时,血液在肠腔内滞积,或肠道发生炎症时,排出的气体往往比较腥臭。

(4)进食大蒜、洋葱和韭菜等含刺激性气味食物引起。

用按摩工具敲打。

此法对便秘、消除疲劳、腰疼有特效,而且简单易学。

(4)手和胳膊的指压法:拇指和示指之间凹陷的地方就是合谷穴,它是缓解便秘的代表性穴位,用拇指和示指用力按压此处;小拇指往上,手腕关节部位,骨头和筋中间凹陷的地方为神门穴,用拇指略加施力按压;在小拇指和无名指的延长线交叉的地方为支沟穴,用拇指用力旋压。

通过按压以上穴位,能够很好地促进大肠循环。

(5)小腿和脚踝指压法:从膝盖往下4指远、小腿外侧骨头凹陷的地方为足三里穴,用中指适力按压;从里侧的踝骨往上4指、小腿骨后面凹陷的地方为三阴交穴，用拇指按压。

按摩足三里、三阴交穴，可以"整顿"胃肠，使大肠更健康。

指压按摩中，需要注意的是，中指和无名指主要起支撑作用，靠拇指施力。用力也有讲究，太弱起不到效果，太用力又会造成不必要的疼痛。所以，要把握住最合适的强度。

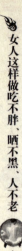

呵护膀胱，驱除损伤美丽的毒素

膀胱是一个储存尿液的器官，它的主要功能就是储尿和排尿。尿液在膀胱内储存到一定程度时就要排出体外，切不可憋尿，否则会影响膀胱的储尿功能。隋朝医家巢元方认为膀胱气化无力就会造成遗尿，所以他强调人不可憋尿。

尿液是肾脏代谢的产物，含有许多人体新陈代谢所产生的尿酸、尿毒等代谢废物和各种有毒物质。女人憋尿会使有毒物质在体内停留的时间过久，很容易引起泌尿系统感染和结石，严重时还会导致肾功能损害。和男性憋尿易患结石不同，女性憋尿易尿路感染。

女性由于腹腔内器官结构较复杂，长期憋尿会影响膀胱功能，且发生尿路感染的概率高于男性。因为女性的尿道口接近肛门、会阴部，由于局部潮湿利于细菌生长繁殖，排尿少，细菌在4~6小时后会疯狂生长。一些高速公路收费站的工作人员、导游、司乘人员更是患尿路感染的高发人群。

此外，女人长期憋尿可能引起膀胱损伤，因为控制膀胱收缩的神经分布在膀胱壁的肌肉里，憋尿太久，会使神经缺血或过度胀扯而受损，造成以后小便疼痛、尿频、尿不干净或尿不出小便的后果。更有甚者可能会引发心脏病和血压升高，严重的还会导致猝死。

因此，女人养护膀胱最简单的方法就是不要憋尿。如果憋了一段时间的尿，除了尽快将膀胱排空，最好的方法就是再补充大量的水分，强迫自己多几次小便，这对膀胱来说有冲洗作用，可以避免膀胱内细菌的增生。

此外，女人还应通过刺激膀胱经来养护膀胱的健康。在中医里，膀胱经号称太阳，是很重要的经脉，它从足后跟沿着小腿、后脊柱正中间的两旁，一直上到脑部，是一条大的经脉。下午15：00~17：00是膀胱经当令的时段，这时膀胱经很活跃。它又经过脑部，使气血很容易上输到脑部，所以这个时候不论是学习还是工作，效率都是很高的。

膀胱经还是人体最大的排毒通道，而其他诸如大肠排便、毛孔发汗、脚气排湿毒，气管排痰浊，以及涕泪、痘疹、呕秽等虽也是排毒的途径，但都是局部分段而行，最后也要并归膀胱经。所以，要想去驱除体内之毒，膀胱经必须畅通无阻。

总之，女人只要养好膀胱，就能及时排出体内毒素，还能养护肾脏健康，有效延缓衰老。

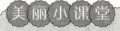

膀胱炎食疗方

1. 玉米粥

材料：玉米渣或玉米面50克，盐少许。

做法：将玉米渣或玉米面加适量水，煮成粥后，加盐少许即成。空腹食用。

功效：健脾和胃，利水通淋。

2. 大麦粥

材料：大麦米50克，红糖适量。

做法：研碎大麦米，用水煮成粥后，放入适量红糖，搅匀食用。

功效：消渴除热毒，益气调中。

3. 竹叶粥

材料：鲜竹叶30~45克，石膏15~30克，粳米50~100克，砂糖少许。

做法：竹叶与石膏加水煎煮，取汁与粳米、砂糖少许共煮，先以武火煮开，再用文火熬成稀粥即可食用。

功效：清心火，除烦热，利小便。

4. 青豆粥

材料：青豆50克，小麦50克，通草5克，白糖少许。

做法：先以水煮通草去渣取汁，用汁煮青豆、小麦为粥，加白糖少许，搅匀即可食用。

功效：富含多种抗氧化成分，还能消除炎症。

5. 车前子粥

材料：车前子10~15克，粳米50克。

做法：将车前子装入一个纱布包中，放入砂锅内，煎取汁，去车前子，加入粳米，兑水，煮为稀粥。

功效：清热利尿，泻湿止泻。

第三章
卵巢、子宫保养好，
就会变美变年轻

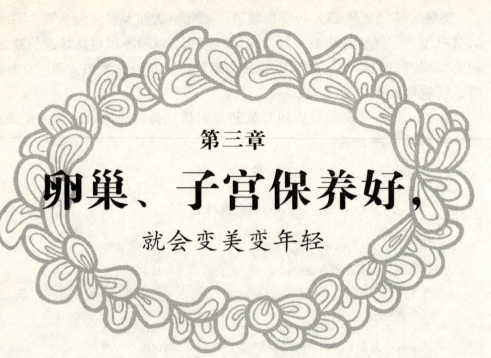

卵巢保养好，青春永不老

每个女人都渴望能永葆青春和美丽。然而，随着年龄的增长，身体曲线变形、局部脂肪堆积、妇科问题多多、情绪易于波动、精神状态欠佳、睡眠质量差等一系列问题却总是不断困扰着爱美的女人们。

其实，女人的这一切衰老问题都与卵巢衰退有关。卵巢是分泌雌激素的主要器官，雌激素能促进女性第二性征的发育和保持，可以说女性能焕发青春活力，卵巢功不可没。一般情况下，卵巢的功能在45~50岁才开始衰退，如果女人在40岁以前就出现了卵巢衰退现象，就是卵巢功能早衰症。卵巢早衰的女人，由于卵巢功能衰退而出现持续性闭经和性器官萎缩，常有促性腺激素水平的上升和雌激素的下降，从而使女人的身体快速衰老。

因此，女人只有保养好卵巢，才能促进雌激素的分泌，有效缓解衰老。

卵巢早衰的原因：

（1）卵巢与月经初潮年龄。民间的说法是，女人的月经会持续30年，也就是说如果月经初潮的时间是在15岁，那么绝经的时间就是45岁。女子绝经就代表卵巢已经衰老。

（2）卵巢与生育状况。第一次怀孕的年龄越大，绝经就越早；哺乳时间越长，绝经越晚。这也是为什么现代许多女人都有卵巢早衰症状的原因。现代女性忙工作忙事业，经常把婚姻大事和生孩子的事推得很晚，30多岁才生第一胎的大有人在，而且生完孩子后为了保持体型和尽快工作，拒绝给孩子母乳喂养的女人也越来越多，这都是造成卵巢早衰的重要原因。

（3）卵巢与生活习惯。每周吃2～3次鱼、虾的女人，绝经年龄较晚；常年坚持喝牛奶且喝牛奶量越多、坚持时间越长的女人，绝经越晚；从不锻炼身体的女人，绝经年龄早；受到被动吸烟侵害越多、时间越长的女人，绝经越早。

卵巢早衰两大征兆：

（1）月经周期变化。月经周期变化是卵巢早衰最明显的征兆，比如，女人月经的周期由30天1次变为2个月或3个月才来1次，经血量也慢慢减少甚至几乎没有，或者是生理期的天数逐渐减少。当月经周期出现变化时，多半与激素内分泌失调有关，不过应先就医以排除多囊性卵巢或其他妇科疾病造成的激素失调。

（2）更年期症状。如果在女性更年期的平均年龄——50岁之前，尤其是40岁之前就出现了皮肤干涩、性情急躁、难孕、皱纹和斑纹快速增多等更年期症状，就可能是卵巢早衰的征兆。

一般来说，女人可以从以下几个方面来养护自己的卵巢：

1. 饮食保养卵巢

《本草纲目》里记载了很多食物，如胡萝卜、牛奶、鱼、虾、大豆、红豆、黑豆等，它们都可为卵巢提供充足的营养物质。

2. 练瑜伽保养卵巢

听人说在脐部进行香薰精油按摩，有助于卵巢功能的稳定，有的女人就急匆匆地效仿去了。实际上，与其花大把的钱去做一次按摩，还不如去练瑜伽，因为练瑜伽可温补子宫，改善卵巢功能，即使不用来保养卵巢，也可以锻炼身体的柔韧度，达到舒经活血的保健功效。

3. 拒绝久坐，不穿紧身内衣

现在很多女人都是上班坐着、回家躺着，运动的时间很少。殊不知，这样很容易使卵巢功能衰退。坐得太久，血都瘀在小腹部位。流水不腐，老是不流动的腐血积压在盆腔，就会引发炎症。炎症上涌，脸上就会长斑。

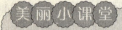

卵巢保养按摩术

选定膝关节上的血海穴、踝关节上的三阴交穴，踝关节旁边的复溜、照海穴，足底的涌泉穴，下腹部的关元、气海、神阙穴等穴位，自己用示指在这些穴位上点按，每天2～3次，每次20分钟，可促进女性内分泌和生殖系统功能的改善，有益于卵巢的保养。

就算不至于发炎，不畅通的血堵在皮肤的毛细血管里，也会让肤色显得怪异。此外，女人还要少穿塑身内衣，否则会导致卵巢发育受限，使卵巢受伤。

4. 产后提倡母乳喂养

女性产后最好是母乳喂养宝宝，而且哺乳时间越长，越有利于保养卵巢。注意，生育期妇女不要常吃排卵药来防止卵巢早衰，也要避免采用口服避孕药。

5. 保持轻松愉悦的心情

生活节奏加快导致女性心理压力过大，也会使女性提早出现卵巢早衰症状。因此，重压之下的女性要学会自我调节情绪，使体内脉搏、血压、新陈代谢都处于平稳协调状态，就会使得卵巢分泌的雌激素增多，有效延缓衰老。

在所有的方法中，冥想是较为有效的一种减压方法。以下方法可供参考：

（1）观呼吸。把注意力放在平稳深长的呼吸上，再慢慢地缩小注意力的范围到鼻尖，或是鼻尖外那一小片吸/吐气的空间上。仔细感觉每个吸吐之间的变化，其他什么都不想。

（2）观外物。女人也可以半闭着眼睛，把目光集中在眼前约30厘米远的定点上，这个定点可以是一张图，也可以是烛光……尽量将注意力集中在眼前的事物上，越单纯越好，以免分心。女人可以在注视它一阵子后，缓缓地把眼睛闭上，心中仍想着那个影像，仍旧保持平顺的呼吸。

总之，卵巢保养是女性不能忽视的生活内容。卵巢保养得好，可使皮肤细腻光滑，白里透红，永葆韧性和弹性；还能调节并分泌雌激素，使胸部丰满、紧实、圆润，有利于身体健康。

养好子宫，留住如花容颜

女人如花、女人似水……然而，挥之不去的子宫疾病使得女人不再如花般鲜艳，不再似水般盈柔，往日娇艳的容颜不复存在。子宫是女性重要的性器官，是宝宝最初的摇篮，也是美丽"后花园"的一角，所以，女性一定要保养好子宫。

其实，只要体内的雌激素水平正常，没有其他病变，子宫自身就可以保持健康。但是孕期的女性，由于体内胎儿的压坠，支撑子宫的韧带不断被拉长，分娩后，子宫就会缩小。要保证子宫和韧带都收缩到原来的水平和位置，就需要女性细心地自我调理了。

女性分娩后如果能做些恢复体操，就可以增强子宫韧带的弹性，也可以预防子宫脱垂。

动作一：跪在地上，胳膊向前、向下伸展，接触地面，然后整个胸部和肚子接触地面，将臀部高高翘起。保持这个姿势10秒后，两腿交换，向后做最大限度的伸展。

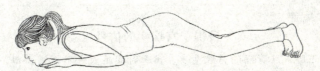

女性分娩后的恢复体操 –1

动作二：平躺在地上，膝盖弯曲，用脚掌蹬地，使得臀部上提。坚持10秒后，放下臀部休息5秒钟，然后重复这一动作。

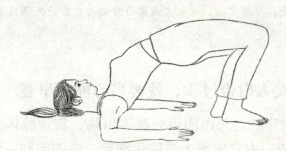

女性分娩后的恢复体操 –2

动作三：平躺在地上，臀部垫一个枕头，然后两腿向上伸直，使其与身体成一个直角。然后两腿可小幅度交叉摆动。

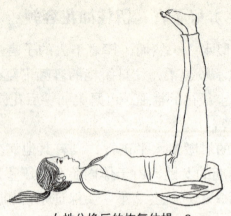

女性分娩后的恢复体操-3

值得说明的是，保养子宫一定要避免人流。另外，在饮食上保证蛋白质的摄入，食用鸡蛋、牛奶、鱼、禽、肉类等，多吃蔬菜和水果，少吃生、冷、硬的食物。《本草纲目》说："乌骨鸡补虚劳羸弱，治女人崩中带下虚损诸病。"所以，刚生完孩子，或者做完流产手术的女性要多喝点乌鸡汤。

美丽小课堂

警惕子宫疾病的信号

（1）伴有下腹或腰背痛的月经量多、出血时间延长或不规则出血，这些症状提示子宫肌瘤的发生。

（2）大小便困难，当大笑、咳嗽、腰背痛时出现尿外溢，这可能提示有子宫脱垂症状。

（3）月经周期间出血或者绝经后出血，这些症状有时提示有子宫癌。

（4）慢性、不正常的绝经前出血，被称为功能失调性子宫出血。

（5）下腹急性或慢性疼痛，有子宫肌瘤或者另外严重的盆腔疾病。例如急性盆腔炎或子宫内膜异位症，应立即去看医生。

（6）月经量过多，导致贫血，这也可能是子宫肌瘤、功能失调性子宫出血、子宫癌或其他子宫疾病的症状。

女人白带过少，就要当心卵巢早衰

白带，即阴道排液，是由阴道黏膜渗出物、宫颈腺体及子宫内膜腺体分泌物混合而成，内含阴道上皮脱落细胞、白细胞和一些非致病性细菌。

女性白带的多少通常与月经周期、性活动等生理现象相关。正常情况下，阴道排液的质与量随月经周期而变。一般来说，月经净后，阴道排液量少、色白，呈糊状。在月经中期卵巢即将排卵时，由于宫颈腺体

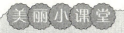

推荐卵巢保养食疗方

1. 花生莲子猪蹄汤

材料：红皮花生米250克、红枣150克、莲子肉250克、猪蹄3~4个。

做法：先将猪蹄去毛洗净，用1500~2000毫升水慢火熬3小时后，将花生、红枣和莲子放进去，同煮1小时。每天早晨和临睡前空腹喝1小碗。

功效：养护卵巢，预防卵巢早衰。

2. 核桃仁粥

材料：核桃仁15克，鸡内金12克，粳米100克。

做法：先将核桃仁、鸡内金捣烂如泥，加水研汁去渣，同粳米100克煮为稀粥。一日分顿食用，连服10天为一疗程。

功效：破瘀行血、通络消症，也适用于子宫肌瘤、卵巢囊肿等症状的辅助治疗，对于月经量不多的血瘀者也有一定的疗效。

3. 粉葛莲子百合汤

材料：粉葛根30克，益母草20克，女贞子15克，旱莲草15克，大生地15克，紫丹参15克，莲子肉12克，野百合12克，淮山药12克，京玄参12克，山萸肉12克，仙灵脾15克。

做法：将所有材料放入锅中，加水后煎煮，大火沸腾后，以文火慢煎1小时，饭前服，1天两次，1次1碗。在月经干净后连续服两周，到下个月经期完后再服，连续服3个月经周期。

功效：保养卵巢、延缓衰老。

分泌旺盛，白带增多，且色透明，微黏似蛋清样。排卵2~3天后，阴道排液变混浊，黏稠而量少。行经前后，因盆腔充血，阴道黏膜渗出物增加，白带往往增多。女性性生活频繁，也自然激发白带分泌增多。

若女性白带明显减少或缺乏，则会出现阴道干涩、灼热疼痛、性欲减退、性交不适或困难等症状，还可伴有头晕耳鸣、下肢酸软无力、烦躁不安、毛发稀疏等。长期白带过少，阴道自我防御功能减弱，女性容易感染阴道炎，且容易导致卵巢早衰，加速女人身体的衰老。

一般来说，白带过少是由卵巢功能失调或减退，性激素水平低下引起的，常见于流产较多、哺乳时间过长、长期有精神创伤及各种慢性疾病，如慢性肝炎、慢性肾炎、糖尿病、甲状腺功能减退症等患者，进入更年期后卵巢逐渐萎缩、失去功能也可使白带缺乏。

另外，白带过少也可能是性激素水平低下的表现。有些女性平时白带就少，在月经中期也没有白带增多的现象，这是由于体内雌性激素水平低下，一般为无排卵月经。不过当出现宫颈电灼、宫颈激光或宫颈冷冻时，由于宫颈柱状细胞被破坏，也会减少白带量，这种情况并不一定代表无排卵。

要警惕由慢性疾病引起的分泌过少,并在治病同时增强体质,注意补充蛋白、维生素,以增强激素分泌。其他原因引起的白带减少可采用阴道局部间歇使用雌激素软膏等方法进行治疗。

想年轻,一定要警惕卵巢囊肿

"卵巢囊肿"就是指卵巢内部或表面生成肿块。肿块内的物质通常是液体,有时也可能是固体,或是液体与固体的混合。卵巢囊肿的体积通常比较小,类似豌豆或腰果那么大,也有的囊肿长得像垒球一样,甚至更大。各个年龄段的女性都要警惕卵巢肿瘤,但该病患者以50岁左右面临绝经问题的女性最为多见。

卵巢肿瘤位于盆腔,且早期病症并不明显,但一旦发展成恶性肿瘤,病情就会迅速扩散,患者就医时70%以上已是晚期。据国外资料显示,卵巢恶性肿瘤5年存活率始终徘徊在25~30%之间,其死亡率高居妇科恶性肿瘤之首。因此,女人平时一定要切实关注自身的卵巢健康,预防或及早发现卵巢肿瘤,给予及时的调养治疗,才能有效维护健康、缓解衰老。卵巢囊肿的常见信号有以下几种:

1. 痛经

以前不痛经的女人开始痛经或痛经持续加重,多是卵巢肿瘤发生蒂扭转,或是肿瘤破裂、出血或感染所致。

2. 月经失调

月经如果经常在女人毫无准备的情况下来临,多是因为功能性肿瘤引发的不正常出血。卵巢囊肿是青春期前后出现阴道流血、育龄期女性月经紊乱、绝经后女性阴道不规则出血等的原因。

3. 腹部肿大、有肿块

腹部快速增大,出现腹胀不适症状,或按摩腹部发现腹内有肿块。

4. 有压迫感

巨大的卵巢囊肿压迫横隔引起心悸、呼吸困难;腹内压增加,影响下肢静脉回流,可引起下肢水肿,膀胱受压时可引起尿频、排尿困难或尿潴留;位于子宫直肠凹陷的囊肿可压迫直肠引起下坠感或排尿困难。

5. 不孕

卵巢囊肿是导致不孕症的一个病因,这与囊肿的大小并无直接关系。

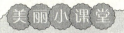

做个豆袋，温暖卵巢

卵巢是个极怕寒冷的部位。女人要经常用温热的装有红豆的布袋按摩下腹部，或经常用双手从腰部后面到骨盆方向进行按摩，传送给卵巢足够的温暖。

做豆袋的方法：准备500克红豆，放入一个棉布（用棉条绒最好）做成的口袋中，然后把装有红豆的布袋放入微波炉中，调到中间温度，转动3~4分钟即可。

如果女人发现自己的身体出现了以上症状，一定要及时就医，辨明症状，给予相应的治疗。要知道，尽管卵巢囊肿是一种很常见的疾病，大部分囊肿是由于卵巢的正常功能发生改变而引起的，是良性的。但是如果囊肿性质发生恶变，就会演变成卵巢癌。医学资料显示，卵巢癌是所有妇科肿瘤中死亡率最高的一个。

要想预防卵巢肿瘤，女人尤其是30岁以上的女人，即使没有任何不适，每年也应进行一次包括妇科检查在内的体检。如果发现卵巢囊肿，应进一步检查，明确是功能性囊肿，还是肿瘤性的囊肿，以采取不同的治疗方法。

一般来说，如果囊肿直径小于5厘米，又无证据提示肿瘤的话，多为功能性囊肿，可以2~3个月检查一次，以后再根据情况调整检查间隔时间；若4~6周后缩小或未增大，则功能性囊肿的可能性较大。如果囊肿继续增大，特别是大于5厘米的，或者突然下腹部阵发性绞痛，就可能是肿瘤性囊肿或发生了囊肿扭转或破裂，应该做进一步的检查确定是良性还是恶性，必要时应进行手术切除，千万不能掉以轻心，以免加速身体的衰老和毁灭。

多吃含钙的食物可降低卵巢癌的威胁

人体中的钙元素主要以"羟羟基磷酸钙"晶体的形式存在于骨骼和牙齿中。女人身体中的矿物质约占体重的5%，钙约占体重的2%。身体的钙大多分布在骨骼和牙齿中，约占总量的99%，其余1%的钙以游离的或结合的离子状态存在在软组织、细胞外液及血液中，统称为混溶钙池。而且，谷物、蔬菜中的草酸和膳食纤维会阻止人体对钙质的吸收，因此女人很容易缺钙，这就需要额外补钙，比如多吃一些含钙食物。

有研究显示，摄入低脂牛奶、钙或乳糖可能减少患卵巢癌的危险，饮食中含钙最多的女性患卵巢癌的可能比最低者小54%。

美国夏威夷大学的古德曼和他的同事们认为：女性每日摄入

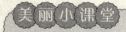

不良饮食习惯导致钙流失

（1）吸烟、喝酒、常喝碳酸饮料：这些都能造成人体酸性化，使人体中的钙流失；而碳酸饮料中还含有磷酸，能造成体内钙磷比例失调，直接阻止钙的吸收。

（2）常喝浓茶：茶水中的茶碱能阻止人体对钙的吸收。

（3）常喝咖啡：咖啡因能促使体内钙的流失和尿钙排出增多。

（4）高盐摄食：使尿钙排出增多而大量流失。

（5）饮食搭配不良：大量草酸、植酸食物与含钙丰富食物混食，容易结合生成草酸钙等物质，导致钙无法被人体吸收。

1000～1200毫克的钙，能有效降低罹患卵巢癌的危险。这个结论是古德曼和他的同事收集了558名卵巢癌患者和607名健康女性的饮食、生活习惯、激素使用、生育和疾病史的多项资料后，经过整合分析得出的。他们发现：消费奶制品包括低脂和脱脂奶最多的女性，不论什么种族，患卵巢癌的可能性最低，但饮用全奶者没有降低危险。而且消费酸奶、奶酪或冰激凌的量也与卵巢癌危险无关。钙和乳糖摄入较多者——奶制品的主要成分，似乎患卵巢癌的危险也较小（乳糖可能增加了钙吸收，促进了抑癌细菌的生长）。同时，古德曼他们也发现，脂肪、碳水化合物和蛋白质的总热量摄入与卵巢癌无关。

尽管结论非常有趣，但古德曼他们也表示："不能排除是钙和乳糖代表了奶制品中没被发现的其他成分的可能。"如果这一结论在其他研究中得到进一步的证实，就可能为女性找到了预防卵巢疾病尤其是卵巢癌的一种绝佳方法。因此，女性不妨多摄入一些含钙食物，如每天坚持喝牛奶，常吃一些奶制品、小虾皮、小鱼、海带及荠菜、豆腐等食物，这不仅有益于骨骼健康，也能在一定程度上养护卵巢健康，有效延缓衰老。

每天做3~4小时家务，养护卵巢防衰老

养护卵巢，不仅需要女人在饮食、生活习惯上下工夫，还需要女人经常运动。如果女人实在是抽不出时间去健身房运动，那么也可以选择在家中做3~4小时的家务，也能达到养护卵巢的目的，从而预防过早衰老。

在《国际癌症》杂质上，一份由澳大利亚科廷大学和中国浙江大学联合研究的报告表明：女人经常在家中做家务，例如打扫卫生、操作真

空吸尘器等可以有助于预防卵巢癌。该报告称,中等强度的劳动,如家务活动,可以减少妇女患卵巢癌的可能性。

该研究小组的组长科林·宾斯称:这项研究持续了两年,一共调查了900名中国妇女。研究表明,这些妇女增加体育锻炼后,卵巢癌的患病率大大下降,而家务劳动与体育锻炼有同样效果。但他同时也指出,如果女人一周只做20分钟的家务,基本上没有起到锻炼作用。但是,如果每天做3~4小时的家务的话,对于预防卵巢癌有相当大的作用,同时还可以阻止其他相关的妇女病,如子宫癌等。

但科林·宾斯也表示,适量运动能预防卵巢癌的原理,还有待研究。他认为可能的原因是适量的运动可以阻止身体过多积累脂肪,而身体中脂肪的多少会影响到激素的分泌。同时,适当的运动也可能增强了免疫系统,从而降低了妇女病的发生。

美丽小课堂

晚育可预防卵巢癌、子宫内膜癌

美国南加州大学的研究人员对477名卵巢癌患者和660名同族、同年龄和同一地区的健康妇女进行调查后发现,晚生孩子的妇女患卵巢癌的危险较低。

且35岁以后生孩子的妇女患卵巢癌的危险要比未生育过孩子的妇女低58%,比早生孩子的妇女患卵巢癌的危险也要低得多。比如,比25岁以前生孩子的妇女要低16%,比30岁以前生孩子的妇女要低45%。

晚育还能预防妇女患子宫内膜癌。研究人员认为,妇女怀孕时会产生大量的黄体酮,而黄体酮对这两种癌症具有一定的抑制作用。因此,高浓度的黄体酮能在癌症早期杀死癌症。另外,生育过程中随着胎盘的娩出,子宫被"清理",那些可能致癌的老化细胞也被清除出去,在一定程度上维护了女人的美丽和健康。

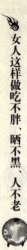

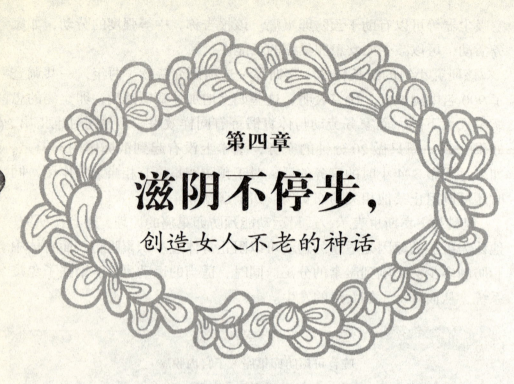

第四章
滋阴不停步，
创造女人不老的神话

保容颜、延寿命，滋阴是关键

阴是相对于阳而言的，凡是明亮的、兴奋的、强壮的、热的、运动的、上面的、外面的事物，都是"阳"；而凡是属于阴暗的、沮丧的、衰弱的、冷的、静止的、下面的、里面的事物都是"阴"。在女人身体中，阴具体地讲主要是血、精，阴液指汗、泪、涎、涕、唾五液，滋阴就是滋养身体里的这些阴液。

中医强调阴阳协调，认为一个人要是阴亏了，体内的津液自然就会干涸，没有了这些能源，人也就会枯萎，走向终结。现代很多女人的面部问题都与阴气不足有关，例如女人长痘痘就不是阳气太盛而是阴气不足，阴不足以涵阳，表现出来的就是火气。如果火气占了上风，那么人的元气就会受损，从而表现出精神不佳、皮肤黯淡等症状，也就是人们常说的"阴虚"。

因此，女人一定要掌握阴不足的警讯，然后及时做出改变，以免疾病趁"虚"而入，容颜消退，提前衰老。

1. 喜欢吃味道浓的东西

许多女人是"吃辣一族"，没有辣椒就吃不下饭。一般有两个原因：

一是女人的脾胃功能越来越弱了，对味道的感觉也越来越弱，所以要用浓的东西来调自己的肾精出来，用味道厚重的东西帮助自己调元气上来，帮助运化，这说明元气已经大伤，肾精已经不足。另外一个原因就是现在女人压力太大，心情太郁闷了，因为味厚的东西有通窜力，而吃辣椒和大蒜能让人心胸里的瘀滞散开一些。总而言之，女人只要爱吃味道浓的东西，就表示身体虚了。

2. 年纪轻轻头发就白了好多

许多女人年纪轻轻就有了白头发，这是体内阴液不足的征兆。中医认为，发为肾之华。华，就像花朵一样，头发是肾的外现，是肾的花朵。而头发的根在肾，如果女人的头发花白了，就说明女人的肾精不足，也就是肾虚了，这时候就要补肾气了。

3. 小便时头部打激灵

小女孩和老年女性小便时有一个现象，就是有时头部会打一下激灵。但是老年女性的打激灵和小女孩的打激灵是不一样的。小女孩是肾气不

美丽小课堂

推荐滋阴饮食方

1. 当归乌骨鸡

材料：枸杞60克，当归30克，白酒50克，乌骨鸡1只，生姜、食盐、味精各适量。

做法：先将枸杞、当归切片洗净后装入纱布袋中，用一半白酒浸泡6～8小时；另将鸡宰杀洗净，用另一半白酒加盐拌匀后涂抹于鸡身内外，把药袋和生姜纳入鸡腹内，置于容器中，上笼用武火蒸1小时，再改用文火蒸1小时，停火除去药袋和生姜，把鸡斩块装盘，汤汁加味精后浇在鸡块上即可服食

功效：滋补肝肾，养血调经。

2. 阿胶白肉汤

材料：阿胶6克，瘦猪肉100克，当归6克，食盐少许。

做法：先将当归洗净切成短节，并装入纱布袋，阿胶单独加水蒸化，再将猪肉和装有当归的药袋同入锅，加清水500毫升，煎煮1小时后去药袋，再加入阿胶，用小火炖化，最后用低盐调味即可服食

功效：补血活血，滋阴润肺。

3. 滋阴补肾药酒

材料：熟地黄55克，淮山药45克，枸杞子50克，云茯苓40克，山茱萸25克，炙甘草30克，黄酒1000毫升。

做法：以水200毫升，合黄酒一起煎煮诸药，煎30分钟，待药沉淀后，用纱布过滤，过滤后的药渣，用纱布包好，仍浸泡在药酒中。每日1次，每次1小盅，晚饭后饮用。

功效：方中熟地黄、枸杞子、山茱萸能滋补肝肾之阴；茯苓、山药、炙甘草滋养脾胃。适用于肾阴虚引起的腰酸遗泄，老年女性夜晚口燥、盗汗。

足以用，肾气、肾精还没有完全调出来，所以小便时气一往下走，下边一用力上边就有点空，就会激灵一下；而老年女性是肾气不足了，气血虚，所以下边一使劲上边也就空了。所以，当女人步入老年后，小便时一定要咬住后槽牙，以收敛住自己的肾气，不让它外泄。

4. 下午17:00~19:00发低烧

有些女人认为发高烧不好，实际上发高烧反而是气血充足的表现，气血特别充足，才有可能发高烧。小孩子动不动可以达到很高的热度，就是因为小孩子的气血特别足。而人到成年之后发高烧的可能性就不大了，所以，发低烧实际上是气血水平很低的表现，特别在下午17:00~19:00的时候发低烧，这实际上是肾气大伤了。

5. 成年人了还总流口水

我们知道，小孩子特别爱流口水，中医认为，涎从脾来，脾液为"涎"，也就是口水。脾属于后天，小孩脾胃发育尚弱，因此爱流口水。但是如果成年女人还总是流口水，那就是脾虚的表现，需要对身体进行调养了。

6. 迎风眼睛总是流眼泪

很多女人都有迎风流泪的毛病，但因不影响生活，也就不在意。在中医里，肝对应泪，如果总是迎风流泪的话，那就说明肝有问题了。肝在中医里属厥阴，迎风流泪就说明厥阴不收敛，长时间下去，就会造成肝阴虚，所以遇到这种情况，要及时调理，以免延误病情。

7. 睡觉时总出汗

睡觉爱出汗在医学上称为"盗汗"。中医认为，汗为心液，盗汗多由于气阴两虚，不能收敛固摄汗液而引起，若盗汗日久不愈，则更加耗伤气阴而危害身体健康。尤其是中青年人群，面临工作、家庭压力较大，体力、精力透支明显，极有可能导致人体自主神经紊乱，若在日常生活中不注意补"阴"，则必然受到盗汗症的"垂青"。

8. 坐着时总是不自觉地抖腿

有些女人坐着的时候总是不自觉地抖腿，这其实是女人肾精不足的征兆。肾精不足就会影响到女人的思维；思维有问题，做事肯定就有问题；做事有问题，就不会成功；做事总是不成功，就会引发女人的种种身心问题。

9. 春天了手脚还是冰凉的

有很多女人到了温度逐渐变暖的春季，手脚却还是冰凉的，这主要就由于人体在冬天精气养得不足造成的。我们知道，春季是万物生发的季节，连树枝都长出来了，人的身体也处于生发的阶段，但是人体肾经循行的路线是很长的，人的手脚又处于身体的末端，如果冬天肾精藏得不够的话，那么供给身体生发的力量就少了，精气到不了四肢，所以也就出现四肢冰冷的症状了。这时候，就需要女人做好补肾的功课了。

10. 皮肤越来越差

20多岁的女人如果发现自己的皮肤变得越来越差，这可能是由于女人体内营养物质（阴液）不足，导致皮肤营养不良，缺水明显，可见为皮肤干燥、缺乏弹性、易出现皱纹、表皮角化层增厚、粗糙无光泽；也可能是女人体内虚热和机能亢奋，导致颧颊部皮肤油光，产生痤疮，另外还会造成黑色素活跃，使皮肤黑色素增多，面部可见色素沉着，或出现黄褐斑，或面色晦暗、眼圈发黑。

以上所说的这些现象，都是阴不足的表现，都是在警告女人必须要滋补阴液，维持体内的阴阳平衡，才能维护自身的健康，有效延缓衰老。

清淡饮食养阴，益寿延年

我国古代著名医学家、滋阳学说的倡导者朱丹溪提倡淡食论，他认为清淡的饮食方可灭火祛湿，否则会升火耗伤阴精。五味过甚，就需要我们用中气来调和，这就是火气。"火"起来了自然要"水"来灭，也就是用人体内的津液来去火，津液少了阴必亏，疾病便上门了。

那么，到底什么是清淡饮食呢？有些女人认为，"清淡饮食"就是缺油少盐的饮食；还有些女人认为，所谓清淡，就是最好别吃肉，只吃蔬菜和水果。其实，这都是错误的观点。这样的"清淡饮食"，特别是长期缺乏蛋白质和脂肪的饮食，会给女人的健康带来更大的威胁——营养不良使女人的抵抗力急剧下降。

清淡饮食的原则应该是：以谷类为主食，食物多样化；多吃蔬菜水果；经常吃奶类、豆类和适量的鱼、禽、蛋、瘦肉。只有这样，才能保证饮食中的蛋白质、脂肪等营养素满足人体基本的需要。在此基础上，再提倡清淡少盐，对脂肪和食盐的摄入量加以控制，才能真正地促进健康。如果没有这个前提，"清淡"就失去了意义。尤其对生长发育期的女孩子来说，单纯、过分的清淡甚至可能对发育产生负面影响。即便是对于成年女性，过于清淡的饮食也容易扰乱女性的内分泌，在一

> **美丽小课堂**
>
> **秋季养阴防滥补**
>
> 根据中医"春夏养阳,秋冬养阴"的原则,秋季是女人最该滋阴的季节。然而,滋阴并不意味着大补,尤其不能滥补,尤其不能不分虚实地滥补。中医的治疗原则是虚者补之,不是虚证病人不宜用补药。
>
> 虚病有阴虚、阳虚、气虚、气血虚之分,对症服药才能补益身体,否则适得其反;还要注意进补适量,忌以药代食,药补不如食补。
>
> 食补以滋阴润燥为主,具体包括如乌骨鸡、猪肺、龟肉、燕窝、银耳、蜂蜜、芝麻、豆浆、藕、核桃、薏苡仁、花生、鸭蛋、菠菜、梨等,这些食物与其他有益食物或中药配伍,则功效更佳。

定程度上加速女人的衰老。

推荐清淡饮食的"一到七"模式:

(1)一个水果。每天吃含维生素丰富的新鲜水果至少1个,长年坚持会收到明显的美肤效果。

(2)两盘蔬菜。每天应进食两盘品种多样的蔬菜,其中一盘蔬菜是时令新鲜的、深绿颜色的。最好生食一些大葱、西红柿、凉拌芹菜、萝卜等,避免加热时破坏维生素,实际摄入量保持在400克左右。

(3)三勺素油。每天烹调用油限量为3勺,而且最好食用植物油,可光洁皮肤,保护心血管健康。

(4)四碗粗饭。每天四碗杂粮粗饭能壮体、美身段。

(5)五份蛋白质食物。每天吃肉类50克(最好是瘦肉)、鱼类50克、豆腐或豆制品200克、蛋1个、牛奶或奶粉冲剂1杯。这种以低脂肪的植物蛋白配非高脂肪的动物蛋白质的方法,经济实惠,而且动物脂肪和胆固醇相对减少,是公认的健康饮食。

(6)六种调味品。尽量用醋、葱、蒜、辣椒、花椒、芥末等调味品调味,可提高食欲,解毒杀菌,舒筋活血。

(7)七杯白开水(每杯200毫升)。每天喝水不少于七杯,以补充体液,促进代谢。

女人只要坚持这个"一到七"的饮食模式,基本就能达到清淡饮食的目标,也就能达到滋补体内阴液、延缓衰老的目标。

女人滋阴抗衰老,从吃早饭开始

因为多种原因很多女人养成了不吃早饭的习惯,岂不知每天早晨7:00 9:

00正是胃经当令之时,经脉气血是从子时(23:00 1:00)一阳初生,到卯时(5:00 7:00)的时候阳气就全升起来了,那么这个时候人体需要补充一些阴的东西了,而食物就属于阴,所以此时吃点早饭就像贵如油的春雨,它可以有效补充人体所需之阴。因此,对于阴虚体质的女人来说,千万不能错过吃早饭这个补阴的良机。

有些女性怕发胖,为了减肥就有意不吃早饭,其实吃早饭是不容易发胖的,为什么这么说呢?因为上午是阳气最足的时候,也是人体阳气气机最旺盛的时候,这个时候吃饭最容易消化。另外到九点以后就是脾经当令了,脾经能够通过运化把食物变成精血,然后输送到人的五脏去,所以早饭吃得多其实不容易发胖。

而且,如果女人不吃早饭,人体只得动用体内贮存的糖分和蛋白质,久而久之,会导致皮肤干燥、起皱和贫血等,加速人体的衰老。同时,早饭提供的能量和营养素在全天能量和营养素的摄取中占有重要的地位,国外相关的实验证明,早饭摄入的营养不足很难在其他餐中得到补

美丽小课堂

推荐滋阴补气汤

1. 滋阴党参汤

材料:麦冬粒6.25克,桑葚子12.5克,党参12.5克,枸杞子12.5克,芡实18.75克,龙眼肉12.5克,鸡1只。

做法:将龙眼肉泡软;将鸡去头、屁股、皮和多余脂肪,切成两半川烫(在沸水中烫一下捞出,去血沫、异味、杂质);锅中注入八分满水,水开后,放入所有材料,以大火煮20分钟,转至小火煮3小时40分钟即可。

功效:清心,滋阴益气。

2. 三元汤

材料:大枣3~10枚、莲子9~15克、桂圆肉6~12克为量。

做法:先将莲子用清水浸泡1~2小时,然后与洗净的大枣一起同放锅内煎煮,最后放入桂圆肉,煮十五至二十分钟为宜,待煮至质软汤浓时,加入适量白糖调匀,温凉后即可饮食。

功效:大枣可补益脾胃、补阴养血,莲子具有养心安神、健脾、补肾的作用,桂圆补气血,安神养心。

3. 生地党参瘦肉汤

材料:瘦肉250克,生地20克,党参15克,枸杞15克。

做法:将生地洗净,切成块;将新鲜瘦肉洗净切成块;党参、枸杞子也洗净备用;锅内放水,把所有材料倒入,开大火烧开,用汤勺将浮沫撇去,再开小火慢慢煲1.5个小时左右,关火前5分钟加盐即可。

功效:生地滋阴补肾,党参补气养血,枸杞治疗肝肾阴亏。

充，不吃早饭或早饭质量不好是引起全天的能量和营养素摄入不足的主要原因之一，严重时还会造成营养缺乏症如营养不良、缺铁性贫血等。

在睡眠中，胃仍在分泌少量胃酸，如果不吃早饭，胃酸没有食品去中和，就会刺激胃黏膜，导致胃部不适，久而久之则可能引起胃炎、溃疡病。

并且，一顿凑合的早饭，难以补充夜间消耗的水分和营养，会造成血液黏度增加，增加患中风、心肌梗死的概率。而且，早晨空腹时，体内胆固醇的饱和度较高，不吃早饭还容易产生胆结石。

那么，女人要怎么吃早饭才能达到补阴的效果呢？中医讲究"早吃咸晚吃甜"，因为咸入肾，早吃咸会调动人的肾精和元气，提高人的精气神，精神一整天。所以女人早饭尽量吃些咸味的东西，实在不行就喝上一杯淡盐水。

根据营养均衡的原则，早饭中谷类、肉类、奶及奶制品和蔬菜水果4类食物都有，早饭营养才充足；如果食用了其中3类，早饭质量较好；如果只选择了其中的两类或两类以下，早饭质量较差，不仅达不到补阴的效果，还可能损害女人的身体。

此外，女人要想让早上吃的食物迅速转变成血液津精，源源不断地供给全身的每一个器官，就要避免在早饭时摄入饼干、面包之类的干食。因为经历了一夜的消耗，人体的各种消化液已经分泌不足，此时如果再食入饼干、面包等干食，就会伤及胃肠的消化功能，降低血液津精的生成与运输。

古人认为"晨起食粥，推陈致新、利膈养胃，生津液，令人一日清爽"。所以说，早饭喝碗粥能润燥滋阴，益于养生。西方的营养学里也有一种叫"要素饮食"的方法，就是将各种营养食物打成粉状，进入消化道后，就是在人体没有消化液的情况下，也能直接吸收。所以女人早饭要吃粥、豆浆之类的"流食"，以促进血液津精的生成，让人体能及时有效地得到阴的补充。

容颜要美，3种滋阴蛋类不可缺

许多食物都有滋阴养颜的功效，尤其是蛋类的滋阴养颜效果更为突出。在所有蛋类中，以下3种蛋类滋阴养颜的效果最佳。

1. 鸡蛋

中医药学认为,鸡蛋味甘,性平,有补中益气、养阴健体及美肤等作用。《本草纲目》说:"卵白,其气清,其性微寒;卵黄,其气浑,其性温;卵则兼黄白则用之,其性平。精不足者,补之以气,形不足者,补之以血,卵兼理气血,故能清气。能补血,能养能阴,润肌肤。"《本草再新》说:"鸡子黄,补中益气,养肾益阴。"

现代医学证实,鸡蛋中富含蛋白质、磷脂、维生素 A、维生素 B_1、维生素 B_2、维生素 D、钙、铁、酶素等多种营养素。尤其是鸡蛋中的蛋白质是食物品种中质量、种类、组成方面最优质的蛋白质,在维护皮肤光泽、弹性等方面有着重要的作用。而鸡蛋中的磷脂有乳化作用,进入人体中的磷脂所分离出来的胆碱,具有防止皮肤衰老,使皮肤光滑美艳作用。

总之,女人适当地多吃一些鸡蛋,能有效滋阴健体,且能美肤抗衰老。

2. 鸭蛋

现代医学证实,和鸡蛋一样,鸭蛋也含有蛋白质、磷脂、维生素 A、维生素 B_1、维生素 B_2、维生素 D、钙、钾、铁、磷等营养物质,也具有滋阴美肤的功效。

中医认为,鸭蛋味甘,性凉,有滋阴、清肺、丰肌、泽肤等作用。女人常食银耳鸭蛋炖冰糖,就能有效滋阴降火、润肺美肤。

美丽小课堂

甲鱼是滋阴的佳品

甲鱼富含动物胶、角质蛋白、核酸、磷脂、维生素 A、维生素 B_1、维生素 B_2、烟酸、维生素 D、锌、铁、钙、磷、碘等营养成分。其中维生素 A、磷脂、维生素 B_2、烟酸、核酸等都是皮肤细胞的营养素,有护肤作用;锌有增强皮肤光洁度的作用;动物胶有使皮肤变得柔软、毛发光润等作用。

中医药学认为,甲鱼肉味甘、咸,性平,有滋阴凉血、益气补虚、丰肌亮肤等功效。《日用本草》说甲鱼:"其味甘、咸,性平,去血热,补劳伤,壮阳气,大补阴之不足。"阴虚的女人常食甲鱼,能有效提高人体免疫功能、增强机体抵抗力、延缓衰老、抗皮肤老化。

推荐食谱:贝母甲鱼

材料:甲鱼1只,川贝母5克,鸡汤1000克,料酒、盐、花椒、生姜、葱各适量。

做法:将甲鱼切块放入蒸钵中,加入鸡汤、川贝母、盐、料酒、花椒、姜、葱,上蒸笼蒸1小时即成。

功效:滋阴补肺。

注意:甲鱼是滋腻食品,食欲差、脾胃阳虚、寒湿内盛及有外感实热者不宜食用。

材料：鸭蛋1只，银耳10克，冰糖20克。

做法：先将银耳水发，洗净，放入锅中，加清水，用小火煮至烂熟；然后打入鸭蛋，加入冰糖，再用旺火煮至鸭蛋熟透即可。

功效：滋阴降火、润肺美肤。

注意，鸭蛋性偏凉，这一点不如鸡蛋（性平），故脾阳不足、寒湿下痢者不宜服。

3. 鹌鹑蛋

鹌鹑蛋也同样富含蛋白质、脑磷脂、卵磷脂、赖氨酸、胱氨酸、维生素 A、维生素 B_1、维生素 B_2、维生素 D、铁、磷、钙等营养物质，其营养价值不亚于鸡蛋，也能很好地滋阴美肤。

中医认为，鹌鹑蛋味甘，性平，不仅有补益气血、强身健脑、丰肌泽肤等功效，还对贫血、营养不良、神经衰弱、月经不调、高血压、支气管炎、血管硬化等疾病有很好的调补作用；对有贫血、月经不调的女性，其调补、养颜、美肤功用尤为显著。

女人在日常的饮食中多注意补充以上3种蛋类，能有效滋阴补血，恢复青春活力，延缓衰老。

养生专家推荐的滋阴养颜粥

在生活水平显著提高、绝大多数人温饱无忧的今天，营养不均衡的问题却日益突出，尤其是产后女性，在孕育、哺乳、工作中，都要消耗大量的体液，很容易出现虚脱的症状，头晕眼花、身心疲惫、心慌气短等。这时滋阴就显得格外重要。对于产后的女性来说，食物补阴有着不可代替的作用，这时要根据自己的需要进行食补，比如补肾阴，可食用乌鸡、鳖甲、龟板、枸杞子等。更重要的是，产妇要做到生活规律、心情舒畅，并积极参加户外锻炼。

推荐下面两款滋阴粥，有助于产后女性恢复原来的健康活力和青春靓丽。

1. 养血补津粥

材料：红花10克，当归10克，丹参15克，糯米100克。

做法：将所有材料加水煮粥。

功效：养血补津，适合于面色灰暗、虚劳燥咳、心悸、脾虚的阴虚者。

2. 滋阴补气粥

材料：猪肘 600 克，枸杞子 18 克，人参 10 克，生姜 15 克，白糖 5 克，优质大米 100 克。

做法：将所有材料加水煮粥。

功效：滋阴补气，适用于气短、体虚、神经衰弱、目昏不明的阴虚者。

除了产后女性需要滋阴外，阴虚性缺铁症的女性也要着重滋阴。对于阴虚性缺铁症的女性来说，缺铁阻碍了人体进行氧化过程和新陈代谢，使身体各项功能的运作效率随之降低，导致女性出现脸色苍白、皮肤粗糙等现象。

那么如何改善呢？这样的女性应多吃富含维生素 A、核黄素、铁、钙等营养素的食物，如动物的肝、肾、心，以及瘦肉、奶类、蛋类、红糖、红枣、糙米、水果和蔬菜。同时，女人还应常呼吸新鲜空气，晒太阳，做健身运动，保持乐观的情绪，增强免疫力。

下面两款滋补粥能有效改善女性阴虚性缺铁症。

1. 益气养阴粥

材料：黄芪 20 克，山药 10 克，黄精 20 克，白芍 10 克，优质大米 100 克。

做法：将所有材料加水煮粥。

功效：益气养阴，适用于身倦、乏力、气短等，如疲劳综合征、贫血。

2. 养血补阴粥

材料：何首乌 20 克，肉苁蓉 15 克，北沙参 15 克，桑叶 3 克，莲

美丽小课堂

常见滋阴食物

（1）杂粮类：绿豆、大米、红枣、玉米、红薯、豆制品等。

（2）蔬菜类：苦瓜、芥蓝、菠菜、油菜、芹菜、冬瓜、生白萝卜、黄瓜、生藕、莴笋、茄子、丝瓜、茭白、慈姑、紫菜、金针菜（干品）、海带、竹笋、冬笋、菊花菜、土豆、绿豆芽等。

（3）肉类、鱼类：鸭肉、兔肉、河蟹、田螺肉、马肉、鸭蛋、猪肉、鹅肉、鲤鱼、青鱼、鲫鱼、鲢鱼、甲鱼、泥鳅、乌贼鱼、鸡血、鸡蛋、鸽蛋、鹌鹑肉、鹌鹑蛋、鲈鱼、鳜鱼、黄花鱼、带鱼、鱼翅等。

（4）奶及奶制品：纯牛奶、酸牛奶、奶酪等。

（5）水果类：西瓜、梨、香蕉、柚子、藕、柿饼霜、柑子、橙子、柿子、鲜百合、甘蔗、山楂、芒果、猕猴桃、金橘、山楂、苹果、葡萄、柠檬、乌梅、枇杷、橄榄、花红、李子、酸梅、海棠、菠萝、石榴、无花果、罗汉果、桑葚、杨桃、香瓜、生菱角、生荸荠等。

（6）其他：花生、莲子、榛子、松子、百合、银杏、大枣、南瓜子、西瓜子酱、玫瑰花、琼脂、豆豉、食盐、绿茶、白糖、蜂蜜、可可等。

子肉10克，优质大米100克。

做法：将所有材料加水煮粥。

功效：适用于面色苍白、舌质淡红、脉细无力、手足麻痛、心烦易怒、月经不调者。

阿胶里藏着一个容颜不衰的秘密

阿胶是驴皮经煎煮浓缩制成的固体胶质，是女人滋补阴血的上品。《本草纲目》记载，"阿胶甘，平，归肺、肝、肾经。能够补血、止血、滋阴润燥，用于血虚萎黄，眩晕，心悸等，为补血之佳品。"尤其是女性的一些病症，如月经不调、经血不断、妊娠下血等，阿胶都有很好的滋阴补血之功。因此，如果女人是阴虚体质，不妨试一试阿胶。

阿胶在中医药学上已经有两千多年的历史了，其实最早制作阿胶的原料不是驴皮而是牛皮，秦汉时期的医药学著作《神农本草经》记载："煮牛皮作之。"由于阿胶在滋补和药用方面的神奇功效，它受到历代帝王的青睐，被列为贡品之一，故有"贡阿胶"之称。

阿胶含有丰富的动物胶、氮、明胶蛋白、钙、硫等矿物质和多种氨基酸物质，具有补血止血、滋阴润肺等功效，特别在补血方面的作用更加突出，在治疗各种原因的出血、贫血、眩晕、心悸等症状方面也是效果卓著。

阿胶的养颜功效其实也就根基于它的补血之功，女性气血充足，表现在容貌上，也才能面若桃花、莹润有光泽。当今社会节奏的加快、竞争压力的加剧使很多女性过早地出现月经不调、痛经、肌肤黯淡无光、脸上长色斑等衰老迹象，只有从内部调理开始，通过补血理气，调整营养平衡，才能塑造靓丽女人。而补血理血的首选之食就是阿胶，因为阿胶能从根本上解决气血不足的问题，同时改善血红细胞的新陈代谢，加

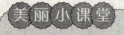

驴肉滋阴方

材料：驴肉300克，驴骨头200克，香葱2棵，生姜1块，大料适量，香油2小匙，料酒1大匙，胡椒粉2小匙，精盐2小匙，味精1小匙。

做法：将驴肉和驴骨头用清水洗净，把香葱洗净打结，生姜洗净拍松；将驴肉、驴骨头放入大锅中加香葱结、生姜、大料同煮，驴肉至肉烂时捞出，切片；待汤汁呈乳白时，再放入驴肉片烧开，加精盐、味精、胡椒粉、料酒、香油即可。

功效：补气益血，安心神。主治劳损体弱、气血虚损、心损等症。

强真皮细胞的保水功能，实现女人自内而外的美丽。

下面介绍一种"阿胶粥"，阴虚体质的女人可用于日常养阴补阴：

材料：阿胶 10 克，大米 100 克，红砂糖适量。

做法：将阿胶捣碎备用；先取大米淘净，放入锅中，加清水适量，煮为稀粥，待熟时，调入捣碎的阿胶、红糖，煮为稀粥服食，每日 1～2 剂，晨起或晚睡前食用。

功效：养血止血，固冲安胎，养阴润肺。适用于虚劳咳嗽，久咳咯血，吐血，鼻衄，大便出血，妇女月经过多，漏下不止或崩中，孕妇胎动不安，先兆流产及各种失血性贫血，缺铁性贫血等。

不过，需要提醒大家的是，不要服用刚熬制的新阿胶，而是应该在阴干处放 3 年方可食用；要在确认阿胶是真品后才可食用，以防服用以假乱真的阿胶引起身体不适。

善用龙眼这个滋阴养颜的法宝

龙眼，又称桂圆、亚荔枝，是无患子科木本植物龙眼的成熟果实。龙眼是我国南亚热带名贵特产，历史上素有南"桂圆"、北"人参"的说法。龙眼的果肉甜美可口，不滋腻，不壅气，并且营养丰富，是国内外市场深受欢迎的珍贵果品。

中医认为，龙眼味甘性平，有养心安神、滋阴补血的功效。当代的白领女性们生活繁忙，用脑次数频繁，加上休息时间短，很容易出现头昏脑涨、健忘的现象，若每天以龙眼肉泡水当茶喝，可以让女人在不知不觉中变得头脑清晰，提高记忆力。如果女人过度用脑后神经兴奋从而导致失眠，不妨用龙眼肉煮汤喝，可起到安神助眠的作用。

女性因为每个月的生理期会固定失血，所以很容易患贫血，大约有 20% 的女性、50% 的孕妇都会有贫血的情形。这时，可通过多吃龙眼来滋阴补血，有效改善贫血症状。此外，龙眼含有丰富的水分、维生素 C、胡萝卜素、维生素 B_1、维生素 B_2、烟酸，还富含有机酸、腺嘌呤、胆碱、蛋白质以及磷、铁、钙等多种矿物质等营养成分，能有效养护肌肤健康，可谓女性美容抗衰的法宝。

下面为大家推荐几款龙眼食方：

1. 龙眼粟米粥

材料：粟米 50～100 克，龙眼肉 30 克，红糖适量。

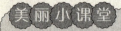

推荐两2款枸杞抗衰方

1. 枸杞肉丝

材料：枸杞、青笋、猪油各100克，猪瘦肉500克，白糖、酱油、食盐、味精、香油、料酒各适量。

做法：将猪瘦肉洗净，切成长丝；青笋切成细丝；枸杞洗净待用；炒锅加猪油烧热，再将肉丝、笋丝同时下锅，烹入料酒，加入白糖、酱油、食盐、味精搅匀，投入枸杞，翻炒几下，淋入香油，炒熟即成。

功效：枸杞肉丝具有滋阴补肾、明目健身的功效。适用于体弱乏力、肾虚目眩、视物模糊等症。

2. 枸杞芽煎鸡蛋

材料：鸡蛋2个，鲜枸杞苗30克，盐、油适量。

做法：将枸杞苗洗净切碎，加入打散的鸡蛋中，再入食盐少许调匀，以食油煎熟服食。

功效：养肝明目，适用于肝虚血少，眼目昏花干涩，或夜盲等症。

枸杞芽的其他做法有：

凉拌杞芽：初春嫩茎叶，开水焯烫凉拌，按口味喜好调味后咀嚼食用。

油炒杞苗：急火热炒，加水焖煮片刻，调味起锅即食。

杞芽豆腐：二者热油拌炒，加水焖煮片刻，勾芡调味起锅，做汤、羹皆可。

需要注意的是，最适合吃枸杞子的是体质虚弱、抵抗力差的女人。枸杞子温热身体的效果相当强，正在感冒发热、身体有炎症、腹泻的女人最好别吃。

做法：将粟米和龙眼同煮成粥，等粥煮熟以后，加入适量红糖，然后空腹食用。

功效：可以补血养心，安神益智，适用于心脾虚损、气血不足，失眠健忘、惊悸等病症。

2. 龙眼肉炖鸡汤

材料：肥母鸡1只，龙眼肉150克，盐、料酒、味精、葱、姜各适量。

做法：将鸡清洗干净，放入开水锅内焯水后捞出，洗去血沫放入砂锅内，再放龙眼肉及辅料，用大火烧开，后改用小火炖2小时左右，除去葱、姜，加味精调味即可。

功效：补气健脾，养血安神，适宜心脾虚弱、气血不足、失眠头晕者调补，也可用于久病体虚、产后进补。

需要注意的是，因龙眼含糖分较高，糖尿病患者应少食或不食；外感未清，或内有郁火、痰饮气滞及湿阻中满者忌食龙眼。又因龙眼肉中含有嘌呤类物质，痛风患者也不宜食用。

体验麦冬带来的滋阴抗衰效果

中医认为,麦冬性甘寒质润,有滋阴之功,既善于清养肺胃之阴,又可清心经之热,是一味滋清兼备的补益良药。麦冬的常用量为10~15克,可入丸、散,也可熬膏,也可泡茶饮服。

《本草纲目》提到过,养阴润肺、益胃生津多用去心麦冬,清心除烦多用连心麦冬。但麦冬性寒,如因脾胃虚寒而见有腹泻便溏、舌苔白腻、消化不良者及外感风寒咳嗽者均不宜应用。

麦冬

现代研究表明,麦冬含多种甾体皂苷、β-谷甾醇、豆甾醇等,能提高人体耐低氧能力,增加冠状动脉血流量,对心肌缺血有明显保护作用;能抗心律失常及改善心肌收缩力,有抗血栓形成和改善微循环的作用;对白色葡萄球菌、枯草杆菌、大肠杆菌及伤寒杆菌等有抗菌作用;协调胰岛素功能,能降低血糖,促使胰岛细胞恢复正常;有一定的镇静作用,能提高机体免疫功能。

因此,女人多吃麦冬,不仅有润肺养胃滋阴的功效,还能够提高人体免疫力,促进气血流通,全面延缓衰老。此外,女人在使用麦冬滋阴前,先要辨明自己的虚火症状,再给予相应的麦冬阴方。

1. 肠燥引发的便秘——麦冬地参汤

材料:麦冬15克、生地15克、玄参15克。

做法:将材料用水煎服,每日1剂。

功效:有润肠通便的作用。

2. 暑天汗出虚脱——麦冬人参汤

材料:麦冬10克、人参10克、五味子6克。

做法:将材料用水煎服,每日2剂。

功效:对汗出虚脱、心慌心悸、血压过低、汗多口渴、体倦乏力有良效。

3. 鼻出血——麦冬生地汤

材料:麦冬15克,生地15克。

做法:将材料用水煎服,每天1剂。

功效:对鼻出血且血色鲜红者有治疗作用。

4. 夏日防中暑——芦根麦冬饮

材料:取鲜芦根100克(或干品30克)、麦冬20克。

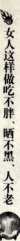

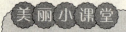

推荐阴虚体质女性食用百合麦冬汤

麦冬可以养阴生津、润肺清心，适用于肺燥干咳、津伤口渴、心烦失眠、内热消渴及肠燥便秘等。而百合入肺经，补肺阴，清肺热，润肺燥而止，对"肺脏热，烦闷咳嗽"有效。麦冬和百合搭配在一起最适宜阴虚体质的人使用。

阴虚的女人出现由感冒引起频繁咳嗽、干咳无痰、口干咽燥症状时，或者长久咳嗽、咳痰带血现象时，都可服用百合麦冬汤。

具体做法是：取百合30克、麦冬9克、桑叶12克、杏仁9克、蜜渍枇杷叶10克，加水同煮服用。每天1剂即可。

做法：将材料煎汤代茶饮。

功效：对夏日炎炎人体大量出汗所造成头晕、烦闷和胃肠不适等有良好的治疗作用。

5. 尿路感染——麦冬牛奶

材料：麦冬15克、牛奶200克、白糖30克。

做法：先将麦冬洗净，放入锅内，加水1000毫升，用武火烧沸，文火煎熬20分钟，用纱布滤去麦冬不用，然后将牛奶烧沸，同麦冬药液混匀，加入白糖烧沸即成。每日2次服用，每次100克。

功效：具有滋阴清热、利尿消肿的作用。

6. 冠心病、心绞痛——麦冬

材料：麦冬45克，水30~40毫升。

做法：将麦冬加水煎成汤，分次服用，连服3~18个月。

功效：对缓解心绞痛、胸闷及改善心功能均有一定作用。

7. 慢性肝炎、早期肝硬化体虚者——麦冬枸杞猪肉丁

材料：鸡蛋5个，枸杞、花生米、瘦猪肉各30克，麦冬10克，盐、湿淀粉、味精各适量。

做法：先将花生米煎脆，枸杞洗净，入沸水中略氽一下；麦冬洗净，入沸水中煮熟，切成碎末，瘦猪肉切丁，鸡蛋打在碗内，加盐少许打匀，隔水蒸熟，冷却后将蛋切成粒状；然后锅置旺火上，放花生油，把瘦猪肉丁炒熟，再倒进蛋粒、枸杞、麦冬碎末，炒匀，放盐少许及湿淀粉勾芡。最后放味精适量，脆花生米铺在上面即成。佐餐食。

功效：具有滋补肝肾的作用，健康人也能食用。

百合是阴虚女人的福音

《神农本草经》中说百合:"味甘、平,主治邪气腹胀,心痛,利大、小便,补中益气。"中医认为,百合入心经,性微寒,能清心除烦,宁心安神,用于热病后余热未消、神思恍惚、失眠多梦、心情抑郁、喜悲伤欲哭等。现代医学证实,百合鲜品富含黏液质,其具有润燥清热作用,中医用

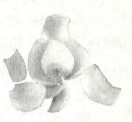
百合

之治疗肺燥或肺热咳嗽等症常能奏效。也就是说,百合有治疗邪热腹胀、心热心痛,以及清热通便、补中清热益气的功效。因此,对于容易阴虚的女人来说,百合可谓女人首选的滋阴清热佳品。此外,百合鲜品富含黏液质及维生素,对皮肤细胞新陈代谢有益,常食百合,有一定美容养颜作用。百合中所含的蛋白质、B族维生素、维生素C、粗纤维、多种矿物质以及蔗糖、果胶、胡萝卜素、生物碱等物质,可以舒展皮肤,逐渐消除面部皱纹,对防止皮肤衰老有不错的效果,它还能治疗皮疹、痱子等多种皮肤疾病。

百合有鲜品和干品之分,日常膳食中,阴虚的女人最好食用鲜品。

美丽小课堂

推荐百合抗衰食谱

1. 百合红枣银杏羹

材料:百合50克,红枣10枚,白果50克,牛肉300克,生姜2片,盐少许。

做法:将新鲜牛肉用开水洗净,切薄片;白果去壳,用水浸去外层薄膜;将百合、红枣和生姜洗净,红枣去核,生姜去皮;瓦煲内加入适量清水,烧开后放入百合、红枣、白果和生姜片,用中火煲至百合将熟,加入牛肉,继续煲至牛肉熟,加盐少许即食。

功效:补血养阴,滋润养颜,润肺益气。

2. 百合银花茶

材料:百合30克,金银花20克,冰糖适量。

做法:将所有材料加水1000毫升煮沸后当茶饮,也可取适量百合和金银花用开水闷泡10分钟后饮用。

功效:女人每天喝杯百合银花茶最能滋阴去热。百合银花茶能滋阴清热,治疗咽喉肿痛、口腔溃疡,还能养颜润肤。

3. 蜜蒸百合

材料:百合200克,蜂蜜适量。

做法:用新百合加蜜蒸软,时时含1片吞津。

功效:秋天多风少雨,气候干燥,皮肤更需要保养,多食百合有滋补、养颜、护肤的作用。但百合因甘寒质润,凡风寒咳嗽、大便稀溏、脾胃虚弱者忌用。

在没有鲜品的情况下，可用干品代替，不过效果没有鲜百合明显。

百合用于食疗的吃法众多，可蒸、煮、炒、烩、煨、煲汤、煮粥，能与许多食物搭配食用。用百合制作羹汤，是最常见的食法。百合可以与绿豆、莲子、肉类、蛋类等不同食物同煮成汤，各具风味，可以在一饱口福的同时，达到养颜美容的作用。单用一味百合，加糖煮烂制成的百合羹也相当爽口，是美容佳肴。

需要注意的是：百合性寒黏腻，脾胃虚寒、湿浊内阻的女人不宜多食。

银耳，滋阴去火非他莫属

如果女人有口臭，可能是胃火大；如果女人整天发脾气，可能是肝火旺……上火的原因和症状很多，而应对的方法只有一个，即滋阴。

人体内的燥气和火气就像急性病和慢性病，火气来得急，但是火气太久未消就会转成燥气，容易耗损人体阴液，造成内脏缺水，尤其老年女性容易由肠燥引起便秘。这时，女人可多吃银耳，往往能快速滋阴，恢复体内的阴阳平衡，有效祛除上火症状。

银耳

中医认为，银耳性平无毒，有润燥的作用，被称为"穷人的燕窝"，具有补脾开胃、益气清肠、安眠健胃、补脑、养阴清热、润燥的功效，对阴虚火旺者而言是一种良好的补品。另外，银耳还能增强人体免疫力，以及增强肿瘤患者对放、化疗的耐受力。

银耳中还含有海藻糖、多缩戊糖、甘露醇等肝糖，营养价值很高，具有扶正强壮的作用，是一种高级滋养补品。历代皇家贵族都将银耳看做是"延年益寿之品""长生不老良药"。

而且，银耳富有天然特性胶质，加上它的滋阴作用，长期服用可以润肤，并有祛除脸部黄褐斑、雀斑的功效，因此被女性视为抗衰养颜的珍品。如果将银耳和红枣一起熬成汤食用，滋阴养颜的效果会更好。

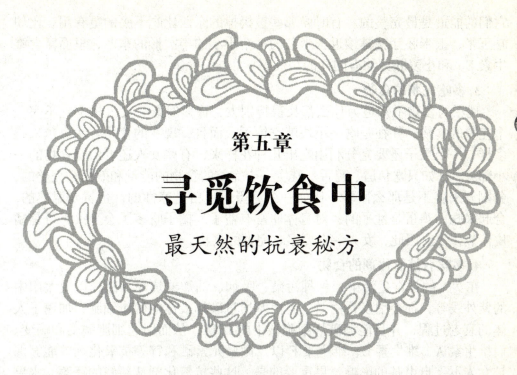

第五章

寻觅饮食中

最天然的抗衰秘方

女人保住年轻的饮食秘密

每个人都希望自己看上去更年轻、更漂亮,尤其是女性,但结果往往事与愿违,有些女人甚至看上去比实际年龄更老。未老先衰是由多种原因造成的,其中饮食不科学就是一个重要因素。

那么,女人到底要遵循怎样的饮食规律,才能留住自己的青春和美丽呢?不妨试试下面的饮食建议。

1. 不要吃反季节的瓜果蔬菜

随着科学技术的飞速发展,温室种植蔬菜越来越普遍,在市场上,一年四季的蔬菜水果都能同时出现,从一定意义上讲,这给女人的生活带来了方便,但这也让很多女人失去了季节感,断了身体与自然之间的那种微妙的联系。中医理论认为,养生要顺乎自然,应时而变,俗语中的"冬吃萝卜夏吃姜"就是这个道理。

应季的食物往往最能应对那个季节身体的变化。比如,夏天虽然热,但阳气在表而阴气在内,内脏反面是冷的,所以人很容易腹泻,要多吃暖胃的姜。而冬天就不同,冬天阳气内收,内脏反而容易燥热,所以要吃萝卜来清胃火。如果女人不分时节乱吃东西,夏天有的东西冬天吃,就很可能在需要清火时吃下性热的东西。另外,反季节的瓜果蔬菜中大部分都含有化学成分,吃多了,化学品的残余就会积累在身体里,伤害女人的肝肾,加速女人身体的衰老。

2. 多吃小小的食物

小小的食物指的是那些小豆子、小芝麻、小鱼、小虾之类的食物,因为它们的能量是最完整的。有时候那些被扔掉的东西比吃下去的更有用。比如吃玉米，玉米胚芽就是接近玉米芯的一个小小的半圆形的东西，里面富含维生素E，和小麦胚芽油有同样的功效。

3. 多吃完整的食物。

现在的食物不知道为什么都长得特别大，许多时候，女人根本吃不完一个完整的食物，往往是吃一小块就吃饱了。而且，现在的食用方法也越来越多样，一个果子还要充分利用吃出几种花样来，有些女人还专门吃食物的一小部分，比如只吃鱼唇、鸭舌。其实一个完整的食物的能量和效用是完整的，分割开来就不是那么回事；比如一个鸡蛋，蛋白是凉性的，蛋黄是温热的，合起来吃，鸡蛋是性平的，对身体非常有益了。橘子吃多了会上火，可是橘皮清热化痰。因此，女人一定要多吃完整的食物。

4. 多吃含抗氧化剂的食物

在女人的日常生活中，种种污染、吸烟、油炸或烧烤食品，以及太阳中的紫外线等，都会引发自由基。自由基通过破坏人体的健康细胞，加速了人体的衰老过程，并且能够破坏细胞核中的DNA，从而引起细胞病变和癌变。而维生素A、维生素C、维生素E以及微量元素硒和锌等抗氧化剂，能够保护女人不受自由基的影响。更重要的是，这些抗氧化剂从新鲜的蔬菜、水果和鱼类中就可以得到。

5. 多吃植物雌激素

女人可以通过摄取一些植物性食物中的天然植物雌激素来补充自身的雌激素，这对人体激素的分泌有着很重要的影响。含植物雌激素的植物主要有大豆、葛根等。

6. 少吃冷冻、油炸食品

牛肉罐头、鱼罐头、沙拉酱、咖啡、冷冻太久的食品、干贝、虾米干、冷冻虾球、巧克力、蛋糕、速食面、油炸物等，都是容易让女人长皱纹的食

美丽小课堂

抗衰养颜不可滥用维生素E

许多女人为延缓衰老、美颜护肤，每天都服用维生素E，甚至认为补充得越多越好。然而过犹不及，如果女人过多服用维生素E，反而可能对身体不利。

临床上，普通成人使用维生素E的日常用量，口服是每天1～3次，每次10～100毫克。如超过剂量使用，会导致很多不良反应。早期过量，会使人体免疫功能下降，部分人会出现头晕目眩、视力模糊、口角炎，女性可能发生闭经；晚期过量，则可能导致激素代谢紊乱，诱发肌肉无力、妇女乳房肥大，甚至导致乳腺癌。另外，部分人在使用一些含有维生素E的美容产品时，如防皱霜、美容霜、面膜时，会出现红肿、丘疹等接触性皮炎症状，一旦出现上述症状，要立即停止使用。

专家建议，女人最好通过食物补充维生素E，维生素E主要存在于植物油、绿色蔬菜、动物脏器、豆类、蛋黄、瓜果、瘦肉、花生等之中。如果需要特别补充维生素药剂，女人应在医生指导下进行。

物，因此女人不可常吃或吃太多。此外，女人购买食物时要注意看生产日期，尤其是冷冻及油炸的食物，一旦过期便会变质，对皮肤有很大的影响。

女人在饮食上应遵循以上原则，多注意补充有抗衰美肤功效的食物，才能有效延缓衰老，拥有持久的青春和美丽。

多吃发酵食物，有效延缓衰老

日本的科研人员经过对发酵食品的长期研究及实验后得知，发酵食品的真正魅力在于其有着与药品媲美的奇特功效。女人每日选择性食用1~2种发酵食品，能起到延缓衰老的功效。

从营养学的角度来看，发酵食品是人类巧妙地利用有益微生物加工制造的一类食品。发酵使食品中原有的营养成分发生改变，并产生独特的风味。在发酵过程中，微生物保留了原来食物中的一些活性成分，如多糖、膳食纤维、生物类黄酮等对机体有益的物质，还能分解某些对人体不利的因子，如豆类中的低聚糖、胀气因子等。微生物新陈代谢时产生了不少代谢产物，多数有调节机体生物功能的作用，能抑制体内有害物的产生。

而且，食物发酵时，微生物分泌的酶能裂解细胞壁，提高营养素的利用程度。比如，肉和奶等动物性食品在发酵过程中可将原有的蛋白质进行分解，易于消化吸收。

此外，微生物还能合成一些B族维生素，特别是维生素B_{12}这类动物和植物自身都无法合成的维生素。发酵食品一般脂肪含量较低，因为发酵过程中要消耗碳水化合物的能量，对女性瘦身十分有益。

一般来说，女性常吃的发酵食品主要有谷物发酵制品、豆类发酵制品、乳类发酵制品3类。

1. 谷物发酵制品

谷物发酵制品主要有甜面酱及米醋等，它们当中富含苏氨酸等成分，它可以防止记忆力减退。另外，醋的主要成分是多种氨基酸及矿物质，它们也能达到降低血压、血糖及胆固醇的效果。

2. 豆类发酵制品

豆类发酵品包括豆瓣酱、酱油、豆豉、腐乳等。发酵的大豆含有丰富的抗血栓成分，它可以有效地溶解血液中的血栓等物，起到预防动脉硬化、降低血压的功效。豆类发酵之后，能参与维生素K合成，这样可使骨骼强壮，防止骨质疏松症的发生。

3. 乳类发酵制品

酸牛奶、奶酪乳类发酵制品含有乳酸菌等成分，能抑制肠道腐败菌的生长，还含有可抑制体内合成胆固醇还原酶的活性物质，又能刺激机体免疫系统，调动机体的积极因素，有效地预防癌症。女人经常食用酸牛奶，可以增加营养，防治动脉硬化、冠心病及癌症，降低胆固醇。

美丽小课堂

三大发酵食物抗衰老

1. 纳豆

有研究表明，纳豆有缓解女性更年期症状的功效。这是因为纳豆是经过蒸煮再发酵制成的大豆加工品。大豆的蛋白质因为发酵而分解，营养价值更易吸收，尤其富含维生素 B_2，这比一般的大豆含量多出4倍，是脂肪及糖分代谢所必需的维生素，对于防止肥胖、动脉硬化，降血脂，消除疲劳等都有直接的功效。

此外，纳豆中的纳豆激酶能溶解血栓，防止心肌梗死、脑梗死等疾病。纳豆的锌及类黄酮素，能补充体内雌激素不足，不但可以明显改善更年期症状，又含钙与维生素 K_2，还可以防止女性骨质疏松。

2. 味噌

味噌是日本人餐桌上最常见的食物，它是由黄豆、米麴和食盐一起发酵而成的，据说是从中国的"酱"变化而成的，只不过舍弃了小麦麴酿制法，改采用米麴混合大豆酿制。

日本国家癌症研究中心发表研究指出，每天喝3碗以上味噌汤的女性，得乳癌的概率比每天只喝1碗的女性减少40%；而每天喝2碗味噌汤的女性患癌概率也少了26%。另一项日本研究也发现，味噌可以预防胃癌，那些每天喝1碗味噌汤的女人，罹患胃癌的概率只有不喝味噌汤的人的三分之一。这是因为豆类发酵品的二次代谢产物能抑制肿瘤生长。

味噌含有丰富的铁质、钾、磷、硫等矿物质成分，而且所含铁质为血基质铁，人体吸收率也高，很适合预防与改善贫血症状。此外，味噌同样富含大豆异黄酮，能预防更年期障碍与骨质疏松症。而它所含的维生素E、大豆苷原、皂素还具有抗氧化的作用，有助防止老化。

3. 辣白菜

韩国人餐桌上最常见的辣白菜含有大量的辣椒素，能促进脂肪燃烧，降低胆固醇，还能促进胃酸分泌，有助消化吸收。因此，辣白菜被韩国女性视为维持身材的祖传秘方。

有研究证实，吃辣白菜这类泡菜不仅能摄入丰富的膳食纤维，且微生物中的植酸酵素因发酵而被活化，可将蔬菜中80%～90%的植酸分解，而乳酸菌也会产生小分子的有机酸，有利人体对矿物质如铁、锌等的吸收，有效延缓衰老。

此外，利用乳酸菌来发酵的食品均可调整肠腔内菌群的平衡，增加肠蠕动，使大便保持通畅，预防大肠癌等的发生。酸牛奶都能有效地控制血压的"上扬"，防止动脉发生硬化，保护心脏。

中医认为，发酵食物通常保存在阴凉处，本质阴冷，因此体质偏虚冷、肠胃道功能本来就不好的女人不适合长期、大量地食用，否则容易增加肠胃负担，引发肠胃疾病。再加上发酵食物具"发性"，尤其是发酵时间不长的食物往往"发性"很强，因此有皮肤病或虚火大（口干舌燥、嘴破）的女人都不适宜吃发酵食物，以免加重症状。此外，发酵食品多含盐量较高，高血压和心脏病患者也不宜多食。

7个饮食诀窍，延缓女人衰老

在如今这个以瘦为王的时代，女人经常为了减肥而节食，这往往导致女人的身体难以获得充足的营养，进而导致身体内部器官功能的退化，最终加速女人身体的衰老。因此，女人不想过早衰老，每天一定要注意身体必需的营养，保证身体内部的正常循环。

一般来说，如果女人遵循以下7个饮食诀窍，能够达到瘦身、延缓衰老的双重功效。

1.1杯醋

女人每天1杯醋，既可消脂又能抗衰老。这里的醋主要指果醋，果醋中所含的丰富有机酸可以促进人体内糖代谢，使肌肉中的疲劳物质乳酸和丙酮等被分解，从而消除疲劳。女人每日三餐中可搭配喝点果醋，还能延缓血管的硬化。

2.1杯鲜奶

女人每天饮用1杯鲜奶，能有效预防衰老。因为鲜奶中的钾可使动脉血管在高压时保持稳定，减少中风危险和防止动脉硬化；鲜奶中的铁、铜、卵磷脂和维生素A能大大提高大脑的工作效果，还有美容功效；鲜奶中的钙能增强骨骼和牙齿，减少骨质疏松症发生；鲜奶中的镁能使心脏耐疲劳；鲜奶中含有催眠物质L—色氨酸，可改善睡眠。

3.早晚各1杯白开水

早上1杯白开水可以清洁肠道，补充夜间失去的水分；晚上1杯白开水则能保证一整夜血液不至于因缺水而过于黏稠。血液黏稠会加快大脑的低氧、色素的沉积，使衰老提前来临。因此，每晚饮水的作用不能低估。

4.1片多种维生素复合片

许多女人为了减肥而节食，这使得身体难以获得充足的营养。因此，女人尤其是25岁以上的女人，一定要每天注意补充必需的维生素和微量元素，尤其是维生素C、维生素E等具有抗衰功效的维生素。

5.1瓶矿泉水

坚持每天饮用1瓶矿泉水，对女人有保健抗衰的功效。矿泉水中的锂和溴能调节中枢神经系统活动，具有安定情绪和镇静作用。女人长期饮用矿泉水还能补充膳食中钙、镁、锌、硒、碘等营养素的不足，对于增强机体免疫功能，延缓衰老，预防肿瘤，防治高血压、痛风与风湿性疾病也有着良好作用。此外，绝大多数矿泉水属微碱性，适合于人体内环境的生理特点，有利于维持正常的渗透压和酸碱平衡，促进新陈代谢，加速疲劳恢复。

6.1杯茶

女人每天饮用一杯茶，可消脂瘦身，还能美容养颜。茶叶的天然成分——儿茶酚可以阻止有害蛋白累积，保护脑细胞，维持大脑认知能力。脑细胞衰

美丽小课堂

吃完烧烤用绿茶解毒抗衰老

很多女人都喜欢吃烧烤，烤羊肉串、烤鱼片等烧烤食品以其鲜而不腻、嫩中带香、风味独特而深受女人的喜爱。但是肉类食品在烧烤、烟熏和腌制过程中会产生一种致癌物质——苯丙芘。而且，女人常吃烧烤，还可能会让自己提早长出皱纹，加速衰老。这是因为食物经过烧烤、油炸后会产生大量的自由基，自由基会冲击人体健康的细胞，除了致癌、引起多种疾病外，还会造成皮肤衰老、斑点、痘痘等健康问题。

著名的中医朱丹溪曾经说过，"相火易起……变化莫测，无时不有，煎熬真阴，阴虚则病，阴绝则死。"人类的许多疾病是阴不足所致，而烧烤、油炸食品一般含热量都比较高，我们知道摄入过多高热量可使相火妄动，火属阳，灭火就要动用人体的阴，难怪乎会阴虚而病了。而阴阳不平衡，就是体内气血不顺畅的表现，气血不顺畅就会使身体不能及时排出毒素和垃圾，毒素和垃圾堆积在体内就会损害器官，加速身体的衰老。

以女人爱吃的油炸食品为例，油炸就是脱水的过程，这类食品虽然吃起来口感不错，但是这些脱了水的食物一旦进入女人的身体就像吸血鬼一样吸收女人身体里的水分、津液，所以吃多了会口干舌燥，上火，久而久之就会导致疾病的入侵。

要想解决吃烧烤上火这个问题，女人只需在吃完烧烤后喝绿茶。《本草纲目》中就记载了这样一个例子：有个人特别爱吃烧鹅，别人都怀疑他会生痈疽，但他却始终未生，原来他每次吃完烧鹅后都喝绿茶，而绿茶能够除炙煿之毒。所以，女人在吃完烧烤油炸食品，那么一定要记得喝上一杯绿茶。

更重要的是，女人在吃烧烤后喝绿茶还有抗衰老的功效。因为绿茶中的茶多酚具有很强的抗氧化性和生理活性，是人体自由基的清除剂。据有关部门研究证明1毫克茶多酚清除对人机体有害的过量自由基的效能相当于9微克超氧化物歧化酶（SOD），大大高于其他同类物质。此外，绿茶中的茶多酚有阻断脂质过氧化反应，清除活性酶的作用。据日本奥田拓勇试验结果，证实茶多酚的抗衰老效果要比维生素E强18倍。

老是由神经细胞死亡、诱病基因、小中风（暂时性缺血中风）、有害蛋白累积量增加等多重原因造成的，这些通常会导致痴呆。而喝茶可以提神醒脑，促进新陈代谢，减缓衰老。如果女人胃没有毛病，喝绿茶和乌龙茶最好。

7.1个西红柿或1片维生素C泡腾片

在水果和蔬菜中，西红柿是维生素C含量最高的一种，所以女人每天至少保证1吃个西红柿，就可满足人体一天所需的维生素C。如果女人工作紧张顾不上吃西红柿，则至少要每天喝1杯用维生素C制成的泡腾片饮品。

常吃4种黑色水果，抗衰有奇效

现代医学认为，水果都有一个规律：颜色越深，营养价值越高。即使是同一品种或同一水果的不同部位，由于颜色不同，维生素、色素及其他营养物质含量也不同。而黑色水果的黑色表皮中含有更多营养成分。

其实，黑色水果之所以呈现出黑色外表，就是因为它含有丰富的色素类物质，如原花青素、叶绿素等，这类物质具有很强的抗氧化性。相比浅色水果，黑色水果还含有更加丰富的维生素C，可以增加人体的抵抗力。此外，黑色水果中钾、镁、钙等矿物质的含量也高于普通水果，这些离子大多以有机酸盐的形式存在于水果当中，对维持人体的离子平衡有至关重要的作用。因而女人多吃黑色水果，可有效延缓衰老。

在黑色水果中，以下4类最为常见，女人可多食用。

1. 桑葚

中国医学认为，桑葚味甘酸，性微寒，具有补血滋阴、生津止渴、润肠燥等功效，主治阴血不足而致的头晕目眩、耳鸣心悸、烦躁失眠、腰膝酸软、须发早白、消渴口干、大便干结等症。

现代医学证明，桑葚含有多种氨基酸、维生素及有机酸、胡萝卜素等营养物质，矿物质的含量也比其他水果高出许多，主要含有钾、钙、镁、铁、锰、铜、锌等，具有增强免疫力、促进造血红细胞生长、防止人体动脉及骨骼关节硬化、促进新陈代谢等功能。

桑葚味道酸美、多汁，除生食外，还可做成桑葚布丁、桑葚蛋糕、桑葚果酱、桑葚水果沙拉等食用。但是桑葚品性微寒，女性月经期要少吃，以防寒气过大，引起腹痛。

2. 黑葡萄

黑葡萄含有丰富的钙、钾、磷、铁以及维生素B_1、维生素B_2、维生素B_6、维生素C等营养物质，还含有多种人体所需的氨基酸，因此女人常食黑葡萄对神经衰弱、疲劳过度大有裨益。把黑葡萄制成葡萄干后，糖和铁的含量会更高，更是女性、儿童和体弱贫血者的滋补佳品。

3. 乌梅

乌梅含有丰富的维生素B_2、钾、镁、锰、磷等营养成分。现代药理学研究认为，血液碱性者长寿，而乌梅是碱性食品，因为它含有大量有机酸，经肠壁吸收后会很快转变成碱性物质。因此，乌梅是当之无愧的优秀抗衰老食

美丽小课堂

多喝葡萄酒抗衰老

葡萄中的白藜芦醇、原花青素、单宁和类黄酮物质具有极强的抗氧化、防癌、防心血管疾病、抗辐射和改善皮肤等作用。它们主要存在于葡萄的皮和子中，果肉的含量只有皮里的几分之一到几百分之一。

但这些并不意味着女人吃葡萄时一定要连皮带子吃。因为把葡萄皮和子嚼碎咽下去后，其中的大量单宁会凝固舌头、口腔和食道表面的蛋白质，产生强烈的涩味，对消化道也有所损害，并且其中的有效成分仍然会穿肠而过，并不能被人体轻易吸收。而白藜芦醇和原花青素只有在乙醇和水的混合物相溶，制成葡萄酒后，才能发挥它们的营养功效。

因此，女人要想充分吸收葡萄中的营养物质，有效延缓衰老，最好的方法是喝葡萄酒。

品。此外，乌梅所含的有机酸还能杀死侵入胃肠道中的霉菌等病原菌。

夏天可自制乌梅汁：将一小把乌梅加入水中，小火煮40分钟后，加入桂花、白糖，放凉后，便成为桂花乌梅汁。乌梅汁气味芬芳，口感酸甜可人，女人感到烦躁时可多喝一些，还有生津去火的功效。

4. 黑加仑

黑加仑又名黑穗醋栗、黑豆果。黑加仑含有非常丰富的维生素C、磷、镁、钾、钙、花青素、酚类物质。目前已知的黑加仑保健功效包括预防痛风、贫血、水肿、关节炎、风湿病、口腔和咽喉疾病、咳嗽等。在国内市场，目前还只能见到黑加仑加工成的果汁、果酱等，鲜果还很少见。

注意，因为黑色水果的黑色表皮中含有更多营养成分，因此，女人在食用黑色水果时最好将水果洗净后连皮一起吃，抗衰美容的功效会更好。

9大最经典抗衰老中药

自古以来，抗衰老都是人类关注的一个重要内容，早在中医源头之作——《黄帝内经》中就有抗衰老的精辟论述："上古之人，其知道者，法于阴阳，和以术数，食饮有节，起居有常，不妄作劳，故能形与神俱，而尽终其天年，度百岁乃去。"

在众多的中医典籍中，不仅记载了许多抗衰老的食物，以及许多抗衰老的保健运动，更记载了许多有抗衰老功效的药物。我国最早的药学专著《神农本草经》中就收载365种药物，其中列为"上品"的有100多种，而被列为上品的中药，都是无毒、有强健身体作用的"补药"，即抗衰老的佳品。

下面，我们就选择经中西医都证实有抗衰老作用的9大老中药来做简要介绍：

1. 人参

《神农本草经》记载，人参能"补五脏，安精神，定魂魄，止惊悸，除邪气，明目开心益智。久服轻身延年"。现代研究发现，它还具有抗氧化、抗衰老、抗疲劳、保肝、调节心血管功能、兴奋造血系统功能等作用。有医学专家就曾用人参果皂苷对50岁以上年龄的人进行抗衰老研究，证实人参果皂苷确实有"返老还童"的功效。

2. 灵芝

《神农本草经》记载，灵芝能"补肝气，安魂魄"，"久食，轻身不老，延年神仙"。现代研究证实，灵芝对神经系统、呼吸系统、心血管系统功能都有调节作用，具有免疫调节、清除自由基、平衡代谢等功能，直接影响人体衰老进程。

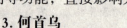

灵芝

3. 何首乌

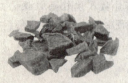

何首乌

宋代《开宝本草》记载何首乌有"久服长筋骨，益精髓，延年不老"的功效。现代研究发现，何首乌能够促进神经细胞的生长，对神经衰弱及其他神经系统疾病有辅助治疗作用，并可调节血清胆固醇，降低血糖，提高肝细胞转化和代谢胆固醇的能力，还具有良好的抗氧化作用。

4. 黄芪

中医认为"脾为后天之本"。脾胃派代表人物李杲认为黄芪"益元气而补三焦"，清代的黄宫绣称黄芪为"补气诸药之最"。现代研究发现，黄芪不仅能扩张冠状动脉，改善心肌供血，提高免疫功能，而且能够延缓细胞衰老的进程。

黄芪

5. 三七

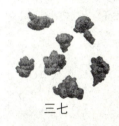
三七

《本草纲目拾遗》记载"人参补气第一，三七补血第一，味同而功亦等"，称三七为"中药之最珍贵者"。现代研究发现，三七的化学成分、药理作用和临床应用与人参有相似之处。其人参总皂苷含量超过人参。三七可扩张血管，降低血管阻力，增加心输出量，减慢心率，降低心肌耗氧量和毛细血管的通透性，在心血管病防治方面比人参有明显的优势。

6. 刺五加

《本草纲目》认为刺五加有"久服轻身耐老"的功效，因而赞誉"宁得一把五加，不用金玉满车"。现代研究发现，刺五加有抗衰老、抗疲劳（其抗疲劳作用比人参皂苷还强）、强壮身体的作用，还能调节神经系统、内分泌系统、心血管系统功能，且有抗菌消炎作用，以及一定的抗癌作用。

7. 蜂王浆

蜂王浆是蜂制品中的珍品，含有丰富的营养成分，可促进蛋白质合成，促进细胞生长，增进机体的新陈代谢，增强组织再生能力。同时，因其含有丰富的超氧化物歧化酶（SOD），及维生素C、维生素E，是不可多得的抗衰老良药。

8. 红景天

中医认为，红景天有补益元气、清热、解毒、止血、宁神益智的功效。现代药理和临床研究发现，红景天有类似人参的补益作用，能抗低氧、抗寒冷、抗疲劳、抗辐射、抗病毒、抑制癌细胞生长、提高工作效率、延缓机体衰老。

9. 绞股蓝

日本科学家发现绞股蓝组成中有多种成分与部分人参皂苷结构相同，且多个研究都证实，绞股蓝具有抗衰老、抗疲劳、抗癌、调节内分泌功能，能提高人体应变能力和免疫力，降低胆固醇和转氨酶，预防肿瘤，抑制溃疡，缓解紧张，镇静，镇痛。

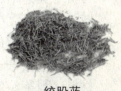
绞股蓝

美丽小课堂

两款中药抗衰名方

1. 六味地黄丸

六味地黄丸为宋代名医钱乙所创,最早记载于《小儿药证直诀》中。钱乙创此方目的在于治疗小儿的"五迟",后来随着历代医家对六味地黄丸认识的加深和使用经验的积累,人们发现本方具有良好的滋补肝肾的作用,对于肾虚倾向的人群具有良好的养身保健功能。

组成:熟地黄24克,山茱萸12克,山药12克,泽泻9克,茯苓9克,丹皮9克。

功效:滋阴补肾。

适用范围:对于头晕耳鸣、腰膝酸软、盗汗有特效,无明显毒副作用。能提高人体免疫力,增强抗病能力,有利于延缓衰老和养生保健。对骨质疏松症也有预防作用,还可预防老年性痴呆。

2. 八珍丸

八珍丸载于《正体类要》,薛立斋原谓:"治伤损等症,失血过多,或因克伐血气,耗损恶寒,发热烦躁等症。"

组成:人参30克,白术30克,白茯苓30克,当归30克,川芎30克,白芍药30克,熟地黄30克,炙甘草30克。

功效:益气,补血,抗衰老。

适用范围:适于气血两虚引起的衰老,主治面色苍白或萎黄、头晕目眩、四肢倦怠、气短懒言、心悸怔忡、饮食减少、舌淡苔薄白、脉细弱或虚大无力(本方常用于病后虚弱、各种慢性病,以及妇女月经不调等属气血两虚者)。

女人必备的4款经典抗衰养颜茶

在中国,饮茶不仅可以养生保健,还可以抗衰美容,因而深受女人喜爱。现代医学也证实,茶叶中含有多种维生素、微量元素和芳香油类,可促进皮肤代谢,以及促进皮肤胶原质的更新,防止皮肤衰老和干裂,恢复皮肤的青春活力,延缓生命衰老。因此,女人要多饮茶,才能留住青春和美丽,尤其是要多饮以下4款抗衰养颜茶。

1. 美肤茶

材料:绿茶适量,软骨素1克。

做法:先用沸水冲泡浓绿茶1杯,然后将软骨素与茶水调和。

功效:经常饮用可滋润皮肤,使皮肤富有弹性。

2. 灵芝茶

材料:灵芝草10克,绿茶少许。

做法:将灵芝草切成薄片,用沸水冲泡,加绿茶饮用。

功效:既补精益气,又增强筋骨,能保持青春,白嫩肌肤。

3. 何首乌茶

材料:绿茶、何首乌、泽泻、丹参各适量。

做法:将所有材料加水共煎,去渣饮用。每日1剂,随意分次饮完。

美丽小课堂

推荐一款抗衰美肤的枸杞大枣茶

材料：枸杞10克，大枣50克，红糖20克。

做法：将枸杞、大枣冲洗干净，放在壶中，加入1500毫升清水，大火煮开，加入红糖，关火。放凉就可以喝了。

功效：消除疲劳、补血益气，对美白肌肤也有良好的作用。

功效：有美容、降脂、减肥等功效。

4. 葡萄茶

材料：葡萄100克，白糖适量，绿茶5克。

做法：先将绿茶用沸水冲泡，葡萄与糖加冷水60毫升，与绿茶汁混饮。

功效：有效延缓衰老，保持青春活力。

一日吃三枣，女人不显老

人人都怕老，都怕丑，特别是女人，那么怎样才能使自己变得美丽和青春永驻呢？民间有"一日食三枣，百岁不显老"、"要使皮肤好，粥里加红枣"之说。李时珍在《本草纲目》中说"枣味甘、性温，能补中益气、养血生津"，用于治疗"脾虚弱、食少便溏、气血亏虚"等疾病。

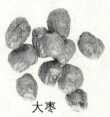

大枣

现代医学检测也表明，红枣富含蛋白质、脂肪、糖类、胡萝卜素、B族维生素、维生素C、维生素P以及钙、磷、铁和环磷酸腺苷等营养成分，其中维生素C的含量在果品中名列前茅，有"维生素王"之美称。据国外的一项临床研究显示：连续吃大枣的病人，健康恢复比单纯吃维生素药剂快3倍以上。

因此，女人不妨坚持每天都吃三个枣，往往会收获极好的美容抗衰效果。红枣的具体功用可分为以下几种：

1. 健脾益胃

脾胃虚弱、腹泻、倦怠无力的女人，每日吃红枣七颗，或与党参、白术共用，能补中益气、健脾胃，有增加食欲、止泻的功效；红枣和生姜、半夏同用，可治疗饮食不慎所引起的胃炎如胃胀、呕吐等症状。

2. 补气养血

红枣为补养佳品，食疗药膳中常加入红枣补养身体、滋润气血。中国台湾免疫学家孙安迪博士大力提倡平时多吃红枣、黄芪、枸杞，能提升身体的元气，增强免疫力。

3. 养血安神

中医认为，红枣最能滋养血脉，向来被民间视为补气佳品，可医治面容

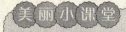

吃枣的禁忌

枣虽然营养丰富，但在食用时还应注意一些问题：

1. 忌食用腐烂变质的枣

枣腐烂后，会使微生物繁殖，枣中的果酸酶继续分解果胶，会产生果胶酸和甲醇，甲醇可再分解生成甲醛和甲醇。食用腐烂的枣，轻者可引起头晕，使眼睛受害，重则危及生命。

2. 不宜与维生素同时食用枣

枣中的维生素可使维生素K分解破坏，使治疗作用降低。

3. 不宜和黄瓜或萝卜一起食用枣

萝卜含有抗坏血酸酶，黄瓜含有维生素分解酶，两种成分都可破坏枣中的维生素。

4. 不应和动物肝脏同时食用枣

动物的肝脏富含铜、铁等元素，铜、铁离子极易使枣中所含的维生素氧化而失去功效。

5. 服用退热药时禁忌食用枣

服用退热药物同时食用含糖量高的枣，容易形成不溶性的复合体，减少初期的吸收速度。

6. 服苦味健胃药及祛风健胃药时不应食用枣

苦味及祛风健胃药是靠药物的苦味来刺激味觉器官，反射性地提高食物对中枢的兴奋性，以帮助消化、增进食欲。若服用以上药物时用口味甘甜的枣，则明显地影响药物的疗效。

7. 不适宜人群

龋齿疼痛、下腹部胀满、大便秘结者不宜食用，忌与葱、鱼同食。

枯槁、肌肉失润、气血不正等症。红枣亦能防治贫血、紫癜、妇女更年期情绪烦躁。《本草纲目》载："枣有补中益气，润心肺，缓阳血，生津液，悦颜色，通九窍，和百药，助十二经等作用。"女性躁郁症、哭泣不安、心神不宁等，用红枣和甘草、小麦同用，可养血安神、疏肝解郁。

4. 减少斑纹

红枣中所含的维生素C是一种活性很强的还原性抗氧化物质，参与体内的生理氧气还原过程，防止黑色素在体内慢性沉淀，可有效地减少斑纹尤其是老年斑的产生。

5. 养肝

红枣中所含的糖类、脂肪、蛋白质是保护肝脏的营养剂。它能促进肝脏合成蛋白，增加血清红蛋白与白蛋白含量，调整白蛋白与球蛋白比例，有预防输血反应、降低血清谷丙转氨酶水平等作用。用红枣50克、大米90克熬成稠粥食用，对肝炎患者养脾护肝大有裨益。用红枣、花生、冰糖各30~50克，先煮花生，再加红枣与冰糖煮汤，每晚临睡前服用，30天为1疗程，对急慢性肝炎和肝硬化有一定疗效。

6. 养心

现代医学表明，红枣所含有的环磷酸腺苷是人体细胞能量代谢的必需成分，能够增强肌力、消除疲劳、扩张血管、增加心肌收缩力、改善心肌营养，对防治心血管系统疾病有良好的作用，有利于心脏的正常活动。

此外，许多医学文献中都记载有以红枣做食疗的药方。比如，将红枣去核，加胡椒水煮熟后，去胡椒吃枣喝汤能治胃病；用大枣100克浓煎，食枣饮汁，日服3次，能治贫血；将红枣与淮小麦、甘草煎汤饮服，对血小板减少性紫癜、妇女更年期发热出汗、心神不定、情绪易激动等均有调补作用。

由此可见，红枣对身体的各个部分都有极好的保养作用，能有效提高身体内部机能，促进体内气血流通，有效延缓衰老。

一颗杏仁给女人的抗衰美肤方

杏仁不论内服或外用，均是一种天然的植物性美肤、护肤佳品。杏仁分苦、甜两种。苦杏仁又名北杏，主要含有苦杏仁苷、蛋白质和各种氨基酸成分，内服有止咳平喘、润肠通便作用；甜杏仁含有维生素A及维生素B_1、维生素B_2、维生素C和脂肪、蛋白质及铁、钙、磷等多种微量元素，有补虚润肺作用。

现代科学证明，甜杏仁所含的营养成分对容颜大有裨益，能帮助肌肤抵抗氧化，抑制黄褐斑生成，使肌肤更加光滑细致；能给毛发提供所需营养，使秀发更加乌黑亮丽。

此外，杏仁中还含有脂肪酸及挥发油等成分。脂肪酸可滋润皮肤，挥发酸可刺激皮肤血管扩张。因此食用杏仁改善皮肤的血液循环和营养状态，起到润泽面容、减少面部皱纹形成和延缓皮肤衰老的作用；还可对皮肤局部的神经末梢起麻醉、止痒作用。用其制成粉霜乳膏涂于面部，可在皮肤表面形成一层皮脂膜，既能滋润皮肤，保持皮肤弹性，又能治疗各种皮肤病。

以上种种功效都证明一点：对于女人来说，杏仁是绝佳的抗衰美肤品。常食杏仁食品，还能增强抵抗力，并能抗癌。下面是以杏仁为原料的饮品：

美丽小课堂

贵妃润肤膏

在杏仁抗衰美肤方中，以杨贵妃所喜爱的杏仁润肤膏最为知名。据说杨贵妃除常坚持用此膏涂面外，还经常食用鲜杏，这使得她肌肤细嫩饱满、晶莹润泽，从而深受唐明皇喜爱。

具体做法：用杏仁、滑石各等份研成细末，蒸过后加入冰片、白芷少许，用鸡蛋清调匀成膏，每日洗脸后将此膏涂于面部，2小时后洗净。

此膏气味芳香，除有驻颜美容作用，还可治疗多种面部皮肤病。

1. 杏仁海藻粥

材料：海藻、玫瑰花、甜杏仁各9克，薏苡仁30克。

做法：将海藻、玫瑰花、甜杏仁放入砂锅中，用大火煮开，再用小火煮10分钟，滤渣取汁，与薏米同煮成粥。每日1次，注意生理期妇女或孕妇不能服用。

功效：利水退肿，润泽面容，减少面部皱纹形成和延缓皮肤衰老，美白肌肤。

2. 杏仁绿豆茶

材料：甜杏仁10克，绿豆50克，白糖适量。

做法：将杏仁、绿豆洗干净，加水磨成浆入锅，大火煮沸，加白糖适量，改用小火煮熟。分早晚2次温服，当日吃完。

功效：清热解毒、祛暑止渴，润泽面容，减少面部皱纹形成和延缓皮肤衰老，美白肌肤。

3. 杏仁柠檬汁

材料：杏仁汁2份，柠檬汁1份，冰糖适量。

做法：将两汁混合，加入冰糖，用白开水稀释即可。代茶饮，每日2次。

功效：润泽面容，减少面部皱纹形成和延缓皮肤衰老，美白肌肤。

4. 杏奶饮

材料：蛋黄1个，牛奶100克，杏仁汁50克，冰糖适量。

做法：将蛋黄直接打入奶中，充分搅打至起泡沫，倒入杏仁汁即可。代茶饮，每日2次。

功效：润泽面容，减少面部皱纹形成和延缓皮肤衰老，美白肌肤

5. 杏酥粥

材料：粳米300克，杏仁200克，白糖1000克，鲜牛奶500克。

做法：将粳米洗净，加清水2000毫克浸透；杏仁用热水浸泡后去皮，投入米中拌匀，然后一起倒入豆浆机中磨成米浆；锅内放清水2500毫克，加白糖烧沸，倒入米浆，边倒边用勺搅动，至成薄浆状时，加鲜牛奶拌匀，再煮片刻即成。

功效：这是南北朝贾思勰的《齐民要术》中的名方，此粥不仅利于养生，对养颜也很有好处，长期服用可使肌肤白皙细腻。

此外，杏仁还具有很好的瘦身功效，它所含的脂肪可以使女人不需吃很多就有饱腹感。而且，杏仁中还含有一种对心脏有益的单不饱和脂肪，同时，吃杏仁能获得丰富的蛋白质和其他营养物质。

产后抗衰老，注意7大营养需求

女人生产时由于出血多，加上伴随有出汗、腰酸、腹痛等症状，大大耗损体力，气血、筋骨都很虚弱，往往需要花一个多月的时间来调养身体，恢

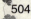

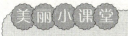

剖腹产的营养方案

剖腹产因有伤口，同时产后腹内压突然减轻，腹肌松弛、肠子蠕动缓慢，易有便秘倾向，饮食的安排与自然产应有差别。

剖腹产女性的产后三周补身计划：

第一周：以清除恶露、促进伤口愈合为主。

产妇在术后12小时，可以喝一点开水，刺激肠子蠕动，等到排气后，才可进食。最初可以喝一些鸡汤、肉汤、鱼汤等汤水类进补，但是不可加酒。猪肝有助排恶露及补血，是剖腹产产妇最好的固体食物选择。甜点也可以帮助排除恶露。子宫收缩不佳的产妇，可以服用酪梨油帮助平滑肌收缩、改善便秘；鱼、维生素C有助伤口愈合；药膳食补可添加枸杞、红枣等中药材。禁食蛋类及牛奶。

第二周：以防治腰酸背痛为主。

食物部分与第一周相同，药膳部分则改用杜仲。

第三周：开始进补。

膳食可开始使用酒。食物部分与第一周相同，可以增加一些热量食物，如鸡肉、排骨、猪脚等。口渴时，可以喝红茶、葡萄酒、鱼汤。药膳食补可用四物、八珍、十全（冬日用）等中药材。

复元气，这段时间就是人们常说的"坐月子"。坐月子的目的是要女人在这段期间内用恰当的食疗方法来弥补身体在怀孕、生产过程中的体能损耗。如果女人产后营养补充充足，不仅能改善女人的体质，还能有效延缓衰老。反之，就可能加速女人身体的老化。

一般来说，女人产后的饮食需要注意以下7大营养需求，才能帮助女人快速恢复元气，有效延缓衰老。

1. 不挑食就是"大补"

从营养的角度看，产后新妈妈每天需要热量11124～11536卡，因此新妈妈的饮食量大致应比怀孕前增加30%为好。无论女人产后照顾孩子多么繁忙，也要按时吃饭，并在饮食上讲究粗细粮搭配，菜谱也需要考虑营养的均衡，做到荤素搭配、品种多样化，尤其是要做到不挑食，不偏食，保证饮食的合理、平衡，此才能让身体很快恢复强健。

2. 要保证摄入充足的钙

女人产后应保证摄入充足的钙，以满足母婴二人的生理需要，否则，可能造成腰酸腿痛，还可能因为奶水中的钙量不足影响婴儿的生长发育；在自身钙量不足的情况下哺乳，还可能使哺乳妈妈体内的钙量消耗过多，造成骨质疏松等问题，加速身体的衰老。

3. 补充水分很重要

女人在产后的最初常常会感到口渴，食欲不佳，这主要是因为女人胃液中盐酸分泌减少、胃肠道的肌张力及蠕动能力减弱；皮肤排泄功能变得极为旺盛，特别爱出汗；还增加了给孩子哺乳的任务等多种原因。因此女人在坐月子时，补充大量的水分就特别重要，果汁、牛奶、汤等都是很好的选择。

4. 别忘了适量补充盐

传统的坐月子方法是产妇在月子里不能吃盐，所以饭菜、汤里一点盐也不放。事实上，这样做只会适得其反，适量的盐对产妇是很有益处的。因为女人产后出汗较多，乳腺分泌旺盛，体内的盐很容易随着汗水流失，因此适量地补充盐分有助于产后体力的恢复。

5. 多吃含胶质的食物

女人经过生育，加上自然的衰老，皮肤松弛是很自然的生理现象。在哺乳期间，体内营养消耗较大，有的产妇如果不注意营养补充，甚至脸色也会变得很难看。这时，女人要多吃些含胶质的食物，比如猪蹄、骨头汤等，以补充肌肤所需要的胶原蛋白，才能保证肌肤的细化柔嫩。

6. 多吃温性食物

女人产后虚弱的身体最怕寒凉之物，所以温性食物最为补。温补可以把体内的阳气升发起来，同时清理体内垃圾。许多女人在生完宝宝后很长一段时间阴道都会排出瘀血、黏液，这就是中医所说的恶露，就是脏血、败血，这是身体排出体内垃圾的过程。如果这时让寒凉的东西侵入人体，寒凝气滞，这些垃圾就出不来，瘀在卵巢和子宫里形成血块，长久以后导致很严重的妇科病。女人产后可以每天至少喝1杯生姜红糖水，因为生姜红糖水不仅可以补血，还可以加快血液循环，促进体内的杂质尽快排出，美白肌肤。

7. 少吃酸性食物

哺乳期，很多女人认为要给孩子喂奶，需要自己先大补，因而每天吃很多大鱼大肉。然而，酸性食物吃得过多，会大大影响身体的消化机能，也容易上火，极容易加速身体的老化。因此，女人宜多吃清淡食物，多喝水，保证身体内的酸碱平衡，才能快速瘦身并延缓衰老。

第六章

舒筋活络，

气血畅通人不老

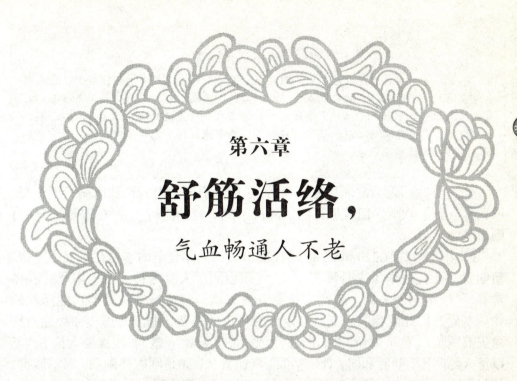

气血畅通，女人不筋缩难衰老

中医认为，人体是由脏腑、经络、皮肉、筋骨、气血、津液等共同组成的一个整体。筋伤可导致脏腑、经络、气血的功能紊乱，除出现局部的症状之外，常可引起一系列的全身反应。"肢体损于外，则气血伤于内，营卫有所不贯，脏腑由之不和。"同样，气血不畅也可能导致筋缩，进而导致筋伤。

气血运行于全身，周流不息，外而充养皮肉筋骨，内而灌溉五脏六腑，气血与人体的一切生理活动和各种病理变化密切相关。

"气"一方面来源于与生俱来的肾之精气，另一方面来源于从肺吸入的自然之清气和由脾胃所化生的"水谷精气"。前者为先天之气，后者乃后天之气，这两种气相互结合而形成"真气"，成为人体生命活动的动力源泉，也可以说是维持人体生命活动最基本的力量。真气形成之后，沿着经脉分布到全身各处，与各个脏腑、组织的特点结合起来，就成为各种具有不同特点、不同功能的气，如心气、肺气、胃气、肾气、营气、卫气等。气是一种流动的物质，气的运动形式只有通过人体各个脏腑、组织的生理活动才能体现出来。它具有一切生理活动的推动作用，温养形体的温煦作用，防御外邪侵入的防御作用，血和津液的生化、输布、转化的气化和固摄作用。总之，气在全身流通，无处不到，上升下降，维持着人体的动态平衡。

"血"由脾胃运化而来的水谷精气变化而成。血形成之后，循行于脉中，依靠气的推动而周流于全身，有营养各个脏腑、器官、组织的作用。全身的脏腑、皮肉、筋骨都需要得到血液的充足营养，才能进行各种生理活动。

美丽小课堂

哪些女人不适宜拉筋

尽管拉筋的动作幅度看似不大,但它毕竟是一种运动,而且在拉腿筋时,女人往往需要消耗大量体力,因此有高血压、心脏病、骨质疏松症、长期体弱的女性最好循序渐进地拉筋,不可一开始就太过用力和时间太久。这是因为有筋缩的女人在拉筋时一定会痛,忍受疼痛时心跳加快、血压升高,有骨质疏松的患者慎防骨折、骨裂,体弱者也可能因疼痛而晕厥。

"气"与"血"两者之所以密布可分,是因为血随气沿着经脉而循行于全身,以营养五脏、六腑、四肢、百骸,周流不息。血的流行,靠气的推动,气行则血随之运行。

我国医学专家在20世纪80年代提出了"人体衰老的本质在于气虚血瘀"新学说。元代医学家朱丹溪曾说:"气阳血阴,人身之神,阴平阳秘,我体常春。"所谓阴阳失调,其实质就是气血失调。气血是一切脏器功能活动的物质基础,因此脏腑的病变,必定先有气血的失调,脏腑的虚损亦必先由气血失养所致。《黄帝内经》中如"气血正平,长有天命"《素问·至真要大论》),"是以圣人陈阴阳,筋脉和同,骨髓坚固,气血皆从,如是则内外调和,邪不能害,耳目聪明,气立如故"(《素问·生气通天论》)等论述,也说明气血的充盈、平衡、调和是人体健康与长寿的主要因素,为应用益气化瘀延缓衰老提供了理论根据。

而当人体受到外力损伤后,常可导致气血运行紊乱而产生一系列的病理变化。也就是说,人体一切筋伤病的发生、发展无不与气血有关,气血调和能使阳气温煦,阴精滋养;若气血失和,便会百病丛生。

从中医角度来分析,衰老与精气虚衰、气血失常有关。而十二经筋不仅连缀百骸,还分布于眼、耳、口、鼻、舌、阴器等部位,并在一定程度上维系着这些器官的正常功能活动。正如中医常说的"骨正筋柔,气血自流",筋柔骨健,自然人体内的气血流通就是畅通的,而气血畅通,那些造成器官机能衰老的毒素就不会堆积在体内,从而能在一定程度上延缓人体衰老。

总之,女人要想减少筋缩、筋伤的概率,就需要调养好体内的气血,只有气血畅通,才能骨正筋柔,而只有骨正筋柔,才能气血畅通,有效延缓衰老,留住青春和美丽。而保证骨正筋柔、气血畅通的最好方法就是拉筋。

道家有一种说法:"筋长一寸,寿延十年。"香港名医朱增祥就曾在《筋长一寸,寿延十年》一书中写道:"没病痛的人想避免筋缩就可每天拉筋。平日坚持拉筋就是最好的保健法之一。"因此,坚持每天拉筋,保证身体的柔韧性,就是女人留住青春和美丽的最好方法。

身体5大部位的拉筋法,女人抗衰不可不知

要想更全面地拉筋,保持体内气血的畅通,使身体更柔韧,从而达到全

面抗衰的目的，女人需要针对身体5大部位实施相应的拉筋法。

1. 拉腹筋

当女人时常感到腰腹部酸痛时，应该多拉腹筋，具体的方法是：

（1）选择一张床或在地上铺一张软垫，跪在上面，让脚背贴在床上或软垫上。

（2）将两脚后跟往左右两侧拉开，再使臀部落下，坐在床上或垫上。

（3）将身体慢慢向后仰，先使头部碰到床上或垫上，然后背部慢慢躺下去。

（4）躺下去时面部朝天，背部贴紧床上或垫上，保持60秒再起身，然后重复上述动作。

要注意的是，这个动作常导致脚筋的酸痛，在刚开始做时宜忍耐。一般来说，做的时间长了，脚筋的酸痛感会有所减轻，如果日益严重，则要立即停止拉腹筋。

2. 拉背筋

如果女人总是感到背部酸痛，应该多做拉背筋的练习。拉背筋分为两种方式，具体如下：

（1）坐在床上或垫上，伸直两腿，然后慢慢向前弯下腰去，直到让额头碰到膝盖，坚持几秒后再慢慢直起要来，如此重复10次以上。在这个过程中要让两腿尽量伸直，尽量不使膝盖向上弓起。

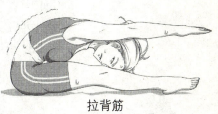
拉背筋

（2）坐在床上或垫上，使两脚合掌，掌面向上，两脚小趾并拢，然后以额头碰脚大踇趾，至少碰30下。刚开始较难碰到，练久了就会碰到。

3. 拉腿筋

当身体经常出现酸痛的症状时，女人应该检查下自己是否筋缩了，同时多做拉腿筋的运动。拉腿筋又叫作"劈腿"，也叫"一字功"。这是所有拉筋动作中较困难的一种，因此人们在练习时不宜操之过急、急于求成，而要循序渐进地练习。

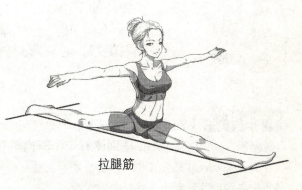
拉腿筋

"一字功"的动作很简单：让两腿往前后两侧劈开，尽量将腿往下压，直至胯部、腿部完全贴至地面，成一条直线。在这个过程中，手可以按在腿上、地上，也可举起来皆可。

如果持之以恒，天天练习"一字功"5次，每次2分钟，你的腿筋会渐渐被拉长、拉软，腿部肌肉也会开始变得有弹性，双腿开始变得笔直。因此，对于年轻爱美的女孩来说，这是锻炼出一双美腿的最佳运动。

4. 拉手筋

如果女人感到自己肩膀部位较为僵硬，转身不灵活，可拉手筋来使肩膀筋骨放松，这对肩周炎的治疗极为有效。

一般常用的拉手筋方法其实很简单：先以右手的手掌背贴住背脊，掌心向外，手指朝上。然后再以左手手指从左肩向下伸，与右手手指互勾。至少要用两手的示指、中指、无名指互勾。起先勾不到，可以用绳子做成绳环帮忙。以右手握着绳环向背后垂下，让左手的手指勾住，再以右手用力向上拉高，手筋酸痛要忍耐，拉数分钟再放开休息。每天拉几次，每次拉数分钟，当手筋渐渐变软变长了，便不用绳环帮忙，可以直接用两手的手指互勾，至少半分钟或1分钟。初练双肩经常觉得有如混凝土般僵硬紧绷，非常不舒服，此时需要忍耐。

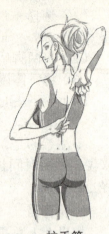
拉手筋

一般来说，如果人们左手在下，右手在上互勾较为容易。因此，如果在使用右手在下、左手在上的方法时总是勾不住手指，则可以先选用左手在下、右手在上的方式，练习一段时间后再使用右手在下、左手在上的方式来拉手筋。

5. 拉颈筋

颈部肌肉僵硬，女人在做点头、摇头或扭头的动作时就会感到酸痛，这是因为颈部气血循环不佳所致，需要做做舒活颈部肌肉的拉经筋运动，具体操作如下：

（1）站立，两脚与肩同宽，然后使身体慢慢向右侧弯，必须弯到右耳孔朝向地面，再慢慢直立起

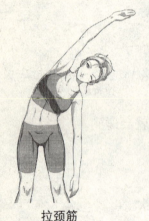
拉颈筋

美丽小课堂

别逮着一个肌肉群拉筋

有些女人拉筋时只喜欢拉手筋，或是只做拉脚筋的运动，这样就会导致只有一个肌肉群运动，可能影响人体结构的平衡。

从医学的角度来说，对同一个动作，可能有许多肌肉共同组成相同功能的群体，协同地完成动作，但是这些肌肉因为解剖位置不同，可能需要靠不同的拉筋动作才能一一地伸展到。除了协同肌，方向作用相反的撷抗肌也必须做对等的拉筋。如果协同肌有拉筋的漏网之鱼，人在做一些极限动作时便可能登顶不能而受伤；如果撷抗肌没有一些伸展，人体则会在强烈收缩时失去平衡，也会受伤。

来。

（2）使身体慢慢向左侧弯，也弯到左耳孔朝向地面，再慢慢直立起来。

（3）如此一左一右，连续做3分钟以上，约120下。

要注意的是，此法对治疗慢性鼻炎也有较好的效果。但慢性鼻炎患者宜每天做足10分钟以上的拉颈筋运动。

抗衰进行时：随时随地都不忘拉筋

常做拉筋运动可使全身肌肉放松、气血畅通，从而强身健体延缓衰老。拉筋是十分简单的运动，不需要进健身房，甚至也不用特意安排场地，而是随时随地都可进行。所以，要想真正保持身体内部气血的畅通，使身体富有柔韧性慢衰老，女人可随时随地通过拉筋来刺激体内气血的流通。

1. 地毯上拉筋

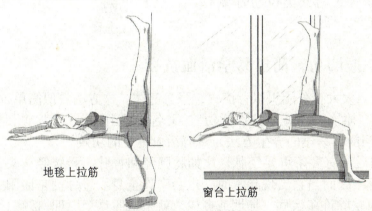

地毯上拉筋　　窗台上拉筋

如果家里铺了地毯，女人就可利用墙转弯处的地毯来拉筋。

在地毯上拉筋的正确方式为：寻一处墙转弯处，面向墙，躺下，双手打直紧贴地面，右腿或左腿举起并紧贴墙面，另一只腿与举起的腿呈90度直角向外撇开，坚持几分钟后寻一处墙转弯处，换另一只腿拉筋。

2. 窗台上拉筋

如果你的家里有飘窗，它们往往在室内留有较为宽敞的窗台，就可以利用飘窗来拉筋。

具体操作是：在窗台上躺下，双手打直，紧贴窗台面，举起左腿或右腿并紧贴窗框处的墙面，另一只腿自然垂下，脚板尽量接触地面，不能接触地

美丽小课堂

拉筋别使猛劲

拉筋的目的是在利用肌肉肌腱的弹性及延伸，刺激肌肉梭神经及肌腱感受小体的神经信息，而逐渐地增加伸展的潜力及忍受力，从而舒筋活络、畅通气血、延缓衰老。因此，无论是律动式或固定式（连续30秒以上）的拉筋，拉筋的动作都要缓慢而温和，千万不可猛压或急压。尤其忌讳在拉平常拉压不到的筋时，一些女人为求速成而猛烈地急压，或别人施加外力帮忙，容易因用力不当拉伤肌腱，反而对人体造成损害。

面者可先用书本等垫上,在拉筋的过程中逐步减少书本厚度,直至脚板完全接触地面。坚持几分钟后,到窗台的另一边为另一只腿拉筋。

此方法还可以在公园的亭柱旁和靠大树的长椅上进行。

3. 吊树拉筋

如果肩部僵硬,尤其是患有肩周炎的年轻女性,可尝试吊树拉筋。

具体操作是:选一课大树向外伸出的树枝,树枝要粗大,以能承受你的体重为佳,而且,树枝要尽量与地面保持平行。双手牢牢抓住树干,身体自然垂下,不要摇晃。注意,严重肩周炎患者或老人小孩在进行此类拉筋时脚不能离地,而且最好有旁人保护。

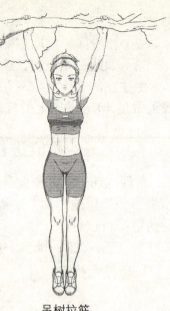

吊树拉筋

撞墙功,简单易学活血抗衰

常见一些晨练的老太太在公园里以背撞树,强身健体。这方法看似简单,却包含了养生理念。"撞墙功"就是"铁背功",又名"靠山功""虎背功",简称"撞墙",是一门简单易学的养生方法,具有活血抗衰的功效。

中医认为,人的后背有多条重要经脉,比如膀胱经和督脉。膀胱经从头到脚,几乎贯通全身,因而当它出现异常时,也会牵连全身。督脉则是诸阳之会,打通督脉,即可祛除许多疾病。撞墙或撞树法就是依照这个原理,按摩、挤压背部经络,以及其上穴位,达到养生保健的目的。此外,以背撞击墙面等硬物,对活络全身血脉、强健腰背肌肉也很有好处。

撞墙功动作要领如下:

1. 量距离

两脚与肩同宽,脚与墙的距离以自己的鞋为单位计算,为1~1.5只鞋

美丽小课堂

背部保健的3个小运动

(1)站立,双腿伸直站立与肩同宽,双手掌重叠平撑在面前的墙壁上,腰伸直缓慢下压,使背部感到拉伸,保持15秒。

(2)站立,双腿伸直站立与肩同宽,身体直立,左手置于脑后,右手伸到脑后将先前一手握住,缓慢向右侧下拉,使躯干侧弯至极限,再将左手肘向右腿方向下压,拉伸左侧背阔肌,右侧背阔肌同上。

(3)脸朝地面俯卧,双脚伸直,手臂上举过头,腰腹用力,手脚同时向臀部收缩。腹部着地,头部、胸部、手臂和脚都离开地面,保持这一姿势5秒钟左右,然后恢复。做3组,每组12次。

的长度,以太极拳前七后三的弓箭步姿势,或是左右弓箭步的姿势站立,后脚跟贴近墙壁,微微往后一倾,就能很自然地背贴墙壁。

2. 落胯

稍下落即可,膝盖不必弯太低,全身放松,上身保持正直。

3. 撞墙

(1)重心由前脚往后推,臀部以上连背部,平顺地往墙面平靠,要出乎自然平靠,不可刻意出力往后仰。

(2)初期撞击面在肩胛骨以下,只撞击一个地方,也就是说一次撞击只发出一个声音,不可出现两个撞击面或撞击时发出两个声音,否则容易导致练习者不舒服。

(3)双手宜自然下垂摆荡,即离墙时,手往前摆,撞墙时手往后摆;其好处是:手比较能放松,且借着摆荡之力,有助身体的离墙与撞墙,减少初学者刻意出力的毛病,而且还可以借机训练荡手,感受"太极不动手、动手非太极度"的境界。如果女人喜欢在练习时双手互抱、置于丹田也可,而且这种抱手方式有利于使内气集中夹脊,还可避免肩胛骨受伤。

(4)在撞击的刹那,练习者要自然吐气,不要憋气,尽量别咬到舌头。

4. 离墙

由后脚往前推,能自然离开墙面,不可有刻意出力离墙之感;而背部离墙或竖直背部时,整个脚掌仍应紧贴地面,且膝盖弯度要固定(微弯即可)不可有上下起伏。

此外,女人在练习撞墙功时要全身要放松,不可出力或僵硬,尤在撞击瞬间更要如此。主在使体内脏腑能随着身体撞墙而起到振动的作用,不致因出力而使肌肉韧带紧绷,而影响脏腑运动的效果。此外,腰背的放松在撞击瞬间更须注意加点意念,使撞击时能起到按摩督脉与足太阳膀胱经各脏腑穴道的加乘效果;且腰背放松,又能使背部血液循环,尤其是静脉回流加快,不致因回流慢而影响头部血液的供应。

一般来说,撞墙功的练习以每天撞200次,或每天10分钟左右为佳。女人长期坚持下去,能让体内气血畅通、面色红润不显老。

妙用牛角松筋术,打造超时空容颜

随着年岁的增长,每个女人都会出现不同程度的衰老症状,比如出现眼角鱼尾纹、眼袋、黑眼圈、法令纹等,这其实是人体内脏功能失常退化,导致内脏经络穴位处发生气阻,深层肌肉产生筋结,从而使得肌肤呈现肿胀僵硬、凹陷虚弱、弹性不足的现象,同时还会在人体脸部与内脏相对应区出现斑、痘、皱纹、脸颊消瘦、脸胖肿胀、松垮浮肿等现象。为了缓解这些老化现象,许多女人不惜重金买来许多抗衰化妆品来保养,它们虽能使皮肤白皙,却无法回复年轻时的健康亮丽。

要想更有效地延缓人体器官衰老，女人可以试试牛角松筋术。牛角松筋术是依经络与筋脉走向垂直，采点、线、面整体操作手法深层疏开筋结硬块，使软组织恢复正常状态与功能的一种保健方法，它将古代中医治病一推、二灸、三吃药的原理联合运用，以保持气阻疏通、营养及能量补充，唤醒修复萎缩退化细胞与神经功能。

牛角松筋需要特殊的工具：

（1）双爪牛角棒：适合身体较大面积部位如大腿、臀外侧及手足部位末梢使用。

（2）中牛角：身体部位适用。

（3）小牛角：脸部适用牛角棒。

（4）眼睛部位专用牛角棒。

（5）头部松筋专用牛角棒。

（6）开耳穴专用牛角棒。

牛角松筋姿势也有讲究，进行时将手臂伸直放松，腰挺直放松，双脚直立与肩同宽，或依松筋部位变换，采取弓箭步姿势松筋（即前脚弓步，后脚箭步），以使身体重心稳固，达到上身放松姿势，正确运用身体重力与手臂、手腕，灵活使用松筋手法，以达到力点轻揉、支点平稳，方能使牛角松筋手法安全有效。

美丽小课堂

牛角松筋的注意事项

（1）手臂心经脉在午时（11：00~13：00）心气宜静不宜动，如不能明确辨别患者心气功能虚实强弱，则应尽量避免在此时段进行心经脉拨筋手法。

（2）颈部、头部或身上手脚静脉血管爆起浮现，此现象多半是深层筋膜僵硬，从而使气行受阻，形成内部压力让静脉血无法回流，以致朝体表突出浮现，故手法操作时切勿在静脉血管上刻意松动，应谨慎将牛角运用在其皮下深层筋膜，拨动松开筋结使"青筋"消沉。

（3）胸部神封、神藏穴位区因靠近心脏，故松筋时如发觉有粗厚筋结硬块组织，须逐步渐进保养松开筋结，以防求好心切太过松筋，使气血脉冲加大、心跳速度过快，令患者心生恐惧无法负荷。

（4）颈部胸锁乳突肌内侧（颈前三角肌区）内有颈总动脉血管经过，故手法须小心谨慎，不可太深入。建议在此部位以手法技巧性抚拨与舒缓按摩。

（5）腹股沟韧带处，此部位韧带肿硬者不可过度强硬手法松筋，因内部神经极易发炎、引起强烈疼痛。

（6）膝窝中央、委中穴处，此部位肿硬隆起症状常见，因内部为滑液组织非筋膜结构，故不可深层太强刺激，以防发炎及变形肿大。

此外，还要注意松筋前不宜吃得过饱；松筋后需大量补充水分，以利排毒（喝水宜温热，忌冰冷）；每次使用牛角松筋后，要注意牛角的清洁工作：将牛角浸泡粗盐水半小时左右，以消磁净化。而且，最好每人配备专用牛角；如需共同使用，使用前须用酒精棉擦拭消毒。

下面介绍各部位的抗衰松筋手法：

1. 额头松筋

（1）在额头部位，用牛角棒沿督脉线划拨至眉心，再沿眉头线、眉中线、眉尾线，由发际划拨至眉毛上方，外侧发鬓胆经部位，易偏头痛者可加强划拨。

（2）也可由眉上方松筋至头顶百会穴，为达美容目的松筋时皆往下方引气排毒，故此采用由额头发际往眉毛部位松筋。

（3）阳白穴位于眉弓中心上方1寸处，可在此部位加强开穴，此穴可治疗眼疾、三叉神经痛与面神经麻痹。

（4）两眉中心（印堂穴）部位有悬针纹者可加强松筋开穴，其悬针纹出现原因是皮下肌肉组织左右各两块筋结的夹缝，产生皱纹线条，手法在筋结处松解筋结，皱纹自然会淡化甚至逐渐抚平。

（5）两眉中心肌肉变化有皱纹或肿块或暗沉或泛红，则可能是背部脊椎二、三、四椎体排列出现了歪斜或两侧筋肉紧绷的现象，心肺功能也因此受到影响。

整个松筋开穴的过程约10分钟。

2. 耳朵松筋

耳朵是五脏六腑全息反射区，因此在为耳朵做牛角松筋术时，可沿耳朵周围划拨或圆拨3~4圈，耳上角孙穴、耳后瘈脉穴、耳下翳风穴，耳前（听宫、听会、耳门三穴）加强松筋开穴，可改善耳鸣、晕眩、听力减退等症状。整个松筋开穴的过程约10分钟。

3. 眉眼松筋

（1）在眉毛上方顺眉头至眉尾方向进行划拨或圆拨手法，眉毛下方顺眉头至眉尾方向进行划拨操作，手法须稍往上方眉棱骨下缘缓慢拨动。

（2）沿两手指缝至外关穴以牛角疏通筋脉，合谷穴加强开穴。

（3）以耳穴专用牛角在眼穴、肝穴、肾穴部位点揉刺激，直至感觉灼热。

（4）头颈部沿膀胱经疏通经络、天柱、风池穴，加强开穴。

（5）攒竹穴位于眉头，加强开穴，可消除视疲劳、酸涩、眉头皱纹。

（6）鱼腰穴位于眉弓下方中心，瞳孔正上方处加强开穴，可消除眼皮浮肿、眼睑下垂。丝竹空穴位于眉尾凹陷处，加强开穴，可保养视力。

（7）眼睛上方：沿上眼轮肌，缓慢划拨至眼角，小心勿碰触眼球。

（8）眼睛下方：自眼头睛明穴，顺下眼轮匝肌筋膜，缓慢划拨至眼尾。

（9）对胃经承泣穴、四白穴、眼尾瞳子髎加强开穴。

（10）睛明穴：可改善视物模糊、视力减退。

（11）承泣穴、四白穴：预防近视，有双眼明亮功效。

（12）瞳子髎：可改善眼部鱼尾皱纹、眼角下垂、眼花现象。

整个松筋开穴的过程约10分钟。

4. 眼部松筋

（1）沿眉棱骨上方圆拨或划拨松筋，眉头攒竹穴、眉中上方阳白穴、眉尾丝承泣竹空，加强点揉开穴。

（2）沿眉棱骨下缘牛角略往上划拨，瞳孔上方鱼腰穴加强开穴拨筋。

（3）沿上眼轮肌划拨，小心勿碰触眼球。

（4）沿下眼轮肌划拨或圆拨，眼头睛明穴、眼球下方承泣穴、四白穴、眼尾鱼尾穴、瞳子髎穴，加强松筋开穴。

（5）手法操作完毕，再以大拇指指腹将上述手法重复安抚按摩数次，最后顺气引流至耳下，带至颈肩排毒。

整个松筋开穴的过程约10分钟。

5. 鼻子松筋

在对鼻子进行牛角松筋术时，应顺上唇鼻翼举筋走向，由眉头向下划拨至鼻迎香穴，鼻侧鼻筋与上唇举筋加强划拨。一般来说，如果鼻侧这两条筋变肿硬纤维化，多半易有鼻塞、鼻黏膜肿胀、鼻窦炎等鼻病困扰，只需将此处筋结松开，气血顺畅后鼻子立即畅通。整个松筋开穴的过程约10分钟。

6. 脸颊松筋

（1）沿颧骨下缘划拨或圆拨至耳前部位，对胃经巨髎穴、小肠经、颧髎穴加强开穴。

（2）沿嘴角线圆拨至耳垂部位。

（3）沿下颚骨上缘划拨至耳下部位。

（4）沿下颚骨下缘骨缝内筋膜划拨至耳后部位。

（5）沿胃经路径下关穴至颊车穴做划拨手法。

整个松筋开穴的过程约10分钟。

7. 嘴角松筋

在对嘴角部位进行牛角松筋术时，应沿口轮肌圆拨；嘴角外侧地仓穴加强；口角下制筋加强松筋，可预防嘴角下垂；下巴中间承浆穴加强开穴。整个松筋开穴的过程约10分钟。

8. 颈部松筋

具体操作：

（1）颈部松筋手法就是以胸锁乳突肌（从胸部锁骨延伸至耳后乳突骨的肌肉，因为颈部肌肉以胸锁乳突肌为界线，划分为颈前三角与颈后三角肌肉群）为界线，先划拨胸锁乳突肌，力量不可太大。

（2）颈后三角肌群可沿经络路径走向，依序划拨大肠经、小肠经、三焦经、胆经，亦可依据颈后三角肌群分布排列松筋划拨前斜角肌、中斜角肌、后斜角肌，以及提肩胛肌与斜方肌。

整个松筋开穴的过程约10分钟。

经络瑜伽，日益盛行的抗衰秘方

经络瑜伽通过一系列连贯的伸展、扭动、弯曲体位，利用身体各部位间的接触，可以有效地对身体的各大经络进行刺激，从而调整内分泌，改善淋巴和血液循环，促进皮肤和各个器官的新陈代谢，祛除人体不良的和有毒的积物，增强人体免疫力，有效延缓衰老。

在经络瑜伽所有的方法中，以拜日式最能帮助女人提升精气神和塑造形体，有效延缓衰老。

拜日式由12个连贯的动作组成，所以又叫伸展十二式。它作用于全身，每一个姿势都是前一个姿势的平衡动作。它包括前弯、后仰、伸展等动作，配合一呼一吸，加强全身肌肉的柔韧性，同时促进全身的血液循环，调节身体各个系统的平衡，如消化系统、呼吸系统、循环系统、神经系统、内分泌系统等，使人体各系统处于协调状态。

具体做法：

（1）直立，两脚并拢，双手于胸前合十，调整呼吸，使身心平静。

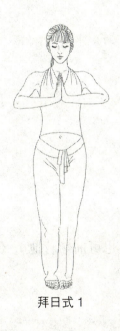
拜日式1

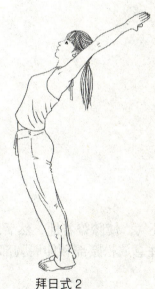
拜日式2

（2）吸气，向上伸展双臂，身体后仰，注意髋关节往前推，这样可减少腰部压力，双腿伸直，放松颈部。

（3）吐气，向前屈体，手掌下压，上身尽可能接近腿部（如有需要，可稍弯曲双膝）。注意放松肩膀、颈部和脸部。

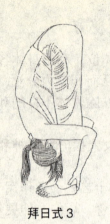

拜日式3

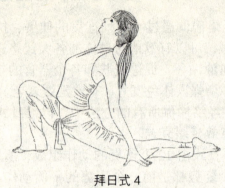

拜日式4

（4）吸气，左腿往后伸直（初学时也可膝盖着地），右腿膝盖弯曲，伸展脊柱，往前看。

（5）保持呼吸，右腿退后，使身体在同一直线上，用两手和脚趾支撑全身，腹部和腿部要尽量伸展、收紧，肩下压。

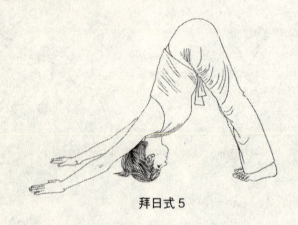

拜日式5

（6）吐气，使膝盖着地，然后放低胸部和下巴（也可前额着地），保持髋部抬高。注意放松腰部和伸展胸部。

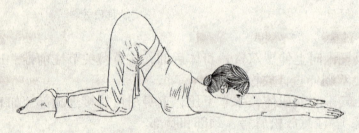

拜日式6

（7）吸气，放低髋部，脚背着地，保持双脚并拢，肩下压，上半身后仰，往上和往后看。

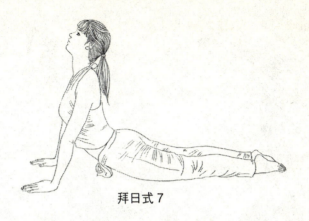

拜日式 7

（8）吐气，抬高髋部，使身体呈倒"V"形，试着将脚跟和肩膀下压。

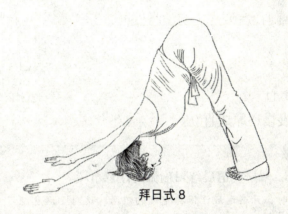

拜日式 8

（9）吸气，左脚往前迈一步，两手置于左脚两边，右腿往后伸展，往前看。

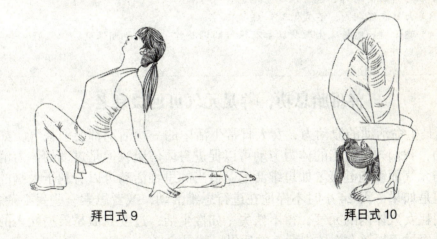

拜日式 9　　　　　　　　　　　拜日式 10

（10）吐气，两脚并拢，身体慢慢前弯，两手置于地面或腿部。
（11）吸气，两手臂向前伸展，然后身体从髋部开始慢慢后仰。

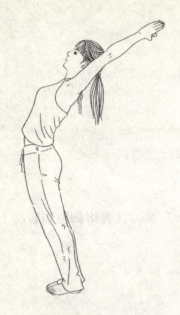
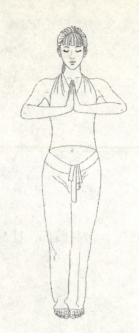

拜日式 11　　　　　　　　　　　拜日式 12

（12）吐气，慢慢还原成直立。

美丽小课堂

清晨练习瑜伽的注意事项

（1）室内练习时，开窗通风，保持空气的流通，这对于调息练习尤为重要。可以摆放绿色植物或鲜花。

（2）关注自己的身体状况，切忌强己所难。如果身体有不适的地方或是病状，尽量不要练习过难的动作，也可以完全不进行练习。

（3）女性在经期内，不宜做瑜伽练习。

（4）瑜伽对一些特殊生理状况都有很好的调整作用，如孕期保健，但最好在老师的指导辅助下进行。

善用胎息功，养足元气可延缓衰老

气是生命活动的原动力，女人日常生活中的一切活动都会消耗气。如体力劳动，我们知道适当的体力劳动可以促进身体健康，但是过度的体力消耗就会伤元气而影响健康；如思维活动，适当的思维活动可以有利于大脑的开发，但是如果一天 24 小时不停地在进行思维活动，或者思索一些妄心杂念，就会消耗女人体内的元气，得不偿失；如性生活，过度纵欲是最损耗人的精气的。而过于损耗女人体内元气的后果，就是衰老。

那么，女人该如何保存和强健自身的元气呢？不妨试试行气。行气就是人们常说的气功。东晋医药学家葛洪在《抱朴子内篇》总结出历代气功家练功的基本方法，并身体力行，加以实践。他指出："行气或可以治百病，或可以驱瘟疫，或可以禁蛇虎，或可以止疮血，或可以居水中，或可以行水上，或可以辟饥渴，或可以延年命，其大要曰胎息而已。"而行气的最高境界在于胎息。

胎息，是指仿效胎儿的呼吸。胎息法是通过呼吸锻炼和意念控制来增强和蓄积体内元气，从而达到修养心身、强健祛病目的的一种静功法。古人认为，胎儿通过脐带而禀受母气，以供其生长发育之需；母气在胎儿体内循环弥散，从脐带出入而起到吐故纳新作用，构成了胎儿的特殊呼吸代谢方式，即为"胎息"，也称之为"内呼吸"，以与出生后口鼻之"外呼吸"方式相对。脐部作为胎息的枢纽，遂有"命蒂""祖窍"之称。由于胎儿出生之后，脐带剪断，"胎之一息，无复再守"，外呼吸替代内呼吸，从而形成了"虽有呼吸往来，不得与元始祖气相通"的格局。

胎息法并非一朝一夕之功就能练成的。初学行气，必须从浅开始，并且要持之以恒，才能最终练到胎息的境界。

初学行气的具体方法是：以鼻吸气入内，能吸多少就吸多少，然后闭气，心中默数从一到一百二十，然后将气从口中缓缓呼出，这样鼻吸气→闭气→口呼气→鼻吸气，反复不已，并逐渐延长闭气的时间，心中默数的数目逐渐增大，最终可默数到上千，即可出现养生的效果。当然这种行气方法的一个重要诀窍是吸气多，呼气少，呼吸时极其轻微，不能使自己听见一点呼吸的声音。有一个方法可以检验呼吸是否合乎标准，即用一根鸿毛放在口鼻前，吐气时鸿毛不动，说明呼吸轻微，合乎要求。这种呼吸方法也就是现在气功锻炼中的基本呼吸方法。这样经过长期坚持不懈的练习，就能逐渐达到胎息状态，这时女人身体内部的新陈代谢变慢，身体内部器官的损耗减少，就能有效延缓衰老。

对于很多女人来说，刚开始练习行气时，最不容易做到的就是排除杂念。这时候就需要你进一步坚持下来，久而久之，杂念自然会减少，心平气和，呼吸均匀，情绪稳定，自然舒适。收功后就会感觉到一种美感，好像刚刚沐浴过后一样，心情畅快，充满了活力。

美丽小课堂

数息的作用

女人在练习胎息功之初，可通过数息来使自己入静，具体方法是：在静坐前应先做三次深呼吸：将两手敷于小腹，先用鼻吸一口气，引入小腹，使小腹隆起，再收小腹，继续吸气，使肺部隆起，舒展胸肌，闭气十秒，再由口把气慢慢吐出。如是三次深呼吸后，依自己适当之坐姿坐妥，便开始数息。每呼吸一次数一，从一数到十，数完后再从一数到十，不断继续下去。数息的目的是克服杂念，也就是说如果能从一数至十，而能保持没有杂念妄想，便是成就了一个单元。若能一个单元接着另一个单元成就下去，便能入于定净。数息时可以顺着数如一、二、三……十，亦可倒过来数，如十、九、八……一，亦可隔数数，如二、四、六……二十，各种不同数法，是供数久了发生习惯而失去专注时变换使用。

静坐——最安全有效的通经络法

经络畅通，气血顺畅，女人的身体就会衰老得慢些。而静坐是打通经络的最好方法，它完全靠精神内守使气机自然而然融会贯通，一股冲和之气运行经络之间，化解郁积之处。静坐能够使人体阴阳平衡，经络疏通，气血顺畅，从而达到益寿延年之目的。静坐保健，但需要注意以下几点：

（1）端正坐姿。端坐于椅子上、床上或沙发上，面朝前、眼微闭、唇略合、牙不咬、舌抵上腭；前胸不张，后背微圆，两肩下垂，两手放于下腹部，两拇指按于肚脐上，手掌交叠捂于脐下；上腹内凹，臀部后凸；两膝不并（相距10厘米），脚位分离，全身放松，去掉杂念，似守非守下丹田（肚脐眼下方），慢慢进入忘我、无为状态，步入虚空境界。这时候你就感觉没有任何压力，没有任何烦恼，全身非常轻松舒适。

（2）选择清幽的环境。选择无噪声干扰，无秽浊杂物，而且空气清新流通的清静场所。在静坐期间也要少人打扰。

（3）选择最佳时间。静坐的最佳时间是晨起或睡前，时间以半小时为宜。不过工作繁重的上班族可以不拘泥于此，上班间隙，感到身心疲惫，可以默坐养神。

（4）静坐后调试。静坐结束后，静坐者可将两手搓热，按摩面颊双眼以活动气血。此时会顿感神清气爽，身体轻盈。

总之，通过静坐调息，女人可以感知气机在经脉中的循环。静坐到了一定程度，下腹部的丹田位置就会有一股热气循着经脉的走向自然流注循环。因为练习的火候到了，丹田里产生的真气充满流溢，开始向全身运行，这就是打通经脉的过程。此时，你的意识也要随着气机流转，做到"神与脉合"。

美丽小课堂

苏东坡的静坐法

苏东坡是我国宋代的大文豪，在散文、诗、词、歌、赋、书法、绘画、音乐、佛道等方面都有很大的成就，这是人所共知的。其实除此之外，苏东坡还是一位养生学家。

东坡先生养生观的要点在于培养元气，使五脏六腑功能强健，相互协调。为此，他采取了散步、旅游、搬砖等多种健身法，但坚持最久且颇见成效的还是静坐调息法。方法如下：

时间不限，选一处安静的地方，端身正坐，解开衣带，使全身放松。两目垂帘，似闭非闭，用舌头在嘴里上下左右搅几次，同时张口吐出浊气，再从鼻孔吸进清气，这样十四五遍后把口中的津液咽下。然后叩齿数次，舌抵上腭，静静地数呼或吸的次数，从一数到十，再由十数到百，一定要专心，记清数目。这样坐的时间越长越好。如果不想再坐，也可以先放松手足，然后再缓缓起身。如此长期坚持，必可使身体健康无病。

这种静坐调息法是一种简便而有效的气功，练功者全副身心都集中在呼吸之数上，自然就到了入静状态，全身高度放松，使机体充分休息，自我调节，从而达到防病祛病的目的。

如果练习的火候没到，丹田内的真气就仍在酝酿之中，女人切不可着急，以免损害身体。

在神医华佗的"五禽戏"中舒筋活络

古人留下来的舒筋活络方法有很多，而东汉神医华佗自创的"五禽戏"是其中动静皆宜、见效极佳的一个。正如华佗自己评价"五禽戏"所说："动摇则谷气得消，血脉流通，病不得生。"通过练习"五禽戏"，女人能够轻松保持青春活力，延缓衰老。

"五禽戏"是华佗总结前人养生的经验，模仿虎、鹿、熊、猿、鹤五种动物的形态发明的。从中医的角度看，虎、鹿、熊、猿、鹤五种动物分属于金、木、水、火、土五行，又对应于心肝脾肺肾五脏。模仿它们的姿态进行运动，正是间接地起到了锻炼脏腑的作用，还可以使全身的各个关节、肌肉都得到锻炼。

现代医学研究证明，五禽戏是一种行之有效的锻炼方式。它能锻炼和提高神经系统的功能，提高大脑的抑制功能和调节功能，有利于神经细胞的修复和再生。它能提高肺功能及心脏功能，改善心肌供氧量，提高心脏排血力，促进组织器官的正常发育。同时它还能增强肠胃的活动及分泌功能，促进消化吸收，为机体活动提供养料。

就五禽戏本身来说，它并不是一套简单的体操，而是一套高级的保健气功。华佗把肢体的运动和呼吸吐纳有机地结合到了一起，通过气功导引使体内逆乱的气血恢复正常状态，以促进健康。后代的太极、形意、八卦等健身术都与此有若干渊源。

五禽戏的内容主要包括虎戏、鹿戏、熊戏、猿戏、鸟戏。

（1）虎戏：自然站式，俯身，两手按地，用力使身躯前耸并配合吸气。当前耸至极后稍停，然后身躯后缩并呼气，如此三次。继而两手先左后右向前挪动，同时两脚向后退移，以极力拉伸腰身，接着抬头面朝天，再低头向前平视。最后，如虎行般以四肢前爬七步，后退七步。

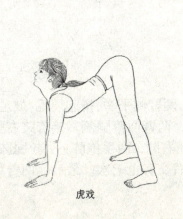

虎戏

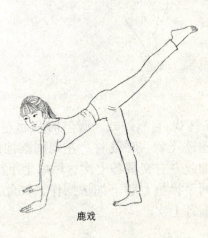

鹿戏

（2）鹿戏：接上四肢着地势，吸气，头颈向左转、双目向右侧后视，当左转至极后稍停，呼气、头颈回转，当转至朝地时再吸气，并继续向右转，一如前法。如此左转三次，右转两次，最后回复如起势。然后，抬左腿向后挺伸，稍停后放下左腿，抬右腿如法挺伸。如此左腿后伸三次，右腿二次。

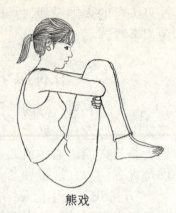

熊戏

（3）熊戏：仰卧式，两腿屈膝拱起，两脚离床面，两手抱膝下，头颈用力向上，使肩背离开床面，略停，先以左肩侧滚落床面，当左肩一触床面立即复头颈用力向上，肩离床面，略停后再以右肩侧滚落，复起。如此左右交替各七次，然后起身，两脚着床面成蹲式，两手分按同侧脚旁，接着如熊行走般，抬左脚和右手掌离床面。当左脚、右手掌回落后即抬起右脚和左手掌。如此左右交替，身躯亦随之左右摆动，片刻而止。

（4）猿戏：择一牢固横竿，略高于自身，站立手指可触及高度，如猿攀物般以双手抓握横竿，使两脚悬空，作引体向上七次。接着先以左脚背勾住横竿、放下两手，头身随之向下倒悬，略停后换右脚如法勾竿倒悬，如此左右交替各七次。

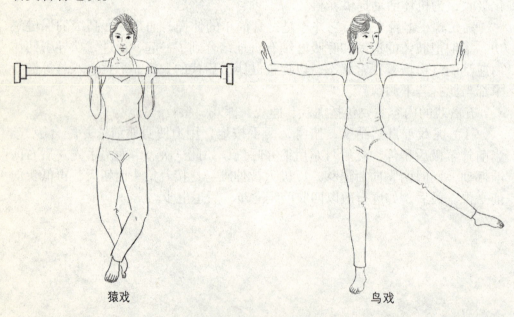

猿戏　　鸟戏

（5）鸟戏：自然站式。吸气时跷起左腿，两臂侧平举，扬起眉毛，鼓足气力，如鸟展翅欲飞状。呼气时，左腿回落地面，两臂回落腿侧。接着跷右腿如法操作。如此左右交替各七次，然后坐下。屈右腿，两手抱膝下，拉腿膝近胸，稍停后两手换抱左膝下如法操作，如此左右交替也七次。最后，两臂如鸟理翅般伸缩各七次。

美丽小课堂

五禽戏练习要领

松：分内松和外松。外松是指解除身体、四肢、肌肉、呼吸等的紧张。内松是指解除思想情绪，注意力集中方面的紧张。一般来讲，掌握外松较之掌握内松容易得多，这里也有一个由外到内，由粗到细的两个不同的发展阶段。

静：指在练五禽戏动作的过程中，要保持情绪安宁（思想平静，情绪稳定），称内静。同时也尽量找一个外界环境幽雅、人员流动较少的环境，称外静。因为人声嘈杂、说笑逗闹，或车水马龙、汽笛声声，也影响内静。

干浴法：活血通脉，抗衰美体

浴法就是一种自我按摩法，在我国的历代典籍中都多有记载，如陶弘景的《养性延命录》中就记载了干浴养生的方法："摩手令热，揩摩身体，从上至下，名曰干浴。令人胜风寒，时气、热、头痛，百病皆除。"简单地说，干浴就是用两手洗浴全身，也就是进行全身按摩，通常从开始按摩到最后结束，从整体中分出若干节来进行。既可分用，也可合用。操作顺序由下而上，即从足趾到头部。老年人则可从上到下。

干浴法除有调整中枢神经和自主神经平衡的效果外，还有促进机体血液循环，增加免疫功能等作用，有效延缓衰老，因此这个健身法尤其适合于中老年女性及体弱的女性选用。正如药王孙思邈在《摄养枕中方》中所说："常以两手摩拭一面上，令人有光泽，斑皱不生。行之五年，色如少女。摩之令二七而止。卧起，平气正坐，先叉手掩项，目向南视，上使项与手争，为之三四。使人精和，血脉流通，风气不入，行之不病。又屈动身体，四极反张侧掣，宣摇百关，为之各三。又卧起，先以手内著厚帛，拭项中四面及耳后周匝，热，温温如也。顺发摩顶良久，摩两手以治面目，久久令人目自明，邪气不干。都毕，咽液三十过，导内液咽之。又欲数按耳左右，令无数，令耳不聋，鼻不塞。"

干浴的具体操作方法如下：

（1）搓手。用两手掌用力相对搓动，由慢而快，到搓热手心。手是三阳经和三阴经必须之处，摩擦能调和手上气血，使经路畅通，十指灵敏。

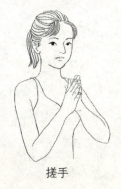
搓手

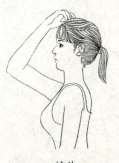
梳头

（2）梳头。十指微屈，以指尖接触头皮，从额前到枕后，从颞颥到头顶进行"梳头"二十次左右。

（3）揉按太阳穴。用两手示指端分别压在双侧太阳穴上旋转运动，按时针方向顺、逆各十次左右。

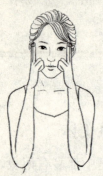
揉按太阳穴

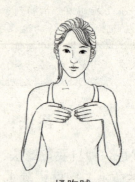
揉胸脯

（4）揉胸脯。用两手掌按在两乳上方，旋转揉动，顺、逆时针各十次左右。

（5）抓肩肌。用手掌与手指配合抓、捏、提左右肩肌，边抓边扭肩，各进行十次左右。

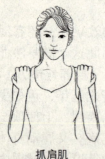
抓肩肌

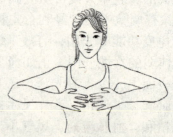
豁胸廓

（6）豁胸廓。两手微张五指，分别置于胸壁上，手指端沿肋间隙从内向外滑动，重复十次左右。

（7）揉腹。以一手五指张开指端向下，从胃脘部起经脐右揉到下腹部，然后向右、向上、向左、向下，沿大肠走向擦揉。可以牵拉腹内脏器，使肠胃蠕动加大，促进胃液、胆汁、胰腺和小肠液的分泌，增加消化吸收作用。

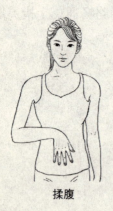
揉腹

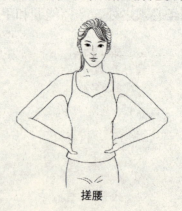
搓腰

（8）搓腰。用手按紧腰部，用力向下搓到尾间部，左右手一上一下，两侧同时搓二十次左右。

（9）擦大腿。两手抱紧右侧大腿根部，用力下擦到膝盖，然后擦回大腿根，往来二十次左右左腿同。

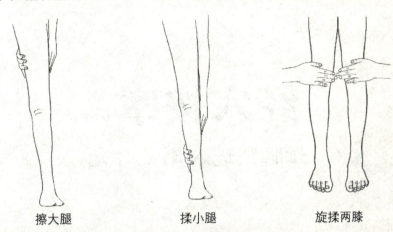

擦大腿　　　　　　揉小腿　　　　　　旋揉两膝

（10）揉小腿。以两手掌挟紧侧小腿腿肚，旋转揉动，两腿各二十次左右。腿是担负人上体重量的骨干，是足三阳经和足三阴经的必经要路，浴腿可使膝关节灵活，腿肌增强，防止肌肉萎缩，有助于减少各种腿疾。

（11）旋揉两膝。两手掌心各紧按两膝，先一起向左旋揉十次，再同时向右旋揉十次。膝关节处多横纹肌和软性韧带组织，恶温怕冷，经常浴膝，可促进皮肤血液循环，增高膝部温度，驱逐风寒，从而增加膝部功能，有助防止膝关节炎等难治之症。

（12）按摩脚心。两手摩热搓涌泉穴，搓至脚心发热，先左后右分别进行。

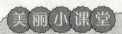

按摩脚心

依上各法进行全身按摩可去风邪，活血通脉，解除腰背病。如果女人能够长期坚持练习此法，可收到强身健体、抗衰美体之功。

美丽小课堂

拍打身体也能舒筋活血

拍打运动是一种很好的肌肉按摩方法，可以舒通全身的经络气血，促进血液循环，提高新陈代谢，调节大脑神经系统，活络全身的肌肉筋骨，减肥朔身，延缓衰老。

拍打的方法是：手掌伸直并拢，两手或一手都可以，轻轻拍打身体各部，除了五官颈项以及二阴外，全身上下都可以依序拍打，手法要轻重适当，以微痛为原则。

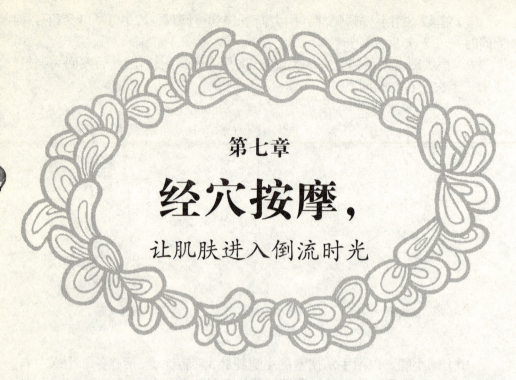

第七章
经穴按摩，
让肌肤进入倒流时光

让女人永远 25 岁的抗衰老妙方——按摩

女人过了 25 岁，身体内部各器官开始走向衰老，脸上的毒素与老废物质将不再像以往一样能自动更新代谢，这时候就得多多利用外在的辅助来帮忙。运用按摩刺激脸部肌肉，可唤醒肌肤细胞，增强活化更新的机能，一旦循环变好，弹力紧实度与肌肤明亮度都能获得明显改善。皮肤衰老的状态就会有所缓解。

按摩是中国最古老的医疗方法，主要是患者自己或是他人用双手在患者身上推穴道，循经络，并结合有关部位进行按摩，使机体内部产生发散、宣通、补泻等作用，从而达到散寒止痛、健脾与胃、消积导滞、疏通经络、滑利关节、强筋壮骨、扶正祛邪的目的。

通过按摩来抗衰美容的原理，主要有以下几种：

（1）刺激血液循环。按摩有助于肌肤排出毒素，将血液中的养分带到皮肤细胞内，同时顺畅地排出废物，保持肌肤健康。同时，也能帮助肌肤调节油脂分泌，促进肌肤天然皮脂膜的形成，保持肌肤滋润且富有光泽。

（2）改善淋巴流动。当淋巴循环功能变差时，废物及毒素就会不断地在体内积聚，导致面部容易浮肿。按摩能帮助淋巴正常流动，排出毒素及废物，令肌肤轮廓更紧致。

（3）提升新陈代谢。按摩有助于提升肌肤表皮及真皮细胞的新陈代谢，达到理想水平。这个稳定的肌肤更新过程对于维持肌肤的弹性和活力非常重要。按摩还有助于紧致面部肌肉，预防肌肤松弛下垂及皱纹的形成。

（4）对抗自由基。如果肌肤获取了充足的氧气和营养，自由基就难以生成，从而保持了肌肤的弹性，增加肌肤的透明感，令肤色更明亮。

按摩的手法很多，下面我们介绍几种最为常用的按摩手法：

1. 推法

用手指或手掌在人体某一个部位或穴位上做前后、上下或左右的推动。适用于全身各个部位。在应用时所用的力量需由轻而重，根据不同部位而决定用力大小。一般频率为每分钟 50~150 次，开始稍慢，逐渐加快。推法根据不同的部位和病情可分为拇指推、手掌推、肘尖推、拳推。

2. 拿法

用大拇指或其他手指进行对称使劲，拿捏治疗部位的肌肉或筋腱关节。此法是强刺激手法之一。使用拿法时，腕要放松灵活，要由轻到重，再由重到轻。在拿法的同时可结合提法，提拿并用。适用于四肢、肩、颈、腋下，一个部位拿 1~3 次即可。

3. 按法

用手指或手掌在身体某处或穴位上用力向下按压。按压的力度可浅到皮肉，深达骨骼、关节和部分内脏处。操作时按压的力量要由轻而重，快速法每分钟 120 次左右，慢速法每分钟 50 次左右。按法在施术时根据不同部位、不同疾病及不同治疗目的，可分为拇指按、中指按、拳按、掌按、肘按，也可借助于按摩工具按压，适用于全身各部。

4. 揉法

用手指或手掌面在身体某个部位做回旋揉动的一种方法。此种手法较温和，多在疼痛部位或强手法刺激后使用，也可在放松肌肉、解除局部痉挛时用。操作时手指和手掌应紧贴皮肤，与皮肤之间不能移动，而皮下的组织被揉动，幅度可逐渐扩大。根据按揉的部位不同可分为拇指揉、大鱼际揉、肘揉、掌揉等。全身各部均适用。

美丽小课堂

按摩注意事项

（1）要对症施法。

（2）按摩前应剪修指甲，将手洗净，避免损伤被按摩部位的皮肤，并要注意室温及被按摩部位的保暖。

（3）肌肉要放松，呼吸自然。做腰背和下腹部的按摩，应先排空大小便。

（4）为减少阻力或提高疗效，术者手上可蘸水、滑石粉、石蜡油、姜汁、酒等。

（5）一定要持之以恒，方能达到目的。

（6）严重心脏病、结核病、出血性疾病、癌症、急性炎症及急性传染病者，以及皮肤破损部位均禁止按摩。孕妇的腰腹部禁止按摩。

5. 摩法

用手指或手掌在身体某一部位或穴位上,做皮肤表面顺、逆时针方向的回旋摩动的方法。这种方法比较温和,频率根据病情的需要而定,一般慢的每分钟30～60次,快的每分钟100～200次。此法多用单手摩,也可用双手摩,一般按顺时针方向运动。根据不同部位有指摩、掌摩、掌根摩三种。适用于全身各部。

6. 捏法

用拇、食二指或五指将患者皮肤、肌肉、肌腱按走向或经络循行方向,连续不断向前提捏推行。捏法可用单手操作,也可用双手操作。捏法常用于治疗小儿疾患,如食欲不振、消化不良、腹泻,也可用于成年人按摩。适用于全身各部。

7. 搓法

是用双手在肢体上相对用力进行搓动的一种手法。其作用力可达肌肉、肌腱、筋膜、骨骼、关节囊、韧带等处。强度轻时感觉肌肉轻松,强度大时则有明显的酸胀感。频率一般为每分钟30～50次,搓动速度开始时由慢而快,结束时由快而慢。搓法有掌搓和侧掌搓两种。适用于四肢、腰背、胸腹部。

8. 滚法

是用手背部着力在身体上滚动的一种手法。操作时将掌指关节略为屈曲,以手掌背部近小指侧部分,紧贴于患部,前臂作连续内旋、外旋动作,带动指掌关节滚动。一般用单手或双手交替操作,也可用双手同时操作。适用于颈、腰、背、臂、四肢部。

9. 掐法

以拇指和示指上下对称地掐取某一部位或穴位,并用力内收。掐法刺激较强,操作时用力应由小到大,使其作用由浅到深。适用于四肢、头面部,有开窍提神的作用。

10. 摇法

是以关节为轴心,做肢体顺势轻巧的缓慢回旋运动的方法。在施术时要将体位安置合适,摇动的动作要缓和稳妥,速度要慢,幅度应由小到大,并要根据病情,适可而止。同时也要注意被运动关节的正常生理活动范围。摇法常用来预防和治疗各种关节活动功能障碍。双轴和多轴关节都可做环绕运动治疗,如腕关节摇动等。适用于四肢、颈部及腰关节。

每天按摩身体5大部位,强身健体抗衰老

如果女人能够每天按摩身体的五大部位——腹脐、耳部、前胸、背部、脊柱的经穴,就能够促进新陈代谢、排毒清体,从而强身健体、抗衰老。

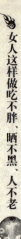

1. 腹脐

在中医看来，腹脐部是养生的"要塞"，中医称腹中央肚脐为"神阙"。对腹脐部按揉刺激、调理，可益肺固肾、安神宁心、疏肝利胆、通利三焦、防病健体。此外，揉腹还对动脉硬化、高血压、高血脂、糖尿病、脑血管疾病、肥胖症有良好的辅助治疗作用。

按摩方法：将两手重叠，按于肚脐，适度用力，同时保持呼吸均匀、自然，按顺时针方向绕脐揉腹。注意，对于平日缺乏锻炼的女人，建议养成在闲暇时间或散步的时候双手掌交替拍打（频率为每秒钟1次）中下腹部20分钟的习惯，有促进腹部新陈代谢的作用。

2. 耳部

耳部是女人养肾抗衰的重点。中医讲肾开窍于耳，经常搓耳郭可以防治耳部冻疮，并能起到健肾壮腰、养生延年的作用。

按摩方法：

（1）提拉耳垂。双手示指放耳屏内侧后，用示指、拇指提拉耳屏、耳垂，自内向外提拉，手法由轻到重，牵拉的力量以不感疼痛为限，每次3~5分钟。

（2）手摩耳轮。双手握空拳，以拇、食二指沿耳轮上下往返推摩，直至耳轮充血发热。

（3）提拉耳尖。用双手拇、示指夹捏耳郭尖端，向上提揪、揉、捏、摩擦15~20次，使局部发热发红。此法有镇静、止痛、清脑明目、退热等功效。

3. 前胸

胸腺素浓度的高低，往往在一定程度上决定着一个女人免疫功能的强弱，因此，如果女人能够对胸腺予以调理刺激，就可以取到很好的抗病防癌、强身延年的功效。

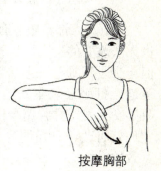

按摩胸部

按摩方法：用右手按在右乳上方，手指斜向下，适度用力推擦至左下腹，来回擦摸50次；换左手用同样方法摩擦50次。然后，再用手掌跟对着胸部中间上下来回摩擦50次；还可用两手掌交替拍打前胸后背，每次拍100余下，早晚各做一次。

按摩背部

4. 背部

女人如果经常对背部经络和肌肉进行刮痧、搓擦、捶按、拍打，可以疏通经络，安心安神，帮助预防感冒，另外，搓擦背部对中老年慢性病患者有一定的辅助治疗效果。

按摩方法：在每天早晚擦（搓）背、拍背或用保健锤敲背部（包括背部和颈部）；或采取背部按摩理疗如背部刮痧、捏脊、拔火罐等。注意，擦拍胸部能使"休眠"的胸腺细胞处于活跃状态，增强心肺功能。

美丽小课堂

鼻部按摩养生操

鼻不但是重要的呼吸器官，还与口、眼、耳相通，所以古人认为只有鼻道畅通，才能进一步达到"七窍通"鼻部的按摩，主要是通过疏通经络。改善呼吸系统的功能，促进血液循环，来达到通畅鼻道，增强五官功能，清醒头脑的目的。具体的按摩方法如下：

（1）将两手握成拳，伸出示指，放于鼻侧两旁。
（2）用示指背面沿着鼻梁骨，从鼻翼到鼻根部，由下到上反复操作30次。
（3）接着用拇指快速揉擦鼻尖、鼻端及人中。

5. 脊柱

许多女人都因平时缺乏对脊柱特区的正确保健而使之产生了病变，从而产生了腰肌劳损、颈椎病等疾病，加剧了身体的筋缩，也加速了身体的衰老。如果人们能够对脊柱多加按摩调理，就能有效缓解衰老。

按摩方法：每天晚上对脊柱进行按摩理疗、刮痧、拔火罐、轻轻拍打。如果女童厌食、偏食可以沿脊柱两侧夹脊穴按摩。

按揉身体的"抗老穴"，打破衰老魔咒

每个女人都希望拥有不老的美丽容颜，然而，衰老是每个女人都在体验、也无法改变的事实。尽管女人不能改变"衰老"的事实，但至少可以通过一些方法延缓衰老的过程。其实，延缓衰老、打破衰老魔咒的秘密一直就藏在女人的身体里，只要女人发现并善用身体中隐藏的"抗老穴"，通过按摩它们就可改善日益明显的斑点、细纹和松弛，恢复光彩紧致的面容。

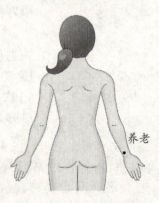

攒竹
迎香
养老

一般来说，女人常用的"抗老穴"有以下3个，分别有不同的抗衰功效。

1. 迎香穴

取穴：位于人体鼻翼外缘中点旁，当鼻唇沟中间。
按摩方法：示指指腹做圈状按压，连续按摩1分钟。
功效：增强面部的血液循环，润泽肌肤，改善细纹。
适用：血+液循环不畅导致肤色暗沉，肌肤松弛。

2. 攒竹穴

取穴：在面部，当眉头陷中，眶上切迹处。
按摩方法：示指指腹点压穴位并配合呼吸，连续点压30秒。
功效：促进眼部微循环，增加眼部肌肤的含氧量和吸收力，预防细纹的产生。

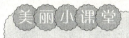

> **延缓面部肌肤衰老的两个小动作**
>
> 1. 推展运动
>
> 在眼睛周围，先用一只手的手指在太阳穴处向上提拉皮肤，然后用另一只手在眼角附近推展肌肤。注意不要让肌肉颤动，用指尖和手掌在整个面部从下向上按摩。用两只手掌在整个面部由内向外做推展按摩。
>
> 2. 弹击运动
>
> 在眼睛、嘴唇四周等皮肤比较薄的地方，针对一些细小的部位进行弹钢琴式的触击按摩。从嘴角到脸颊轻轻地做击打按摩，能够使这里的肌肉变得紧绷，同时使脸颊变得圆润。针对眼角的细小皱纹，也用弹钢琴式的触击按摩进行。

适用：长时间面对电脑，脆弱的眼部肌肤很容易出现水肿、细纹和松弛等问题。

3. 养老穴

取穴：在前臂背面尺侧，在尺骨小头近端桡侧凹陷中。

按摩方法：用示指指腹做推揉的动作，并配合舒缓的呼吸，连续按摩1分钟。

功效：疏通经络，有效改善面部色斑、皱纹和肤色，此外它还是对付青春痘的特效穴道。

适用：长期缺乏运动导致的体内新陈代谢减慢，毒素积累，色斑、皱纹不断出现。

多做面部按摩，让青春留在脸上

有关研究显示，如果女人对面部进行持久按摩，不仅可以提升面部轮廓、安抚表情纹，还能促进胶原蛋白合成，直接抵御衰老。

一般来说，面部按摩包括以下几个步骤：

（1）两手同时呈圆锥状，从下巴两侧逐步上移，达到双眼下方时，改向两侧面颊移动。

（2）用两手示指、中指分别沿面部两侧向上移，到前额处时再用全部手指轻轻按压。

（3）用双手示指、无名指分别从上下唇中央开始向口角两侧移动，到颧骨时用所有手指轻轻按压。

（4）用双手中指在鼻孔两侧上下轻轻按摩。

（5）用双手示指及无名指分别由两眼内眦（内眼角）开始向外眦移动，到颞部（太阳穴周围）时用所有手指轻轻抚。

（6）用一只手的掌心根部轻轻按压前额，五指尖则逐渐向上移至发际，再换另一只手同样方法进行，重复3~4次。

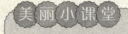

面部按摩操

（1）每天早晚在化妆纸两面蘸上化妆水，顺着肌肤的纹理，从下巴开始拍打，采取由下而上、由内往外轻拍方式，一直延伸到耳朵处，不用太大力，千万别打痛自己。

（2）由内而外、由下到上轻轻拍打脸颊和额头50~100下，等到化妆棉快干掉的时候再次补充化妆水，不然很容易拉扯到肌肤。

（3）结束拍打后用温热的掌心覆盖全脸，可稍稍往上拉提使肌肤更加紧致。

长期坚持此面部按摩操，可使脸的轮廓更紧致，肌肤更透明、嫩滑。

（7）将面部用温水冲洗干净后，再用冷水洗一遍，有效缩小毛孔。

下面再介绍两种美容护肤专家创造的面部按摩法：

1. 面部按摩抗衰术一

（1）全身放松，搓热手掌，用手掌先轻轻捂住眼睛、额头、面颊各5秒钟，放松脸部皮肤。

（2）用中指指尖依次从下颌骨提拉按摩至太阳穴，并轻按太阳穴，各3次；再用中指指尖分别从下巴提拉至太阳穴，并轻按太阳穴，面部两侧各3次。

（3）双手中指轻按鼻翼两侧5次，防止凹陷部位变得更深。再从鼻翼两侧提拉至下眼睑，做5次。以双手指肚部分轮流提拉颈部肌肤至下颚处，共5次。

（4）从下颚、鼻翼、额头出发，以四指指尖轮流轻敲面部并慢移至太阳穴，各5次。放松手指握拳，从下颚、鼻翼（上移至下眼睑）、眉心出发，慢移至太阳穴，各5次。

（5）依次抬头挺胸、低头含胸，伸展颈部前后肌肉各2次。

2. 面部按摩抗衰术二

（1）用手掌从额头中间推至太阳穴停留，双手贴脸部推至耳根，沿颈部淋巴循环方向推动。

（2）用拇指配合示指，由下而上轻巧提捏，首先沿面颊中央，其次至眼角，然后至耳垂，最后用示指第二关节配合拇指提捏颈部肌肤。

（3）用示指沿额头纹路滑至一侧，然后配合拇指轻巧提捏，其次沿川字纹方向重复。最后用指腹从脸部中间向两侧轻压。

注意，在按摩面部前，先要洗净双手和脸，在脸上涂上按摩霜，按摩时用手掌或手指掌面在皮肤上朝一个方向轻轻按压。一般按摩方向与面部皱纹成直角。但眼角、嘴角周围的皱纹需环形按摩，按摩完毕用热毛巾擦掉按摩霜。如果面部皮肤有感染或痤疮，则严禁进行面部按摩。

简单四步按摩头皮，缓解疲劳抗衰老

无论在家里，还是身处办公室，当女人感到疲惫时，都可以做个头皮按摩操，不仅可使大脑清醒，还可以加速血液循环，减少掉发，缓解疲劳，促进睡眠，是抗衰老很重要的一步。

具体做法是：

第一步：双手抄进头发，用指腹横向、纵向按摩头皮，然后轻微向上提拉，使头皮彻底放松。

第二步：双手抓住头顶前方一缕头发并微向上提，然后向前后左右四面拉转，这样可使百会穴放松，具有舒缓压力作用。

第三步：用拇指和示指的指腹，捏压脑后的天柱穴，并以同样的手法按摩其他穴位，在后脑上下来回2～3次。

第四步：敲打放松头皮，用四指（除大拇指）指腹部，轻轻敲打头皮的每一处。

注意：每个动作3～5下为一组，每次完成2～3组即可，早晚两次效果更佳。头皮按摩，最好选择在清洗完头发后进行。

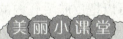

按摩穴位时要注意保暖

经络只有在适当的温度（25℃左右）下按摩穴位才能被激发活跃起来。针灸实验表明，如果把温度降到20℃以下，则针灸的"得气"（酸、麻、胀的感觉）现象就会不明显，因此，临床上经常会看到灸与针、灸与拔罐一起操作，即在针灸和拔罐前先在穴位上进行艾灸，当局部温度升高后，再进行针灸和拔罐，使治疗效果更加显著。

祛除鱼尾纹，从按摩瞳子髎开始

随着年龄的增长，女人的眼角便容易出现一些细小的鱼尾纹，这是因为眼角周围的皮肤细腻娇嫩，皮下脂肪较薄，弹性较差；再加上眼睛是表情器官，睁眼、闭眼、哭、笑时眼角都要活动，故容易出现皱纹，而且一旦出现则较难祛除。面对眼角出现的皱纹，很少有女人不心急的，名贵的化妆品买了不少，可就是难以祛除。这时，不妨试试每天轻柔地按摩瞳子髎穴，也许能把小皱纹赶跑呢。

瞳子髎位于眼睛外侧1厘米处，是足少阳胆经上的穴位，而且还是手太阳、手足少阳的交会穴，具有平肝熄风、明目退翳的功用。经常指压此穴，可以促进眼部血液循环，治疗常见的眼部疾病，并可以祛除眼角皱纹。

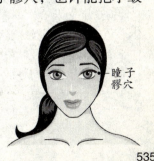

具体操作方法：首先，将双手搓热，然后用搓热的手掌在眼皮上轻抚，一边吐气一边轻抚，上下左右各6次；其次，再以同样要领将眼球向左右各转6次，再用手指按压瞳子髎穴，一面吐气一面按压6秒钟，如此重复6次。

除指压按摩法外，女人还应注意多摄入以下几种祛除鱼尾纹的小食品，才能让女人看起来更年轻。

一根鸡骨：鸡皮及鸡的软骨中含大量的硫酸软骨素，它是弹性纤维中最重要的成分。把吃剩的鸡骨头洗净，和鸡皮放在一起煲汤喝，不仅营养丰富，常喝还能使肌肤细腻，久而久之，鱼尾纹就会减轻了。

一杯啤酒：啤酒的酒精含量少，所含的鞣酸、苦味酸又有刺激食欲、帮助消化及清热的作用。啤酒中还含有大量的维生素B、糖和蛋白质，这些都是皮肤喜欢的营养成分。适量饮用啤酒（每天中餐、晚餐各饮150～250克），可增强体质，减少面部鱼尾纹。

一块口香糖：每天咀嚼口香糖十几分钟，不但能清洁牙齿，更可使面部鱼尾纹减少，面色红润。因为咀嚼能锻炼面部肌肉，改善面部的血液循环，增强面部细胞的新陈代谢功能，使鱼尾纹逐渐消退。

一团米饭：当米饭做好后，挑些柔软温热的米饭揉成团，放在面部轻揉，直到米饭团变得油腻污黑，然后用清水冲洗面部。米饭可以把皮肤毛孔内的油脂、污物吸出，使皮肤呼吸畅通，从而减少鱼尾纹。

另外，多吃富含胶原蛋白的食物，如猪蹄、猪皮、猪肘、鸡皮、鱼头、鱼鳞汤等，能使面部细胞变得丰满，从而减少细纹，令肌肤变得光滑且富有弹性。

美丽小课堂

眼部按摩保健操

眼睛是心灵的窗户，眼睛是美丽的源泉，每个女人都希望自己的眼睛明亮有神，而且永远拒绝皱纹的侵袭。这里，我们就为女人介绍一套眼保健操，它不但能让女人的眼睛保持明亮有神，还能缓解衰老。

首先采取坐式或仰卧式均可，将两眼自然闭合。然后依次按摩眼睛周围的穴位。要求取穴准确、手法轻缓，以局部有酸胀感为度，具体操作方法是：

（1）揉天应穴：用双手大拇指轻轻揉按天应穴，其他手指支撑在前额上。眉头下眼眶上角处有一小窝即天应穴。

（2）挤按睛明穴：以左手或右手大拇指挤按鼻根部的睛明穴，先向下按、然后向上挤。

（3）揉四白穴：先以左右示指与中指并拢，放在靠近鼻翼两侧，大拇指支撑在下颌骨凹陷处，然后放下中指，在面颊中央按揉四白穴。注意穴位不需移动，按揉面不要太大。

（4）按太阳穴，轮刮眼眶。这里涉及的穴位主要有太阳、攒竹、鱼腰、丝竹空、瞳子髎、承泣等，做的时候拳起四指，以左右大拇指螺纹面按住太阳穴，以左右示指第二节内侧面轮刮眼眶上下一圈，上侧从眉头开始，到眉梢为止，下面从内眼角起至外眼角止，先上后下，轮刮上下一圈。

第八章
运动是抗衰老的不二良方

女人每周运动 3 小时，可有效延缓衰老

俗话说，人老腿先老。作为身体主要支架的骨骼系统，不仅支撑人体重量，维持人体姿势，而且有保护人体器官的作用，最重要的是骨骼运动系统能使人"动"起来，这样人才能正常地生活。延缓骨骼运动系统的衰老刻不容缓，而体育锻炼就可以延缓衰老。大量研究证明，体育锻炼，特别是跳跃形式的练习，在提高骨密度峰值和延缓骨密度下降中起着非常重要的作用。运动对预防骨质疏松是有效的，因为运动可使骨外层密质增厚，而里层的松质骨在结构上也发生相应的变化，以适应肌肉的拉力和压力作用，使骨质更加坚固，可承担更大的负荷。这对提高骨骼的抗折断、弯曲、压拉、扭转方面的性能和防止老年性骨折都起着重要作用。运动还可改善骨骼的血液循环，增强骨骼的物质代谢，提高骨的弹性和韧性，推迟骨细胞的老化过程。

经常运动可加强关节的坚韧性能，提高关节的弹性和灵活性，对防止老年性关节炎，防止关节附近肌肉萎缩、韧带松弛、关节囊滑液分泌减少和关节强直等均有效。因此，女人坚持锻炼可以提高韧带的柔韧性，达到舒筋活络、气血畅通的抗衰保健功效。

此外，衰老与染色体端粒长度有关，而不运动者染色体端粒比积极运动的人要短。研究表明，每周只运动 16 分钟的人与每周运动 3 小时以上的人相比，其端粒平均要短 200 个碱基对。转换成生物年龄，前者比后者衰老早 10 岁左右。经常运动能促使人的血液畅通，为机体各部位细胞通过微血管提供充足的营养，使组织器官减缓衰老。

美丽小课堂

绝经女性坚持 12 周每天运动 1 小时可抗衰老

有科学家发现，中年妇女坚持在 12 周里每天锻炼 1 小时，可以年轻近 20 年。

《应用生理学》杂志曾报道了美国加利福尼亚大学的科学家的两项研究发现："绝经后的妇女从精力充沛的定期运动中获得的好处跟较年轻的女性一样多。"虽然这项实验涉及在健身脚踏车上进行近 1 个小时的耐力训练，而且每周要进行 5 次，但是这些研究人员认为，"即使少量积极的有氧运动也会让她们受益匪浅"。

运动生理学家兹恩塔·扎林斯说："很少有研究关注绝境后的女性，由于她们体内的雌激素水平降低，瘦肉组织减少，有氧健身运动能力下降，此时的她们跟绝经前有很大不同。然而，尽管激素水平和身体成分发生了改变，但是她们不需通过极端饮食，只要运动，就能大大改变她们的心血管健康状况。"

运动还能增强机体免疫功能来抗衰老。因为运动可使身体的新陈代谢更加旺盛，促使体内血液循环加快，使血液中的白细胞明显增多，及时、迅速清除疾病。运动时身体所产生的内源性致热物质，能促使体内的 T 淋巴细胞增多，而 T 淋巴细胞分泌的抗体能够有效地歼灭侵入人体内的细胞和毒素。

需要注意的是，运动是一个逐步适应的过程，因此女人要有计划、有步骤地增加运动量和复杂程度。尤其是要在运动前做好准备活动，准备活动还可消除肌肉、关节的僵硬状态，减少外伤的发生。而且，运动量逐渐增加可使身体各部位，特别是心血管系统有足够时间逐渐提高其活动水平，以适应运动的需要。运动快要结束时，为了使躯体和内脏比较一致地恢复至安静状态，必须逐渐减少运动量，比如慢跑、行走、放松呼吸等方式。

女人要根据自己的年龄来制定运动计划

每个女人的身体在不同的年龄阶段会有很大的差别，所以具体采取什么样的运动计划，女人还应该考虑到你的年龄因素。

《美国健康》杂志编辑、注册护士梅格·乔丹博士说："30 岁的女性健身倾向于健美需要，40 岁女性倾向于健美需要，40 岁女性倾向于提高缓慢下来的新陈代谢；当女性接近 50 岁时，她们的基本目标更倾向于实用性——强有力的骨骼、平衡、柔韧。"

1.20 岁左右的青少年

这个阶段，女人身体功能正处于鼎盛时期，心律、肺活量、骨骼的灵敏度、稳定性及弹性等各方面均达到最佳点。从运动医学的角度上讲，这个时期运动量不足比运动量偏高更对身体不利，所以，20 岁左右的青少年可以根据自身情况自由选择任何强度的运动进行锻炼。

锻炼时可以选择一些负重项目、器械项目，可以每日练习，也可以隔天一次，每次坚持半个小时左右，以感到疲劳为限，然后做 20 分钟的心血管系统锻炼，方法是慢跑、游泳和骑自行车等。

2. 30 岁左右的青壮年

这个阶段，女人的身体功能已超越了顶峰，此时如忽视身体锻炼，对耐力非常重要的摄氧量就会逐渐下降。

锻炼最好隔天一次进行，每次进行 5～30 分钟的心血管系统锻炼，如慢跑或游泳，强度不要过大。然后做 20 分钟增强体力的锻炼，如负重，机械锻炼等，但是在这个阶段试举的重量要轻一些，但做的次数可多一些。

最后做 5～10 分钟的伸展运动，重点是背部和腿部肌肉，方法是仰卧，尽量将两膝提拉到胸部，还可以试着将两腿分别上举，尽量举高，保持 30 秒钟，反复数次，久坐办公室的人群更应该多做伸展运动的练习。

3. 已过不惑之年的中年

超过 40 岁的中年女性在运动计划的选择上要考虑到既有利于保持良好的体形，又能预防常见的老年性疾病，如高血压、心血管病等。

这个阶段锻炼的强度不要过大，时间应保持在半个小时左右，之后进行 5～10 分钟的伸展运动推荐运动项目：太极拳、打网球、游泳、慢跑、跳舞、散步、打高尔夫球等。

4. 身体快速衰老的老年

当女人步入 50 岁，身体各个器官就进入了快速衰老的阶段，如果掌握不好运动的量，常常会因过度运动而损害身体，反而促使身体快速衰老。因此，这个阶段锻炼的强度要小，半个小时的轻度运动即可，比如散步、打太极拳、扭秧歌等。

一般来说，老年女性在健身运动时感到发热、微微出汗，健身运动后感

美丽小课堂

测试：你的运动量够不够

每人每天究竟进行多大的运动量合适，这确实很难掌握。但美国俄克拉何马州立大学一位副教授经过多年的潜心研究，设计出了一个测定个人运动量的方法。这是一套简单而便于使用的测算方式，你有空也可以试一下。

睡眠：每睡 1 个小时计 0.85 分。计算一下你每天睡几个小时，就按这个单位的乘积计分。

静止活动：包括案头工作、阅读、吃饭、看电视、坐车等。这些活动的运动量最低，把消耗在这些活动上的时间加起来，以每小时计 1.5 分计算。

步行：如果是悠闲缓慢的散步，每小时计 3 分；如果是快步走，每小时计 5 分。

户外活动：慢跑每小时计 6 分，快跑每小时计 7 分；游泳、滑冰每小时计 8 分；各种球类运动和田径运动每小时计 9 分；骑自行车每小时计 4 分；做体操、跳舞每小时计 3 分。

家务劳动：每小时计 5 分。

每当你一天的各项活动结束后，就可以把以上的分数加起来。如果你获得的总分数在 45 分以下，说明你的运动量不够，应设法增加活动量；如果你的总分数在 45～60 分之间，就说明你的运动量正合适；如果你的总分数超过了 60 分，就说明你的活动量已经过度，对身体没有更多的益处，是调整一下运动尺度的时候了。

到轻松、舒畅、食欲增加、睡眠改善，则表示运动量合适；如果健身运动时出现头昏、胸闷、心悸、气急，活动后不思饮食、睡眠差、易疲劳，则多为运动量过大，则要及时调整运动计划。

只有根据自身的身体状况、年龄来选择合适的运动，女人才能在运动中享受青春活力与健康。

跑步是女人最好的抗衰老运动

和男人相比，女人的体能较弱，但身体柔韧性较好，因此适合做一些强度低、有节奏、不中断和持续时间长的有氧运动，比如步行、快走、慢跑、竞走、滑冰、长距离游泳、骑自行车、打太极拳、跳健身舞、跳绳、做韵律操、打篮球、踢足球等。而在所有有氧运动中，跑步操作难度最低的，它不需要任何技巧，对身体状况的要求也比较低，运动强度也完全可以自行掌握，所以对于女性来说，跑步是一项很好的选择。

有研究证实，人体会产生一种被称为歧化酶的物质，其活性越强，氧自由基便越少，人体的衰老速度就会减慢。而这种歧化酶在跑步的过程中最易产生。试验证明，只要持之以恒地坚持健身跑，就能够调动体内抗氧化酶的积极性，从而收到抗衰老的效果。

而且，中老年女性坚持慢跑，就是坚持有氧代谢的身体锻炼，可保证对心脏的血液、营养物质和氧的充分供给，使心脏的功能得以保持和提高。实

美丽小课堂

运动时四种"不适"忽略不得

1. 运动时心率不增

在运动时心跳会加快，运动量越大，心跳越快。但如果你在运动时心率增加不明显，则可能是心脏病的早期信号，预示着今后有心绞痛、心肌梗死和猝死的危险。

2. 运动中出现心绞痛

运动时，心肌负荷会增加，使心肌耗氧量增多。特别是一些伴有不同程度血管硬化的中老年女性，在运动时会使心脏发生相对供血不足，从而导致冠状动脉痉挛而产生心绞痛。遇到这种情况时，要及时中止运动，经舌下含服硝酸甘油片后，心绞痛一般即可消失。

3. 运动中出现头痛

少数心脏病患者在发病时不感到胸部有异常，但在运动时会头痛。多数人只以为自己没有休息好或得了感冒。因此，提醒那些参加运动的女人，如果在运动中感到头痛，应尽早去医院做检查。

4. 运动中出现腹胀痛

在运动过程中突然出现腹部胀痛，多是因大量出汗丢失水分和盐分所致的腹直肌痉挛。发生腹痛时，应平卧休息做腹式呼吸20~30次，同时轻轻按摩腹直肌5分钟左右，即可止痛。在运动中出汗过多时，及时补充盐水200~300毫升是预防的关键。

践证明，坚持长跑的中老年女性，其心脏功能相当于比她们年轻25岁的不经常锻炼的女人的心脏。肺部功能的情况也大体如此。

跑步还能帮助女人促进新陈代谢，消耗大量能量，减少脂肪存积。可见跑步是控制体重、防止超重和治疗肥胖的极好方法。另外，跑步还能使我们的腿部肌肉的线条变得流畅和纤细，且不会因为做其他某些过强的肌肉运动而臃肿难看。户外或郊外跑步对增强神经系统的功能有良好的作用，尤其是消除脑力劳动的疲劳，预防神经衰弱。

跑步也有很多方式，慢跑、小跑、长跑等都有不同的侧重。对于想减肥瘦身的女人，应选择慢跑、长跑。通常情况下，跑步1小时可以燃烧1236千焦的热量。

但是，不要以为跑步只是穿上跑步鞋和脱掉跑步鞋那么简单，一定要在起跑前做好耐力训练准备。比如从小跑开始或间或边走边跑，先做足准备活动再真正开始，才能避免损害心肺功能。

刚开始小跑时，每小跑1分钟后，就应走2分钟。按照这个步调重复下去。第二天，应在每小跑2分钟后，走3分钟，重复此步调。直到哪天你觉得这样很轻松的时候，就可以试着每小跑5分钟后走3分钟，再变成每小跑10分钟就走2分钟。而当你可以连续轻松地小跑15~20分钟的时候，才可以着手准备真正的跑步抗衰锻炼了。

游泳，给女人紧致、流畅的线条

在所有的有氧运动中，游泳是最能帮助女人燃烧脂肪、紧致肌肤的抗衰运动。

一方面是因为游泳也是一项激烈的运动，使得女人的新陈代谢速度很快，30分钟就可以消耗1100千焦的热量，而且这样的代谢速度在女人离开水以后还能保持一段时间。而且水的传热速度比空气要快，也就是说女人在水中丧失热量的速度会很快，大量的热量会在游泳当中消耗掉。

而且，正因为女人在水中浸泡散热快，耗能大，女人的身体为尽快补充身体散发的热量，以供冷热平衡的需要，神经系统便快速做出反应，使人体新陈代谢加快，增强人体对外界的适应能力，抵御寒冷。那些经常参加冬泳的女人，由于体温调节功能改善，就不容易伤风感冒，还能提高人体内分泌功能，使脑垂体功能增加，从而提高对疾病的抵抗力和免疫力。

女人在游泳时，通常会利用水的浮力俯卧或仰卧于水中，全身松弛而舒展，使身体得到全面、匀称、协调的发展，使肌肉线条流畅。在水中运动由于减少了地面运动时地对骨骼的冲击性，降低了骨骼的老损概率，使骨关节不易变形。水的阻力可增加人的运动强度，但这种强度又有别于陆地上的器械训练，是很柔和的，训练的强度又很容易控制在有氧域之内，不会长出很生硬的肌肉块，可以使全身的线条流畅、优美。

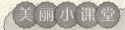

游泳要注意眼部护理

喜欢游泳的女人要重视游泳后的眼健康，即每次游泳完后都要为眼睛滴几滴抗菌眼药水，如氧氟沙星抗菌滴眼液。从游泳当天起每24小时滴3次，每次1~2滴，连续2~3天，如果几乎天天游泳的话，要坚持用药。患有红眼病（急性结膜炎）、麦粒肿者应自觉远离泳池，避免加重病情和传染他人的机会。

对于体质较弱的女人来说，游泳反而能够让体重增加，这是由于游泳对于肌肉的锻炼作用，能使肌肉的体积和重量增加。可以说游泳可以把胖女人游瘦了，把瘦女人游胖了，可以让所有的女人都有一个紧致、流畅的线条。

另一方面，在游泳过程中，由于水温的刺激，机体为了保证足够的温度，皮肤血管参与了重要的调节作用，冷水的刺激能使皮肤血管收缩，以防热量扩散到体外。同时身体又加紧产生热量，使皮肤血管扩张，改善对皮肤血管的供血，这样长期的坚持锻炼能使皮肤的血液循环得到加强。

另外，水是十分柔软的液体，而由于水波浪的作用，不断对人体表皮进行摩擦，从而使皮肤得到更好的放松和休息，所以经常参加游泳锻炼的人，都有一身光滑洁白、柔软的皮肤。

女人要想真正通过游泳获得良好的抗衰效果，必须有计划地进行游泳锻炼：做完准备工作后，初练游泳的女人可进入游泳池中，先连续游3分钟，然后休息1~2分钟，再游2次，每次也是3分钟。如果不费很大力气便完成，就可以进入到第二阶段：不间断地匀速游10分钟，中间休息3分钟，一共进行3组。如果仍然感到很轻松，就可以开始每次游20分钟，直到增加到每次游30分钟为止。如果女人感觉强度增加的速度太快，就可以按照自己能够接受的进度进行。另外，游泳消耗的体力比较大，女人最好隔一天游泳一次，让身体有一个恢复的时间。

女人活血抗衰老，多骑一骑自行车

现在的女人为什么老得快？主要就是因为女人运动量少。因为现在的女人大多乘坐地铁、汽车、电动车出行，整个过程中运动量极少。长期的运动不足，再随着年龄的日益增长，会使得女人的新陈代谢变缓，体内气血容易堵塞，从而加速身体各器官的衰老。

女人都知道有氧运动能有效延缓衰老，且不需要耗费太多精力，但它们往往需要花费较多的时间。对于那些脾气急躁或工作过于繁忙的女人来说，很难有耐心和时间在健身房或家里静心地做有氧运动。这时，女人就可选择骑自行车这项有氧运动，同样具有健身抗衰老的功效。

有研究认为，女人经常骑自行车，能预防大脑老化，提高神经系统的敏捷性。这是因为现代运动医学研究结果表明，骑自行车是异侧支配运动，两

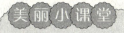

骑自行车要注意姿势正确

（1）首先调整好自行车鞍座的高度和把手等。调整鞍座的高度可以避免大腿根部内侧及会阴部的擦伤或皮下组织瘤样增生。调整把手可以有助于找到避免疼痛的良好姿势。

（2）上身要稍前倾，着力于下腹，脚掌要紧贴脚蹬。

（3）踩踏脚板时，脚的位置一定要恰当，用力要均匀，如果脚的位置不当，力量分布不均匀，就会使踝关节和膝关节发生疼痛。

（4）还应经常更换手握把手的位置，注意一定的节奏，可采取快骑与慢骑交替进行。

腿交替蹬踏可使左、右侧大脑功能同时得以开发，防止其早衰及偏废。根据国际有关委员会的调查统计，在世界上各种不同职业人员中，以邮递员的寿命最长，原因之一就是他们在传递信件时常骑自行车。

此外，女人骑自行车还能提高心肺功能，锻炼下肢肌力和增强全身耐力。也就说，骑自行车运动不仅对内脏器官的耐力锻炼效果与游泳和跑步相同，还能使下肢髋、膝、踝3对关节和26对肌肉受益，并使颈、背、臂、腹、腰、腹股沟、臀部等处的肌肉、关节、韧带也得到相应的锻炼，即有舒筋活血的功效。而气血畅通，女人就不显老。

对于渴望拥有一双美腿的女人来说，自行车运动更是减缓腿衰老、塑造腿部紧致、流畅线条的最佳运动。这是因为女人骑自行车时，上肢和躯干多为静力性的工作，下肢多为动力性的工作，长期运动可以提高下肢肌肉的力量和耐力。运动中由于血液的重新分配，下肢的血液供给量较多，心率的变化也依据踏蹬动作的速度和地势的起伏而不同。如此反复练习，使心肌收缩力增强，血管壁的弹性增加，有益于下肢的血液循环。神经系统对下肢的管理也可因运动锻炼而协调和准确。

而且，骑自行车也是克服心脏功能问题的最佳方法之一。骑自行车能借腿部的运动压缩血液流动，把血液从血管末梢抽回心脏，还能强化微血管组织，这叫"附带循环"。

此外，女人骑自行车时，由于周期性的有氧运动，使女人消耗较多的热量，可收到显著的瘦身效果，使女人的身段更为匀称迷人。女骑自行车时，人体血液循环加速，大脑摄入更多的氧气，因此骑过一段时间之后，女人会觉得脑筋更清醒，有益于健脑抗衰。

常跳健美操，让女人的美丽更持久

健美操也是女人喜爱的有氧运动，同时它也是极具成效的抗衰运动。女人通过跳健美操，可提高关节的灵活性，使肌肉的力量增强，韧带、肌腱等结缔组织的柔韧性提高，使心肺系统的耐力水平提高。与此同时，由于健美操是由不同类型、方向、路线、幅度、力度、速度的多种动作组合而成的，跳健美操还可提高人的动作记忆和再现能力，提高神经系统的灵活性、均衡性，从而有利于改善和提高人的协调能力。

健美操还能帮助女人塑造挺拔、紧致、流畅的身体线条，使青年女性体态优雅、矫健、风度翩翩；使中年女性身体健康，延缓机体的衰老，保持良好的体态，杜绝中年发福；还可以增强骨骼的柔韧性，使骨骼坚固，杜绝老年性疾病的产生。

健美操的内容极其丰富，且根据女人身上不同的部位有不同的健美操。下面，我们来介绍一套紧致瘦身且抗衰的健美操：

1. 全身舒展运动

身体直立，双腿分开比肩稍宽，两手手指交叉。先掌心向下，伸直双臂，将掌心朝下压，维持20秒；然后将双臂举至头顶，变掌心向上，朝上伸展双臂，维持20秒。

2. 上臂拉伸运动

双臂上举，手心相对，然后以肘部为中心弯曲。首先右手手掌扶住左手肘部，往右方拉伸，维持20秒；然后换左手手掌扶住右手肘部，往左方拉伸，

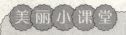

抗衰老，还可试试水中健美操

1. 侧身转体

手臂姿势固定，腰腹收紧，尽力将上身向侧面转动，一脚支撑，另一脚抬高随身体的转动而转动。左右各20~25次，4组为宜。

2. 侧拉动作

双腿分开与肩同宽，两臂伸直，用力向一侧拉动，腰部绷紧，保持姿势3 5秒，然后换另一侧。20次，分3组进行。

3. 侧身后转

双腿固定，利用上身转动，手伸直造成一定的水中阻力，然后利用腰腹力使身体尽量向后转动。20次，共做4组。

4. 直腿后踢

单手扶池边，上身保持不动。一腿前踢至与另一腿成90度，固定30秒，臀部收紧，收回。再以同样的方式向侧面和后面踢出。每个方向各20次。

5. 直腿内收

双肘支撑在池边，将上身的力量完全放在手肘上。双腿举平交叉，然后打开成90度，固定30秒后收回、交叉，保持臀部的绷紧感。打开、交叉20次，2组。

6. 直臂后摆

含胸低头，双腿与两肩同宽，双臂于胸前交叉。然后双手尽量向后打开，手臂伸直，头后仰。重复20次。

7. 直臂后拉

双手在背后紧握,手臂尽量向下向后拉动,胸部挺直,背部夹紧,停顿5-8秒。放松，重复后拉动作。重复15次。

同样维持 20 秒。

3. 体侧伸展运动

右手叉腰，左手向上伸，然后身体向右侧弯曲，维持 20 秒后换边。

4. 胸肩扩展运动

双腿分开，上身往下倾至水平，双臂往后抬举至背部上方，两手手指交叉，掌心向下，用力往后伸展，维持 30 秒。

5. 腿部拉伸运动

双腿分开，上身下倾至水平，左手从背后绕过扶住右侧腰部，右手顺着左腿往下压，维持 20 秒，然后换边。

6. 腹部收紧运动

坐在椅子前端，双手向后抓住椅子两侧（一定要抓紧并且保持平衡），然后双腿朝前方尽量伸直，最后撑起双臂，以脚跟为支撑点挺起胸腹部，尽量保持身体是一条直线，维持 30 秒。

跳舞抗衰：愉悦身心，促进全身代谢

舞蹈是很适合女人的一项运动，因为它属于不太剧烈的运动，能保证充足的氧气（运动时间控制在 30~60 分钟即可）。氧气随着血液流向身体各处，产生生命活动最基本的能量，同时调动身心的每一个器官，起到增强心肌收缩力、促进血液循环、锻炼呼吸等健康功效。此外，氧气还能加快体内脂肪的代谢，起到减脂、美化形体的作用。实验研究表明，即使交谊舞中的慢步舞，其能量消耗也为人处于安静状态下的 3~4 倍。

现代医学研究发现，人在精神愉快时，机体会分泌出一些对身体健康有益的物质，它们能把人体的各种功能调节到最佳状态，从而达到养生保健的目的。而跳舞时，舞蹈者要与音乐协调，必须全神贯注，集中于音乐、舞步中，加之轻松愉快的音乐伴奏和迷人灯光的衬托，既是一种美的享受，更能让人陶醉其中。因此，舞蹈作为一项愉悦身心、促进全身代谢的活动，实在称得上一味女人抗衰老的良药。

舞蹈的种类很多，目前较为流行的舞蹈多为有氧舞蹈，比如拉丁、肚皮舞、有氧芭蕾等，以及一些富有民族特色的舞蹈，如傣族舞、蒙古舞等。你可根据自己的喜好和身体状况来选择适宜的舞蹈。

其实，女人要抗衰，不一定非要学难度很高的专业舞蹈，只要举起手来，跟着音乐摇摆，心情感觉愉悦就可以了。即使想尝试某些复杂的动作，也不要苛求自己百分之百姿势到位，只需要全心投入其中，音乐的氛围、舞蹈的情绪就可以让人"脱胎换骨"。另外，在动作过程中要始终有意识地收腹，这样可以锻炼腹横肌；摇摆的幅度越大越刺激腹肌，还能增加腰背力量；摇摆的方向变换越多，腰腹越能得到均衡的锻炼。

但女人在进行舞蹈前，一定要做好准备工作，以免发生关节、韧带损伤，

美丽小课堂

跳舞的注意事项

（1）选择空气清新、面积较大的公园或广场作为跳舞场地为佳，不要到人多拥挤的地方跳舞。

（2）随着身体的衰老，女人的心血管功能会变差，如果交感神经过度兴奋，会导致心率加快、血压升高，所以不要跳快节奏的舞蹈，应该以舒缓的慢步舞为主。

（3）选在每天下午、傍晚进行跳舞锻炼，注意不要饱腹跳舞，会影响消化功能，易引发胃肠疾病。

（4）舞蹈过后会出现口渴、出汗等现象，这时不要随意脱衣降温，也不要过多饮冷饮，以防感冒或引发其他疾病。

（5）不要酒后跳舞，因为酒精会刺激大脑神经，使心跳加速、血管扩张，诱发心绞痛及脑血管意外的概率较大。

（6）不要穿硬底鞋跳舞，因为随着身体衰老，女人身体的灵活性相对下降，加之舞场地面多较平滑，以免扭伤、滑倒，或发生骨折。此外，跳舞时地面反作用力大，硬底鞋弹性差，对小腿肌膜和关节组织也会造成一定的损伤。

还易出现头昏、气短、局部肢体疼痛等症状。准备工作主要包括以下几项：

（1）喝适量白开水，以维持水在体内代谢的平衡。

（2）活动活动手腕、肘关节，以免拉伤腕、肘关节。

（3）双手放到肩部，做肩部运动，以利于灵活地做各种舞蹈动作。

（4）做几次肢体屈伸练习，以防运动性损伤。

（5）两腿分开，身子向下弯，活动活动腰部，以保持身体的灵活性。

在跳舞时，女人要遵循适度为先的原则。无论什么种类的舞蹈，都要在适合自身体质的基础上进行练习。做到适度，主要包括以下3个方面：

（1）强度：一般情况下，女性跳舞的强度不能太大，应以轻缓的舞蹈为主，活动范围不宜过大。

（2）幅度：舞蹈动作的幅度不能太大，原则上应做到由弱到强、由缓到急，逐步适应，量力而行。

（3）时间：每次跳舞的时间不能过长，以1小时左右为宜，每周可进行2 3次，然后根据个人体质逐渐调整。

让女人越动越青春的有氧拉丁

现代女人喜欢求新，单纯传统的健身运动越来越满足不了她们的需求。于是，有人尝试将拉丁舞与健身运动结合起来，形成了有氧拉丁——采用传统的拉丁步伐为主，其音乐则较为舒缓，配合音乐节奏进行呼吸吐纳，能起到较好的健身和抗衰效果。

有氧拉丁9大经典动作：

（1）双腿站立，收紧腿部肌肉和臀部。放松双肩，收腹。把意念点放在腋下附近，双手尽量向上伸直，在头上方会合。

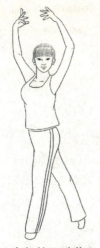 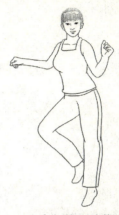

有氧拉丁动作 –1　　　　　　　有氧拉丁动作 –2

（2）靠胯部的力量扭动，注意摆动的幅度不要过大。双手从左右落下与肩平，左手经过右手垂直。臀部后翘，右腿前移一个肩宽，胯部自然向外横摆。

（3）腹部的肌肉能获得锻炼，注意力集中于胯部。双腿交替换位，胯部自然摆动，保持身体和背部挺直，手臂与肩平自然下沉，手指呈兰花指形状向上翻转。

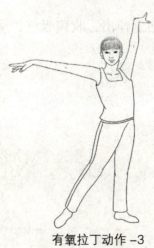 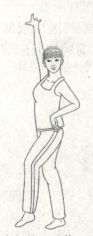

有氧拉丁动作 –3　　　　　　　有氧拉丁动作 –4

（4）保持美感很重要，保持舞蹈的连贯性很必要，左手尽量靠近身体，右手向上伸直，身体尽可能向上伸展，左腿向前移出一个肩位。

（5）手臂按照蛇行扭动，横向摇摆能对肠胃起作用，分腿站立，略微屈膝，背部中下部肌肉和腹部前方肌肉用力将腹部向上侧摆动。

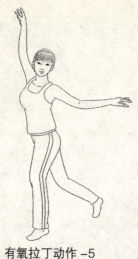
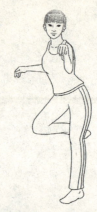

有氧拉丁动作 –5　　　　　有氧拉丁动作 –6

（6）保持脊柱的挺直，身体的协调性需靠练习来达到，微扩胸，收腹提胯，左腿发力，向后绷直膝关节，收腹翘臀，将身体重心前推，右脚落在左脚正前方，支撑身体。

（7）重心要落在臀部，两腿微微弯曲，收腹提臀，右腿呈90度角抬起，双手握拳置于身侧，重心落在后面。

（8）利用腰部来移动，身体重心右移，脊柱挺直，双手与肩平向前伸出，停留10秒左右恢复。

（9）注意呼吸用腹部吸气，手臂斜向上伸出，收腹吸气，尽量拉伸上半身的线条，右腿抬起向前移动一步。

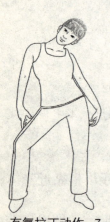 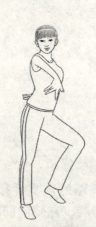 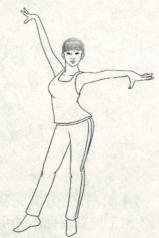

有氧拉丁动作 –7　　　　有氧拉丁动作 –8　　　　有氧拉丁动作 –9

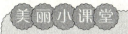

有氧拉丁的健身功效

1. 增强心血管动力

有氧拉丁可令女人心跳由每分钟80次升到120次，甚至更多。它的功效等同于任何体力训练或有氧运动，可以增强心脏的强度和耐力。

2. 增强肌肉弹性

有氧拉丁使肌肉运用完美们的组合，它混合了肌肉等长收缩与拉伸，能练出漂亮有弹性的肌肉。

3. 锻炼关节

据医学报导，避免早期关节炎与治疗关节不适的最好方法是适度使用关节，有氧拉丁可使全身各关节，如颈、肩、肘、髋、膝、踝等都能得到有效的锻炼。

4. 保护脊椎

常跳拉丁舞，弯曲的脊椎可以归正，椎间盘突出可以得到预防和治疗。

5. 燃烧腰腹部脂肪

有氧拉丁中有许多急剧的骨盆摇动、胯部扭摆动作，这是对付小肚子上赘肉最有效的方法，减肥显著，这是其他运动不可比的。

早晚叩齿咽津，就能减少皱纹、红润皮肤

中医认为，牙齿的好坏是由肾气的盛衰决定的。"齿为肾之余"，肾气足则牙齿坚固，肾气衰落则牙齿也会慢慢脱落。而叩齿时，牙齿和面部肌肉的不断活动，能改善牙周和面部肌肉的血液循环，改善供血状态，提高细胞的代谢功能，使牙齿坚固，肾精强健，面部肌肤红润光泽。

同时，中医还有"肾液为唾"之说，认为肾的盛衰关系到唾液的盈亏，而唾液能起到滋补肾精的作用，肾精充足，则能内养五脏，外润肌肤。《红炉点血》曰："津既咽下，在心化血，在肝明目，在脾养神，在肺助气，在肾生津，自然百骸调畅，诸病不生。"可见咽津不仅能补益肾精，还能调养五脏，增强脏腑功能，滋养肌肤。

牙齿和面部肌肉的不断活动，能刺激牙周和面部肌肉的血液循环，使面部肌肤红润光泽。据美国洛杉矶神经科医学中心主任福克斯发现，每天咀嚼口香糖10~15分钟，有助于美容，连续几个星期，还能使面部皱纹有所减少，肤色红润，有光泽。

而且，据临床观察，女人长期做叩齿咽津练习，可养颜美肤，能防治或减少皮肤皱纹、暗疮、黄褐斑及雀斑等皮肤病，使肤色红润有光泽；可健脾和胃，改善消化功能，促进营养物质的吸收，有助于胃炎及溃疡病的痊愈；可强肾固齿，防止牙齿提早脱落，治疗牙龈痛、牙龈出血等牙周病；对治疗阴虚火旺所致失眠多梦、牙痛、便秘等均有良效。总之，长期的临床实践证明，叩齿咽津对人体的健康长寿、护肤美颜有着无可置疑的功效。

美丽小课堂

张嘴闭嘴就可强身抗衰

据研究，张嘴闭嘴对女人有一定的强身抗衰作用。据观察，长年坚持张嘴闭嘴锻炼的女人，身体强壮、头脑灵活、耳聪目明、老当益壮。而且此法简单易行，无副作用，女人不妨一试。

具体方法：每天早晨到空气新鲜的地方，将嘴最大限度地张开，先向外哈一口气，然后将嘴闭起来，深吸一口气。这样有节奏地张嘴闭嘴，并进行深呼吸运动，连续做100～200下。

张嘴闭嘴之所以有如此好的强身抗衰功效，原因主要有5点：

（1）张嘴与闭嘴的动作能使面部40多块肌肉有节奏地进行收缩运动，这些肌肉在运动中得到锻炼，逐渐发达变粗，于是面部显得饱满，可防止中老年人因面部肌肉逐渐萎缩形成的"猴尖脸"。

（2）向外哈气和用力深吸气能扩张肺脏和胸腔，增大肺活量，可使肺脏吸进较多氧气，增强身体的新陈代谢，从而提高全身各器官的功能，使人的衰老过程减缓，有利于健康长寿。

（3）早晨起床后，大脑还没有完全清醒，通过嘴的一张一闭，可刺激面部的神经，进而反射刺激大脑，使大脑尽快清醒，思路敏捷，工作效率提高。

（4）张嘴闭嘴，能使咽喉部得到活动，耳咽管（咽鼓管）保持通畅，中耳内外的压力维持平衡，防止出现老年性耳聋、耳鸣等现象。

（5）张嘴闭嘴时，牙齿得到叩击，增强了牙齿的坚固性，可防止牙齿过早脱落。

如果女人每天坚持做叩齿咽津的运动，也是一种延缓衰老、滋养皮肤的好方法。

叩齿咽津的具体做法：

精神放松，口唇微闭，心神合一，默念叩击：臼牙三六，门牙三六，轻重交替，节奏有致。叩齿，每日早晚各做1次。叩齿后，用舌在腔内搅动，先上后下，先内后外，搅动数次，可按摩齿龈，加速牙龈部的营养血供，然后可聚集唾液，分次吞咽。

有意识地伸懒腰，促进血液回流抗衰老

很多女人在公共场合，例如在办公室中，常常因为怕显露疲态而不好意思伸懒腰、打哈欠。长期如此，不但会影响血液循环，使女人容易疲劳，还会脑部的活动能力减退，使身体细胞呈现衰老的状态。

一个姿势坐久了，女人不妨起身伸伸懒腰，将头后仰，深深地打一个大哈欠，对于疲劳的女人来说，它可以促进血液的回流，促进新陈代谢，使细胞获得更多的氧气。而且，打哈欠时，因为女人会张口大大地吸一口气然后再快而短地呼

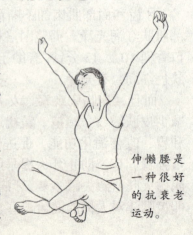

伸懒腰是一种很好的抗衰老运动。

气,这可以有效地将胸中的废气吐出,并且增加血中氧气的浓度,对于大脑中枢有消除困倦感的作用。

伸懒腰、打哈欠也是有方法的,最好的方式是起身站立(如果不方便站立,坐着也行),将双臂张开尽量向外扩,向后伸展。将头后仰,身体挺直,让上半身的肌肉绷紧,张嘴深深地打一个大哈欠。然后再吸一口气,闭气一会儿再慢慢地吐气。这样可以增加呼吸的深度,使更多的氧气进入身体各部位,这时大脑也同时吸收了大量氧气,更能提神醒脑,对于用脑过度或是工作疲劳的女人来说也是一种很好的抗衰老运动。

为什么这样一个简单的伸懒腰并配合打哈欠运动却有如此神奇的健脑抗衰功效?

现代医学证实,伸懒腰时可使人体的胸腔器官对心肺挤压,利于心脏的充分运动,使更多的氧气能供给各个组织器官。同时,由于上肢、上体的活动,能使更多的含氧的血液供给大脑,使人顿时感到清醒舒适。

而且,人体解剖学、生理学告诉我们,人脑的重量虽然只占全身体重的1/50,而脑的耗氧量却占全身耗氧量的1/4。人类由于直立行走等因素,身体上部和大脑较易缺乏充分的血液和氧气的供应。办公室女白领因为久坐不动,再加上大量用脑工作容易引起大脑缺血、低氧症状,头昏眼花,腿麻腰酸,导致工作效率降低。因此,女人如果能经常伸伸懒腰,活动活动四肢,就能让身体的毛细血管原本堵塞的都得到相应的舒张,从而促进血液在体内的新陈代谢,并通过新陈代谢使得体内的代谢产物得以排放,在一定程度上达到了瘦身抗衰老的功效。

美丽小课堂

日本医学博士佐藤万成的"伸懒腰减肥法"

1. 伸懒腰 + 腹式呼吸 30 秒

双脚张开与肩同宽,双手尽量向上伸展,脸朝上,背尽量向后弯曲伸展,同时进行腹式呼吸,吸气 + 吐气一秒一次,共 30 次。

腹式呼吸——吸气时让肚子充满空气、吐气时把肚子气吐空。

2. 伸懒腰 + 胸式呼吸 30 秒

双手交叉手心向上尽量伸展,脸朝上、背向后弯曲伸展,搭配胸式呼吸,吸气 + 吐气一秒一次,共 30 次。

胸式呼吸——吸气时把大量空气吸入胸腔,吐气时把胸腔空气吐净。

3. 左右伸展共 4 秒

手朝上伸直、身体分别向左、向右各侧弯伸展 2 秒,锻炼侧腹肌。

4. 向前伸展放松 6 秒

双脚合并,双手放松伸直、向前弯腰,舒缓伸懒腰时收缩的背肌停留 6 秒,手碰不到地板也没关系,尽量伸展就好。

完成以上动作需要 70 秒,每天练习三次,就能提高身体基础代谢率,塑造易瘦体质。

此外，伸懒腰这样一伸一缩的运动，能使女人的腰部得到充分的锻炼，使腰部肌肉逐渐发达起来，变得更加强壮有力，且能保持脊柱位置正确，有效防止脊柱向前弯曲形成驼背，具有很好的美体功效。

女人放下二郎腿，衰老的脚步就会减慢

许多女人习惯跷"二郎腿"，觉得交叉着双腿坐比较自在、舒适，一些女性还认为，跷"二郎腿"显得性感、高雅。但是，专家认为，女性跷"二郎腿"不仅会导致早衰，还会引发疾病。

美国的一个医学研究机构就发起了"女人们，改掉跷二郎腿习惯"的活动。原因是长期跷二郎腿会造成腰椎与胸椎压力的分布不均，压迫神经，引起骨骼变形、弯腰驼背，而且还会妨碍腿部血液循环，影响新陈代谢的正常活动，容易产生疲惫感，造成身体尤其是皮肤与骨骼的早衰。而且，女人长期跷二郎腿，还容易引发其他基疾病，损害自身的健康。

1. 腿部静脉曲张或血栓塞

跷二郎腿时，被垫压的膝盖受到压迫，容易影响下肢血液循环。两腿长时间保持一个姿势不动，容易麻木，如果血液循环再受阻，很可能造成腿部

美丽小课堂

退步走既抗衰又减肥

退步走锻炼是常见的健身方法，它对人体健康有很多的好处，尤其有很好的抗衰老作用：退步走有益大脑健康，它对人的平衡系统和大脑有一定的锻炼作用；人类的正常运动，无论是行走还是奔跑，方向都是向前的，长期的单方向运动，重心的前移和脊柱的前倾必然造成躯干的弯曲，长此以往就形成了驼背，而且年纪越大驼背越严重，退步走时人的重心向后移动，对脊柱的弯曲（驼背）必然有矫正作用，还能治疗腰痛。

退步走需要注意以下几点：

场地：尽量要选择封闭的空旷平坦场所，最好是操场，避免意外摔倒，得不偿失。

人数：为了确保安全，最好退步走时最好结伴，一个人退步走锻炼，同伴正常向前行走，有情况及时提醒退步走着，两人交替轮换。

鞋：退步走必须要穿平底鞋，因为退步走时人体重心在脚跟，穿带跟的鞋人的本体感觉不敏感，调整重心不及时很容易摔倒，穿高跟鞋退步走最危险，中跟鞋次之，最适合的是平底鞋，还可以选择一种鞋底为前高后低的负跟鞋。

姿势：立正、挺胸、抬头、双眼平视前方；双手叉腰，拇指向后按压腰部的"肾俞"穴位，其余四指向前；接着左脚先开始，左大腿要尽量向后抬，身体重心后移，左前脚掌先着地，然后全部着地，再换右脚，如此交叉进行。

步伐：腰痛患者退步走，一定要注意小步子慢走。只有小步子慢走，才能起到矫正姿势强制重心后移的作用，一定要让脚跟踩实，越慢动作越精准，膝关节可以适当弯曲。有些人追求直腿，大步，快走，可以增加运动轻度，但对腰痛患者很不利，还容易加重病情。

时间：初练者每次退步走200～300米。中间休息1～2分钟，然后再继续练习2～3次。体质好者可以每天退步走2次，早晚各一次，每次15～20分钟，中间不休息。

静脉曲张或血栓塞。特别是患高血压、糖尿病、心脏病的老人，长时间跷二郎腿会使病情加重。

2. 脊椎变形，引起下背疼。

人体正常脊椎从侧面看应呈"S"形，而女人跷二郎腿时容易弯腰驼背，久而久之，脊椎便形成"C"字形，造成腰椎与胸椎压力分布不均。长此以往，还会压迫到脊神经，引起下背疼痛。

3. 骨骼病变或肌肉劳损。

跷二郎腿时，骨盆和髋关节由于长期受压，容易酸疼，时间长了可能出现骨骼病变或肌肉劳损。因此，女人跷二郎腿最好别超过10分钟，两腿切忌交叉过紧，如果感觉大腿内侧有汗渍渗出，最好在通风处走一会儿，以尽快散热。特别是坐公车时，如果遇到急刹车，交叉的两腿来不及放平，容易导致骨关节肌肉受损脱臼。

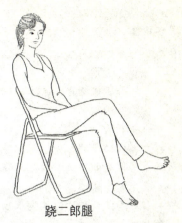

跷二郎腿

所以，建议跷"二郎腿"习惯的女性还是早日戒除为好。长期坐着的女性最好保持正确坐姿，少把腿跷起来。如果一时改不过来，跷腿的时间也不要过长，几分钟便应变换一种坐姿。

带给女人青春活力的办公室"小动作"

有些上班族女性一天八小时都在办公室内，午饭如果叫外卖则一整天都不出去活动，甚至很少起来活动，这样的环境很容易引起头昏、乏力、失眠、记忆力减退、动脉粥样硬化、高血压、冠心病、腹胀、便秘等疾病，加速身体的衰老，因此加强办公室健身十分必要。

其实，女人只要常做以下几个"小动作"，就能在办公桌前轻松享受健身抗衰的效果。

1. 脸部运动

双手干洗脸，搓搓脸部和耳朵、颈部、脖子，使这些部位发热。再用双手由前到后梳头，意念跟随着你的手指活动，直到头皮有点发热。各做15~30次。

功效：当女人因为长时间工作大脑疲倦时，这套脸部动作可加速血液循环，延缓局部各种组织器官的老化，使头脑清醒。

2. 眼部运动

闭上眼睛，眼睛尽力朝右，保持3秒；然后顺时针方向，尽力朝下，保持3秒；再将眼睛尽力向左保持3秒，尽力向上，保持3秒；各做3次，做完后用手指轻轻按摩眼球。

功效：活动双眼，可以有效得消除眼睛的紧张，加快眼睛的新陈代谢。

美丽小课堂

办公室椅子操

1. 提脚跟

用手抓住椅背,脚后跟不断地提起再放下,这个小小的运动能够锻炼你的骨骼肌,对小腿的塑形也很有帮助。

2. 抬腿

握住椅子的把手,将双脚并拢尽量地平伸向上抬起,这样可以锻炼腹肌和大腿,让身材更加的完美。通过对腹肌的锻炼也可以很好的保护腹部器官。

3. 后踢腿

双手抓住椅背,单脚后踢,左右脚轮换,反复几十次,可以很好地锻炼腰部,避免受腰椎疾病的困扰。

4. 后弯腰

双手抓住椅背,身体挺直,仰头看天花板,保持望月似的动作,身体向后弯曲,保持10秒后再恢复站立姿势,重复几十次,对脊椎是很好的保健,对颈椎更能起到锻炼的作用。

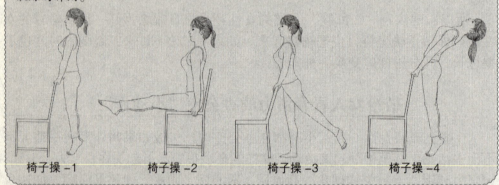

椅子操-1　　　椅子操-2　　　椅子操-3　　　椅子操-4

3. 嘴部运动

工作间隙,将嘴巴最大限度地一张一合,带动脸部肌肉以至头皮,进行有节奏的运动。每次张、合持续50次,约1分钟。

功效:加速血液循环,使头脑清醒。

4. 颈部运动

双肩自然放松,按顺时针方向:头部尽力转向右边,然后尽力后仰,然后转向左边,再尽力前伸,为1次,做3次;然后按逆时针方向转动颈部3次。

功效:女人工作时颈部长时间前倾斜,使得颈部紧张,此功可以使颈部神经、肌肉得到非常好的按摩和放松作用。

5. 肩部运动

自然站立,双手搭在双肩上,开始深呼吸,双手顺时针转动,尽力做更大圆圈运动;转到双手与双肩平行时,尽力向后,腹部和胸部尽力深呼吸;双手向上转动,继续呼吸,直到双手尽力向上;双手慢慢向下放松,慢慢呼气。这样完成一个顺时针循环,共5次。然后再逆时针转动5次。

功效：放松胸部、肩膀和背部肌肉，配合深呼吸可以让自己消除紧张，内心如秋日平湖。

6. 背部运动

（1）脊柱扭转：双脚自然站立，相距一个肩膀的距离，左手搭在右肩上，右手背紧贴后腰，深吸气；然后慢慢呼气，颈部，脊柱，双腿做顺时针扭动，转到极限时保持5秒；再慢慢吸气，自然放松。这样为1次，做3~5次。然后逆时针扭动3~5次。

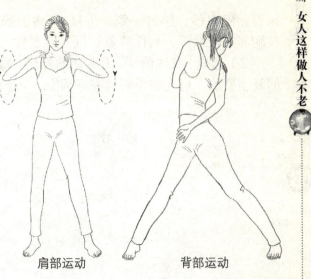

肩部运动　　　　背部运动

功效：对颈部、脊柱、腿部和内脏，特别脊柱神经和整个神经系统都有相当好的疗效。通过脊柱肌肉压挤从脊柱分支出去的32对神经，使它们兴奋，达到放松全身的目的。

（2）脊柱前伸：自然站立，双脚相距一个肩膀的宽度，向前弯曲，双手尽量贴近地面，保持10~30秒，再恢复站立姿势，做1~3次。

功效：使大脑和眼睛充分充血，使心跳减速，还有益于女人放松情绪，增强自信。

（3）脊柱后弯：自然站立，双脚相距一个肩膀的距离，呼气，颈部和脊柱向后慢慢弯曲，双手在臀部和大腿控制弯曲度，保持5~20秒，然后恢复自然站立。做1~3次。

卧室就是女人最好的健身房

上班族女性虽然很需要运动，但忙了一天，回家也披星戴月了，户外运动根本不现实，去健身房更没精力。其实，女人在卧室也可以进行一些健身运动，帮助自己有效延缓衰老。

下面，我们就来介绍两套简单有效的卧室养生操：

1. 卧室养生操第一套

（1）躺在床上，双手抱住右腿，将右膝盖往胸部方向靠近，头往右膝盖

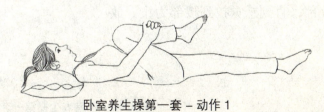

卧室养生操第一套 - 动作1

靠近，停5秒，换另一侧，重复10次。躺在床上，双手抱住双腿，将膝盖往胸部方向靠近，头往膝盖靠近，停5秒，重复5次。

（2）盘坐，身体前倾，上臂往前伸展，直到感觉拉到背部的肌肉，停5秒；回复坐姿前，可先将手肘放在膝盖上，再慢慢将身体撑起，重复5次。

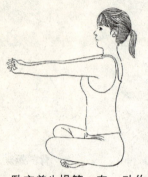
卧室养生操第一套-动作2

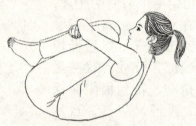
卧室养生操第一套-动作3

（3）坐姿，两腿弯曲抱在胸前，下巴弯向胸部，再缓缓向后躺，前后滚动，放松，重复5次。

（4）四肢跪在地板或床上，往胸部收紧下巴，使背部弓起，停5秒，放松，重复10次。

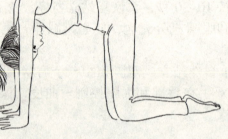
卧室养生操第一套-动作4

（5）平躺在床上，使背部平贴在床面上，两腿靠拢，将膝盖转向右侧，停5秒，再将膝盖转向左侧，放松，重复10次。

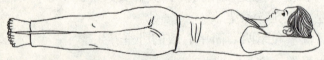
卧室养生操第一套-动作5

（6）平躺在床上，以双手支撑着腰部，慢慢将腿带过头部，直到感觉拉到腰部为止，放松，重复5次。

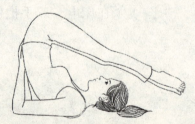
卧室养生操第一套-动作6

2. 卧室养生操第二套

（1）双脚击掌。俯卧，腹部垫上软垫，两手支撑下颌部位，屈膝，双脚击掌。不仅有趣，还能减掉大腿内侧赘肉。

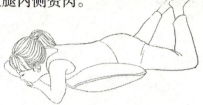

卧室养生操第二套 - 动作1

（2）后抬腿。俯卧，腹部垫上软垫，两手支撑下颌部位，双腿伸直后，单腿用力抬高。可增加腿部力量，同时可获得减掉大腿赘肉的效果。双腿交替进行。

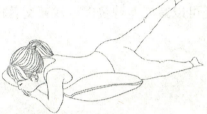

卧室养生操第二套 - 动作2

（3）扭腰。躺在床上右腿伸直，左腿弯曲成直角，伸向右侧，此时，右手拉住左大腿，左臂向外伸展，上体保持不变。换方向，右腿弯曲伸向左侧。是一种腰部瘦身和锻炼大腿的体操运动。

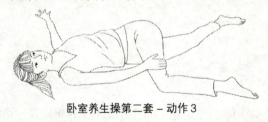

卧室养生操第二套 - 动作3

（4）抬枕头运动。仰卧，双腿夹住枕头上抬，注意防止枕头滑落。双手用力撑地，腿慢慢放下。是减去肚脐以下突出赘肉的最佳体操运动。

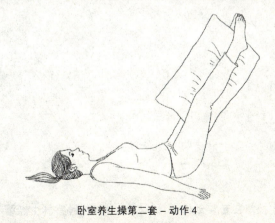

卧室养生操第二套 - 动作4

（5）仰卧起身。仰卧，双腿伸直，双手交叉置于脑后。双手双臂用力抬起头部和上体,停止20秒。如此重复多次。注意颈背后反扣双手部不能弯曲。可有效减掉肚脐上方腹部赘肉。

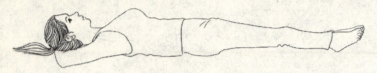

卧室养生操第二套-动作5

（6）背后反扣双手。双臂一条由肩上向后，一条由肩下向后，并在背后反扣。可矫正驼背，还可以减掉上臂赘肉。双臂交替进行。

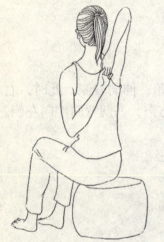

卧室养生操第二套-动作6

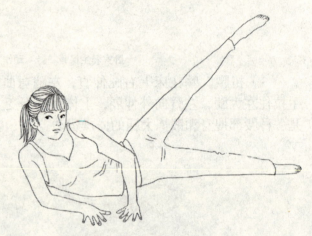

卧室养生操第二套-动作7

（7）侧抬腿。上体侧卧，两手按床面,用力向上抬腿。换方向再做同样动作。

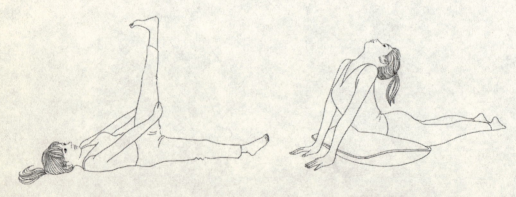

卧室养生操第二套-动作8　　　　卧室养生操第二套-动作9

此运动可减掉大腿外侧赘肉，增加肌肉力量和弹力，创造臀部和腿部的优美曲线。

（8）上拉腿。仰卧，垂直抬起一腿，双手抓住大腿拉向身体方向，此时，脚尖用力向前，拉伸跟腱。双腿交替进行。腿后侧感到非常紧绷，才能达到运动效果。

（9）上体伸展运动。腹部垫上软垫。俯卧，双臂向两侧伸直，用力抬起头部，感觉贴上后背。充分伸展颈部、胸部以及腹部，不仅感觉轻松，而且具有塑胸作用。

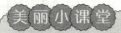

卧室按摩操

（1）根据淋巴液的流向进行按摩，即朝着心脏方向由下而上按摩，有益于将堆积体内的废物或疲劳物质通过淋巴液的流动向外排出，瘦身效果将事半功倍。

（2）按摩腿部时以腿后侧为中心进行按摩。首先容易浮肿的小腿从踝关节开始到膝盖后侧为止，起初用手掌以用力向上推拉的感觉进行按摩，捏肚腩按摩赶走腹部赘肉，再次回到踝关节此次以揉捏的感觉进行按摩。

（3）用两手的拇指均匀刺激脚底的各个穴位，用力要适度，并用双手掌或手指从脚背脚趾再到踝关节推拉按摩。

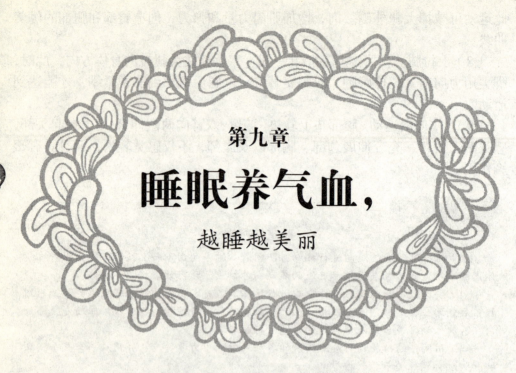

第九章
睡眠养气血，
越睡越美丽

睡姿正确，才能睡出美丽来

大多数女人在睡觉时都不太注意睡姿，认为只要睡得舒服对身体就好。事实上，选错了睡姿会影响健康，从而加速衰老。民间广为流传的健康谚语"坐有坐相，睡有睡相，睡觉要像弯月亮"，"侧龙卧虎仰瘫尸"，"站如松，行如风，坐如钟，卧如弓"，都说到了睡眠的姿势，可见其重要性。

《千金要方·道林养性》中指出："屈膝侧卧，益人气力，胜正偃卧。按孔子不尸卧，故曰睡不厌卧，觉不厌舒。"就是说屈膝侧卧胜过正面仰卧。

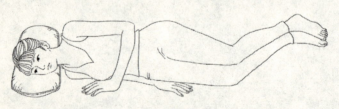

屈膝侧卧

下面我们就来分析一下几种常见睡姿的利弊：

1. 仰卧

仰卧是最常见的睡卧姿势。中医学称这种睡眠姿势为尸卧，采用这种睡姿，身体和下肢只能固定在伸直部位，不能达到全身休息的目的。在腹腔内压力增高时，仰卧又容易使人产生胸闷、憋得慌的感觉。这样仰卧着，还会自觉不自觉地把手放在胸前，使心肺受压，容易做噩梦。

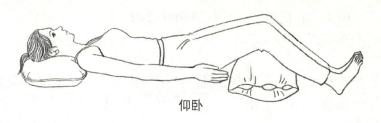

仰卧

如果女人习惯于仰卧睡姿,那么一定要在双腿膝盖下垫一枕头,使双腿保持一定的曲度。

2. 俯卧

俯卧时,全身大部分重量压在肋骨和腹部,使胸部和横膈膜受压,影响呼吸,加重心脏负荷。俯卧还会增加腰椎弧度,导致脊椎后方的小关节受压。俯卧时,颈部向侧面扭转才能使头歪向一边,这样又很容易造成颈肌受损。

3. 左侧卧

左侧卧时,双腿微曲,虽有利于身体放松,有助消除疲劳,但心脏位于胸腔内左右两肺之间而偏左,胃通向十二指肠、小肠通向大肠的出口都在左侧,所以左侧卧时不仅使心脏受到挤压,而且胃肠受到压迫,胃排空减慢。

4. 右侧卧

中医学认为:正确的睡觉姿势应该是向右侧卧,微曲双腿。这样,心脏处于高位,不受压迫;肝脏处于低位,供血较好,有利新陈代谢;胃内食物

美丽小课堂

常见的几种错误睡眠姿势

1. 仰面朝天睡

采用这种睡姿的女人通常非常疲倦,或者有醉酒等情况,在仰卧状态便很快进入了深层睡眠。这时,睡眠者的两手会不自觉地放到胸前。

2. 趴着睡

趴着睡好像婴儿,这对于睡眠中好流口水的女人倒是个挺不错的姿势。但是,如果女人的胸部被平压在床榻上,胸部憋闷的情况就有可能发生。

3. 蜷着身子

蜷缩着身子睡觉可不是一个好姿态,不仅像个小虾米,而且对女人的背部和颈部造成伤害。

4. 枕臂而睡

这是一个很不自觉的睡眠姿势,女人可能睡前枕着手臂想事,但在不知不觉中睡着了。一觉醒来,只觉得胳膊已经不是自己的胳膊,从肩头到手指都不听使唤了。

5. 完全侧身睡

完全侧身睡会压住了半边身子,如果你将一侧的胳膊和腿都压住了,刚开始时,或许并不觉得这种睡姿会对自己被压迫的胳膊和腿有什么影响,但当它成为一种习惯性睡眠姿势的时候,就会出现气血瘀滞的问题。

借重力作用,朝十二指肠推进,可促进消化吸收。同时,全身处于放松状态,呼吸匀和,心跳减慢,大脑、心、肺、胃肠、肌肉、骨骼得到充分的休息和氧气供给。

尤其是老年女性,她们的内脏肌肉已变得松弛无力,胃肠蠕动减慢,右侧卧便于胃内的食物向十二指肠推进,有利于胃肠的消化吸收,保证供给全身足够的营养。

当然,对于一个健康的女人来说,大可不必过分拘泥自己的睡眠姿势,而且在夜里,女人往往不能保持一个固定的姿势睡到天明,绝大多数的女人是在不断变换着睡觉的姿势,这样更有利于解除疲劳。

睡眠不足,加速女人的肌肤老化

一个女人的衰老程度可以通过观察她的皱纹来判断,具体表现在皱纹出

美丽小课堂

测一测:你的睡眠充足吗

完成下面的测试,看看你的睡眠是否充足。

1. 餐后是否感到困倦?
A. 很少(0分) B. 早餐或晚餐后(10分) C. 午餐后(20分)
专家点评:如果睡眠充足,就不容易在餐后尤其是午餐后感到困倦。

2. 入睡需要多长时间?
A. 10~15分钟(0分) B. ≥20分钟(10分) C. ≤5分钟(20分)
专家点评:头一碰到枕头就睡着可不是一个好信号,说明睡眠不足;超过20分钟无法入睡又有失眠的困扰;正常情况下应该在10~15分钟内睡着。

3. 你在周末睡多长时间?
A. 和平时睡同样多时间(0分) B. 比平时睡得长(10分)
专家点评:周末比平时睡得多,说明可能存在"睡眠债务",机体在周末设法补足一周中不足的睡眠。

4. 早晨起床,你需要闹钟吗?
A. 不需要(0分) B. 需要(5分) C. 需要持续闹铃(10分)
专家点评:如果睡眠充足,你无需闹钟就能起床。如果需要持续闹铃,说明你睡眠不足。

5. 你打鼾吗?
A. 从不(0分) B. 有时候(5分) C. 经常且声音响,以至同伴抱怨或离开(20分)
专家点评:如果打鼾很严重,那么有睡眠障碍的可能性大。

6. 下列哪些情况你会觉得困倦?(多选)
A. 只在睡眠时间(0分) B. 飞机上或车中(5分) C. 读书或看电视时(10分)
D. 开会或看电影时(20分) E. 因交通堵塞而停车时(20分)
专家点评:旅途中感到困倦说明睡眠不足;在看电影等吸引人的情况下困倦,更是睡眠严重不足的警告。

测试结果:
将你的得分相加,总分越高越说明睡眠不足。总分在45分以上的女人,建议立即调整睡眠习惯,以免加速肌肤老化。

现的早晚、多少、深浅上。

20岁以后，女人的皮肤和汗腺就开始收拢，皮层开始变薄，保持水分的功能开始下降，皮肤就会干燥，时间长了就会产生皱纹，或者使皱纹加深、加粗。而一个经常睡眠不足的女人，往往会引起身体血液循环不平衡，皮肤表面的微血管会因此出现血液瘀滞现象，这样可使皮肤的色泽变得苍白或晦暗，当皮肤的微血管得不到充足的血液时，皮肤的细胞组织会出现新陈代谢障碍，直接影响内分泌，将使皮肤干燥和皱纹的情况更加严重。另外，很多女性进入更年期就开始受到失眠的困扰，这也是加速她们衰老的重要因素。

因此，人们常说："会睡的女人美到老。"著名影星奥黛丽·赫本一生与美丽相伴，睡眠美容就是她最推崇的养颜方法。会保养的女人都知道"美容觉"一说。所谓的"美容觉"，是指晚上的22：00至次日凌晨2：00，这段时间是新陈代谢较旺盛的时间，也是内调的最好时间。女人只有在这段时间里让身体好好休息，身体才能回报给女人青春和美丽。

裸睡，让女人睡得更美更健康

许多女人都有裸睡的习惯，一方面是因为裸睡时去除了衣物对身体的束缚，给女人一种无拘无束的舒适感；另一方面是因为裸睡增加了皮肤与空气

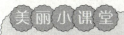

裸睡就要裸彻底

1. 不要戴胸罩

戴胸罩睡觉容易导致乳腺癌，原因是长时间戴胸罩会影响乳房的血液循环和淋巴液的正常流通，不能及时清除体内的有害物质，久而久之就会使正常的乳腺细胞癌变。

2. 不宜戴假牙睡觉

戴着假牙睡觉极有可能在睡梦中将假牙吞入食道，使假牙的铁钩刺破食道旁的主动脉，引起大出血。

3. 不宜戴隐形眼镜

人的角膜所需的氧气主要来源于空气，而空气中的氧气只有溶解在泪液中才能被角膜吸收利用。白天睁着眼，氧气供应充足，并且眨眼动作对隐形眼镜与角膜之间的泪液有一种排吸作用，能促使泪液循环，低氧问题不明显。但到了夜间，因人处于睡眠状态，眼睛闭上而隔绝了空气，眨眼的作用也停止，使泪液的分泌和循环机能相应减低，结膜囊内的有形物质很容易沉积在隐形眼镜上。诸多因素对眼睛的侵害，使眼角膜的低氧现象加重，如长期使眼睛处于这种状态，轻者会使角膜周边产生代偿性新生血管，严重者则会发生角膜水肿、上皮细胞受损，若再遇细菌便会引起炎症，甚至溃疡。

4. 不要戴表

睡眠时戴着手表不利于健康。因为入睡后血流速度减慢，戴表睡觉使腕部的血液循环不畅。如果戴的是夜光表，还有辐射作用，辐射量虽微，但长时间的积累也可导致不良后果。

的接触面，有利于血液循环和皮脂腺、汗腺的分泌，因此裸睡有助于女人放松心情、消除疲劳、提高睡眠质量，从而使女人的身心更健康，达到延缓衰老的效果。

但裸睡也要讲究睡眠环境，并非所有的环境都适合裸睡。一般来说，一个良好的裸睡环境需要具备以下几点特征：

（1）在居所太小、家人合住或集体生活时是不合适裸睡的，因为紧张会导致相反的效果。最好是有一个相对隐秘、独立的环境。

（2）居住环境要空气流通、温度适宜、安静舒适，这样可以从思想上放松心情，构筑一个良好的睡眠前提。

（3）一定要注意保暖，不要着凉，人着凉时抵抗力下降容易感冒。所以要注意调节卧室的温度和湿度，避免受凉和出汗。

（4）床具的软硬度要适中，床褥要干净、蓬松，经常清洗并接受阳光曝晒，千万不要把被子床单当成不洗的贴身睡衣。

此外，女人在裸睡前一定清洗外阴和肛门，并勤洗澡，保持身体的清洁。

需要注意的是，裸睡只是女人所采用的健康睡眠的方式之一，并非所有女人都应该采用。比如，一些特异性体质或皮肤容易过敏的女人就不宜裸睡，因为裸睡时皮肤直接暴露在环境中，灰尘和虫螨容易引起皮肤过敏和哮喘的发生。

饭后午睡，养神蓄锐抗衰老

古人云："饭后小憩，以养精神。"午睡对消除疲劳、增进健康非常有益，是一项自我保健措施。尤其在夏天，日长夜短，晚上又很闷热，女人往往难以入睡，以致睡眠时间不足，白天工作常常会感到头昏脑涨，精神不振，容易疲劳，午睡则能起到调节作用。

午睡虽然可以帮助女人补充睡眠，使身体得到充分的休息，增强体力、消除疲劳、提高午后的工作效率，但午睡也需要讲究科学的方法，否则可能会适得其反。

不少女人习惯坐着或趴在桌上午睡，这样会压迫身体，影响血液循环和神经传导，轻则不能使身体得到调剂、休息，严重的可能导致颈椎病和腰椎间盘突出。现在越来越多二三十岁的年轻女性，因为睡眠习惯不佳而导致这方面的疾病。因此，专家建议，女人应该养成在需要休息时就上床睡觉的习惯。

午睡最好到床上休息，理想的午睡是平卧，平卧能保证更多的血液流到消化器官和大脑，供应充足氧气和养料，有利大脑功能恢复和帮助消化吸收。对于实在没有条件又需要午睡的女白领，至少也应该在沙发上采取卧姿休息。下面介绍睡午觉的一些注意事项：

1. 午饭后不可立即睡觉

刚吃完饭就午睡，可能引起食物反流，使胃液刺激食道，轻则会让人感

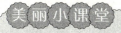

午睡之后要喝点果汁

午睡时，女人体内的维生素在大量流失，因此女人在午睡之后要喝点果汁，适当补充维生素。有条件者最好自己动手压榨水果汁，而不要图省事买果汁喝。

到不舒服，严重的则可能产生反流性食管炎。因此，午饭后最好休息 20 分钟左右再睡。

2. 午饭不宜太油腻。

睡前不要吃太油腻的东西，因为油腻会增加血液的黏稠度，加重冠状动脉病变，从而影响睡眠质量。

3. 午饭不宜过饱。

许多女人中午饭都吃得较多，而消化掉这些食物大约需要 3 个小时的时间。如果吃了午饭就立刻趴在桌上睡午觉，胃的消化功能很容易受到影响，造成胃胀、慢性胃炎。

4. 午睡时间不宜过长

午睡实际的睡眠时间达到十几分钟就够了；习惯睡较长时间的，也不要超过 1 个小时。因为睡多了以后，人会进入深度睡眠状态，大脑中枢神经会加深抑制，体内代谢过程逐渐减慢，醒来后就会感到更加困倦。

5. 不可以手代枕。

以手代枕午睡主要有以下三点危害：

（1）由于趴在胳膊上睡觉，多处神经受到压迫，午睡时往往心中焦虑、睡不踏实。

（2）因为趴着睡觉，眼球受到压迫，午睡后通常会出现暂时性的视力模糊。如果长时间这样，会造成眼压过高，使视力受到损害，久而久之会使眼球胀大、眼轴增长，形成高度近视，同时也容易增加青光眼的发病率。对于已经出现轻微近视症患者、近视患者或戴隐形眼镜的学生危害更大。

（3）趴着睡觉，长时间压迫手臂和脸部，会影响正常血液循环和神经传导，使两臂、脸部发麻甚至感到酸痛。如果不加注意，时间长了会演变成局部性神经麻痹或使脸部变形。

女人在午睡之后，要慢慢起来，适当活动，可以用冷水洗个脸，唤醒身体，使其恢复到正常的生理状态。

睡懒觉，可能加速女人的衰老

许多女人都有睡懒觉的习惯。尤其在双休日和节假日，喜欢睡懒觉的女人更是长时间赖在床上，甚至连肚子咕咕叫也不想起来。殊不知，这不仅不利于身体健康，而且还会引发多种不良后果，促使女人快速衰老。研究表明，女人睡懒觉至少有7大危害：

1. 肥胖

时常赖床贪睡，又不注意合理饮食（摄入多量的肉食和甜食），加上不爱运动，三管齐下，能量的储备大于消耗，以脂肪的形式堆积于皮下。只需一年半左右时间，爱睡懒觉的女人就会发现自己成了一个小胖子，增加了心脏负担和患病的机会。

2. 导致身体衰弱

当人活动时，心跳加快，心肌收缩力增强，血量增加；当人休息时心脏也同样处于休息状态。如果女人长时间的睡眠，就会破坏心脏活动和休息的规律，心脏一歇再歇，最终使心脏收缩乏力，稍一活动便心跳不已、疲惫不堪、全身无力，因此只好躺下，形成恶性循环，导致身体衰弱。

3. 对呼吸的"毒害"

卧室的空气在早晨最混浊，即使虚掩窗户，也有23%的空气未能流通。不洁的空气中会有大量细菌、病毒、二氧化碳和尘粒，这时对呼吸道的抗病能力有影响，因而那些闭门贪睡的女人经常会有感冒、咳嗽、咽炎等。而且高浓度的二氧化碳还使女人的记忆力、听力下降，加速身体的老化。

4. 肌张力低下

一夜休息后，早晨肌肉和骨关节变得较为松缓。如女人醒后立即起床活动，一方面可使肌张力增高，另一方面通过活动，肌肉的血液供应增加，使骨组织处于活动的修复状态。同时将夜间堆积在肌肉中的代谢物排出，这样有利于肌纤维增粗、变韧。睡懒觉的人，因肌组织错过了活动的良机，起床后时常会感到腿软、腰骶不适、肢体无力。

美丽小课堂

勤练甩手操，助你摆脱失眠困扰

（1）两腿分开，宽与肩齐；两手在肩旁自然垂直，掌心向后。

（2）站直，小腹收紧，挺胸，抬头，颈骨放松。

（3）整个脚掌紧压地面，以感到大腿、小腿肌肉处于紧张状态为度。

（4）眼向前平视，以感觉舒适为度，摒除杂念，将注意力集中于两腿上。

（5）挥臂，起手前甩，自然用力，手高度与身体成30度。然后往后甩，用实力，手高度约与身体成60度。用力至感到肌肉有反作用力量，便自然回摆。

（6）重复挥臂动作，次数由少而多，循序渐进，可由两三百次起逐渐递增，加至两千多次时约需半小时。

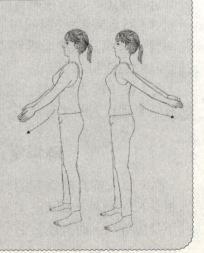

5. 影响肠胃道功能

一般来说，一顿适中的晚餐，到次晨 7 时左右基本消化殆尽，此刻，胃肠按照"饥饿"信息开始活动起来，准备接纳和消化新的食物。爱睡懒觉的女人由于不按时进餐，使胃肠经常发生饥饿性蠕动，久之易得胃炎、溃疡病。

6. 破坏生物钟效应

人体激素的分泌是有规律性的，爱睡懒觉的女人体内生物钟节律被扰乱，结果白天激素上不去，夜间激素水平降不下，让女人饱尝夜间睡不着、白天心情不悦、疲惫、打哈欠等"睡不醒"的滋味。

7. 妨害神经系统正常功能

睡懒觉的女人睡眠中枢长期处于兴奋状态，时间久了便会疲劳。而其他中枢由于受到抑制的时间太长，恢复活动的功能就会相应变慢，因而感到昏昏沉沉，无精打采。

如果不想过快衰老，女人一定要改掉爱睡懒觉的恶习。

让睡眠更优质的几种食物

在越来越崇尚自然疗法的今天，治疗失眠也要从食疗着手。这种方法成本低、没有副作用，在享受美食的过程中就可以祛除失眠困扰，何乐而不为呢？那么，到底哪些食物能让你的睡眠更优质呢？下面，我们就来一一介绍。

1. 小麦

小麦具有清热除烦、养心安神、益肾、止渴、补虚损、厚肠胃、强气力等功效，适用于失眠、躁动、骨蒸潮热、盗汗、咽干舌燥、小便不利等症。注意，在使用小麦治疗失眠时，宜用整粒小麦煮食，且不应去皮。

2. 小米

小米含有丰富的色氨酸，能使大脑思维活动受到暂时抑制，使人产生困倦感。具有消胃火、安心神、养肾气、益丹田、补虚损、开肠胃的功效，可治失眠、反胃、热痢、小便不利等症。适宜煮粥食用。

3. 高粱米

高粱米营养丰富，其色氨酸含量为谷类之首，具有益脾和胃、安神等功效，适用于胃气不和所导致的失眠等症。

4. 糯米

糯米具有补气血、暖脾胃、滋润补虚、温养五脏、益气安神等功效，适用于失眠、体虚、神经衰弱者食用。用糯米煮稀饭，或与红枣同煮成稀粥为最佳。

5. 燕麦

燕麦含有其他谷类不含的皂苷和丰富的 B 族维生素，能促使人体产生褪黑素，大量食用可促进睡眠。

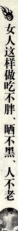

6. 全麦面包。

多吃全麦面包,有助于促进胰岛素的分泌,而胰岛素在大脑中转变成血清素,有助于色胺酸对大脑产生影响,促进睡眠。

7. 猪脑

猪脑具有益肾安神、健脑益智等功效,适用于肾虚所导致的失眠健忘、眩晕耳鸣等症。食用猪脑时,可以采用蒸、煮、红烧等多种方法。

8. 猪心

猪心具有安神定惊、养心补血、镇静补气等功效,适用于心气两虚和心血失养所导致的失眠、健忘、心悸、怔忪、注意力不集中、神志恍惚、自汗等症。食用猪心的方法以煮食居多。

9. 火鸡

火鸡是色氨酸的主要来源,经常食用,可促进睡眠。

10. 鸡蛋

鸡蛋具有滋阴润燥、养血安神等功效,适用于阴血不足所导致的失眠、健忘、心烦等症。

美丽小课堂

3款助眠食谱

1. 猪心菠菜汤

材料:猪心150克,菠菜150克,料酒、盐、鸡精、胡椒粉、葱汁、姜汁、清汤各适量。

做法:将菠菜洗净切段;把猪心切成片,在沸水锅中焯透捞出;在砂锅内加入清汤,放入猪心,加入料酒、葱汁、姜汁,炖至猪心熟透,倒入菠段,加入盐、胡椒粉,待汤烧开,加适量鸡精调味即可。

功效:补血益气、养心宁神、止渴润肠、滋阴平肝、敛汗通脉,适用失眠多梦、惊悸恍惚、怔忡、心虚多汗、自汗等症。高胆固醇症患者忌食。

2. 黄花菜汤

材料:黄花菜100克,精盐适量。

做法:先将黄花菜用沸水焯半分钟,捞出沥干水分;在砂锅内加适量清水,再加入黄花菜,大火煮沸后,改用小火续煮30分钟,滤渣取汤,加入适量精盐,还可适量加一些小芹菜、豆腐皮、香菇等,味道会更加鲜美。

功效:改善睡眠,适用于健忘、失眠、神经衰弱等症。

3. 桂圆生姜汤

材料:桂圆肉50克,姜、盐各少许。

做法:把桂圆肉洗净放入锅中,加入清水浸泡,再加入生姜、精盐,约煮半小时即可。

功效:补脾、温中、止泻,适用于脾虚泄泻、脾胃虚弱所导致的失眠、精神不振、心悸等症。

11. 鸽蛋

鸽蛋具有补肾益气、解毒等功效，适用于失眠、肾虚、气虚、疲乏无力、心悸、头晕、腰膝酸软等症，可煮食或加冰糖炖熟服用。

12. 牛奶

牛奶含有具有镇静作用的色氨酸、吗啡样活性肽和钙，具有补虚羸、益肺气、润皮肤、解毒热、润肠通便等功效。睡觉前饮用 1 杯加入适量白糖的牛奶，催眠效果极佳。

13. 蜂蜜

蜂蜜具有补中益气、安五脏、解百毒等功效，对失眠者疗效显著，宜在每晚临睡前将蜂蜜用温开水冲调饮用。

女人在饮食中注意多补充以上食物，能有效提升自己的睡眠质量，也能在一定程度上延缓衰老，拥有长久的青春和美丽。

第十章

调节情绪，
留住花容月貌不是梦

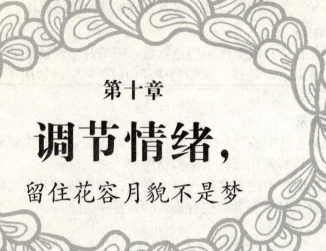

乐观的女人能永葆青春活力

衰老是每个女人无法回避的事实，但如果女人能坚持"人老心不老"的原则，乐观地看待脸上的皱纹、腿脚日渐僵硬的衰老症状，就能使得衰老的脚步走得慢一些。近代养生家丁福禄曾说："欢笑能补脑髓，活筋络，舒血气，消食滞，胜于服食药耳，每日须得片刻闲暇，逢场作戏，口资笑乐，而益身体也。"美国的一项研究也发现，如果老年人因为自己的年岁一天一天增加而"感觉不妙"，会加速其衰老和死亡的进程，并最终把自己"想入坟墓"。从事本次调查的科学家指出，能乐观对待衰老这一自然现象的人比那些"悲观主义者"平均要多活 7.6 年。

美国得克萨斯大学的研究人员对来自美国墨西哥人社区的 1558 人进行了为期 7 年的跟踪调查。研究人员通过这些人体重减轻、疲惫程度、走路速度、握拳力量等进行测试，检查他们的衰老进程，结果证实：态度积极乐观的人表现出衰老迹象的可能性要小得多。也就是说，与乐观的人相比，悲观主义者更容易表现出衰弱的迹象。

尽管研究人员认为还需要进行更深入的研究才能发现态度与衰老之间存在联系的原因。但他们推测说，一个潜在的原因是，人生态度积极可能会影响体内的化学平衡，进而影响一个人的健康。另外一个可能性是，态度积极的人更有可能事业有成，这也更有助于保持健康，就能有效延缓衰老。

而北卡罗来纳大学的研究则更加证实了积极情绪的抗衰功效：他们找来 153 位年龄不同的人参加记忆力测试。研究人员分别向这些人出示了两套不

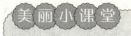

三分钟放松运动操

一分钟"抬上身"——缓慢地使身体向下触及地面，双臂保持俯卧撑姿势，然后双手向下推，胸部离开地面，同时抬头看天花板，吸气，然后再呼气，使全身放松。

一分钟"触脚趾"——双手手掌触地，头部向下垂至两膝之间，吸气。保持这个姿势，再抬头挺胸，同时呼气，然后全身放松。

一分钟"伸展脊柱"——身体直立，双腿并拢，在吸气的同时将双臂向上伸直举过头，双掌合拢，向上看，伸展躯干，背部不能弯曲，然后呼气放松。

同的有关老年人的形容词。其中一类都是消极字眼，包括头脑混乱、体弱无力、老年痴呆等，另一类积极字眼则包括成就、积极、尊严等。测试结果显示，在看完消极的一套形容词后，年龄大的应试者记忆力表现比年轻人要差，但是在看完积极的一套形容词后，两者之间的差别要小得多。由此可见，如果女人保持乐观的情绪，有助于刺激神经系统的正常运转，从而延缓衰老。

而且，女人的悲观情绪还会形成长时间的慢性压力，从而导致压力激素增加，破坏皮肤保持水分的能力，导致皮肤干燥，也会让面部失去光泽。

而女人要保持乐观，需要做到以下几点：

1. 抬头挺胸

只要你仔细观察，就会发现许多中老年女性走路都习惯弯腰低头，这一方面是因为女人骨骼快速衰老所致，另一方面也是女人情绪悲观所致。医学专家建议，女人要矫正头脑之前，要先矫正身体。因为女人的生理及心理是息息相关的，比如，当心情低潮的时候，女人往往无精打采、垂头丧气；而当心情愉悦时，女人往往抬头挺胸、昂首阔步。

从另一角度来看，当一个女人抬头挺胸的时候，呼吸会比较顺畅，而深呼吸则是压力管理的妙方。又因为与肌肉状态有关的信息，会借着神经系统传回大脑去。因此，当女人抬头挺胸的时候，大脑会收到这样的信息：四肢自在，呼吸顺畅，看来是处于很轻松的状态，女人会觉得比较能够应付压力，当然也就容易产生"这没什么大不了"的乐观态度。

2. 使用正面、积极的语言

我们都知道，一个女人的语言是其心理状态的重要表现方式。也就是说，女人所说的话，其实对自己的态度及情绪影响很大。日常生活中所使用的语言可分为正面、负面及中性三类。女人在使用"问题""失败""困难""麻烦""紧张"等负面语言时，恐慌及无助的感觉就随之而起。而如果女人将负面语言换成正面语言，比如"困难"改为"挑战"，"问题"改为"机会"，女人就会觉得身体的压力小了许多。

3. 每天都要大笑几次

大笑是减缓压力最有效的方式。有科学家发现，人体每天都生成3000多个癌细胞,还有50亿个能及时消灭癌细胞的"杀伤者细胞",刚刚大笑完的人体内杀伤者细胞会明显增加。中医中也有"常笑宣肺"的说法,认为捧腹大笑是很好的呼吸运动,它可使肺部扩张,为胸部传送更多新鲜空气,让气管和肺部处于放松状态,乳房也会产生一定的"膨胀感",不会因缺水、缺气而下垂。

女人不生气,面如桃花朵朵开

和男人相比,似乎女人更爱发脾气,尤其是在情感关系中,女人对男友、丈夫发脾气的概率日益增高,因此也引爆了"野蛮女友"热潮。

《新科学家》杂志报道,意大利女科学家马拉齐蒂研究发现,热恋中的男人更像女人,女人更像男人。男性会变得更温柔多情,女性则会变得更热情奔放,所以表现出来女人在恋爱中更容易"野蛮",更爱对男友"找茬生气"。

从心理分析的角度来看,这是因为女人是情感动物,她们在情感上是非常敏感的,同时也是脆弱的。当她们与他人发生争执时,女人在情感上的脆弱就会表现为爱发脾气。有时,女性的这种易怒情绪也来自于一种不安全感和不自信,使得她们对周围的人或事甚为敏感。尤其是青春期的女孩,随着性心理的日趋成熟,对自身的性别角色和形体特征日益在意,是否苗条、漂亮,都是让她们担忧和苦恼的事情。而当女人身处恋爱中时,她们的敏感会更加明显,她们会不断地将自己和他人作一比较,脑海里总担心自己的价值得不到对方的承认,这样往往会造成心理焦虑,表现就是多疑、爱发火。

而且,自古以来女人都被视为弱者,使得女人在内心深处也觉得自己是弱者,有些事情一旦难以承受,就会寻找发泄的出口,她们身边的人尤其是男友、丈夫就自然地成了发泄的对象。

然而,生气的实质意义是"用别人的过错惩罚自己",生气是百病之源,是导致女人快速衰老的重要原因。从中医角度来看,生气至少会对女人的身体造成十大伤害:

(1)伤脑:气愤之极,可使大脑思维突破常规活动,往往做出鲁莽或过激举动,反常行为又形成对大脑中枢的恶劣刺激,气血上冲,还会导致脑溢血。

(2)伤神:生气时由于心情不能平静,难以入睡,致使神志恍惚,无精打采。

(3)伤肤:经常生闷气会让你颜面憔悴、双眼浮肿、皱纹多生。

(4)伤内分泌:生闷气可致甲状腺功能亢进。

(5)伤心:气愤时心跳加快,出现心慌、胸闷的异常表现,甚至诱发心绞痛或心肌梗塞。

(6)伤肺:生气时呼吸急促,可致气逆、肺胀、气喘咳嗽,危害肺的健康。

(7)伤肝:人处于气愤愁闷状态时,可致肝气不畅、肝胆不和、肝部疼痛。

(8)伤肾:经常生气的女人,可使肾气不畅,易致闭尿或尿失禁。

(9)伤胃:气愤之时,不思饮食,久之必致胃肠消化功能紊乱。

（10）伤乳房：也称之为乳癖，中医认为多因情志内伤，肝郁痰凝，痰瘀互结乳房所致，也因冲任失调，气滞痰凝所致。

现代医学也证实，女人的情绪与心血管、肌肉、呼吸、泌尿、新陈代谢和内分泌等功能都存在着密切的关系。当女人情绪激动达到高潮时，便是愤怒，此时，自主神经系统中交感神经极度兴奋，大量释放肾上腺素，导致心跳突然增快，血压急速升高，如患有高血压，便容易导致脑血管破裂，引起脑血栓；如患有冠心病，由于冠状动脉强烈收缩，引起心肌梗死，而危及生命。

当女人的身体各器官都受到损害，女人的青春美丽也将不复存在。有研究证实，女人在急躁、生气时毛细血管扩张，会引起皮肤发红，有时也会造成酒糟鼻。由于这类坏情绪导致免疫力下降，所以皮肤发红可能持续时间较长。

因此，女人要想克制自己的怒火，并从根源上改变自己爱发火的心理状态，需要做到以下几点：

1. 饮食清淡，水要常喝

要少吃肉，多吃粗粮、蔬菜和水果，因为肉类使脑中色氨酸减少，大量食肉，会使人越来越烦躁。而保持清淡饮食，能使心情比较温和。此外，气温超过35摄氏度时，出汗多致使血液黏稠度升高，也会使人烦躁不安，多喝水可以起到让血液稀释的作用，让心情平和下来。

2. 松弛法

女人在被人激怒时，应该迅速离开现场，进行深呼吸，并配合肌肉的松弛训练，甚至还可以进行放松训练，采用以意导气的方法，这样就可以逐渐进入佳境，使全身放松，摒除内心的私心杂念。

美丽小课堂

6种食物有效调节女性经前不良情绪

从中医角度来看，要调节女性经前期及更年期的不良情绪，多从疏肝健脾理气入手。在此推荐几种家常食物，女性朋友可根据自己的实际情况来选择食用。

（1）柑橘：柑橘不但味道甜美，还有行气宽胸之功。除果肉外，橘络也有一定的药用价值，橘络泡饮可以通络化痰、理气消滞。

（2）山楂：擅长顺气活血、化食消积，还可减肥消脂。无论生吃、熟吃、泡水，各种食用方法皆有效。但食用要适量，胃酸过多的女性慎用。

（3）莲藕：藕能通气，还能健脾和胃、养心安神，亦属顺气佳品。以清水煮藕或煮藕粥疗效最好。

（4）萝卜：可顺气健胃、清热消痰，以青萝卜疗效最佳，红皮白心者次之，如胃寒的女性，可以加排骨、牛肉等炖萝卜汤吃。

（5）茴香：茴香果实做药用，名小茴香，嫩叶可食用。子和叶都有顺气作用，用叶做菜馅或炒菜食用，都可起到顺气、健胃、止痛的疗效。

（6）玫瑰花：玫瑰花有疏肝理气、宁心安神的功效，沏茶时放几瓣玫瑰花不但有顺气功效，还很赏心悦目。

3. 承认自我

勇于承认自己爱发脾气,以求得他人帮助。如果周围人经常提醒、监督你,那么你克制怒火的目标一定会达到。

4. 意识控制

当愤愤不已的情绪即将爆发时,要用意识控制自己,提醒自己应当保持理性,还可进行自我暗示:"别发火,发火会伤身体。"或是站在对方的角度来看问题,往往会觉得没有理由迁怒于他人,自己的气自然也就消了。

不抱怨,让女人的美丽常开不败

抱怨是许多女人的习惯,而这一切都始于无意识。当几个女人聚到一起,往往就是一场抱怨大会:抱怨工作太忙,抱怨婆婆不讲理,抱怨丈夫不够体贴,似乎女人能从这抱怨中获得极大的满足。

对此,心理学家分析:"我们往往把抱怨作为与人开始交流的最有效手段。人们之所以爱从负面的角度切入话题,是因为这个角度比正面的角度更能引起大家的共鸣,从而拉近彼此之间的距离。"这也正是为什么抱怨来得那么多,那么无时无处不在的理由。

心理学家还认为,之所以女性会比男性更喜欢抱怨,是因为女性更喜欢交流,同时更敏感、善谈和易怒。而且,对于"女人为什么爱抱怨"这个问题,科学界从未间断过相关的研究,其中一个实验似乎能解释这个问题:对50名男子和50名女子的大脑进行扫描,结果表明,女性大脑中分布的某些深色区域远远大于男性,而这些深色区域正是语言功能活跃区。科学家们认为,女人爱抱怨的原因就在于这些深色区域的作用。

女人的抱怨大体可分为两种类型:一种是实用型,另一种是碎嘴型。

实用型抱怨的目的很明确:就是把自己心中的不满倾泻出来,以此来解决情绪问题、改变现状。比如,一个女人如果跟酒店的服务员抱怨自己总是被早上五点钟的垃圾车吵醒,其实是为了能换一间更安静的房间;一个妻子抱怨丈夫不关注你,其实是为了让丈夫能够把目光从电视机或者报纸上移到自己的身上来。正如心理学家所说:"你把不良情绪发挥出来之后,心里就会感觉舒服一些。"这样的抱怨对心理健康是非常有益的。

而碎嘴型抱怨是:动不动就发牢骚,没完没了地抱怨,这对健康有害。

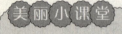

接吻中的健康奥秘

据报道:一个吻,能使脉搏跳动加快,能加强人体血液循环,使细胞吸收大量氧。一个吻,可以消耗人体热量,使人变得更加苗条。一个吻,可以使面部块肌肉都运动起来,其中包括口轮匝肌等块唇肌和协助舌头移动的块肌肉,有助于消除脸部的皱纹。因此,适当且甜蜜的亲吻有益身心健康,不亚于一剂良药。

这样的女人抱怨往往不是为了与别人交流来解决问题或加深理解,而是因为她们本身心情烦躁,习惯对身边的人和事吹毛求疵,是一种典型的"我不高兴,整个世界也要不高兴"的不健康心态。处于这种抱怨心态下的女人必定处于紧张的心理状态之中。由于内心的矛盾冲突或情绪危机难于解脱,女人极易导致机体内分泌功能失调,诸如使儿茶酚胺类物质——肾上腺素、去甲肾上腺素过量分泌,引起体内一系列劣性生理化学改变,造成血压升高、心跳加快、消化液分泌减少、胃肠功能紊乱等,并伴有头昏脑涨、失眠多梦、乏力倦怠、食欲不振、心烦意乱等症候。紧张心理的刺激会影响内分泌功能,而内分泌功能的改变又会反过来增加女人的紧张心理,形成恶性循环,贻害身心健康。

当代医学、心理学也证明,许多疾病真正的起因就是愤恨、责备、懊悔、敌意等。医生们指出,这些病人曾经受到过伤害、虐待或欺骗,这往往在她们的潜意识中留下了创伤,使得她们内心更加脆弱,或是心中充满愤恨,对任何人都不再信任,因此她们总是不断抱怨,期望保护自己或报复他人。

然而,当女人抱怨时,就是丢出负面的说辞,让自己的身体听见。这种负面的说辞会烙下印记,而女人的想法(心)也会将这股能量导入体内(身),引发更多的健康问题,加速女人的衰老。因此,女人需要把握好抱怨的分寸,即适当使用实用型抱怨,避免使用碎嘴型抱怨。即女人要坚持说出具有积极意义的怨言,而不要说那些带有负面影响的抱怨。更重要的是,女人在抱怨时还要注重技巧,正如心理学家所说:"发自内心的倾诉比假装的、一般性的交谈效果要好。需要注意的是你不要没完没了地抱怨;也不要不分对象地抱怨。显然最重要是你要选择适当的倾听者,然后进行恰当的表达。"

爱美的女人,远离自卑这个衰老催化剂

自卑,就是自己轻视自己,看不起自己。自卑心理严重的女人,并不一定就是她本人具有某种缺陷或短处,而是不能容纳自己,自惭形秽,常把自己放在一个低人一等、不被自己喜欢进而演绎成别人看不起的位置,并由此陷入不能自拔的境地。

和男人相比,女人更容易自卑,这主要是因为女人体质较弱,使得她们天生有一种弱者心态;内心脆弱,也使得她们生性敏感,特别在意自己的外貌、体形、身高等生理条件。如果她们发现自己有某些缺陷,就认为别人会因此不喜欢她,而觉得低人一等。比如,有的女人因为体胖且长相一般而引起自卑,把自己封闭起来,消极地看待自我,过低评价自我。

自卑情绪严重的女人因为不能理智地认识自己,常拿自己的短处缺点跟别人的长处优点对比,结果越比越觉得自己不如别人,形成了消极的恶性循环。更严重的是,它还促发消极心理的暗示,长此以往,抑制自身的信心,限制自己能力的展示、发挥,容易导致学习、工作、交往的失败。而失败的结果,又会形成一种消极的反馈,使自卑感在内心愈发根深蒂固。

美丽小课堂

写日记可治疗抑郁症

有关研究人员让一组心理学学生在4个月中,每天用20分钟时间按要求在日记中写下"我最痛苦的事",并保证会对这些内容保密。这些事情包括手淫之类的性问题、想自杀及其他沉重的犯罪感。结果有些学生边写边哭,有的愤怒、悲伤或忧虑。然而日记最终帮助他们头脑清醒了下来,并且认识到该如何面对这些问题了。4个月后,调查显示他们中的每一位学生都比以前具有更正确的生活态度和心态。

此研究说明,把内心痛苦的事通过日记的形式表达出来,对心情抑郁者是一种有效的心理治疗法。但女人写日记时一定要如实写出自己所遇到的苦恼问题;详细记下事情本身和内心的感受;想写时就写,不必太过考虑语法和修辞是否妥当。

而且,由于自卑的女人大脑皮层长期处于抑制状态,中枢神经系统处于麻木状态,体内各器官的生理功能相应得不到充分的调动,不能发挥各自的应有作用;同时分泌系统的功能也因此失去常态,有害的激素随之分泌增多;免疫系统失去灵性,抗病能力下降,从而使人的生理过程发生改变,出现各种病症,如头痛、乏力、焦虑、反应迟钝、记忆力减退、食欲不振、性功能低下等,这些表现都是衰老的征兆所在。

可见,自卑的心理就是促使一个女人在人生道路上常走下坡路,加速自身衰老的催化剂,因此,希望保持青春美丽的女人如果想要防止早衰,就应摒弃自卑心理。

那么,女人应该怎样从自卑的束缚下解脱出来呢?需要做到以下几点:

(1)认清自己的想法。女人的自卑心理来源于心理上的一种消极的自我暗示,即"我不行"。所以先要改变带着墨镜看问题的习惯,这样才能看到事情明亮的一面。

(2)放松心情。努力地去放松心情,不要想不愉快的事情。或许女人会发现事情真的没有原来想得那么严重,会有一种豁然开朗的感觉。

(3)幽默。学会用幽默的眼光看事情,轻松一笑,女人就会觉得其实很多事情都很有趣。

(4)与乐观的人交往。女人要多与乐观的人交往,他们看问题的角度和方式,会在不知不觉中感染你。尝试一点改变,比如换个发型,画个淡妆,买件以前不敢尝试的时髦衣服……看着镜子中的自己,你就会觉得心情大不一样,原来自己还有这样美丽的一面。

(5)寻求他人的帮助。寻求他人的帮助并不是无能的表现,有时候当局者迷,当女人在悲观的泥潭中拔不出来的时候,可以让别人帮忙分析一下,换一种思考方式,有时看到的东西就大不一样。

(6)要增强信心。只有女人相信自己,乐观向上,对前途充满信心,并积极进取,才是消除自卑、促进成功的最有效的补偿方法。

更重要的是,女人要学会正确认识自己,全面地看待世界,才能在弥补自身不足的同时绽放出自己独特的青春和美丽。

神奇的放松法，让女人的焦虑无影无踪

焦虑是一种没有明确原因的、令人不愉快的紧张状态。和男人相比，女人更容易焦虑。这是因为女人的体质较弱，内分泌容易受到外界干扰，使得她们容易在心理上缺乏安全感，时刻保持一种高度警戒的状态，这就是女人总是对周围的人和事较为敏感的原因。一旦女人发现可能危害自身安全的人和事，就会产生焦虑情绪。

据美国国家精神健康研究所统计，全美共有1900万成年人长期受过度忧虑的煎熬，其中大部分是女性。美国心理学家罗伯特·利西在《治疗忧虑》一书中写道："过度忧虑者往往太过在意别人的态度，对未知事物极度恐慌，总把事情往最坏的方面去设想。女性一旦表现出过度犹豫的症状，很快会陷入忧虑，并逐渐转为忧郁，最终导致人格褊狭、多疑。这就是人们常说的焦虑、焦虑症。从心理医学的角度来看，女性容易出现焦虑，主要是其生理构成决定的。焦虑发生时，女性大脑中负责感情反应的扁桃体部分会变得异常迟钝，而负责语言与抽象思维的部分却很活跃。此时女性全部的思考都以语言和抽象思维的形式进行，大脑很难区分各种感情的差别。"

当大脑失去对情感的判断时，外部表象就是焦虑。而当大脑结束了只会思考不会感觉的阶段，即焦虑初步解除时，其身体的各个器官会发生应激性的补偿反应，即各个器官开始自动紧张。适度的焦虑可以提高女人的警觉度，充分调动身心潜能。但如果焦虑过火，有些女性就会出现肠道功能紊乱、消化不良，还会莫名疼痛。而这又进一步加重了这些女性的过度焦虑症状。

对于爱美的女人来说，焦虑还会产生连锁反应：失眠，从而双眼浮肿、眼圈发黑，眼周还可能出现恼人的皱纹，从而加速身体的衰老。同时，过度焦虑还会妨碍女人去应付、处理面前的危机，甚至妨碍女人的日常生活。

罗伯特·利西建议焦虑的女性每天应留出30分钟专门用来焦虑，并写下自己的担心，随后在当天的生活中挑战这些事情。尤其是在工作很多时，女人把该做的事列出来有助于缓解压力。这样做不仅能提醒自己按时完成计划，还能确保最重要的事不会漏掉，即使当天没把事情做完，至少最重要的事已经做了。注意，事情做完就划掉，可以留下完成的记录。

心理学家们研究了许多降低焦虑的方法，通过多年实践，发现放松法十分有效，尤其是在音乐中想象放松，效果十分不错。

现在，我们就遵循以下方法，开始一场放松之旅吧。

（1）找个不受干扰且空气流通好、光线柔和的房间，播放舒缓轻松的音乐。舒服地坐着或躺着，让自己的注意力放在练习上。

（2）闭上眼睛做深呼吸，慢而深地把气吸到腹部，屏住，保持几秒，实在憋不住时再慢慢呼气，呼气的同时放松双肩。练习时把注意力集中在呼吸

上，感受空气从鼻子进入气管——到肺部——到腹部，然后再呼出的感觉。吸气时让新鲜空气充满身体，呼气时把身体内的焦虑，紧张和压力排出体外，体会这种放松和舒服感。

（3）想象你站起身，走出这个房间。从1数到10，告诉自己，当你数到10时，你就到达更深的放松状态。

（4）想象自己正在一条宁静的林荫小道上漫步。不久你来到一片空地，慢慢走到中央坐下，享受周围清新的空气，温暖的阳光和鸟儿的歌唱。享受此刻放松舒服的感觉。

（5）片刻之后，不知从哪儿冒出来的一群动物包围了你。它们毫无恶意，但每一只都代表一项你需要给予关注的焦虑来源。动物越大，代表你的焦虑越强。在空地的一端有一个蜂窝，蜜蜂在周围飞舞，象征着这些烦心事带来的嘈杂声。

（6）你轻轻地触摸每一只动物，它们温顺而安静，过了一会儿，动物们消失在森林里，只留下蜜蜂的嗡嗡声。接下来所有蜜蜂一只又一只钻进蜂窝，直到林中空地重新安宁下来。此刻你感觉轻松、安逸。

（7）然后，在你的记忆里浮现出的总是轻松愉快的事情以及美好的画面，比如静静的湖面，树叶的沙沙声等，你想起的美好细节越多，你越舒服。只要你愿意，以后随时可以再回来体验这种放松感觉。

（8）其实在现实和理想之间，女人可以用这种放松法来想象自己的幸福。接下来，女人准备回来了，从10数到1，当女人数到1的时候就睁开眼睛，回到现实，感觉完全的清新，感觉放松而精力充沛。

第十一章
从头到脚抗衰老，
女人越紧致越美丽

抗衰老，从"歼灭"第一道干纹开始

女人过了 25 岁，皮肤就开始逐渐衰老；到 30 岁左右，最脆弱的眼部皮肤开始出现细纹；40 岁后，额头开始产生皱纹；到了 50 岁以后，整个面部就能明显看到岁月雕琢的痕迹。因此，皱纹是泄露女人年龄秘密的大敌，聪明的女人会用不同的方法，有效"歼灭"第一道干纹，留住青春和美丽。

一般来说，女人需要做好以下几个部位的肌肤抗皱工作：

1. 眼角

眼睛四周的皮肤脂肪含量很少，眼皮又是人体最脆弱的皮肤，所以很容易长出皱纹。

眼部运动可以强化眼部四周肌肤，使之富有弹性。首先尽量睁大眼睛，持续 3~5 秒钟，然后慢慢闭上双眼，到上下眼皮快要接触时再睁开，动作要缓和，连续重复 5 次。这个动作早、中、晚各做 1 次。

2. 嘴角

皮肤在夜晚不能得到养分和休息，嘴角就容易出现皱纹、松弛及早衰现象。因此，养成良好的作息习惯，避免熬夜或者过度紧张疲劳对改善嘴角皱纹非常重要。

可以用西红柿汁涂擦嘴部皮肤，不仅能增加嘴部皮肤表皮细胞的水分，而且还能起到营养细胞的作用，从而增加其弹性。涂抹的方式是用中指指腹，由下往上以画圆的方式按摩，做 3~5 次。依照嘴角皱纹垂直方向按摩，当皱纹呈横态时，就要纵向按摩；皱纹呈纵态时，就要横向按摩。

美丽小课堂

脸部抗皱按摩操

（1）用拇指按在两边太阳穴上，示指弯曲，用第二节侧面分推上下眼眶。上眼眶从眉头到眉梢各1次；下眼眶从内眼角到外眼角各1次。先上后下，一圈各两次，共做20次。可以消除眼部疲劳，预防眼部产生皱纹，预防眼袋的出现，也有助于预防颊部皮肤松弛。

（2）用两手的中指沿着嘴唇边缘动作，分别由中间向两侧嘴角轻抹。上唇由人中沟抹至嘴角，下唇由下颌中部抹至嘴角，抹至下唇外侧时，两手指略向上方轻挑。重复20次。可以预防嘴角表情皱纹，防止嘴角下垂。

（3）轻轻吸一口气含住把面颊鼓起来，然后用两手轻轻拍打两侧颊部数次。可以使面颊肌肉结实，不易松弛。

（4）抬高下颌，用两手由下向上轻抹颈部。重复20次。可以防止颈部皱纹产生，防止因肌肉下垂而产生的双下颌。

3.鼻子旁

法令纹出现在鼻子的两旁，像一个大写的"八"字横亘在你的脸庞上，是衰老最明显的标志。要预防和消除法令纹，可以采用下面这些办法。

先深吸一口气，闭紧嘴巴做漱口状鼓张面颊，就像在嘴里含了一大口水一样；然后用舌头在口内移动并推抵两颊。每天重复这些动作，坚持早、中、晚各做1次。

避免皱纹过早出现，女人除了要改变不良生活习惯，保持乐观开朗的心情外，还可以利用饮食疗法起到较好的防皱、祛皱的作用。

现代医学证实：皮肤真皮组织的绝大部分是由具弹力的纤维构成的，皮肤缺少了它就失去了弹性，皱纹也就聚拢起来。因此，女人可多吃鸡皮及鸡软骨，因为鸡皮及鸡的软骨中含大量的硫酸软骨素，它是弹性纤维中最重要的成分。把吃剩的鸡骨头洗净，和鸡皮放在一起煲汤，不仅营养丰富，常喝还能消除皱纹，使皮肤细腻。另外，其他动物肉皮，如猪皮等也有除皱功效。多吃蔬菜、水果，如丝瓜、香蕉、橘子、西瓜、西红柿、草莓等对皮肤也有自然的滋润、祛皱效果。

告别眼袋，让你的眼睛"电力"十足

眼睛永远是女人抵抗衰老过程中需要特别关注的要点。女人一般在25岁以后就会陆续出现眼袋。从生理上来说，这是因为眼部肌肤特别薄，是人体最薄的肌肤，而且眼部肌肤的运动量很大，平均一天要眨眼10000次，容易老化松弛。从生活上来说，随着年龄的增长，工作休息时间不规律等原因，女人的眼部肌肤新陈代谢会逐渐减缓，胶原蛋白和弹性纤维也开始慢慢流失，护理眼球的脂肪开始慢慢淤积起来，最后，一旦肌肤老化到一定程度，眼部肌肤就兜不住淤积的脂肪，眼袋就产生了。

眼袋的出现不仅影响视觉美，还会阻碍眼部的血液循环。女人如不悉心调理，随着年龄的增长，眼部问题恶性循环，眼袋会越来越明显。要消除眼袋，需要女人从日常生活做起。

下面介绍几个预防眼袋的方法：

1. 保证充足的睡眠

睡眠的长期不足是过早出现眼袋的重要原因。如果因为睡眠不足而引起了眼袋，可以通过冷敷的方法加以缓解：用保鲜纸包好两三块冰粒，把毛巾对折盖在眼皮上，然后把冰块放在上面；或是用浸过冻牛奶的化妆棉冷敷，也有消肿镇静作用。

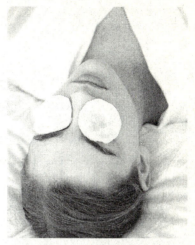

无论你选择使用哪种眼部护理方法，重要的是你必须躺下并至少放松10分钟。

2. 注重眼部护理

由于眼睛周围的皮肤非常薄，女人在化妆或卸妆的时候，动作要轻柔，切忌用力拉扯皮肤。

（1）在洁面的过程中，最好用化妆棉擦洗眼睛周围的皮肤，以避免粗糙的毛巾对眼周皮肤的拉扯。

（2）画下眼线时以不拉动眼皮为原则，可以用粉扑轻按在面部以稳定手的位置，方便上妆。

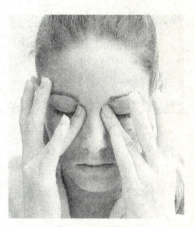

做眼部按摩前一定要清洁双手

（3）眼部卸妆则要用专用的卸妆液，眼部卸妆液能够温和并彻底卸除一般的和油性的防水眼部化妆品，并能同时滋润眼部肌肤，防止污垢、暗尘滞留在皮肤中所引起的老化。

（4）戴隐形眼镜时，不要拉下眼皮，如果想方便地戴上镜片，可轻轻拉高上眼皮。

（5）不要养成擦眼睛、眯眼睛的坏习惯，尽量不要大力揉眼睛，因为眼部肌肤比较薄，大力揉眼睛使眼部肌肤受损。

（6）当阳光猛烈照射的时候要戴上太阳眼镜，减少紫外线对细嫩的眼部皮肤的侵害。

3. 多做眼部按摩

尽量多运动，常做脸部、眼部按摩，帮助局部循环。平时若能对眼部的"鱼腰""丝竹""承泣"等20多个穴位进行按摩，可以加强眼部细胞的新陈代谢，阻止肌肤衰老和退化，使眼

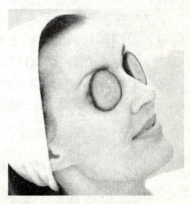

黄瓜片是优良的天然眼膜

> **美丽小课堂**
>
> **苹果炖鱼消除眼袋**
>
> 材料：苹果3只，生鱼1条，红枣10枚，生姜2片，盐、味精各适量。
>
> 做法：苹果去皮去心去蒂，切成块状；红枣去核；生鱼煎至鱼身呈微黄色。瓦煲内加入清水，用猛火煲滚，然后放入全部材料，改用中火继续煲2小时左右，加盐、味精调味食用。
>
> 功效：可治脾虚血气不足，防止眼袋生成，消除黑眼圈。

部肌肤更加富有活力和弹性，有效祛除眼袋。

4. 饮食要清淡

饮食要清淡，尽可能少吃过咸或过辣的食物。睡前吃太多口味过重的食物，喝太多的水，都是形成眼部水肿和眼袋的原因。经常咀嚼胡萝卜、芹菜或口香糖等，有利于改善面部肌肤。女人平时还应常吃些胶体、优质蛋白、动物肝脏及西红柿、土豆之类的食物，可为眼部部位组织细胞的新生提供必要的营养物质，有效预防眼袋。

下面再介绍几种消除眼袋的方法：

（1）可以在眼袋的部位，把切片的小黄瓜敷上，用来镇静肌肤帮助减轻眼袋的症状。但敷完小黄瓜眼膜的皮肤干净细薄，容易晒伤，所以要躲避阳光，以免消除了眼袋，却多了雀斑。

（2）睡前在眼下部皮肤上贴无花果，坚持下来也可收到减轻下眼袋的美容效果。

（3）每晚睡前若能用维生素E胶囊中的黏稠液对眼下部皮肤进行为期4周的涂敷及按摩，能收到消除下眼袋、减缓衰老的良好效果。

（4）把一小杯茶放入冰箱中冷冻约15分钟，然后用一小块化妆棉浸在茶中，再把它敷在眼皮上，能减轻眼袋浮肿程度。木瓜茶不仅可缓解眼睛的疲劳，而且还有延缓衰老和减轻眼袋的功效。

（5）在面部用些乳脂或油类的眼霜，用手指朝上击打颜面部位。特别要注意在眼周围软弱的皮肤上重点轻敲。

（6）为了消除下眼睑松垂或眼袋，最好每天能斜卧在一块斜面木板上几分钟，以增加面部血液循环，改善面部肌肤营养状况，防止过早出现皮肤衰老。

（7）睡前用无名指在眼肚中央位置轻压10次，每晚持之以恒，以舒缓眼部浮肿问题。

为嘴唇减"皱"，重现丰润红唇

双唇对抗环境侵扰的耐力是整个身体肌肤中最弱、最容易"衰老"的。唇部不存在可以分泌出油脂的皮脂腺，所以唇部缺乏一层天然的保护膜，容易失去水分。加上唇部一直裸露在外，对于阳光中的紫外线几乎完全没有抵御能力，所以很容易受环境的侵害而变得没有生气。随着年龄增长，唇部肌肤角质层中的胶原质数量会不断减少，弹性变弱，这会直接导致皮肤松弛，皱纹增多，甚至蔓延到唇线以外。

但生活中，很多女性很关心眼角的皱纹，却鲜少注意到唇部的皱纹。其实皮肤的老化松弛，以及表情肌的过度收缩，常会造成嘴角、唇部皱纹丛生，这会对脸部的美观造成极大的影响。因此，女人要十分注重对唇部的保养，首先要关注自己唇部的衰老症状：

（1）弹性减弱，纵向的唇纹增多，涂抹唇膏也不能掩盖。
（2）唇峰渐渐消失，丰厚的唇变得细薄。
（3）唇线也开始模糊，你在描摹唇线的时候会发现越来越费力。
（4）唇色日渐暗沉。

如果有了这些现象，你的双唇就在向你敲响衰老的警钟了。别惊慌，只要使用以下几个养护唇部的方法，就能重获健康红润的双唇，使衰老的步伐渐渐慢下去。

1. 清洁

唇部的肌肤是比较敏感的，所以在选择卸妆液时，尽量选择性质温和的唇部专用卸妆液。用充分沾湿卸唇液的清洁棉轻轻按压在双唇上5秒钟，再将双唇分为4个区，从唇角往中间轻拭。注意，尽量不要用纸巾直接抹去唇膏，这样会使唇纹增加，严重的甚至会造成炎症。

2. 去死皮

要定期为唇部去死皮，一般1周1次即可。唇部专用去角质的产品一般都含有清凉的薄荷配方，在让双唇平滑滋润的同时，还具有修护和镇定的作用。

去死皮方法是：先将毛巾用温水蘸湿，轻轻敷在双唇上（2 3分钟）→用儿童型软毛牙刷刷掉死皮→用棉棒蘸温水洗去残留的死皮→涂抹蜂蜜（居家）或者护唇膏（外出）。

3. 按摩

经常用大拇指和示指轻轻按摩下双唇，能有效缓解唇纹。

具体方法是：用大拇指和示指捏住上唇，示指不动，大拇指轻轻揉按；再用示指和拇指捏住下唇，大拇指不动，轻动示指按摩下唇。然后，再以上述方法反方向有节奏地按摩上下唇，反复数次，这样可以减少嘴唇横向皱纹。如果你的嘴角有了纵向的皱纹，那么用两手中指从嘴唇中心部位向两侧嘴角揉磨，会使肌肤有被拉长的感觉。先上唇，后下唇，重复3遍。按摩完后擦掉油脂，涂润唇膏。可反复几次。

此外，还可通过以下动作来有效消除唇纹：

（1）嘴巴做张合运动，每次尽量将嘴巴张至最大，重复10次。
（2）用中间三指从中间往两侧按摩嘴唇四周的肌肉，可以缓解肌肉紧张。

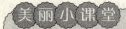

美丽小课堂

嘴唇也要防晒

抵抗炎炎烈日，脸部、手臂、双腿都抹上厚厚的防晒霜，你是不是忽略了娇弱的双唇呢？嘴唇也需要防晒，否则衰老的速度也会加快，年龄的秘密也就被它泄露无疑了。

可以使用具有防晒系数的护唇膏，避免因为阳光直射而退去唇色。SPF值在2~4为最低防护效果，SPF值6~8为中等防护效果，SPF值8~15为高效防护效果，SPF值高于15为超高效防护效果。通常情况下，SPF值为8的防晒护唇膏最适宜，既能达到防晒效果，又不会有特别油腻的感觉。

（3）用双手中指指腹以画圈的方式按摩两侧嘴角，力度不要过大。

（4）在办公室里，可以将一支干净的笔用鼻尖和上唇夹住，然后向各个方向转动脸部肌肉。这个动作既有趣，又锻炼了唇部肌肉，可谓两全其美。

4. 抹唇膏

要想拥有丰润的唇部，就要选用含有天然酵母精华并具有水合作用的滋润唇膏，千万不要选用含香精和色素的唇膏。应在抹口红前先用唇膏打底，可加强对唇黏膜的保护。在睡前沐浴后，唇部的血液循环很好，所以此时抹唇膏效果是最好的。

5. 上唇膜

如果发现自己的唇部衰老症状十分严重，应选择唇膜来给予双唇更为体贴的呵护。比如，女人可以选用专用的唇贴膜，也可以用精华素和柔和的营养霜按1∶1的比例混合后仔细地涂在嘴唇和唇角周围。

蜂蜜的润唇效果极佳。嘴唇干燥时，可在就寝前细心地让蜂蜜渗入嘴唇。几天后，嘴唇就可恢复柔嫩光滑。你也可以涂唇油，但一定要厚点，再剪一小片保鲜膜贴在唇上，然后用热毛巾敷在上面，直到毛巾冷却，这样可以使唇油中的精华被嘴唇彻底吸收。

还要注意不要经常舔嘴唇，这样不仅不润唇，还会使双唇更加干燥。此外，还要注意经常保持室内的湿度，多喝水，忌吃辛辣的食物，才能全面养护唇部健康，有效祛除唇纹。

呵护美颈，让颈部肌肤弹起来

颈部的血管负责头部、面部的血液循环及营养供应，加强颈部的锻炼，不仅可以使颈部皮肤光洁，还可以促进血液循环，达到保健的功效。但是很多女人往往把保养的焦点放在脸上，对于颈部的保养很少去理会。而颈部肌肤的厚度只有脸部的2/3，而且胶原蛋白含量也比较少，如果缺乏适当的护理，很容易出现缺水、粗糙、暗沉、松弛和细纹。特别是在干燥的环境里，颈部的保湿护理更加关键，否则便会引发横向伸展的颈纹，提前老化。

因此，女人的颈部常常是最容易泄露女人年龄的一个重要地带，看女人颈部上的皱纹有几圈，就能推算出她的年龄。所以为了让自己看起来更年轻，女人要注重颈部保养。

一般来说，颈部养护方法有以下几种：

1. 给颈部去角质

颈部也需要去角质：将燕麦磨成粉，加蜂蜜、水搅拌成糊状涂于颈部，以螺旋的方式由下往上按摩，10分钟后以清水洗净，每周1次，你会发现黯沉的颈部肌肤渐渐有了光泽。这是因为燕麦在富含蛋白质、氨基酸以及多种微量元素，是养颜的佳品。

2. 坚持涂抹颈霜

每天入睡前，要往颈部涂抹适量的护颈霜，并轻轻按摩5分钟左右，有助于减少颈纹，紧实肌肤，令颈部更加娇嫩、光洁、富有弹性。

也可将颈霜换成植物精油，比如洗澡时，将少许橄榄油涂于颈部，然后轻轻按摩，5分钟后冲洗干净即可，具有祛皱功效。好莱坞顶级影星奥黛丽·赫本喜欢把檀香精油、天竺葵精油6～8滴，滴于10毫升甜杏仁油中，在秋冬干燥的季节，每天或隔天按摩颈部，以保持颈部滋润和弹性，减少褶皱。

按摩的具体方法是：

（1）取1元硬币大小的护颈霜或是按摩膏，从下往上轻轻抹开。

（2）头微微上抬，从锁骨部位开始向上推拿，左右手各做10下。

（3）对于颈纹比较深的部位，可以用拇指和示指合捏10下，注意不要太过用力。

（4）将双手的示指和中指放于腮骨下方的淋巴位置，按压1分钟左右，有助于畅通淋巴核，起到排毒的功效。

此外，每次洗脸时，应该一直洗到颈根，且每天脸部按摩后，也应对颈部进行按摩。

3. 睡前敷上颈膜

入睡之前，可在颈部敷上颈膜，颈膜中的精华可渗透至肌肤底层，达到

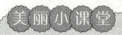

经常伸颈可预防颈部皱纹

活动的准备姿势：双脚分离与肩同宽，两手臂放在身体两侧，指尖垂直向下，眼平视前方，全身放松。

活动方法如下：

（1）抬头缓慢向上看天，要尽可能把头颈伸长到最大限度，并将胸腹一起向上伸（不能单纯做成抬头运动）。

（2）将伸长的颈慢慢向前向下运动，好似公鸡啼叫时的姿势。

（3）再缓慢向后向上缩颈。

（4）恢复到准备姿势。

补湿、舒缓及抗皱的作用。也可以以面膜或面膜布代替，但注意的是，颈部皮肤较松软，一定不要使用撕拉式颈膜，否则会把皮肤拉得更松。

4. 冷热交替敷颈

每天入睡前，可对颈部采取冷热交替敷法：取一条小毛巾，用冷水浸湿，轻轻拧干水，敷在颈部，拉紧贴在颈部，取下，再换用一条用热水浸湿的毛巾敷在颈部；敷凉后再换用冷毛巾，如此冷热交替敷10分钟。

5. 拍打下巴颏儿

女人可通过拍打下巴颏儿来呵护颈部肌肤：将小毛巾叠成四层浸入冷水，轻轻挤出水。用右手揪住小毛巾角，用力拍打右下巴颏儿和右脸下部，拍打10～15次，再换左手持小毛巾拍打左脸下部和左下巴颏儿。

6. 多做颈部防皱小运动

女人可通过多做颈部小动作来预防颈部皱纹，具体方法是：

（1）在5秒钟内侧面，直到脸部与天花板平行为止。

（2）在5秒钟内把下唇往上提。

（3）紧接着上唇也向上提起至最大限度为止，保持5秒钟。

（4）慢慢地恢复正常表情。

（5）流畅地反复进行以上动作，可防止颈部皮肤松弛，使肌肤光滑。

此外，女人还可以通过练瑜伽的方式来保养颈部，瑜伽能让女人的颈部柔软、颀长，还可预防颈椎病的发生；芭蕾舞也是不错的方式，芭蕾舞演员个个都有如天鹅一样美丽的颈部，有条件的女性可以去上芭蕾形体课，而且在日常的站、坐、走中也要注意挺胸、收腹、抬下颌，这对形体美也是很有好处的。

注意，无论采用哪种养护颈部肌肤的方式，都需要长期坚持，不要偶尔做一两次就想看到效果。假如颈部皱纹在短时间内得不到明显改善，那么借用粉底液修饰一下，或是佩戴一些较为夸张、耀眼的装饰品转移别人的注意力也是不错的办法。

护乳美乳，让女人"挺"起胸膛

丰满的乳房是体现女性魅力的重要标志。女人年轻时常常担心胸部不够丰满，而过了一定的年龄尤其是哺育过的女性又开始担心乳房松弛、胸部下垂的问题。尤其是生育多胎、哺乳时间过长、年龄增大等原因，最容易使女人原本坚挺迷人的乳房变得松弛、下垂。其实只要提早预防，女人同样能保持挺拔美胸。

首先，要知道什么样的乳房才称得上理想的乳房，具体条件是：

（1）丰满、匀称、柔韧而富有弹性。

（2）乳房位置较高，在第二至第六根肋骨间，乳头位于第四五肋间。

（3）两乳头的间隔大于20厘米，乳房基底面直径为10～12厘米，乳轴

（由基底面到乳头的高度）为5～6厘米。

（4）形状挺拔，呈半球形。

如果25岁以上的女人发现自己的乳房不符合以上条件，又排除了本身发育不良的原因，那就可能是乳房开始衰老的征兆。而要延缓乳房的衰老，重新塑造丰满挺拔的美胸，可尝试以下几种美胸方法：

1. 食物丰胸法

当成年女性发现自己的乳房由丰满向干瘪、下垂转变时，应注意多吃一些含热量较多的食物，如蛋类、肉类、核桃、豆类等。热量在体内的积蓄，使瘦弱的身体变得丰满，同时，乳房中也由于脂肪的积蓄而变得挺耸、富有弹性。

推荐食疗方：

（1）海带猪蹄焖鲤鱼

材料：海带200克，猪蹄1只，花生150克，鲤鱼500克，葱段、生姜片、花生油、精盐、料酒各适量。

做法：将海带泡发后洗净，切成小块。将猪蹄洗净，用开水焯一下；将海带块、猪蹄、花生一并放入砂锅中加适量的清水炖至猪蹄熟烂；再另取一炒锅，向炒锅中倒入适量的花生油，放入葱段、生姜片，煸炒出香味后，放入鲤鱼，用文火煎至鲤鱼两面呈金黄色；再将其放入炖煮猪蹄的砂锅中，跟猪蹄一起用大火焖5分钟即成。可每周吃3次。

功效：此款食疗方具有和血脉、润肌肤的丰胸功效，常吃可丰胸。

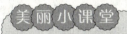

女人美胸的5个小技巧

1. 正确穿戴胸罩

胸罩不可过松或过紧，如果胸罩太大，起不到支托乳房的作用，而太小会妨碍乳房的发育，合适的胸罩尺寸是测量自己的底胸围，即用软皮尺沿两侧乳房下缘一周测量。胸罩夏天应每天换洗，冬天每周至少换2次，以保持乳房的清洁。

2. 保持正确的坐姿

尽量将胸部挺起，而不要放松腹部令胸部下垂。并适当做丰胸小动作：双臂前伸，双肘弯曲，双手相握并用力向前推，从1数到6后，再放松双手。重复5次。

3. 深呼吸

呼气时含胸，吸气时挺胸，交替进行5次。

4. 游泳丰胸

水对乳房和胸廓的按摩会促使乳房更加丰满富有弹性。也可仰卧在床上模仿游泳动作：上半身抬起，双手交替进行"划水"，也能起到很好的扩胸丰胸效果。

5. 沐浴健胸按摩

沐浴时以莲蓬头冲洗胸部，使用温水或冷水，每次至少冲洗1分钟，促进胸腺发育，刺激血液循环，可以让乳晕颜色及乳房形状更漂亮。

（2）人参莲子汤

材料：人参5克，莲子20克，冰糖10克。

做法：将所有材料加水炖1～2小时，隔日吃1次。

功效：此款食疗方具有补元气、益脾胃的丰胸功效，有利于丰胸。

2. 按摩丰胸法

恢复乳房弹性和紧致度最有效的办法就是按摩，具体方法是：

将双手四指并拢，放在对侧乳房上，以乳头为中心，顺时针由乳房外缘向内侧画圈。两侧乳房各做10次，可以促进局部的血液循环，增加乳房的营养供给。

为了更好预防及延缓乳房的下垂等衰老症状，可采用以下3步丰胸按摩法：

第一步：双手四指并拢，用指肚由乳头向四周呈放射状轻轻按摩乳房1分钟。在操作时动作要轻柔，不可用力过猛。

第二步：用右手掌从右锁骨下，向下推摩至乳根部，再向上推摩返回至锁骨下；共做3遍，然后换左手推摩左侧乳房。

第三步：用右手掌从胸骨处向左推左侧乳房直至腋下，再返回至胸骨处；共做3次，然后换左手推右侧乳房。

3. 运动丰胸法

除了按摩丰胸，女人还可以通过以下3种运动来丰胸。

动作一：这个姿势要求腰背部紧贴台阶凳，以保护下背部。两手各握一哑铃，手掌向前，关节冲上。手握哑铃向胸部两侧伸出，高于身体。注意手腕要直，与手成一直线。肘部要刚好低于台阶凳。垂直向上伸出哑铃，两臂完全伸展，同手腕、两肘与两肩成一直线。数2下，举起哑铃时呼气，举起后数1下，坚持。然后数4下，放下哑铃回原位，吸气。这个动作重复2组10次。

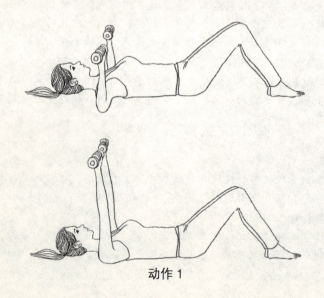

动作1

动作二：这个动作既可以锻炼胸部，也可以锻炼肩膀和手臂。坐在地上，双腿交叉。双手中间夹一个球（也可以徒手做，即双手紧握），注意使小臂与地面平行。双手挤压球，感觉胸部用力，保持1~2秒，然后松开。重复此动作2组20次。

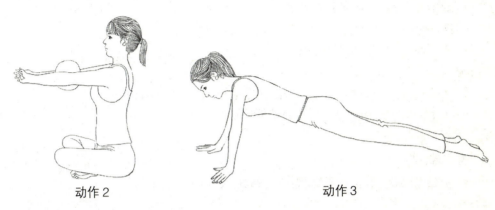

动作2　　　　　　　　　　　动作3

动作三：俯卧撑。这个动作很常见，但每次做的时候都容易双膝着地。如果你有力量，可以进行锻炼。此动作要做2组10次。

以上方法都很简便，女人只要在日常生活中多多注意，就可以减缓因衰老导致的乳房松弛问题。

提臀健美操，与下垂的臀部说再见

上班族女性因久坐办公室不常运动，容易导致体内气血不畅，使得脂肪和毒素渐渐累积在下半身，这样容易造成臀部下垂。尤其是随着年龄的增长，女人的臀部松弛下垂的症状会越发明显。这主要是由肌肉衰弱引起的扁平状态，以及中臀肌衰弱的赘肉扩散的情形。女人要想拯救日益下垂的臀部，不妨试试提臀健美操。

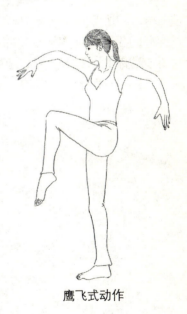

鹰飞式动作

1. 鹰飞式

（1）站立，两脚分开，与臀同宽。右脚慢慢地伸在前面，双手置于身体两边；

（2）蹲下，提高脚跟，左胳膊弯成90度，形成一个V字，手掌向前；

（3）右臂向后伸展并稍微下降，手掌朝下；

（4）恢复站立姿势，同时用左脚站立，放下脚后跟，右膝盖向上，手臂位于肩膀位置；

（5）做8次，换边，再重复一遍。

2. 扭转式

（1）坐在地面，膝盖弯曲，双脚放平，双手置于身体两边；

（2）腹部收紧，举起弯曲的两腿，与地面形成一个45度的角，脚趾尖向前；

（3）抬起手臂，使之过头顶，手掌朝里；

（4）右手臂在身体前扭转，左手臂穿过身体朝向右边；

（5）打开两膝盖，并拢两脚。回到初始姿势，重复一遍。

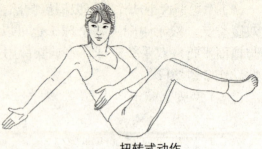

扭转式动作

3. 彩虹式

（1）四肢趴在地上，脚趾着地，蜷缩身体；

（2）举起膝盖，用手和脚趾平衡身体；

（3）在身后抬起弯曲的右膝盖，伸直右腿；

（4）抬起臀部，头部位于两手臂之间；

（5）恢复初始姿势，保持左脚离开地面，重复练习。

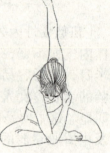

彩虹式动作

4. 三角式

（1）坐在地上，左腿弯曲在身体后面，右腿对着身体；

（2）两手臂直接举高至头部，下巴抬高向上；

（3）上半身转向左边，右手肘碰身前的地面；

（4）保持左手臂依旧位于头部上方，然后后恢复初始姿势，换边重复。

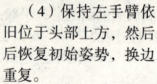

三角式动作

5. 天空式

（1）站立，两脚打开，比臀稍宽，脚趾朝外；

（2）下蹲并且举起后脚后跟。身体向前弯曲，右手放在地上；

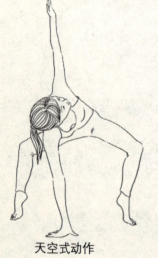

天空式动作

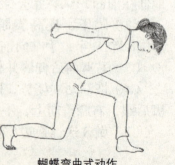

蝴蝶弯曲式动作

（3）弯曲上半身，伸直左手臂过头部，旋转居中，放下左手在地上，换右边重复练习。

6. 蝴蝶弯曲式

（1）两脚之间距离为40厘米左右，向左边下蹲；

（2）上半身倾向前面，抬起右脚后跟；

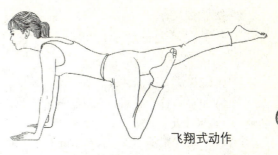

飞翔式动作

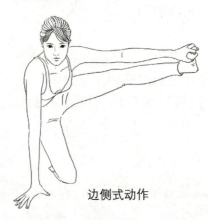

边侧式动作

（3）手臂伸向后面，两手交叉，尽量向后伸；

（4）放松手臂，恢复初始姿势，换边重复。

7. 飞翔式

（1）四肢趴在地上，前脚掌着地；

（2）坐在脚后跟上。胸部停留在大腿上，手臂高举过头，前手臂在两手臂之间；

（3）举起头部，脚后跟依旧保持在臀部附近位置。

（4）右腿向后伸直，左腿保持弯曲。用手臂的力量支撑起身体；

（5）恢复初始姿势，重复练习。

8. 边侧式

（1）四肢趴在地上，左手握住左脚脚趾举起来，把身体重心换至右边；

（2）旋转上半身向左边，向身旁伸直腿；

（3）然后上半身恢复中立姿势，换腿练习，做8次。

如果女人能根据自身臀型的不同来选择相应的提臀健美操，会获得更好的提臀效果。下面为大家介绍不同臀形所适合的健美操：

1. 洋梨型臀部

洋梨型臀部的脂肪较多，女人要采取有氧运动的体操来改善，同时锻炼臀部扩散的肌肉也很重要。

（1）进行有氧运动：紧致臀部肌肤

①做一面行走，一面将单脚跨前一步的体操。以左右踏步为1次计算，进行8次；

②行走8次之后，将单脚向前跨出一步，接着回到原位，继续4次这个动作。然后再行走8次后，另一只脚也向前跨出4次。注意伸直脊背持续5~10分钟。

（2）侧踢腿：强化大臀肌和中臀肌

①把椅子放于体侧，一手支撑；

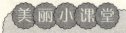

美丽小课堂

臀部按摩术

（1）双掌叠加按揉一侧臀部，反复操作2分钟。同法操作对侧臀部。

（2）双手捏住一侧臀部肌肉，反复用力捏揉2分钟。同法操作对侧臀部。

（3）单掌或双手掌叠加，将掌根置于一侧臀部上方关元俞穴处，向外下方推，经胞肓穴至环跳穴止，反复推按1分钟。

（4）以一手掌根部置于大腿后侧臀下方的承扶穴处，反复按揉1分钟。

（5）以一肘尖置于一侧环跳穴处，屈肘塌腰，将身体上半部的重量集中于肘尖部，由轻而重地持续按压1分钟。

（6）双手十指相对靠拢，指间分开，手腕放松，双前臂做主动的旋转运动，用小指侧有节律地叩击臀部，反复操作1分钟。

②将外侧的腿徐徐向外抬起，必须抬到臀部外侧肌肉感到紧缩为止；

③回到步骤①，这次则是向后慢慢踢起，直到后侧臀肌感到紧缩为止，然后恢复到①的姿势，相反的一侧也采用相同的方法，10～20次为1回合，共做1～3个回合。

2. 扁平型臀部

臀部扁平的女人，必须通过锻炼肌肉来创造具有厚度的臀部，而且，即使采用相同的运动量，也务必以增加负荷的体操为佳。

（1）单腿屈伸运动：锻炼大腿肌，以求提升臀部

①确定跨在椅子上的脚的位置，将单脚放在椅子上，站立的位置要让身体和弯曲的小腿成直角。如果过度靠近或远离椅子，腿部弯曲的角度过大或过小，会达不到效果甚至伤害腿部肌肉；

②双手放于腰际，在上身挺直的情况下，进行腿部的屈伸运动。弯曲时，中心必须放在前脚掌，别忘了保持直角。以5～10次为1个回合，每次做2～3个回合。

（2）后侧抬腿运动：强化大臀肌

①将腰骨贴伏在椅子背上，形成伏卧状，上半身可以放松点。如果感到不舒服，可以改在下方放入垫子的方法；

②一脚在伸直的情况下，慢慢向上抬举，然后，单脚各进行9～10个算1回合，共做2～3个回合。注意身体不要弹跳并提高腰骨，徐徐进行就可以。这项运动可以美化臀形。

此外，不合理的饮食也是造成臀部下垂的重要原因。比如，如果女人摄取了过多的动物性脂肪，就很容易在下半身囤积，进一步造成臀部下垂。因此，为了保持丰满翘挺的臀部，女人应多吃一些植物性脂肪或含有植物性蛋白质的食物，或是以热量低且营养丰富的海鲜为主食，并多吃南瓜、甘薯、芋头等富含纤维素的蔬菜，以促进胃肠蠕动，减少便秘概率，进而创造纤瘦且健美的下半身。如果女人上半身纤瘦但下半身臃肿，就得反省自己的日常饮食，

是否有含钾量不足的缺点。

应对"萝卜腿"，试试简易美腿法

对于很多办公室女性来说，一天可能会在办公室坐上8个小时甚至更久，慢慢地，女人会发现双腿越来越粗壮，变成难看的"萝卜腿"。这时，不妨试试以下几种简易美腿法，往往能轻松去除"萝卜腿"，重新赢得纤细、修长的美腿，保持腿部的青春活力。

1. 抬腿
看电视的时候，坐在椅子上，膝盖不要弯曲，将一条腿抬起，再放下，反复此动作8~10次再换另一条腿，可以去掉大腿两侧的赘肉。

2. 提脚跟
在自然的坐姿下，把双腿平放成90度角，尽量提起脚跟保持十数秒，然后放下，并且重复此动作直至小腿有疲倦的感觉为止。这个动作能锻炼臀部与大腿，使肌肉有弹性，而不会令臀部与大腿、小腿变粗。

3. 钩脚尖
站立时一腿上抬用力钩脚尖10次，换腿再做10次。坐下双腿伸平，用力钩脚尖20次。

4. 脚画圈
站立单脚画圈，顺时针逆时针方向各10次，换脚重复。坐下双腿伸平，双脚向外画圈10次，向内10次。

5. 原地跳
原地跳高10次，跳远10次。

6. 弹走
走路脚尖着地，脚跟一触地立即提起换另一只脚尖走。

7. 夹枕头
坐在床边，将枕头夹在小腿中间，大、小腿成九十度角。缓缓抬起小腿，保持这个姿势3秒左右，然后放下，重复动作10~15次。

8. 冷热浴交替法
盆浴或泡腿时，先在38~48摄氏度的热水中浸泡5~10分钟。当体温逐渐上升至38摄氏度时，人体开始出汗。然后在冷水中淋浴或浸泡3~12分钟，使表皮温度下降8~16摄氏度。休息15分钟，体温恢复正常后，再重复2~3次。

9. 睡前按摩
女人在洗完澡后、入睡前可做以下美腿按摩术。注意，按摩前涂抹乳液。在按摩前，最好涂抹按摩油（葡萄柚精油具有纤腿作用），或者乳液按摩，可以使受力更均匀，也避免皮肤红肿受伤。

（1）坐在床上，一腿屈膝竖起靠在胸前，另一腿同样屈膝但平放床上，用手掌肉从脚跟往膝盖方向按压小腿肌肉，可以软化脂肪；

美丽小课堂

瘦大腿的小运动

1. 瘦整个大腿

以立正的姿势站着、两手放在身体两侧。弯曲膝盖，两手碰触脚趾（此时，不要太用力）。诀窍在于，不弯曲背部肌肉，只弯曲膝盖。再轻轻回到原来的姿势。这个动作大约为3秒，刚开始做的时候，以10秒钟做3次为目标，习惯后再加速吧。

2. 瘦大腿内侧

从立正的姿势开始，将右脚向前跨一步，轻弯膝盖。两手插在腰上。跳起的同时左右脚互换（此时注意背部要挺直）。边数一二边跳起来两脚互换。刚开始做的时候以10秒钟做10次为目标习惯后再加快速度。

3. 瘦大腿内外侧

以立正的姿势站立。右脚伸直向右抬起，同时左手伸直向左抬起。此时，注意身体的平衡。诀窍在于腿部要使劲。轻轻回到原来的姿势。另外一侧同样做一遍，这个动作大约为2秒。刚开始做的时候，以10秒钟做5次为目标，习惯后加快速度。

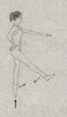
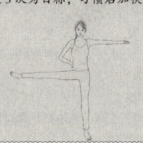

（2）软化脂肪后，用手指逐点逐点用力按小腿，同样是由下往上，可以促进血液循环、舒缓肌肉绷紧；

（3）然后掌心微微屈曲，拍打小腿，既能消除疲劳、还可令皮肤更力弹性；

（4）一轮按压拍打后，可以躺在床上，双腿伸直靠在墙壁，与身体成90度直角，就这样靠15分钟，一觉得双腿发麻就要立即停止。

女人还应注意养护翘臀，这样会令双腿更有修长的"幻觉"。你可以在站着的时候用力收紧臀部肌肉，坚持10秒钟再放松，每日做20~30下，很快就会有效果。

另外，血液循环不好，就很容易引致腿部浮肿。女人可多吃含维生素E的食物，可帮助加速血液循环、预防腿部肌肉松弛。